FOR PROFESSIONAL ANESTHESIOLOGISTS

静脈麻酔

INTRAVENOUS ANESTHESIA

編集 鳥取大学教授
稲垣 喜三

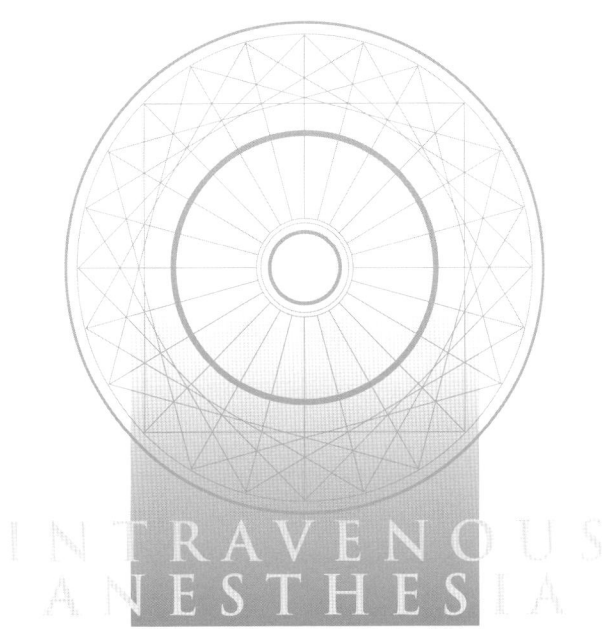

克誠堂出版

執筆者一覧 (執筆順)

廣田　和美
弘前大学大学院医学研究科
麻酔科学講座

長田　理
公益財団法人がん研究会
がん研有明病院医療安全管理部・麻酔科

櫛方　哲也
弘前大学大学院医学研究科
麻酔科学講座

福田　和彦
京都大学大学院医学研究科
侵襲反応制御医学講座

佐藤　健治
岡山大学大学院医歯薬学
総合研究科麻酔・蘇生学

中塚　秀輝
川崎医科大学
麻酔・集中治療医学2

菅原　亜美
旭川医科大学麻酔・蘇生学講座

国沢　卓之
旭川医科大学病院手術部

萩平　哲
大阪大学大学院医学系研究科
麻酔・集中治療医学

中尾　正和
JA広島総合病院麻酔科

内藤　祐介
奈良県立医科大学麻酔科学教室

川口　昌彦
奈良県立医科大学麻酔科学教室

位田　みつる
奈良県立医科大学麻酔科学教室

坪川　恒久
金沢大学医薬保健研究域医学系
麻酔・蘇生学講座

坂本　成司
鳥取大学医学部附属病院麻酔科

稲垣　喜三
鳥取大学医学部器官制御外科学講座
麻酔・集中治療医学分野

細川　幸希
北里大学周産母子成育医療センター
産科麻酔部門

奥富　俊之
北里大学周産母子成育医療センター
産科麻酔部門

加藤　里絵
北里大学周産母子成育医療センター
産科麻酔部門

橘　一也
大阪府立母子保健総合医療センター
集中治療科

木内　恵子
大阪府立母子保健総合医療センター
麻酔科

公平　順子
東京女子医科大学医学部
麻酔科学講座

尾﨑　眞
東京女子医科大学医学部
麻酔科学講座

増井　健一
防衛医科大学校麻酔学講座

佐々木　英昭
札幌医科大学医学部
麻酔科学講座

山蔭　道明
札幌医科大学医学部
麻酔科学講座

福田　陽子
慶應義塾大学医学部麻酔学教室

橋口　さおり
慶應義塾大学医学部麻酔学教室

小杉　志都子
慶應義塾大学医学部麻酔学教室

はじめに

　現代の麻酔管理において，静脈麻酔法は麻酔科医にとって必須の麻酔技術の一つとなっています．

　静脈麻酔薬の歴史は古く，1930年代にはバルビタール系薬物のチオペンタールの使用法が確立されていました．ベンゾジアゼピン系薬物のジアゼパムやミダゾラムは1960年代から70年代にかけて開発され，麻酔の臨床現場に登場しました．ケタミンも1960年代に臨床で使用されるようになりました．現在もっとも頻用されているプロポフォールは，欧米では1970年代後半に登場しましたが，本邦では1990年代に使用が開始されました．1990年代初頭までは，これらの静脈麻酔薬は単回投与が主流であり，主に全身麻酔の導入や処置時の鎮静に多用されました．一方，1980年代後半から，これらの静脈麻酔薬の薬物動態（pharmacokinetics：PK）と薬力学（pharmacodynamics：PD）の知識の蓄積と同時にコンピュータ技術の進歩が相俟って，静脈麻酔薬の血中濃度と効果部位濃度を制御する技術が飛躍的に前進しました．この技術は標的濃度調節持続静注（target-controlled infusion：TCI）と呼称され，現在では麻酔科医の必要不可欠な麻酔技術に成長しています．また，オピオイドや筋弛緩薬のPKやPDも鎮静薬と同様に解明され，オピオイドや筋弛緩薬でも効果部位濃度を考慮したTCIが可能となり，TCIはこれらの薬物の有効限界を明示することで，安全で確実な麻酔管理の確立と薬物の残存による術後の呼吸抑制や再弛緩の発生を低下させることに貢献しています．

　鎮静薬やオピオイド，筋弛緩薬の投与法の進歩は，静脈麻酔法をそれまでの麻酔法の主流であった揮発性吸入麻酔薬による吸入麻酔法に迫るまでに普及させました．単一の薬物で鎮静と鎮痛，筋弛緩を具備している揮発性吸入麻酔薬は，臨床使用において簡便かつ有用な麻酔薬ですが，どのコンポーネントが強く作用して現在の麻酔状態を確立しているのかが不明瞭でした．一方，静脈麻酔法は，それぞれのコンポーネントを異なる薬物で制御するため，現在の麻酔状態を把握することが容易となりました．全身麻酔を揮発性吸入麻酔薬や亜酸化窒素などの麻酔ガスを使用することなく導入・維持する麻酔法は，全静脈麻酔（total intravenous anesthesia：TIVA）と称されています．TIVAは，全身麻酔の3大要素を理解するうえで非常に明快な麻酔法であり，麻酔管理の初心者や経験の少ない医師には相応しい麻酔法といえるでしょう．さらに，TIVAの発展と普及には，臨床モニタリングの技術的進歩が不可欠です．特にBispectral Index（BIS）に代表される脳波モニタリングの進歩は，個人で異なる適正麻酔深度維持に必要な効果部位濃度の客観性を担保する必須のモニタリングとなっています．

　本書は，発展し続ける静脈麻酔法の基礎と応用を理解し，静脈麻酔法を臨床の現場で活用することができるように企画されました．静脈麻酔法に精通した臨床家に，平易な表現で静脈麻酔法に関わるさまざまな事柄を解説していただきました．本書を，麻酔の初心者や麻酔経験の浅い先生方には静脈麻酔法とはどのような麻酔法であるのかを知る入門書として，麻酔科専門医の先生

方にはこれまでの知識の整理のための書籍としてご活用くださり，患者と医療者の双方に安全で快適な麻酔管理が提供されるならば，編者として望外の喜びです．

 2014 年 3 月吉日
 雪解けの大山の寓居にて

稲垣　喜三

目　次

I. 静脈麻酔の歴史と意義　　　　　　　　　　　　　　　　　　　　　廣田　和美／1

はじめに 3
静脈麻酔法の歴史 3
　■1 血液循環の発見／3　　■2 注射筒と針の発明／3　　■3 静脈麻酔薬の歴史／3
静脈麻酔法の意義 6
　■1 麻酔機序から見た理想的麻酔薬／6　　■2 地球環境から見た理想的麻酔薬／7
　■3 手術患者から見た理想的な麻酔薬／7

II. 静脈麻酔薬の薬理：総論　　　　　　　　　　　　　　　　　　　　　　　　　　11

1. 薬物動態の基礎　　　　　　　　　　　　　　　　　　　　　　　　長田　理／13

はじめに 13
薬物動態の基礎 13
　■1 分布容積／13　　■2 クリアランス／13
　■3 血中濃度曲線下面積（area under the curve：AUC）／14
　■4 コンパートメントモデル／15　　■5 効果部位濃度／17
　■6 context-sensitive half-time（CSHT）／17
静脈麻酔薬の薬物動態 18
　■1 麻酔科領域の特殊性／18　　■2 静脈麻酔薬の薬物動態パラメータ／19
薬物動態シミュレーション 19
　■1 表計算ソフトの利用／19　　■2 薬物動態シミュレータの利用／21
　■3 target-controlled infusion（TCI）／22
薬物動態パラメータの選択 22
　■1 適用条件の検討／22　　■2 先行研究との整合性／22　　■3 open TCI の利用／24
　■4 薬物動態シミュレーションの限界／24
　■5 薬物が組織に到達するまでの時間／25

2. 薬力学の基礎　　　　　　　　　　　　　　　　　　　　　　　　　長田　理／27

はじめに 27
薬力学とは 27
S 状曲線の当てはめ 28
　■1 ロジスティック関数／28　　■2 Hill 関数／28　　■3 累積正規確率密度関数／28
　■4 ロジスティック関数と累積正規確率密度関数の比較／29
薬物動態学と薬力学の融合 29
　　■ k_{e0} の求め方／30
薬力学に影響を及ぼす要因 30
　■1 個体間変動に関与する要因／31　　■2 個体内変動を生じさせる要因／32

3 薬物相互作用／32
　薬力学を考慮した薬物投与理論..32
　　　1 母集団の必要濃度を上回るように薬物を投与する／33
　　　2 個体ごとの必要濃度を上回るように薬物を投与する／34

III. 静脈麻酔薬の薬理：各論　37

1. 鎮静薬　　　　　　　　　　　　　　　　　　　　　　　　櫛方　哲也，廣田　和美／39
　はじめに..39
　バルビタール..40
　　　1 チオペンタール／42　　2 チアミラール／44
　ベンゾジアゼピン..44
　　　1 ジアゼパム／45　　2 ミダゾラム／47
　プロポフォール..48
　　　1 薬理学的特徴／49　　2 一般的投与量／50　　3 副作用／51
　　　4 投与にあたり注意すべき病態と事項／51
　デクスメデトミジン..52
　　　1 薬理学的特徴／52　　2 一般的投与量／53　　3 副作用／53
　　　4 投与にあたり注意すべき病態／53
　ケタミン..54
　　　1 薬理学的特徴／54　　2 一般的投与量／55
　　　3 投与にあたり注意すべき病態／56
　エトミデート..56

2. 鎮痛薬　　　　　　　　　　　　　　　　　　　　　　　　　　　　福田　和彦／60
　はじめに..60
　オピオイド...60
　　　1 オピオイド受容体とオピオイド作用の分子機構／60
　　　2 オピオイドの薬理作用／63　　3 オピオイドの薬物動態／65
　　　4 オピオイドを用いる麻酔法／70　　5 麻薬拮抗性鎮痛薬／73
　　　6 非麻薬性鎮痛薬／74　　7 オピオイド拮抗薬／75
　　　8 オピオイドの薬物相互作用／75
　非ステロイド性抗炎症薬（NSAIDs）...76
　　　1 作用機構／76　　2 薬物動態／77　　3 周術期における有用性／78

3. 筋弛緩薬　　　　　　　　　　　　　　　　　　　　　　　佐藤　健治，中塚　秀輝／81
　はじめに..81
　筋弛緩薬..81
　　　1 筋弛緩薬の歴史／81
　　　2 神経筋接合部の生理と脱分極性筋弛緩薬と非脱分極性筋弛緩薬／82
　脱分極性筋弛緩薬...83
　　　1 薬理作用／83　　2 副作用／83　　3 臨床使用／84
　非脱分極性筋弛緩薬..84
　　　1 分類/種類／84　　2 薬理作用／85　　3 代謝および排泄／86
　　　4 非脱分極性筋弛緩薬の薬理作用に影響する因子／86　　5 副作用／87

❻臨床使用（気管挿管量，追加投与量と持続投与法）／88
　筋弛緩拮抗薬（ネオスチグミン，スガマデクス）..90
　　❶抗コリンエステラーゼ薬による筋弛緩薬の拮抗／90　　❷スガマデクス／93
　まとめ...94

IV．薬物投与法　　　　　　　　　　　　　　　　　　　　　　　　　　　　　97

1．マニュアルによる方法　　　　　　　　　　　　　菅原　亜美，国沢　卓之／99
　はじめに..99
　投与法...99
　　❶単回投与／99　　❷持続投与／100　　❸単回投与＋持続投与／101
　投与量決定の指標..102
　　❶プロポフォール／102　　❷フェンタニル，レミフェンタニル／103
　　❸デクスメデトミジン／104
　各種薬物の投与の実際...104
　　❶プロポフォール／104　　❷フェンタニル，レミフェンタニル／107
　　❸デクスメデトミジン／109
　まとめ...110

2．目標制御注入（TCI）　　　　　　　　　　　　　菅原　亜美，国沢　卓之／112
　はじめに..112
　TCIの基本原理..112
　TCIの功罪..113
　　❶利点／113　　❷欠点／113
　標的器官...114
　　❶血漿TCI／114　　❷効果部位TCI／114
　薬物動態パラメータ..115
　TCIに利用される装置...116
　　❶制御装置―シリンジ一体型／116　　❷ソフトウエア／117
　　❸シリンジポンプ／118
　各種薬物の投与の実際...118
　　❶プロポフォール／118　　❷フェンタニル／120　　❸レミフェンタニル／120
　　❹デクスメデトミジン／124
　実際にTCIを行ううえでの留意点..126
　　❶商用シリンジポンプ（Diprifusor™）／126
　　❷Orchestra™ Base Premia／126
　　❸STANPUMP／127
　おわりに...127

V．モニタリング　　　　　　　　　　　　　　　　　　　　　　　　萩平　哲／131
　はじめに...133
　　❶循環モニタリング／133　　❷呼吸モニタリング／135
　　❸脳波モニタリング／135
　　❹神経・筋モニタリング〔感覚誘発電位（SEP），運動誘発電位（MEP）〕／141
　　❺体温モニタリング／141　　❻麻酔薬濃度モニタリング／142

VI. 静脈麻酔法の実際　　145

1. 麻酔・鎮静導入　　中尾　正和／147

はじめに......147
準備......147
　❶確実な静脈路／147　❷全身麻酔の導入法／149　❸入眠／150
気管挿管......150
　❶気管挿管刺激による循環変動を抑制するレミフェンタニル濃度／150
　❷実際の導入プロトコル／151　❸ハイリスク患者／154
危機管理......154
　❶導入時の低血圧，徐脈／154　❷筋硬直の対策／155　❸急速導入法／156
　❹導入時の血管痛予防／156　❺ロクロニウムの血管痛／158
　❻ポンプの動作特性も知ろう／158　❼溶解忘れの防止ルール／158
　❽導入時のアクシデントへの対応／159

2. 麻酔・鎮静維持　　中尾　正和／162

はじめに......162
鎮痛薬と鎮静薬の相互関係......164
調整はどうする？......165
　❶ストレス別の必要とされる鎮痛薬濃度は／165　❷調整の目安は／165
　❸術中の評価／166
　❹ストレスレスポンスと硬膜外麻酔や高用量レミフェンタニルについて／168
より良い麻酔管理のために......168
　❶投与量設定さじ加減のポイント／168　❷速やかな調整のテクニック／169
　❸術中の体動に対する考え方／171

3. 麻酔・鎮静からの覚醒　　中尾　正和／174

はじめに......174
くすりの中止タイミング......174
　❶プロポフォールとレミフェンタニルどちらを先に中止するのか？／174
　❷どのくらいのプロポフォール濃度で目覚めるのであろうか？／174
覚醒のポイントは？......175
　❶術後鎮痛／175　❷覚醒時に望まれるフェンタニル濃度は？／176
　❸麻薬のボーラス投与による呼吸抑制／176　❹硬膜外麻酔の併用／178
　❺シバリング対策／178
スムーズな抜管にあたって......179
麻薬の拮抗......181

VII. 各科の静脈麻酔法　　183

1. 脳神経・脊椎手術の麻酔　　内藤　祐介, 川口　昌彦／185

はじめに......185
脳神経疾患の基礎......185
　❶脳循環の生理学／185　❷麻酔薬の脳循環代謝に与える影響／186
　❸脳脊髄モニタリングと麻酔／187
脳神経疾患の麻酔法......188

　　　　1 頭蓋内圧亢進患者／188　　**2** 虚血性脳疾患／189　　**3** 覚醒下開頭術／190
　　　　4 開頭手術での神経モニタリング／191
　　脊椎手術での麻酔法..192
　　　　1 脊椎手術／192　　**2** 脊椎手術での神経モニタリング／193

2. 頭頸部外科（眼科を含む）手術の麻酔　　　　位田　みつる，川口　昌彦／195

　　はじめに..195
　　頸動脈内膜剝離術（CEA）...195
　　　　1 麻酔管理／195　　**2** 麻酔中のモニター／196　　**3** 合併症と対策／196
　　耳鼻科..197
　　　　■耳手術と麻酔／197
　　眼科手術..198
　　　　1 眼圧／198　　**2** 眼科手術と静脈麻酔薬／199
　　気道確保..200
　　　　1 レミフェンタニル／201　　**2** デクスメデトミジン／201

3. 胸部外科手術の麻酔　　　　　　　　　　　　　　　　　　　　　坪川　恒久／205

　　はじめに..205
　　分離肺換気には静脈麻酔と吸入麻酔のどちらが適しているか..206
　　　　1 低酸素性肺血管収縮（HPV）に関する比較／206
　　　　2 臓器保護作用に関する比較／206　　**3** 悪性腫瘍の伸展抑制に関する比較／207
　　　　4 静脈麻酔薬と吸入麻酔薬の比較のまとめ／207
　　　　5 静脈麻酔が適している胸部外科手術／208
　　鎮痛方法について..209
　　　　1 鎮痛方法が悪性腫瘍の伸展に与える影響／209　　**2** 術後早期の痛み／210
　　　　3 慢性痛への移行／210
　　実際の麻酔方法について..211
　　　　1 入室から硬膜外麻酔まで／211　　**2** 麻酔導入／211　　**3** 術中の管理／212
　　　　4 術中から術後の鎮痛について／213　　**5** 覚醒時から術後の管理／214
　　おわりに..214

4. 心臓・大血管手術の麻酔　　　　　　　　　　　　　　　　　　　坪川　恒久／218

　　はじめに..218
　　静脈麻酔法は心臓・大血管の麻酔に適しているか..218
　　　　1 吸入麻酔法を支持する研究／219　　**2** 静脈麻酔法を支持する研究／219
　　　　3 吸入麻酔法と静脈麻酔法の比較／219　　**4** 静脈麻酔薬と吸入麻酔薬の併用／220
　　　　5 手術侵襲と予後／220
　　人工心肺と静脈麻酔..221
　　　　1 希釈による薬物濃度の低下／222　　**2** タンパク結合率の変化／222
　　　　3 併用薬物の影響／224　　**4** 血流のシフト／224　　**5** 代謝酵素の活性低下／224
　　　　6 薬力学的な変化／225　　**7** そのほかの影響：人工心肺回路への吸着／225
　　実際の麻酔方法..225
　　　　1 導入時／225　　**2** 導入から人工心肺開始前まで／227　　**3** 人工心肺時／227
　　　　4 人工心肺からの離脱後／227　　**5** 手術終了時／228
　　おわりに..228

5. 腹部外科（骨盤内を含む）手術の麻酔　　坂本　成司，稲垣　喜三／233

　　はじめに 233
　　腹部手術の特徴 233
　　腹部手術における静脈麻酔法の長所と短所 235
　　　❶静脈麻酔の特徴／235　　❷神経ブロックを必要としないメリット／235
　　　❸麻酔の覚醒について／236　　❹麻薬との相乗作用／236
　　　❺術後痛について／237　　❻内分泌反応について／237
　　　❼悪心・嘔吐が少ない／237　　❽レミフェンタニルによる痛覚過敏／238
　　　❾認知機能について／238　　❿尿量について／238
　　　⓫シバリングについて／239　　⓬腸間膜牽引症候群について／239
　　　⓭肺機能について／239　　⓮コストについて／240
　　静脈麻酔による管理が有用な腹部手術にはどのようなものがあるか 240
　　　■手術別の麻酔法／240
　　静脈麻酔による腹部手術の麻酔管理上のポイント 241
　　　❶静脈麻酔のみで行う場合／241　　❷硬膜外麻酔を併用する場合／242

6. 整形外科・形成外科手術の麻酔　　稲垣　喜三／245

　　はじめに 245
　　整形外科の麻酔 245
　　　❶脊椎手術／245　　❷四肢・関節手術／248
　　形成外科の麻酔 251

7. 妊婦および帝王切開の麻酔　　細川　幸希，奥富　俊之，加藤　里絵／255

　　はじめに 255
　　妊娠中の薬物動態 255
　　　❶分布／255　　❷代謝／256　　❸排泄／256
　　　❹胎盤通過性と胎児への蓄積／256
　　胎児・新生児への影響（催奇形性など） 257
　　各論 258
　　　❶鎮静薬／258　　❷オピオイド／259　　❸筋弛緩薬／260
　　　❹筋弛緩拮抗薬／260
　　母乳への移行 261
　　　❶鎮静薬／261　　❷オピオイド／261　　❸筋弛緩薬と拮抗薬／262
　　妊娠中の全身麻酔 262
　　　❶静脈麻酔法による妊娠中の麻酔／263
　　　❷静脈麻酔法による帝王切開の麻酔／263
　　まとめ 264

8. 小児手術の麻酔　　橘　一也，木内　恵子／267

　　はじめに 267
　　小児患者への静脈麻酔 267
　　小児における吸入麻酔と静脈麻酔の利点と欠点 268
　　　❶覚醒時興奮／268　　❷術後嘔吐／269
　　　❸静脈麻酔が推奨される疾患，病態／269
　　　❹麻酔導入により上気道閉塞が予想される症例／270

　　　　5 小児静脈麻酔の欠点／270
　　小児静脈麻酔各論...272
　　　　1 プロポフォール／272　　2 レミフェンタニル／273
　　術後の小児集中治療室（PICU）における鎮静・鎮痛...274

VIII. 特殊な病態や状態下での麻酔・鎮静　　　　　　　　　　　　　　279

1. 肝機能・腎機能障害を有する患者の麻酔　　　公平　順子，尾﨑　眞／281

　　はじめに..281
　　肝機能障害を有する症例の麻酔..281
　　　　1 術前評価／281　　2 予後予測／281
　　　　3 肝障害による術中の問題点と対策／282
　　腎機能障害を有する症例の麻酔..283
　　　　1 術前評価／283　　2 予後予測／284
　　　　3 腎障害による術中の問題点と対策／285
　　肝機能・腎機能障害における静脈麻酔薬使用のポイント..286
　　　　1 肝臓における薬物代謝の機序／286　　2 腎臓における薬物排泄の機序／286
　　　　3 各薬物で注意すべきポイント／287

2. 移植術のレシピエントの麻酔　　　　　　　公平　順子，尾﨑　眞／292

　　はじめに..292
　　肝移植術レシピエントの麻酔..292
　　　　1 術前評価／292　　2 麻酔薬の選択と術中管理／293
　　腎移植術レシピエントの麻酔..294
　　　　1 術前評価／294　　2 麻酔薬の選択と術中管理／294
　　移植術中に注意すべき点と対処法..295
　　　　1 輸血／295　　2 低・高カリウム血症／295　　3 低ナトリウム血症／297

3. 大量出血を伴う手術や長時間手術の麻酔　　　　　　　増井　健一／300

　　はじめに..300
　　大量出血時の静脈麻酔薬の薬物動態力学と麻酔管理...300
　　　　1 大量出血時の薬物動態を考えてみる／300
　　　　2 出血時の薬物動態力学に関する研究／301
　　　　3 大量出血時の麻酔管理の考え方／303
　　長時間手術における静脈麻酔薬の薬物動態力学と麻酔管理..304
　　　　1 薬物動態モデルは長時間の予測をきちんと行えるか／305
　　　　2 長時間投与後に薬物濃度を十分に下げられるか／305
　　　　3 長時間手術時に薬効は変化しないのか／306
　　　　4 長時間手術時の麻酔管理の考え方／307

4. 脂質代謝異常を伴う患者の麻酔　　　　　　　　　　　稲垣　喜三／309

　　はじめに..309
　　脂質異常症（dyslipidemia）..309
　　脂質異常症と静脈麻酔薬...310
　　肥満と静脈麻酔薬..311

5. 手術室外での麻酔と鎮静 　　　　　　　　　佐々木　英昭, 山蔭　道明／314

　　はじめに..314
　　麻酔と鎮静..314
　　静脈麻酔と吸入麻酔..314
　　安全な麻酔・鎮静のために..315
　　手術室外で麻酔や鎮静を行う際の手順と留意点..316
　　　　❶依頼内容を確認する／316　　❷患者の評価・問診／316
　　　　❸周辺環境の確認／316　　❹麻酔や鎮静法の決定と準備／317
　　　　❺バイタルサインの確認および静脈路確保／319　　❻酸素投与／319
　　　　❼鎮静・鎮痛薬投与／319　　❽モニタリング／319
　　　　❾麻酔や鎮静終了後の観察／320
　　手術室外での麻酔や鎮静の例..320
　　　　❶電気的除細動や脱臼整復など／321　　❷閉所恐怖症患者の放射線検査など／321
　　　　❸意思の疎通が図れない患者の放射線検査など／321
　　　　❹ペースメーカ挿入や中心静脈ポート留置など／321
　　　　❺脳血管内手術や大動脈ステント留置など／321
　　　　❻投与薬物に制限がある場合／322　　❼特別なケース／322
　　磁気共鳴画像（MRI）検査の特殊性..322
　　　　❶手押し／322　　❷シリンジポンプ／323　　❸シリンジェクタ／324
　　まとめ..324

6. 集中治療部での鎮静 　　　　　　　　　　　佐々木　英昭, 山蔭　道明／325

　　はじめに..325
　　集中治療室での鎮静の目的..325
　　興奮・不穏状態（agitation）..326
　　集中治療室での鎮静・鎮痛の手順..326
　　　　❶非薬物療法／326　　❷集中治療室での興奮・不安の評価／327
　　集中治療室で鎮静・鎮痛に使用される代表的薬物..329
　　　　❶鎮静薬／329　　❷鎮痛薬／330　　❸筋弛緩薬／331
　　集中治療室における鎮静の実際..331
　　鎮静の合併症..331
　　　　❶過剰鎮静／331　　❷過小鎮静／332
　　まとめ..334

IX. 術後鎮痛法　　　　　　　　　　　　　　　　　　　　　　　　　　　　335

1. 持続静脈内投与法 　　　　　　　　　　　　福田　陽子, 橋口　さおり／337

　　はじめに..337
　　術後痛管理の変遷..337
　　術後痛について..338
　　　　❶痛みの評価／338　　❷鎮痛薬の選択／340　　❸投与経路の選択／340
　　オピオイドの持続静脈内鎮痛法について..341
　　使用薬物..341
　　　　❶オピオイド／341　　❷鎮痛補助薬／343

2. 患者自己調節鎮痛法（IV-PCA）　　　小杉　志都子，橋口　さおり／345

　はじめに 345
　PCA の基本概念 345
　　❶概念／345　　　❷PCA 機器／347
　IV-PCA 348
　　❶使用薬物／348　　❷併用薬物／350　　❸患者因子による影響／351
　　❹副作用と対策／352
　PCA 管理 354
　　❶患者教育／354　　❷ローディングと PCA 開始／355　　❸術後回診／356

索　引 359

I

静脈麻酔の歴史と意義

はじめに

本章では，静脈麻酔法の歴史と変遷を紹介し，静脈麻酔法の意義を述べる。

静脈麻酔法の歴史

1 血液循環の発見[1]

1616年に英国人 William Harvey が，血液が心臓から動脈，静脈を経て再び心臓に戻るという循環を発見したことは，静脈麻酔法の開発への第一歩といえる。

2 注射筒と針の発明[2]

エジンバラの Alexander Wood は，ロンドン出身の Daniel Fergguson が作製した内筒がねじ式の注射器の先端に装着する中空の針を発明し，麻薬の皮下投与を初めて行った。リヨンの Charles Gabriel Pravaz が，最初に注射筒を作製したとする報告もある。1896年 Hermann Wülfing Luer は，全ガラス製のルアー注射器を紹介した。1906年に，ガラス筒と金属のピストンでできた目盛り付きの注射筒がベルリンで作られた。留置針は，Olovsson が1940年に考案したものを静脈麻酔用に改良して Torsten Gordh によって1945年に発表された。

3 静脈麻酔薬の歴史（表1）

a. 麻酔薬の静脈投与[2]

1665年にドイツ人 Johann Sigismund Elsholtz が，アヘンを静注すると意識がなくなることを発見した。しかし，注射筒はなかった。つまりこのころ，すでに静脈麻酔の概念は提唱されていたが，実行に必要な技術もなければ適切な薬物もなかった。1847年にロシア人 Nikolai Ivanovitch Pirogoff は，動物実験でエーテルの静脈内投与を行った。この方法は，1909年にニュールンベルグの Ludwig Burkhardt によって手術に用いられたが上手くいかなかった。1872年ボルドーの Pierre-Cyprien Oré は，抱水クロラールを経静脈的に破傷風患者に投与したり，小手術に使用した。しかし，決して安全とはいえず普及はしなかった。

b. バルビタール系麻酔薬[1〜3]

1864年に，ミュンヘンの Adolf von Baeyer によってバルビツール酸が合成されたが，

表1 静脈麻酔の歴史

1616年	William Harvey，心臓を中心とした血液の循環を発見。
1665年	Johann Sigismund Elsholtz，アヘン静注で意識消失を発見。
1847年	Nikolai Ivanovitch Pirogoff，動物実験でエーテルの静脈内投与を実施。
1853年	Alexander Wood，Daniel Fergguson が作製した注射器の先端に装着する中空の針を発明。
1864年	Adolf von Baeyer，バルビツール酸合成。
1872年	Pierre-Cyprien Oré，臨床で抱水クロラールの静脈内投与。
1896年	Hermann Wülfing Luer，全ガラス製のルアー注射器を紹介。
1903年	Emil Fischer と Joseph Friederich von Merig，ジエチルバルビツール（ベロナール）合成。
1904年	Hermann von Husen，ベロナールの臨床使用。
1906年	ガラス筒と金属のピストンでできた目盛り付き注射筒開発。
1909年	Ludwig Burkhardt，臨床でエーテルの静脈内投与。
1923年	Horace A Shonle ら，アモバルビタール合成。
1929年	Horace A Shonle，セコバルビタール合成。
1930年	Donalee Tabern と Ernest Henry Volwiler，ペントバルビタール合成。
1931年	Walther Kropp と Ludwig Taub，ヘキソバルビタール合成。
1931年	Ivan W Magill，John Silas Lundy，ペントバルビタールの臨床使用。
1932年	Donalee Tabern と Ernest Henry Volwiler，チオペンタール合成。
1932年	Helmut Weese，ヘキソバルビタールの臨床使用。
1934年	Ralph M Waters，John Silas Lundy，チオペンタールの臨床導入。
1940年	Olovsson T，留置針を考案。
1945年	Torsten Gordh，Olovsson T 考案の留置針を静脈麻酔用に改良。
1956年	Chenish SM，メトヘキシタール合成。
1957年	Kenneth V Stoelting，John W Dundee，メトヘキシタールの臨床使用。
1960年	ベンゾジアゼピンとしてクロルジアゼポキシド（リブリウム）が最初の臨床使用。
1963年	ジアゼパムの臨床使用。
1963年	Carvin L Stevens，ケタミン合成。
1964年	ケタミンのミシガン州立刑務所囚人での臨床薬理学的研究。
1964年	Edward F Domino と Guenter Corssen，ケタミンの臨床使用。
1964年	エトミデート開発。
1966年	プロパニシッドの臨床使用。
1966年	γ-ヒドロキシ酪酸の臨床使用。
1971年	アルファキサロン-アルファドロン（アルテシン）の臨床使用。
1972年	Alfred Doenicke，エトミデートの臨床使用。
1977年	クレモフォア EL を溶媒としたプロポフォール登場。
1978年	ミダゾラムの臨床使用。
1982年	10％大豆油による乳化剤型プロポフォール登場。
2007年	レミマゾラムが開発報告。
2013年	レミマゾラムの第Ⅱ/Ⅲ相臨床試験終了。

（Larson MD. History of anesthetic practice. In：Miller RD, editor. Miller's anesthesia. 7th ed. Philadelphia：Churchill Livingstone；2010. p.3-42, 廣田和美．麻酔に用いる静注の薬剤．松木明知監．麻酔の歴史150年の軌跡．第2版．東京：克誠堂出版；1999. p.81-105, López-Muñoz F, Ucha-Udabe R, Alamo C. The history of barbiturates a century after their clinical introduction. Neuropsychiatr Dis Treat 2005；1：329-43, Kilpatrick GJ, McIntyre MS, Cox RF, et al. CNS 7056：A novel ultra-short-acting benzodiazepine. Anesthesiology 2007；107：60-6, Bergen JM, Smith DC. A review of etomidate for rapid sequence intubation in the emergency department. J Emerg Med 1997；15：221-30 より引用）

麻酔作用がなかった。その後，1903年に再びミュンヘンで Emil Fischer と Joseph Friederich von Merig らによってジエチルバルビツール（ベロナール）が合成され，最初の臨床試験は1904年に Hermann von Husen によって自身の不眠症に対しての治療目的で行われ，1924年フランスで Daniel Bardet も使用した。1923年には Horace A Shonle らによってアモバルビタール，1929年には再び Horace A Shonle によってセコバルビタールが開発された。さらに次世代バルビツレートとして，Donalee Tabern と Ernest Henry Volwiler は1930年にペントバルビタールを，1932年にはチオペンタールを合成した。1931年に，Walther Kropp と Ludwig Taub らによってヘキソバルビタールが合成された。これらの開発によって，静脈麻酔は新たな時代に入った。ペントバルビタールの臨床報告は，英国では Ivan W Magill が，米国ではメイヨークリニックの John Silas Lundy によって行われた。ヘキソバルビタールの臨床使用はデュッセルドルフの Helmut Weese で，Walter Scharpff とともに報告した。チオペンタールは1934年3月にウィスコンシン大学の Ralph M Waters が，同年6月にはメイヨークリニックの John Silas Lundy が臨床使用した。しかしながら，ペントバルビタールの使用経験があった Lundy のほうが普及に貢献した。チオペンタールは麻酔薬として使用されたが，患者の状態が悪く経験不足の者が用いると重篤な循環抑制を来すことが分かってきた。実例としては，1941年の真珠湾攻撃による負傷者へ用いて，突然死が多数生じたことが挙げられる。メトヘキシタールは，1956年 Chenish SM らが開発し，1957年に米国で Kenneth V Stoelting，英国では John W Dundee と James Moore らが最初に臨床使用した。チオペンタールとメトヘキシタールは，現在でも比較的よく使用されている。

c. ベンゾジアゼピン系麻酔薬[1)2)4)]

1957年にポーランド系ユダヤ人の Leo Henryk Sternbach は，ロッシュ社においてキナゾリン3-オキシドにメチルアミンを作用させて偶然にも精神安定作用を有するベンゾジアゼピン化合物であるクロルジアゼポキシドを合成した。その後，必要な試験を受けて，1960年にクロルジアゼポキシド（リブリウム）は臨床使用に至った。そして，ジアゼパムが1963年，ミダゾラムが1978年に導入された。より短時間作用のベンゾジアゼピンの登場が期待されており，その可能性のあるレミマゾラムが PAION 社によって開発され2007年に報告された。現在，この静脈麻酔薬の第Ⅱ/Ⅲ相臨床試験までが国内で終了した。この静脈麻酔薬は，フルマゼニルという拮抗薬を持つ初の短時間作用型静脈麻酔薬となる。麻酔科医は，常に CVCI（cannot ventilate, cannot intubate）を考慮しながら全身麻酔導入を行うが，レミフェンタニルにはナロキソン，ロクロニウムにはスガマデクス，そしてレミマゾラムにはフルマゼニルと，麻酔導入に用いるすべての薬に拮抗薬を持つことが可能になり，CVCI に，より対処しやすくなると思われる。

d. そのほかの静脈麻酔薬

(1) 消えていった麻酔薬[1)2)]

第二次世界大戦後，作用時間が短く，循環抑制の少ない麻酔薬を目指して，数多くの静脈麻酔薬が開発されたが，その多くは副作用の問題などで消えて行った。1966年のプロパ

ニシッド，1966 年の γ-ヒドロキシ酪酸，1971 年のアルファキサロン-アルファドロン（アルテシン）などがその例である。

(2) エトミデート[1)2)5)]

1964 年に Janssen 社により開発されたエトミデートは，1972 年にミュンヘンの Alfred Doenicke らによって臨床使用された。1983 年にエトミデートの副腎機能抑制作用が報告されたものの，現在でも海外において循環抑制の少ない麻酔薬として使用されている。

(3) ケタミン[1)2)]

ケタミンは，1963 年にデトロイトの Carvin L Stevens によって合成され，1964 年にミシガン州立刑務所の囚人を被験者として臨床薬理学的研究がなされ，同年 Edward F Domino と Guenter Corssen によって臨床使用された。ケタミンは静脈麻酔薬としてでなく，経口投与のほか，戦場で脊髄くも膜下麻酔の局所麻酔薬としての使用報告もある。現在も，鎮痛作用を有し，循環抑制の少ない静脈麻酔薬として広く使用されている。

(4) プロポフォール[1)2)]

1977 年にプロポフォールが登場した。しかし，最初はクレモフォア EL を溶媒として用いたが，激烈な血管痛とアナフィラキシー様反応があったことから，1982 年より長鎖脂肪酸トリグリセリド主体の 10％大豆油に溶かした現在の乳化剤の形となった。溶媒を変更してからは，アナフィラキシー様反応はなくなったが，いまだに注入時血管痛の問題は解決されていない。しかしながら，プロポフォールの登場が 1980 年以降の全静脈麻酔の発展に大きく貢献した。また，プロポフォールは喉頭反射を抑制するため，同時期に登場したラリンジアルマスクの普及にも貢献した。また，プロポフォールが短時間作用性で血中濃度の調節が可能であるため，target controlled infusion（TCI）用の持続ポンプが登場するなど，電動型ポンプの目覚ましい進歩にも貢献したといえる。

静脈麻酔法の意義

1 麻酔機序から見た理想的麻酔薬

科学的に理想的な麻酔とは，ターゲットである神経系に可能なかぎり直接的に到達するものである。この点において，吸入麻酔薬はターゲットとは関係ない肺を介して血液に溶け込みターゲットに運ばれるのに対して，静脈麻酔は直接血管内に投薬されるため肺の機能に左右されずにターゲットである神経系に到達できる。よって，静脈麻酔薬のほうがより理想的といえる。

2 地球環境から見た理想的麻酔薬[6]

　また，環境面を考えたとき，われわれ麻酔科医は，手術室における吸入麻酔薬による環境汚染に気を配ってきたが，地球環境への配慮は足らなかったように思う。ガス麻酔薬の亜酸化窒素は寿命が114年と大気中で非常に安定しており，二酸化炭素の約300倍の温暖化効果を持つと同時にオゾン層破壊効果もあるとされる。また，揮発性吸入麻酔薬も，セボフルラン，デスフルラン以外はオゾン層破壊をもたらすうえに，温室効果に関してはイソフルランで二酸化炭素の1,401倍，セボフルランで1,980倍，デスフルランで3,714倍と非常に温室効果が強い気体である（表2）。余剰麻酔ガスを分解・吸着除去する装置（アネスクリーン®，昭和電工，東京）が開発され，吸入麻酔薬の環境汚染を食い止めることは可能となったが，装置が高価であり普及にまで至っていない。環境汚染対策の基本はゼロ・エミッションであることから，吸入麻酔を使用しないことが一番である。

3 手術患者から見た理想的な麻酔薬[7]〜[14]

　誰のために麻酔を施行するのかと考えたとき，最終目的は患者のためであり，患者を手術侵襲から守り，可能なかぎり速やかに回復するように全身管理することにある。現在，手術の多くはがん関連手術であり，根治術では侵襲も強く術後に全身性炎症反応症候群（systemic inflammatory response syndrome：SIRS）になりやすい。このため，麻酔薬としては炎症を抑える効果があり，がん転移や増殖を抑制するものが理想的といえる。最近，麻酔法の違いによりがん再発リスクに大きな差が出ることが分かってきた。多くの後ろ向き研究では，区域麻酔単独または全身麻酔への併用は，全身麻酔単独に比べ，がんの再発を減らし生存率向上に寄与する結果が示されている。そして，がん患者予後に関して，全身麻酔で揮発性吸入麻酔薬は，望ましい麻酔薬とはいい難い。最近の知見で，揮発性吸入麻酔薬は低酸素誘導因子（hypoxia inducible factor：HIF）の発現を増加させることが分かってきた。HIFが増えることで，正常細胞の虚血への耐性ができる利点がある一方で，がん細胞も適応が向上し残存しやすくなる。つまりHIFが増えることで，がんの血管新生，増殖，転移が容易となる（図）。その結果，患者の予後は悪化すると考えられる。一

表2　吸入麻酔薬のオゾン層破壊効果と温室効果

吸入麻酔薬	大気中存続時間（年）	オゾン層破壊係数[*1]	温室効果係数（20年）[*2]
亜酸化窒素	114	0.017	289
イソフルラン	2.6	0.01	1,401
セボフルラン	5.2	0	1,980
デスフルラン	10	0	3,714

[*1]：フロン（CFC12）を1とした場合．[*2]：二酸化炭素を1とした場合
　（Ishizawa Y. Special article：General anesthetic gases and the global environment. Anesth Analg 2011；112：213-7 より引用）

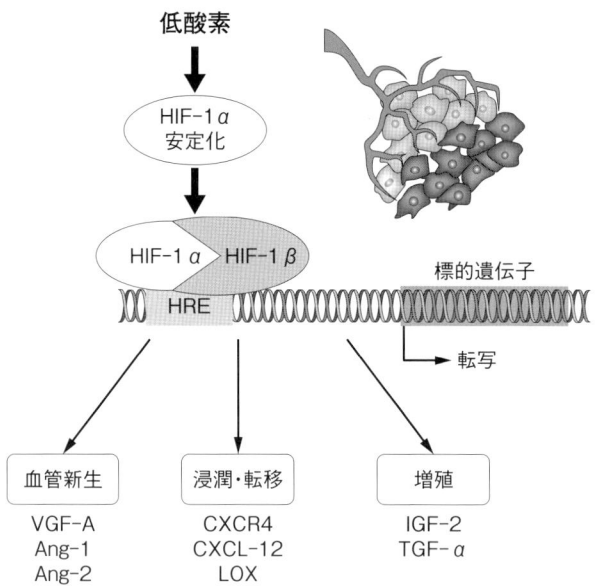

図1 低酸素下でのがん細胞とHIFの関係
有酸素下ではHIF-1αは分解するが，低酸素下では安定する。HIF-1αは細胞質に蓄積し細胞核内に自由に入って行く。核内で酸素依存的に分解されるHIF-1αは酸素非依存的なHIF-1βと結合してヘテロダイマーとなり，標的遺伝子に存在する低酸素応答配列（HRE）に結合することによって標的遺伝子の転写を促進する。その結果，がん細胞の血管新生，浸潤・転移，増殖などに関与する。

方，静脈麻酔薬であるプロポフォールはがんの増殖，浸潤，転移を抑制する。その機序として，HIFの発現抑制やシクロオキシゲナーゼ抑制作用が挙げられる。さらに，乳がん患者を対象に，麻酔法でプロポフォール-傍脊椎神経ブロック群とセボフルラン-麻薬群の2群に無作為に分けて，おのおのの群の患者の血清を乳がん細胞の培養液に加えると，プロポフォール-傍脊椎神経ブロック群の血清はセボフルラン-麻薬群の血清に比べ，有意に乳がん細胞の増殖を抑えた。よって，少なくとも基礎研究および臨床研究から見ても，プロポフォールを中心とした全静脈麻酔に区域麻酔を併用した麻酔法が，がん患者の予後を考えると最適といえる。また，炎症という側面でも，プロポフォールやケタミンに抗炎症効果があることが報告されているのに対し，揮発性吸入麻酔薬は抗炎症効果があるとする報告もあるものの，浮腫を増強させたり，炎症を悪化させるとする報告もある。以上より，侵襲が大きく術後にSIRS状態となりやすいがん根治術の麻酔には，抗炎症作用を有し，がんの再発，転移を抑制する可能性のあるプロポフォールを中心とした全静脈麻酔のほうが，吸入麻酔より適していると思われる。しかし，エビデンスレベルとしてはまだ低いレベルであり，今後前向き臨床研究を多施設共同で行うなど，エビデンスの蓄積が求められている。

■参考文献

1) Larson MD. History of anesthetic practice. In：Miller RD, editor. Miller's anesthesia. 7th ed. Philadelphia：Churchill Livingstone；2010. p.3-42.
2) 廣田和美. 麻酔に用いる静注の薬剤. 松木明知監. 麻酔の歴史150年の軌跡. 第2版. 東京：克誠堂出版；1999. p.81-105.
3) López-Muñoz F, Ucha-Udabe R, Alamo C. The history of barbiturates a century after their clinical introduction. Neuropsychiatr Dis Treat 2005；1：329-43.
4) Kilpatrick GJ, McIntyre MS, Cox RF, et al. CNS 7056：A novel ultra-short-acting benzodiazepine. Anesthesiology 2007；107：60-6.
5) Bergen JM, Smith DC. A review of etomidate for rapid sequence intubation in the emergency department. J Emerg Med 1997；15：221-30.
6) Ishizawa Y. Special article：General anesthetic gases and the global environment. Anesth Analg 2011；112：213-7.
7) Vanlersberghe C, Camu F. Propofol. Handb Exp Pharmacol 2008；182：227-52.
8) Deegan CA, Murray D, Doran P, et al. Effect of anaesthetic technique on oestrogen receptor-negative breast cancer cell function *in vitro*. Br J Anaesth 2009；103：685-90.
9) Hirota K, Lambert DG. Ketamine：New uses for an old drug? Br J Anaesth 2011；107：123-6.
10) Inada T, Kubo K, Shingu K. Possible link between cyclooxygenase-inhibiting and antitumor properties of propofol. J Anesth 2011；25：569-75.
11) Dale O, Somogyi AA, Li Y, et al. Does intraoperative ketamine attenuate inflammatory reactivity following surgery? A systematic review and meta-analysis. Anesth Analg 2012；115：934-43.
12) Tavare AN, Perry NJ, Benzonana LL, et al. Cancer recurrence after surgery：Direct and indirect effects of anesthetic agents. Int J Cancer 2012；130：1237-50.
13) Soehnlein O, Eriksson S, Hjelmqvist H, et al. Anesthesia aggravates lung damage and precipitates hypotension in endotoxemic sheep. Shock 2010；34：412-9.
14) Brekke HK, Hammersborg SM, Lundemoen S, et al. Isoflurane in contrast to propofol promotes fluid extravasation during cardiopulmonary bypass in pigs. Anesthesiology 2013. doi：10.1097/ALN. 0b013e31829ab018

（廣田　和美）

II

静脈麻酔薬の薬理：総論

II. 静脈麻酔薬の薬理：総論

1 薬物動態の基礎

はじめに

　静脈内投与された薬物は，血流によって体全体へ分布し，腎臓からの排泄や肝臓での代謝などによって体内から消失する。このような時間的変化を定量的に解析するのが薬物動態学の目的である。ここでは，まず一般的な薬物動態学について詳解するとともに，静脈麻酔薬の投与調節に必要な知識を整理し，薬物動態シミュレーションの利用と問題点について理解を深めることにする。

薬物動態の基礎

1 分布容積

　静脈内に投与された薬物は血液を含む体液中に分布するため，血液中の薬物濃度と体内に存在している薬物量を関連づける比例係数として，分布容積（volume of distribution：Vd）が定義される（図1）。静脈麻酔薬の効果を考えるためには，投与量ではなく血中濃度が重要であり，分布容積は薬物投与量から血中濃度を計算するための架空の体液量に相当する。一般に分布容積は血管内水分量（血液量）と異なるが，これは投与された薬物が単に水分に溶解するのではなく，タンパク質や組織に特異的に結合することで血液中に残存する薬物量が低下するためと考えることができる。例えば，血液中アルブミンなどにほとんどすべてが結合し，血管外にほとんど分布しない薬物では薬物が血液中にのみ存在するため，分布容積は血液容量にほぼ等しくなるが，血管から細胞外液に容易に移行する薬物や脂肪組織などに結合する割合が高い薬物では分布容積は非常に大きな値となる。言い換えると，分布容積は薬物の組織への移行しやすさを表す数値と表現することもできる。

2 クリアランス

　薬物が体内から消失する速度は薬物の血中濃度に比例するため，その比例定数をクリア

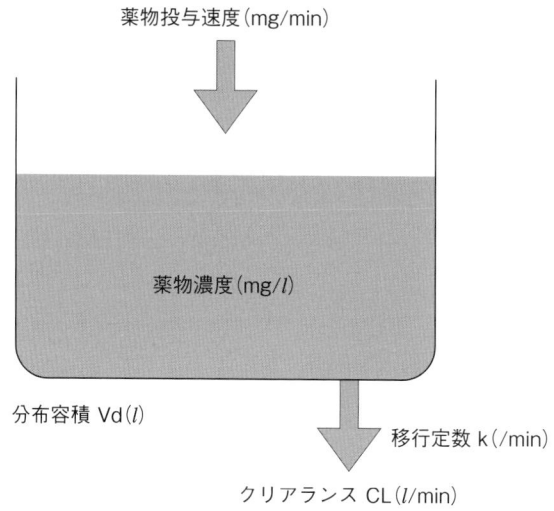

図1 分布容積と薬物濃度を水柱モデルで表現する

ランスと定義する。クリアランスは薬物の血中濃度あたりの消失速度に該当するため，同一濃度で比較した場合にクリアランス値が大きいほど薬物の体内消失速度が大きくなる。特に，全身からの薬物の消失を表すクリアランスを，全身クリアランス（total clearance：CLtot）と表す。この全身クリアランスを利用することで，薬物を投与して定常状態で目標の血中濃度を得るために必要な薬物投与速度を計算することが可能である。また，各臓器ごとに薬物が消失すると想定した場合には，それぞれを臓器クリアランスとして表現することができる。

式1　移行定数とクリアランスの関係

　　全身クリアランス（CLtot）＝薬物消失速度／血中濃度
　　CLtot＝分布容積（Vd）×消失速度定数（k）
　　目標血中濃度＝薬物投与速度／全身クリアランス（CLtot）（定常状態）

消失速度定数（k）は，単位時間あたりの体内組織に存在する薬物濃度の減少速度であり，次式（式2）を用いて血中濃度が半減する時間（半減期 $t_{1/2}$）を求めることができる。

式2　消失速度定数と半減期の関係

$$t_{1/2} = \mathrm{Ln}\,2/k = 0.693/k = \frac{\mathrm{Ln}\,2}{k} = \frac{0.693}{k}$$

3 血中濃度曲線下面積（area under the curve：AUC）

薬物を静脈内投与すると血中濃度が経時的に変化するが，全身クリアランスは投与薬物量を血中濃度曲線下面積（血中濃度×時間）で割ったものに相当する（図2）。曲線下面積は血中濃度曲線を時間で積分したものであるが，採血時刻と血中濃度を用いて台形公式を利用して概算することができる。

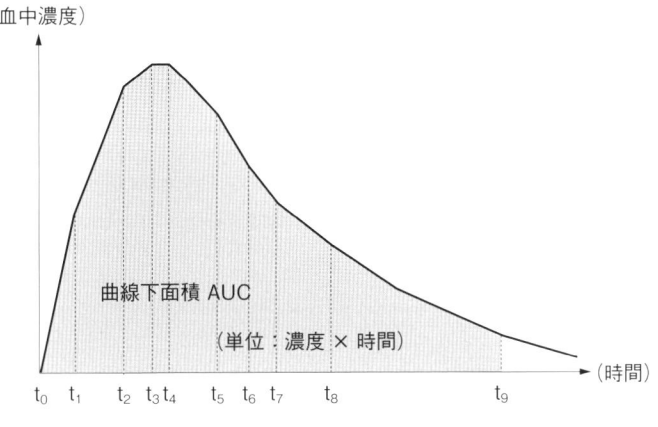

図2　AUCとクリアランスの関係
CLtot （l/hr）＝dose （mg）/AUC ［（mg/l）・hr］

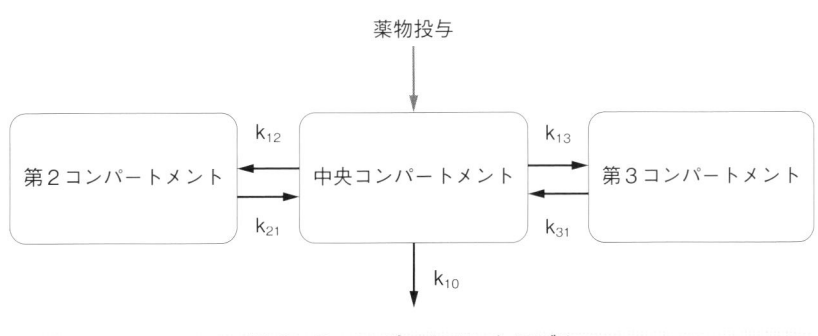

図3　3コンパートメントモデル

4 コンパートメントモデル

　生体を仮想的に複数の組織（コンパートメント）に分割して，薬物の分布・消失を解析するモデルをコンパートメントモデルと呼ぶ。現在までにこのモデルを用いて数多くの研究が行われており，多くの静脈麻酔薬の薬物動態は3つのコンパートメントから構成される3コンパートメントモデル（図3）で説明できることが示されている。3コンパートメントモデルでは，横軸を時間とし，血中濃度のグラフが3つの指数関数の和で表される。例としてプロポフォール単回投与後の血中濃度を対数軸で表示すると，図4のように3つの直線が繋がったようなグラフとなる。各時刻における水柱モデルを併せて表示することで，血中濃度に相当する中央コンパートメント内の薬物濃度だけでなく，経時的な薬物の移動（分布・消失）が理解できる。なお，3つの直線的減少領域での薬物分布状況は，それぞれα相，β相，γ相と呼ばれるが，前二者は分布相，γ相は消失相に相当する。各コンパートメント間での薬物移動はコンパートメント内の薬物量に比例すると仮定し，コンパートメントiからコンパートメントjへの速度定数kijを用いて表現される。

1．薬物動態の基礎

薬物の血中濃度グラフ（単回投与後：3つの指数関数の和）

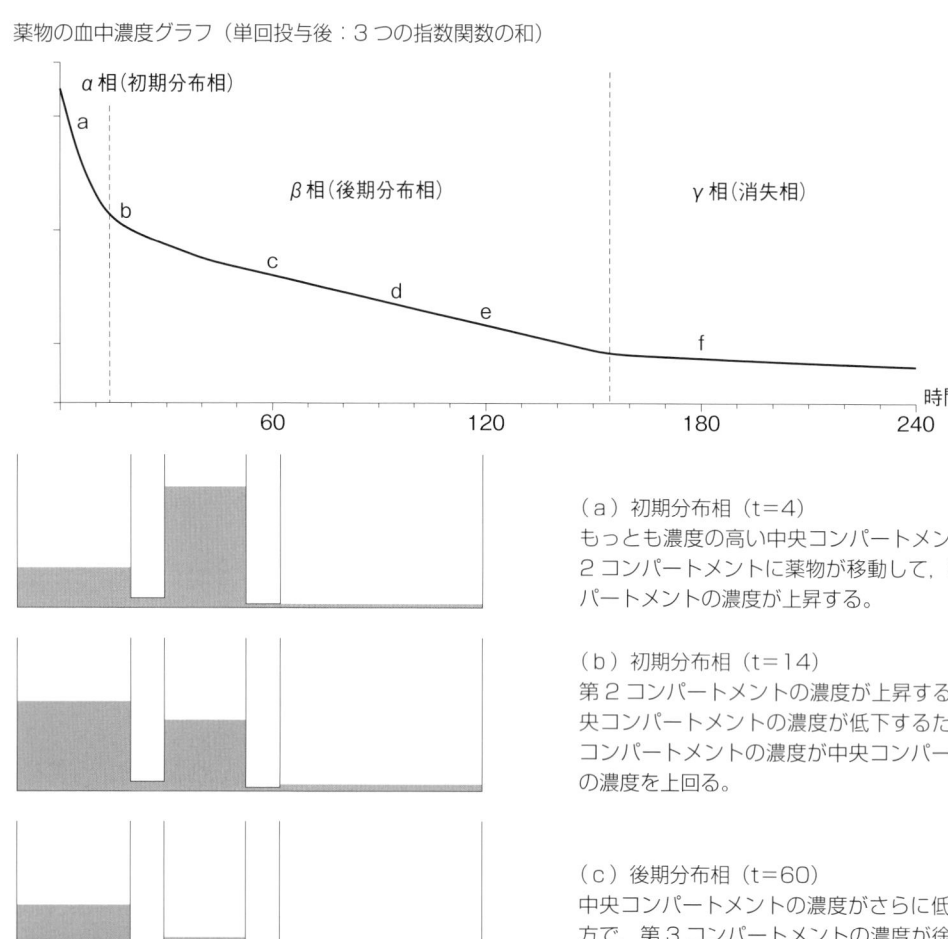

(a) 初期分布相（t=4）
もっとも濃度の高い中央コンパートメントから第2コンパートメントに薬物が移動して，第2コンパートメントの濃度が上昇する。

(b) 初期分布相（t=14）
第2コンパートメントの濃度が上昇する一方で中央コンパートメントの濃度が低下するため，第2コンパートメントの濃度が中央コンパートメントの濃度を上回る。

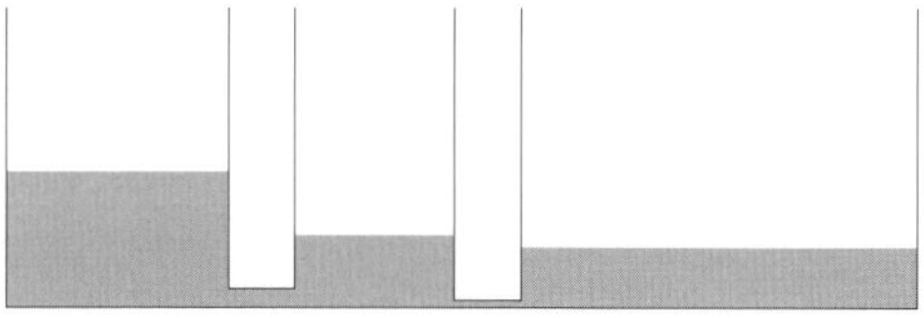

(c) 後期分布相（t=60）
中央コンパートメントの濃度がさらに低下する一方で，第3コンパートメントの濃度が徐々に上昇する。

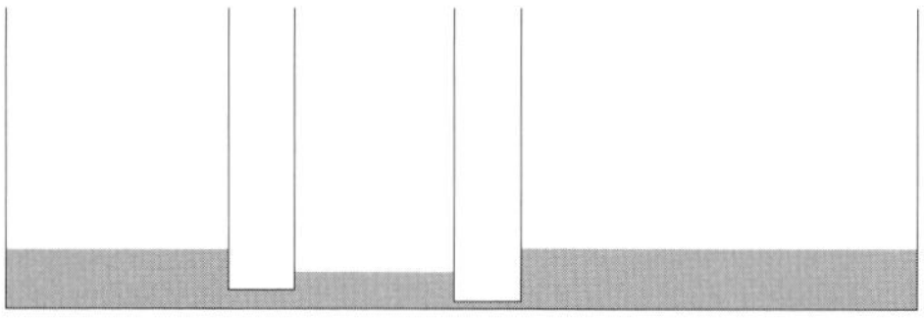

(d) 後期分布相（t=94）
中央コンパートメントの濃度がさらに低下する一方で，第3コンパートメントの濃度が徐々に上昇する。

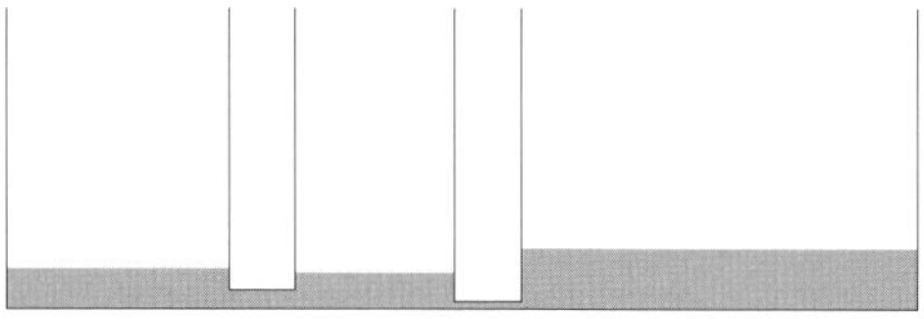

(e) 後期分布相（t=120）
中央コンパートメント・第2コンパートメントの濃度が速やかに低下する一方で，第3コンパートメントの濃度はゆっくりと低下するため，第3コンパートメントの濃度が中央コンパートメント・第2コンパートメントの濃度を上回る。

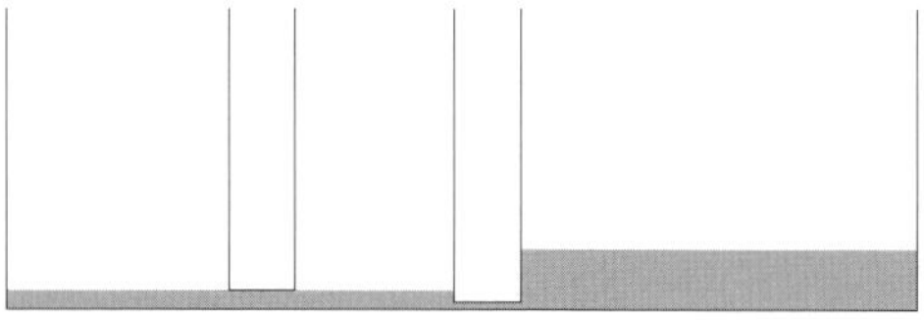

(f) 消失相（t=180）
中央コンパートメント・第2コンパートメントの濃度はさらに低下するが，第3コンパートメントはゆっくりと低下する。

図4　コンパートメントモデル間の薬物移動

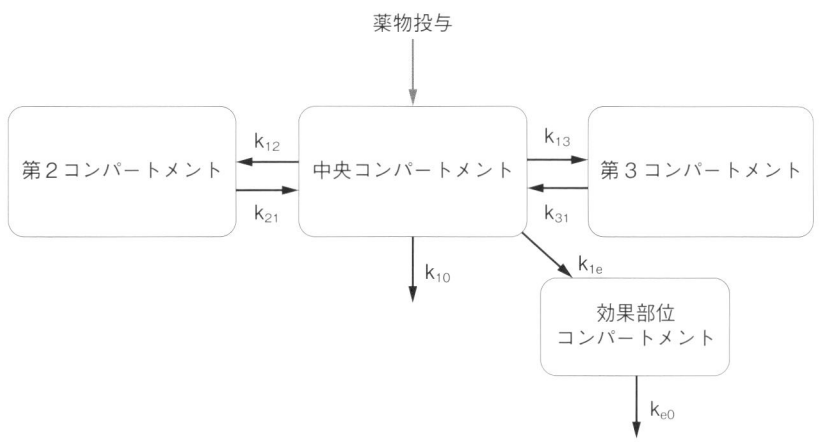

図5 薬物動態薬力学モデル

5 効果部位濃度

薬物動態学はもともと血中濃度の経時的推移を解析することが目的であるが，"薬物の効果が出現する部位（効果部位）"を分布容積がきわめて小さい（≒0）仮想的なコンパートメントとして解析する薬物動態薬力学モデルが考案された（図5）。このモデルでは，刻々と変化する血中濃度によって説明することができない薬物効果を，仮想的な効果部位コンパートメントに薬物が移行する時間的遅れを考慮した効果部位濃度によって説明するわけである。効果部位への薬物移動は，効果部位から消失する移行速度定数 k_{e0} を用いて表現される。

薬物を単回投与した場合の血中濃度と効果部位濃度の関係を図6に示す。水柱モデルを用いると，効果部位濃度は中央コンパートメント内に配置された細い水柱の高さで表される。

投与した薬物が体内に分布することで速やかに血中濃度は上昇するが，中央コンパートメントから効果部位コンパートメントへの薬物移動には時間が必要であるため，効果部位濃度はゆっくりと上昇する。血中濃度と効果部位濃度が一致する時点で効果部位濃度は最大値となり，その後は血中濃度よりもゆっくりとした速度で効果部位濃度が減少する。

6 context-sensitive half-time（CSHT）

薬物動態を表す指標として半減期という概念が用いられるが，厳密にいえば一つの薬物であっても分布半減期・排泄半減期など複数の半減期が存在する。また，薬物を反復して投与する状況では薬物の蓄積を考慮する必要があるため，単回投与時に求められる半減期だけで臨床現場での状況（投与終了とともに血中濃度が半減するまでの時間）を適切に説明することが困難であった。このような問題を解決するために考案された指標（半減期）が，context-sensitive half-time（CSHT）である。

1. 薬物動態の基礎

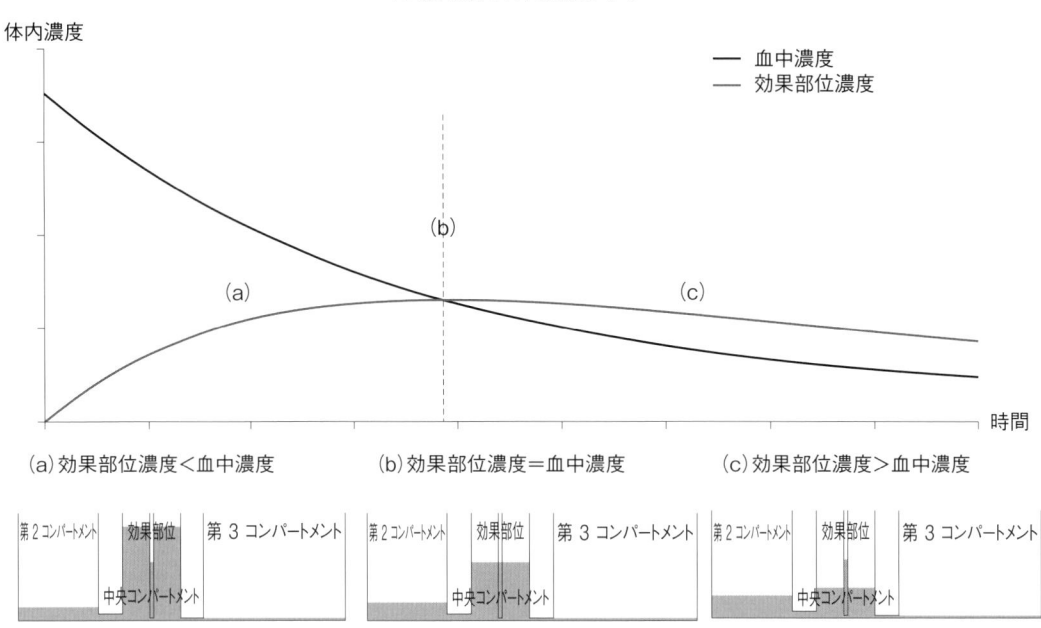

図6 単回投与時の血中濃度と効果部位濃度の関係

　　CSHTは"一定濃度を維持するよう薬物が投与された状況で，薬物投与を終了した後に血中濃度が半減するまでの時間"として定義される[1]。薬物を投与する時間に依存することから，横軸に投与持続時間，縦軸にCSHTを割り当てたグラフで表現することが多い（図7）。静脈麻酔薬のように安定した効果を得るために，一定の血中濃度を維持する状況では実際的な半減期として理解しやすいことから，各種鎮静薬・鎮痛薬について解析が行われている。

静脈麻酔薬の薬物動態

1 麻酔科領域の特殊性

　　薬物の効果を速やかに調節する必要があるため，薬物を投与して平衡状態に到達するまで待つことができない。このため，平衡状態を前提とした薬物投与法が利用できない。ときとして，3コンパートメントモデルなどの薬物動態モデルが適応できない状況に遭遇することもある。
　　麻酔管理においては静脈麻酔薬の薬物効果を速やか，かつ確実に得るだけでなく，効果を消失させることも要求される。このため，投与する薬物の効果がどれほどの時間で消失するのかについて，薬物の特徴を十分に理解する必要がある。

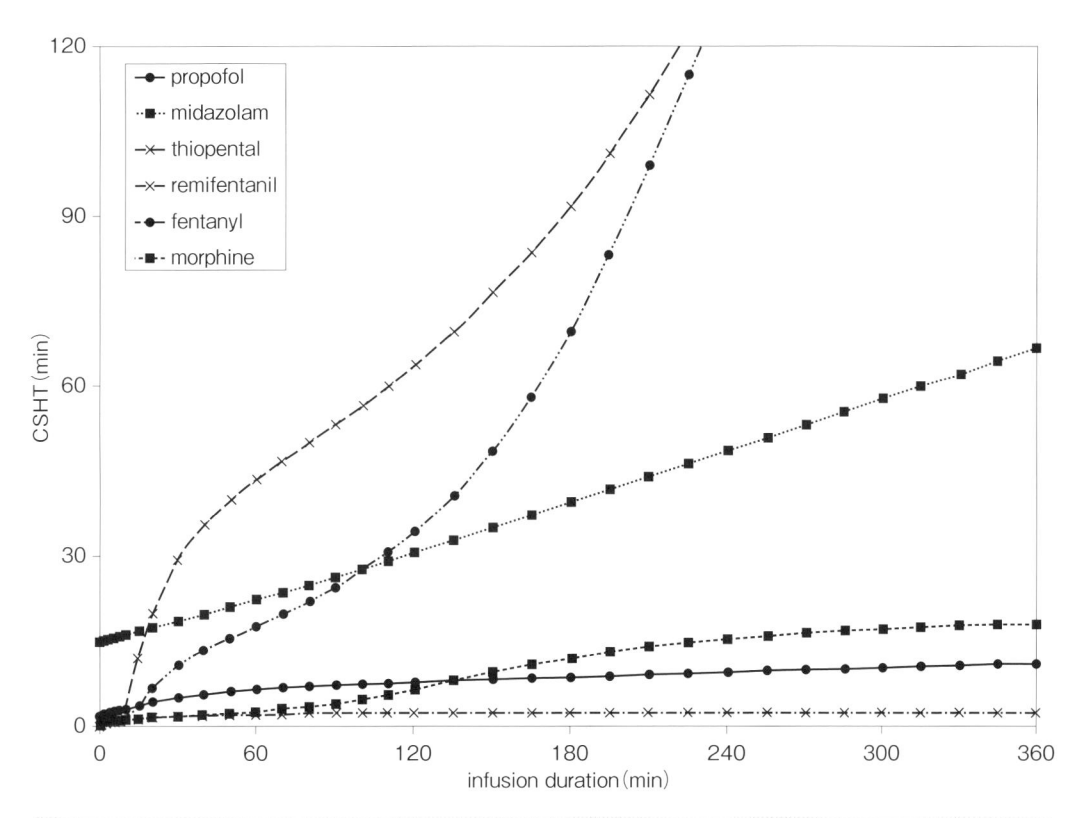

図7 各種静脈麻酔薬のCSHT
Tivatrainer v. 8を用いて計算されたCSHTを用いた。

2 静脈麻酔薬の薬物動態パラメータ

3コンパートメントモデルの薬物動態パラメータの表現方法は，①3つの分布容積とクリアランスの組み合わせ，②中央コンパートメントの分布容積と消失速度定数の組み合わせ，の2つが代表的である．対象薬物の研究方法によって組み込まれる要因（年齢，体重，身長，除脂肪体重など）が異なるため，表現方法に注意が必要である．代表的な静脈麻酔薬の薬物動態パラメータを表[2]〜[10]に示す．

薬物動態シミュレーション

1 表計算ソフトの利用

薬物動態学を利用した麻酔管理として，薬物動態シミュレーションの利用が普及している．薬物動態シミュレーションの利用方法は，麻酔記録など投与履歴に従って血中濃度・

1. 薬物動態の基礎

表 代表的な静脈麻酔薬の薬物動態パラメータ

	V_1	k_{12} (/min)	k_{21} (/min)	k_{13} (/min)	k_{31} (/min)	k_{10} (/min)	k_{e0} (/min)
プロポフォール[2]	0.228 (l/kg) (age 1〜12yr) 0.4584 (l/kg)	0.112	0.055	0.0419	0.0033	0.119 (age 1〜12yr) 0.1527*WT$^{-0.3}$	0.26
プロポフォール[3]	(age 13yr) 0.400 (l/kg) (age 14yr) 0.342 (l/kg) (age 15yr) 0.284 (l/kg)	0.114	0.055	0.0419	0.0033	(age 13yr) 0.0678 (age 14yr) 0.0792 (age 15yr) 0.0954 (age 16yr) 0.119	0.26
フェンタニル[4]	(age 16yr) 0.22857 (l/kg) 0.105 (l/kg)	0.471	0.102	0.225	0.006	0.0827	0.12
モルヒネ[5]	0.075 (l/kg)	0.183	0.087	0.290	0.013	0.30	male 0.0073 female 0.0024
ロクロニウム[8]	0.044 (l/kg)	0.21	0.13	0.028	0.01	0.1	0.17

	$V1$ (l)	Clearance 2 (l/min)	$V2$ (l)	Clearance 3 (l/min)	$V3$ (l)	Clearance (l/min)	k_{e0} (/min)
プロポフォール[9]	4.27	1.29〜0.024*(age−53)	18.9〜0.391*(age−53)	0.836	238	1.89+(WT−77)*0.0456 −(LBM−59)*0.0681 +(HT−177)*0.0264	0.46
レミフェンタニル[10]	5.1〜0.0201*(age−40) +0.072*(LBM−55)	2.05〜0.0301*(age−40)	9.82〜0.0811*(age−40) +0.108*(LBM−55)	0.076 −0.00113*(age−40)	5.42	2.6〜0.0162*(age−40) +0.0191*(LBM−55)	0.595〜0.007*(age−40)
ミダゾラム[6]	32.2	0.56	53	0.39	245	0.43	0.0461
デクスメデトミジン[7]	8.05 (l)	2.05	12.4	2.0	175	0.0101*HT−1.33	

WT：体重, age：年齢, HT：身長, LBM：除脂肪体重

効果部位濃度を事前または事後に解析する方法とともに，近年では麻酔管理の現場でリアルタイムに計算する方法も利用されている。

　薬物動態シミュレーションの基本は微分方程式であるが，これを差分の形で表現すれば表計算ソフトを利用して簡単に計算させることができる[11]。薬物動態シミュレーションにはそれほど厳密な精度管理が求められないことから，おおよその値でよければ表計算ソフトウェアを利用するのが便利である。

2 薬物動態シミュレータの利用

　反復投与・持続投与を組み合わせると，薬物濃度を推測することが困難である。また，薬物の血中濃度が変動している状況では，薬物効果を説明する効果部位濃度を予測することが困難である。このような状況では，既存の薬物動態パラメータを使用して専用ソフトウェアによる薬物動態シミュレーションを利用することで，簡単に薬物の血中濃度・効果部位濃度を推測することができる（図8）。一方，投与終了後に体内から薬物が消失して効果が消失するまでの時間を予測することは（特に投与時間が長くなればなるほど）困難であるが，薬物動態シミュレータにより指定の濃度に低下するまでの時間を予測することが可能である。

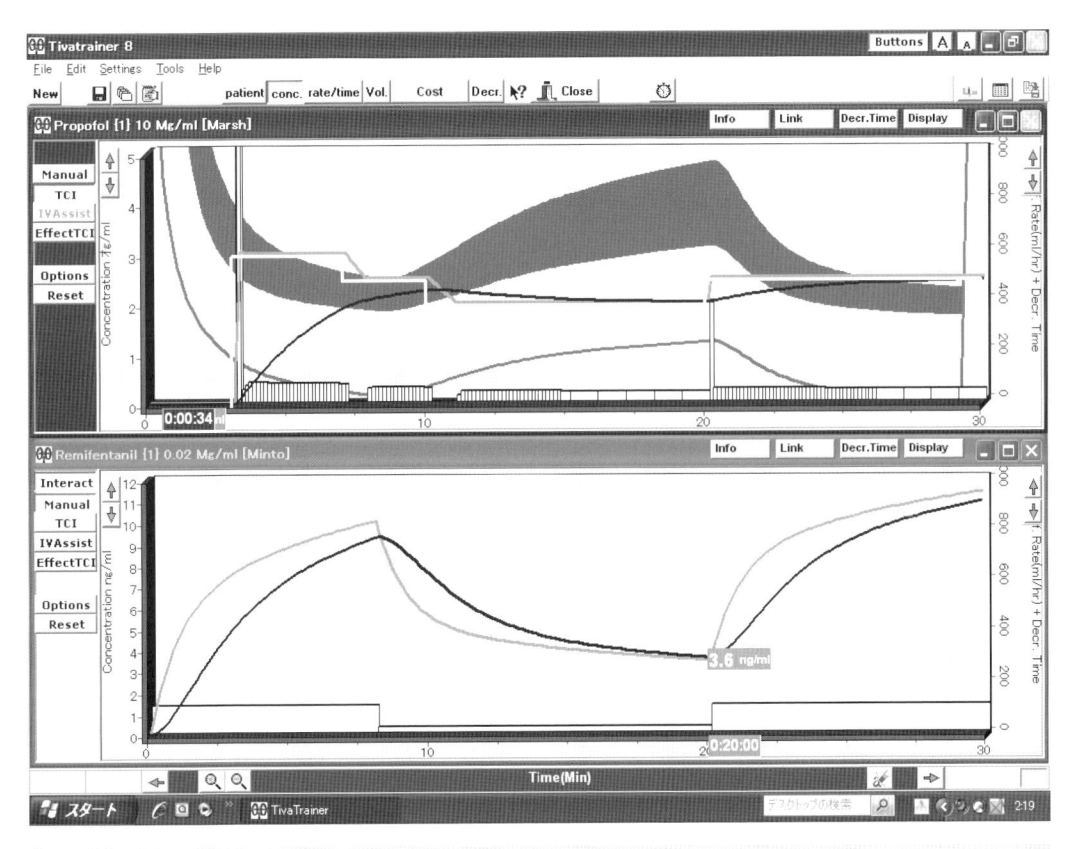

図8　Tivatrainer
TCI : target-controlled infusion

3 target-controlled infusion（TCI）

　薬物動態シミュレーションを用いることで，薬物投与によって血中濃度・効果部位濃度がどのように推移するのかを予測することが可能である．近年はパーソナルコンピュータの能力が向上したため，このような解析がリアルタイムで行えるだけでなく，計算される体内濃度を指定した値となるよう薬物投与速度を計算することも簡単に行えるようになった．そこで，シリンジポンプを外部から制御したりシリンジポンプ内に制御ソフトウェアを組み込むことで，指定した薬物濃度（血中濃度・効果部位濃度）となるよう薬物を持続静注するシステム（target-controlled infusion：TCI）が開発され，プロポフォールなど一部の静脈麻酔薬では実用化されTCIポンプが市販されている．

　TCI投与には目標部位によって2種類の制御方法，すなわち血中濃度を調節対象としたTCIと，効果部位濃度を調節対象としたTCIが考えられる．それぞれの方法でプロポフォールをTCI投与した場合の予測血中濃度・効果部位濃度を比較すると，血中濃度を調節対象としたTCIでは，血中濃度が目標濃度となるよう調節されることで効果部位濃度がゆっくりと目標値に近づくことが分かる（図9）．一方，効果部位濃度を調節対象としたTCIでは，血中濃度が目標値を大幅に上回る/下回ることにより効果部位濃度を速やかに調節している（図10）．効果部位を調節対象としたTCIのほうが薬物投与調節にメリハリが効いているため，血管拡張作用による低血圧など副作用が顕著に出現する危険性が高いことを念頭に使用すべきであろう．

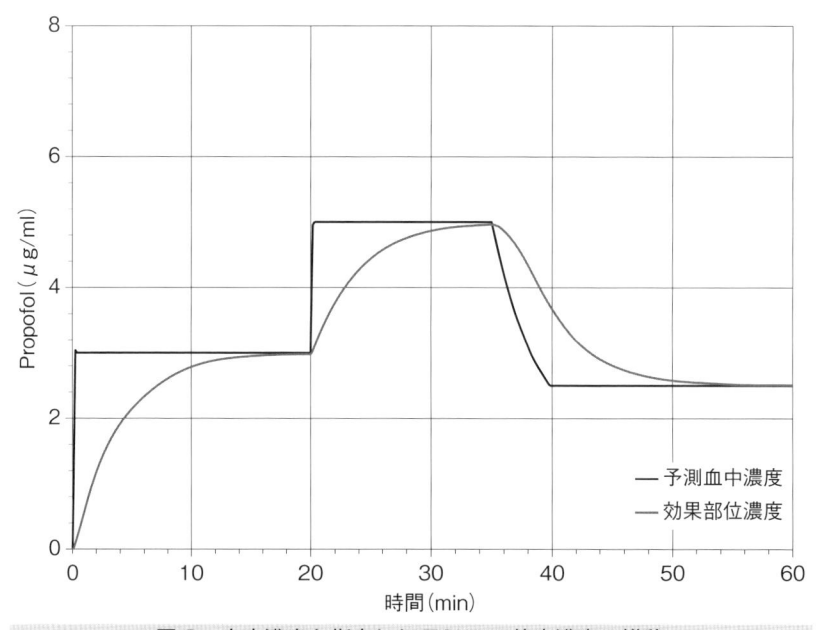

図9　血中濃度を指向したTCIでの体内濃度の推移
　時刻t=0で目標血中濃度を3（μg/ml）に，時刻t=20で目標血中濃度を5（μg/ml）に，さらに時刻t=35で目標血中濃度を2.5（μg/ml）に変更した場合の，プロポフォール目標血中濃度と効果部位濃度の推移を示す．血中濃度が速やかに設定値に変化するとともに，緩やかに効果部位濃度が設定値に近づくことが分かる．

II. 静脈麻酔薬の薬理：総論

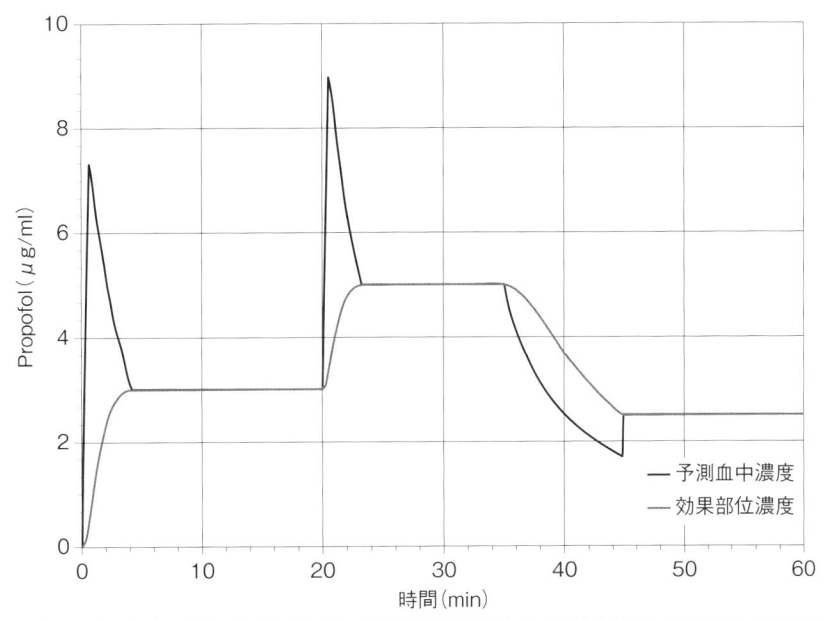

図 10　効果部位濃度を指向した TCI での体内濃度の推移
時刻 t=0 で目標効果部位濃度を 3（μg/ml）に，時刻 t=20 で目標効果部位濃度を 5（μg/ml）に，さらに時刻 t=35 で目標効果部位濃度を 2.5（μg/ml）に変更した場合の，プロポフォール目標血中濃度と効果部位濃度の推移を示す。血中濃度がいったん設定値を大きく上回る/下回るとともに，速やかに効果部位濃度が設定値に近づくことが分かる。

薬物動態パラメータの選択

1 適用条件の検討

　静脈麻酔薬の薬物動態パラメータについては，一つの薬物について複数の研究報告が存在することもまれではない。プロポフォールのように，市販の TCI ポンプを利用することで共通の薬物動態パラメータが利用される状況であれば問題が少ないものの，多くの静脈麻酔薬についてはどの薬物動態パラメータを利用すべきか悩むことも少なくない。このような状況では，まず想定される対象患者の特徴（年齢，性別，人種など）に見合った研究報告での薬物動態パラメータを選択するとともに，複数の薬物動態パラメータによって計算される体内濃度（血中濃度・効果部位濃度）にどのような特徴（差異）があるのかを事前に確認しておくのがよい。

2 先行研究との整合性

　薬物の投与履歴が同じであっても，薬物動態パラメータが異なると計算される血中濃

度・効果部位濃度は異なってしまう。言い換えると，利用する薬物動態パラメータを変更すると今まで蓄積した経験，研究結果や膨大な記録がまったく整合性の取れない状況に陥る危険性がある。このため，新しく利用する薬物については最適な薬物動態パラメータの選択を慎重に行うとともに，すでに利用している薬物動態パラメータを変更するにはきわめて大きなメリットが得られるとしても相当の覚悟が必要である。

3 open TCI の利用

　数々の薬物動態パラメータが報告される一方，臨床現場で薬物動態シミュレーション，そして TCI の利用が承認されている薬物は，依然としてごく少数にとどまっている。すでに欧州では，専用のプレフィルド製剤を使用せず TCI 機能を提供する open TCI システムが投与精度の確認（臨床治験）を行わずに市販されており，わが国でも薬物動態パラメータを選択するだけで TCI 機能を実現できるシリンジポンプの臨床導入が検討されている。open TCI システムでは，薬物動態パラメータを指定する際に薬物の制約を受けないため，自由に薬物動態パラメータを利用することができる反面，誤って別の薬物のパラメータを設定して TCI 投与を行う危険性がある。また，同一薬物に対して複数の薬物動態パラメータを選択することができるため，薬物投与の記録が不明確なものになる危険性がある。薬物投与履歴（単回投与 mg と持続投与 mg/hr）に基づいて計算されるプロポフォール血中濃度・効果部位濃度（図11）を見ると，指定する薬物動態パラメータによって想像以上に大きな差を生むことが理解できる。

4 薬物動態シミュレーションの限界

　薬物動態学は，母集団から得られた薬物動態パラメータを用いて平均的な個体を想定して薬物濃度の推定を行うため，臨床現場の個々の症例について正確に体内濃度を予測することができるわけではない。実際の症例での血中濃度と予測濃度の差が生じる原因については，年齢・性別・身長・体重など個体ごとに異なる条件（個体差）による影響（個体間変動）だけでなく，体温・循環血液量・心拍数（心拍出量）・アルブミン濃度など同一個体であっても変化しうる状況・要因による影響（個体内変動）についても考慮する必要がある。

　このようなさまざまな要因が薬物動態パラメータに影響を与えることから，静脈麻酔薬の薬物動態パラメータにさまざまな要因を組み込んでも，体内濃度の予測性能を大幅に向上させることが困難である。麻酔管理の臨床現場に薬物動態シミュレーションを応用するには，個体間変動に関する数々の変数を組み込んで薬物動態シミュレーションの精度を向上させることよりも，麻酔管理によって安定した状況を提供することで個体内変動を抑制することが重要である。

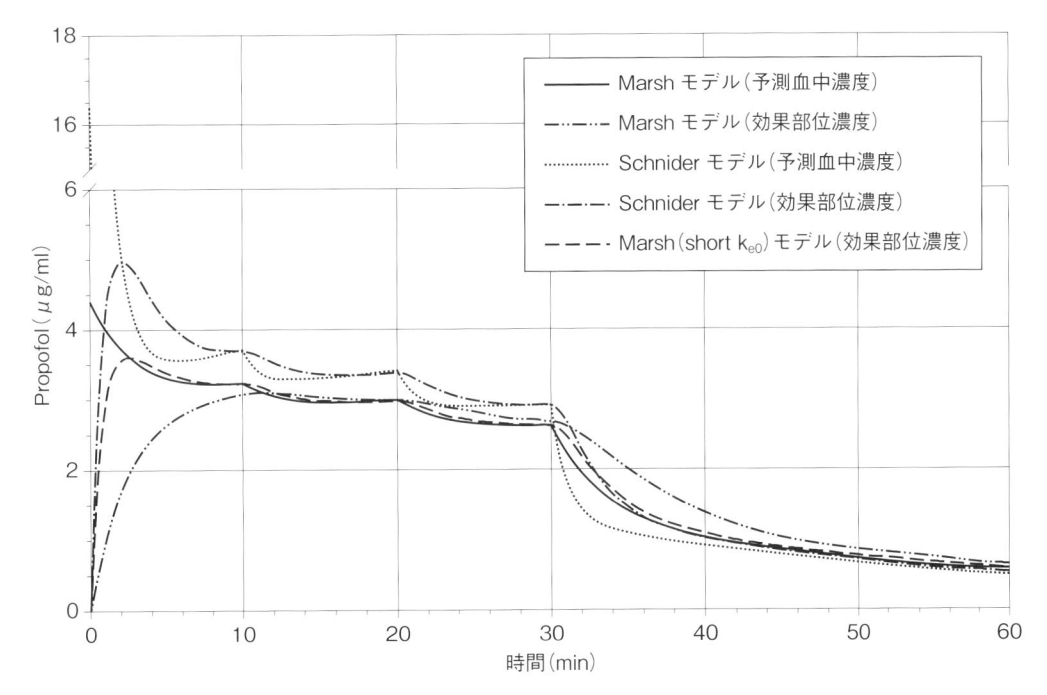

図 11 異なる薬物動態パラメータによる体内濃度の推定
Prys-Roberts の投与法（時刻 t=0 に単回投与 1 mg/kg と投与速度 10 mg/kg/hr, 時刻 t=10 に投与速度 8 mg/kg/hr に変更，t=20 に投与速度 6 mg/kg/hr に変更）によりプロポフォールを投与し，t=30 に持続投与を終了した場合の，予測血中濃度と効果部位濃度を各パラメータを用いて計算し，比較した。

5 薬物が組織に到達するまでの時間

　薬物動態シミュレーションは，純粋に数学的なモデルに基づいて血中濃度・効果部位濃度を予測計算するものである。実際の臨床現場では，投与された薬物がただちに体内全体に均一に分布することはありえないため，投与初期の体内濃度の推定は現実的に不適切であることは容易に理解できよう（図12）。例えば，点滴回路内に投与された静脈麻酔薬は，まず点滴回路から体内に到達するまでの時間的遅れが存在し，実際に体内に注入されてからも注入部位から右心房・右心室に運ばれ，肺胞を経由して左心房・左心室に至り，血液に希釈されながら大動脈から全身の組織へと運ばれる。このため，四肢末梢の動脈・静脈内に投与された薬物が出現するには，点滴回路内の時間的遅れに加えて血液の循環時間が必要である。また，薬物投与後初めて薬物が検出される際には希釈が不十分であるため，熱希釈法／色素希釈法によって心拍出量を計測する際の温度変化・濃度変化の曲線と同様に，一時的に高い薬物濃度が観察される。このような初回通過（first pass）の影響を考慮すれば，薬物投与開始直後の薬物濃度は一時的に高値となることは自然な現象であり，薬物動態モデルを当てはめるのは理論的に難しいことが理解できる。

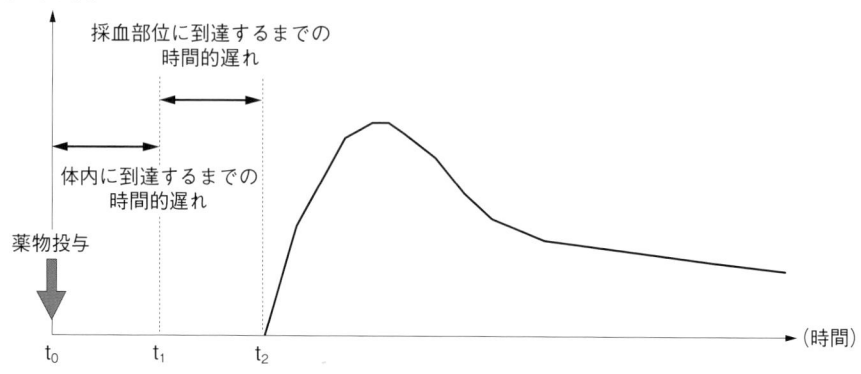

図12 採血部位における薬物濃度の推移

■参考文献

1) Hughes MA, Glass PS, Jacobs JR. Context-sensitive half-time in multicompartment pharmacokinetic models for intravenous anesthetic drugs. Anesthesiology 1992;76:334-41
2) Marsh B, White M, Morton N, et al. Pharmacokinetic model driven infusion of propofol in children. Br J Anaesth 1991;67:41-8.
3) Absalom A, Kenny G. 'Paedfusor' pharmacokinetic data set. Br J Anaesth 2005;95:110.
4) Shafer SL, Varvel JR, Aziz N, et al. Pharmacokinetics of fentanyl administered by computer-controlled infusion pump. Anesthesiology 1990;73:1091-102.
5) Sarton E, Romberg R, Dahan A. Gender differences in morphine pharmacokinetics and dynamics. Adv Exp Med Biol 2003;523:71-80.
6) Zomorodi K, Donner A, Somma J, et al. Population pharmacokinetics of midazolam administered by target controlled infusion for sedation following coronary artery bypass grafting. Anesthesiology 1998;89:1418-29.
7) Dyck JB, Maze M, Haack C, et al. Computer-controlled infusion of intravenous dexmedetomidine hydrochloride in adult human volunteers. Anesthesiology 1993;78:821-8.
8) Wierda JM, Kleef UW, Lambalk LM, et al. The pharmacodynamics and pharmacokinetics of Org 9426, a new non-depolarizing neuromuscular blocking agent, in patients anaesthetized with nitrous oxide, halothane and fentanyl. Can J Anaesth 1991;38:430-5.
9) Schnider TW, Minto CF, Gambus PL, et al. The influence of method of administration and covariates on the pharmacokinetics of propofol in adult volunteers. Anesthesiology 1998;88:1170-82.
10) Minto CF, Schnider TW, Egan TD, et al. Influence of age and gender on the pharmacokinetics and pharmacodynamics of remifentanil. I. Model development. Anesthesiology 1997;86:10-23.
11) 長田 理. 〈特集〉麻酔とコンピュータ 3. 薬物動態シミュレーション. 臨床麻酔 2007;31:1423-31.

(長田　理)

II. 静脈麻酔薬の薬理：総論

2 薬力学の基礎

はじめに

　静脈内投与された薬物は，血液によって薬物の効果が発現する組織（効果部位）に運ばれる。薬物の投与量に応じて組織での濃度が上下することで薬物効果が変化するため，希望の効果を得るためにはそれに応じた薬物濃度を維持できるよう薬物を投与すればよい。このような関係を定量的に解析するのが薬力学の目的である。ここでは，まず薬力学のイメージを把握するとともに，薬力学を利用して静脈麻酔薬の効果を調節する方法を解説する。

薬力学とは

　薬物の効果は薬物の体内濃度によって説明されるが，その関係は一様ではない。両者の関係を解析する学問が薬力学であり，さまざまなモデルを想定して解析が行われている。
　もっとも単純なモデルとしては，薬物が受容体に結合して効果を発揮する形態が利用されている。このモデルでは，薬物の濃度と効果が次のヒル（Hill）の式（ヒル関数）を用いて説明される。ヒル係数 n は飽和率による結合への影響（アロステリック効果）を表し，薬物が単純に濃度に比例して受容体に結合する場合（この関数で n＝1 の場合）はミカエリス-メンテン（Michaelis-Menten）の式となる。

　式1　ヒル（Hill）の式

$$飽和率\ \theta = \frac{[薬物]^n}{K_A^n + [薬物]^n}$$

$$\log \frac{\theta}{1-\theta} = n \times \log[薬物] - n \times \log K_A$$

　薬力学モデルでは，薬物の効果が得られる範囲についても検討が行われている。例えば，薬物を十分に投与することで完全（100％）な効果が得られる場合もあれば，いくら薬物を投与しても効果が頭打ち（天井効果）となる場合もある。このような観点から，薬物は完全刺激（遮断）薬と部分刺激（遮断）薬に大別される（図1）。

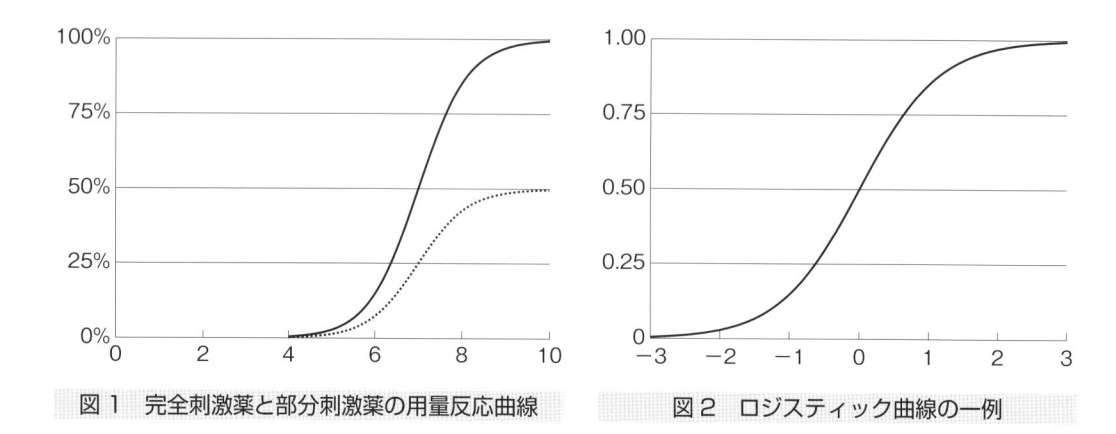

図1　完全刺激薬と部分刺激薬の用量反応曲線

図2　ロジスティック曲線の一例

S状曲線の当てはめ

薬物が受容体を介して効果を発揮するモデルでは，横軸を薬物濃度，縦軸を効果（受容体飽和率）として対数で表すとS状曲線が得られる。ここで注意すべき点は，濃度を対数で表した場合に滑らかなS状曲線となることであり，単純にプロットした場合には，いびつな形となることである。

1 ロジスティック関数

この関数は，人口予測のための関数として開発されたモデルである（図2）。計算式は次のように表される。

$$Y = \frac{C}{1 + e^{ax+b}}$$

2 Hill関数

Hill関数（式1）は，酵素反応におけるアロステリック効果を説明するために開発されたモデルである。この関数においてヒル係数が一定と見なせる状況では，濃度を対数に変換するとロジスティック関数になるため，濃度軸を対数としてプロットすると，Hill関数はロジスティック関数で表されるS状曲線となる。

3 累積正規確率密度関数

ある値で事象が出現する確率はその値以下での出現確率の和として表されるため，出現確率が正規分布に従う現象であれば累積正規確率密度関数を用いて説明される。

各個体で希望する効果が得られる濃度は薬力学的モデルから計算されるが，母集団について検討を行う際には各個体での濃度を集計する必要がある。多数の生物学的データを集

図3 正規分布の確率密度関数と累積分布関数（平均0，標準偏差0）

図4 2つのS状曲線の比較

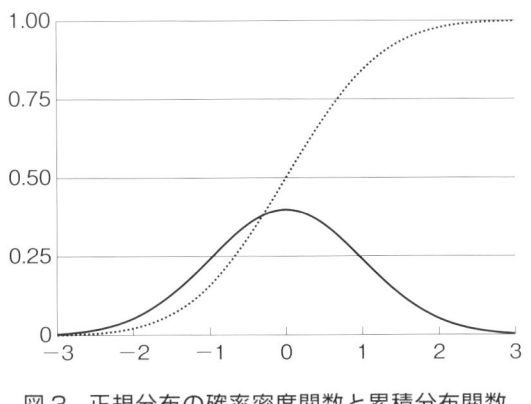

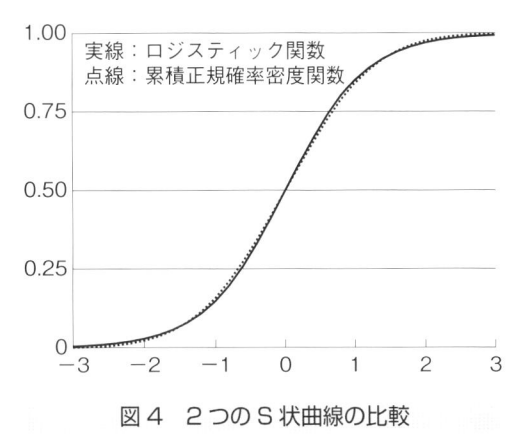

計すると，一般に正規分布で示されるばらつき（個体差）が存在するため，正規分布を想定した解析が用いられる。このため，ある濃度で効果が得られる割合は，累積正規確率密度関数によるS状曲線で表されることとなる。

4 ロジスティック関数と累積正規確率密度関数の比較

S状曲線の代表としてロジスティック関数がしばしば利用されるが，正規分布に従う変数では累積正規確率密度関数がS状曲線となるため，累積正規確率密度関数もS状曲線のひとつとして利用することができる（図3）。異なった理論によって作成されたモデル（関数）であるが，実はこの2つの関数は非常によく似た形となるため，どちらを利用しても大きな差は見られない（図4）。言い換えると，正規分布に従う変数については，累積分布関数をロジスティック関数で近似することができる。

薬物動態学と薬力学の融合

一般に薬物の効果は薬物濃度で説明されるため，前項で取り上げた薬物動態学を利用して求められる血中濃度は薬物の効果を調節するのに重要な情報となる。しかしながら，短時間のうちに薬物濃度を変化させることが要求される麻酔の現場では，血中濃度が安定した平衡状態に達するまでのんびりと待ち続けることが困難であり，速やかに薬物の効果を得るために薬物の血中濃度が安定して得られる持続投与と急速に効果が得られる急速投与を組み合わせている。

慎重に状況を観察すると，急速に血中濃度を上昇させても血中濃度ほど速やかに薬物の効果を得ることができず，一方で血中濃度が減少しても速やかに薬物効果が消失しない現象が観察される。この事実から，厳密に言えば薬物の効果は血中濃度では説明しきれないことが理解できる。そこで考案された概念が，"効果部位濃度"である。薬物の効果を説明する仮想的な部位を効果部位（コンパートメント）と定義し，血中濃度から時間的な遅れ

2. 薬力学の基礎

図5 薬物動態薬力学モデル

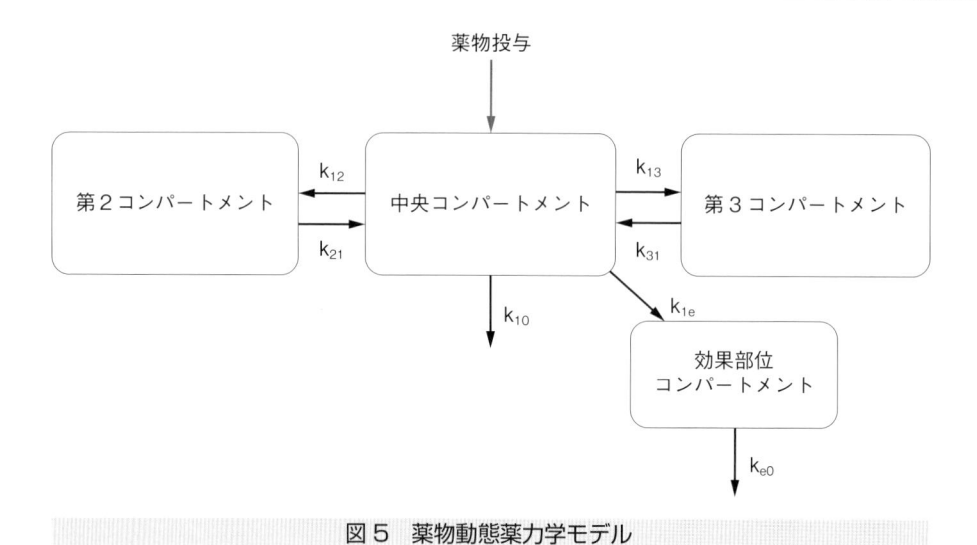

を伴って変化する効果部位コンパートメントの濃度によって薬物効果が説明できるという概念である（図5）。

注意すべき点として，効果部位濃度は仮想的な部位の濃度であり，実在する組織での濃度ではない。言い換えると，体内のどの組織中の濃度・組織内血液の濃度（例えば内頸静脈内濃度など）を測定しても，効果部位濃度を得ることは理論的に不可能である。効果部位濃度を"脳内濃度"と表現することもあるが，効果部位を理解しやすい平易な表現であるものの，理論的には完全な誤解である。

k_{e0} の求め方

薬物動態薬力学モデルにおいて，薬物を投与してから実際に効果が発現するまでの速度を表す時定数（k_{e0}）は，薬物動態パラメータ（分布容積・移行速度定数など）で定められる血中濃度と実際に得られる薬物効果から求められる。k_{e0} を含む薬物動態パラメータは一括して決定されるものであるため，ある薬物動態パラメータに他の k_{e0} を組み合わせるという利用法は不適切である。

k_{e0} の求め方としては，①薬物を投与して最大効果が得られるまでの時間（T_{peak}）から時定数を算出する方法（図6），②同一効果を得るために，薬物濃度を上昇させたときの効果部位濃度と下降させたときの効果部位濃度が一致する k_{e0} を算出する方法（図7），の2つの考え方が利用されている。

薬力学に影響を及ぼす要因

性別・年齢・体重など薬物動態・薬力学に影響を及ぼす要因は多数存在するが，個人差を表す個体間変動と同一個体であっても状況によって変化する個体内変動，そして併用す

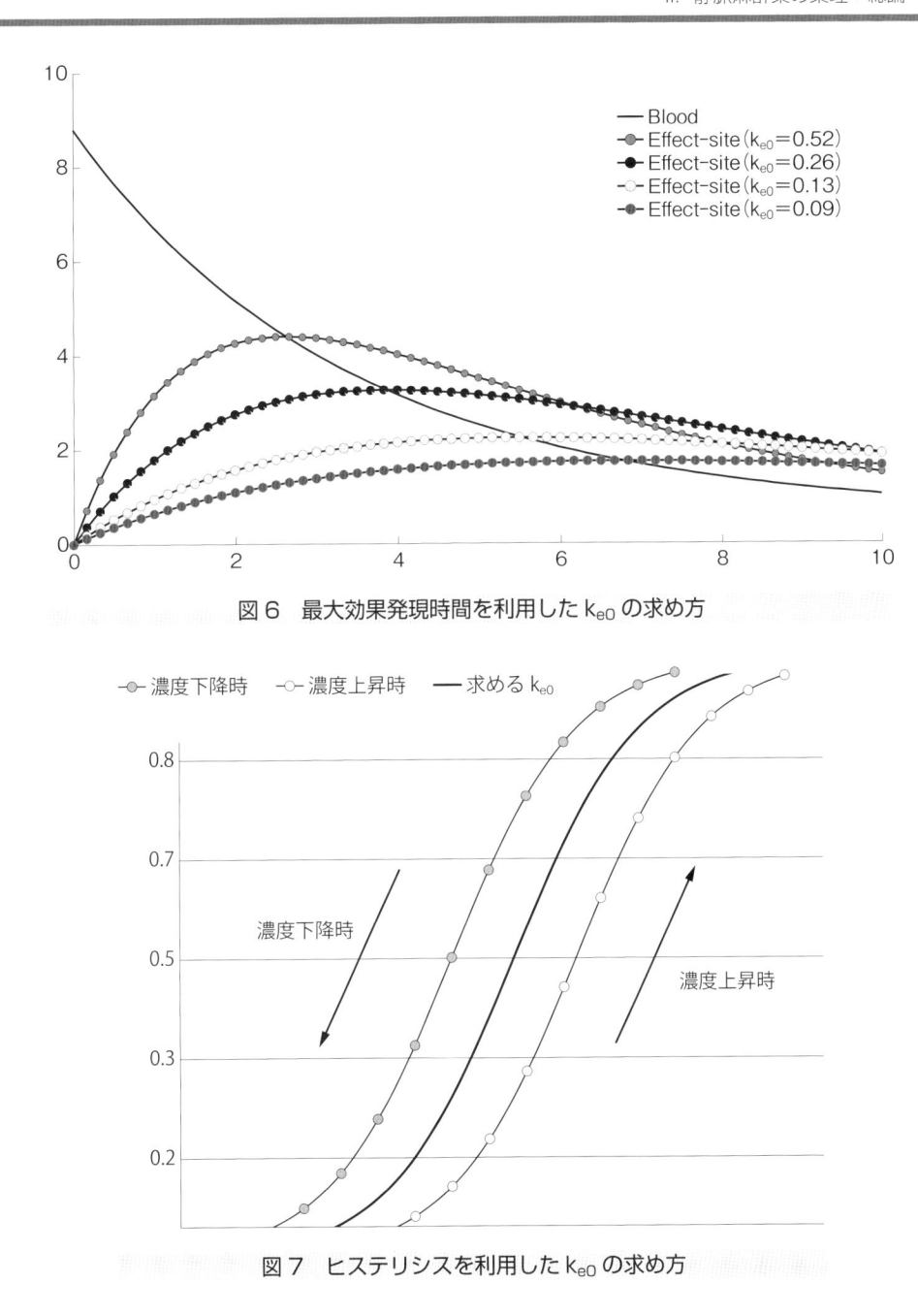

図6 最大効果発現時間を利用した k_{e0} の求め方

図7 ヒステリシスを利用した k_{e0} の求め方

る薬物の影響（薬物相互作用）に分けて考えると理解しやすい．

1 個体間変動に関与する要因

性別，年齢，体重，肥満指数（BMI），臓器機能・体温など，各個体の持つ特徴は，薬物の効果発現・感受性に影響を及ぼす可能性がある．注意すべき点として，すべての薬物の薬力学に影響を及ぼす要因もあれば，特定の薬物に限定して影響を及ぼす要因もあること

2 個体内変動を生じさせる要因

　薬力学に影響を及ぼす要因のなかには，性別や身長・体重のように短期間に大幅な属性の変化が生じない要因もあれば，心拍出量(心拍数)や体温のように同一個体でも時々刻々と変化する要因もある。また，周術期においては大量出血に伴う循環血液量の変化，臓器血流量の変動，血中アルブミン濃度の変動も薬力学に影響することが知られている。このような要因については，薬物投与前に厳密なコントロールを行ったとしても，薬物を投与してから生体内条件が変動してしまうと薬力学的な変化を回避することがきわめて困難である。

3 薬物相互作用

　薬物相互作用 (drug interaction) とは，2種類以上の薬物を同時に投与した場合に，おのおのの薬物単独で得られる薬物効果 (の総和) よりも大きい (相乗的) ないし小さい (相殺的) 薬物効果が得られる現象である。2種類の薬物の相互作用を把握するには，縦軸・横軸に薬物Aと薬物Bの濃度を割り当てたグラフ (iso-bologram，図8) において，同等の効果が得られる薬物濃度の組み合わせが直線 (相加的) から離れているかどうかを評価すればよい。また，薬物効果の強度を同時に評価する場合には，X軸・Y軸に2つの薬物濃度を，Z軸に薬物の相対効果を割り当てた応答曲面モデル (response surface model) が用いられる (図9)。

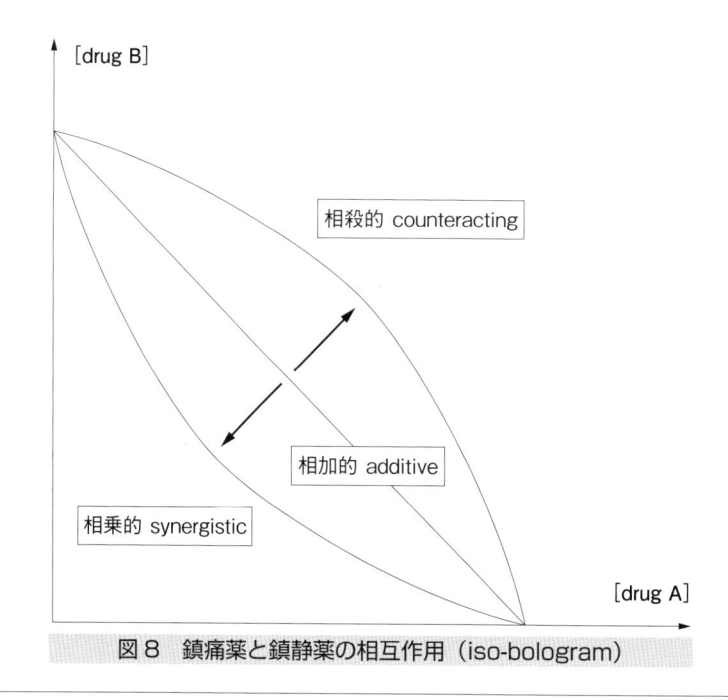

図8　鎮痛薬と鎮静薬の相互作用 (iso-bologram)

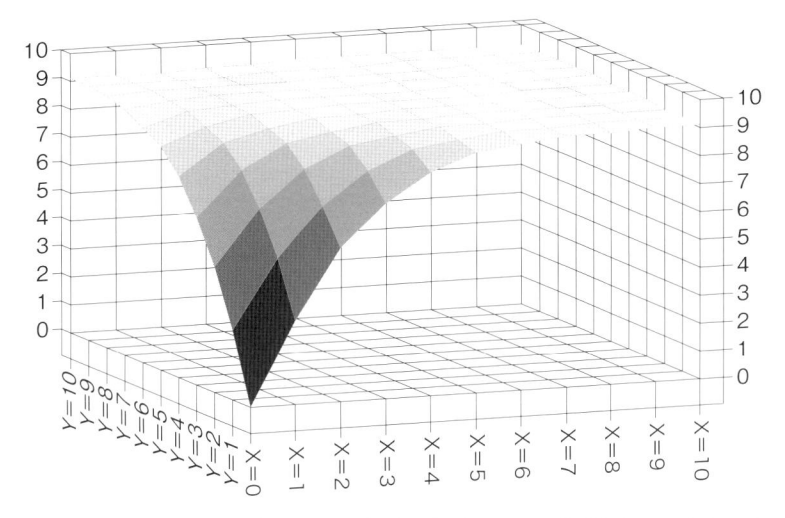

図9 応答曲面モデル（response surface model）の一例

薬力学を考慮した薬物投与理論

　薬力学を静脈麻酔薬の投与調節に応用するためには，静脈麻酔薬の薬力学を把握するだけでなく，薬力学に基づく麻酔薬投与の理論を理解する必要がある。

　特定の薬物効果（例えば一定レベルの鎮静効果，など）を想定した場合，個体差が存在するため必要薬物濃度はある程度のばらつきが存在する。対象とする集団について希望する効果が得られる割合（％）は累積頻度曲線で表されるため，母集団が正規分布で近似される場合の用量反応曲線は累積正規確率密度関数というS状曲線で近似される。このような理由から，横軸に薬物濃度，縦軸に累積反応率を割り当てた用量反応曲線はS状曲線で表現されることになる（図10）。

　一般に薬力学では，平均的な個体で効果が得られる濃度（EC_{50}），またはほとんど（約95％）の個体で効果が得られる濃度（EC_{95}）が用量反応曲線を用いて算出される（図10）。この2つの代表値によって薬物の特性はおおむね理解することができるが，これは50％の個体ないし5％の個体では効果が得られない濃度と考えることができる。このほかにも，75％の個体で効果が得られる濃度（ED_{75}）などについても同様の手順で求めることができる。

1 母集団の必要濃度を上回るように薬物を投与する

　この方法では，母集団の必要濃度を想定して，少なくともその濃度を上回るよう薬物を投与するものである。

　薬物の薬力学が既知の場合，ED_{95}を上回るよう薬物濃度を維持すれば母集団の95％程度の個体で，ED_{50}を上回るよう維持すれば母集団の50％程度の個体で，十分な薬物効果を

2. 薬力学の基礎

頻度・累積頻度

累積頻度曲線＝用量反応曲線

効果を得るために
必要な薬物濃度

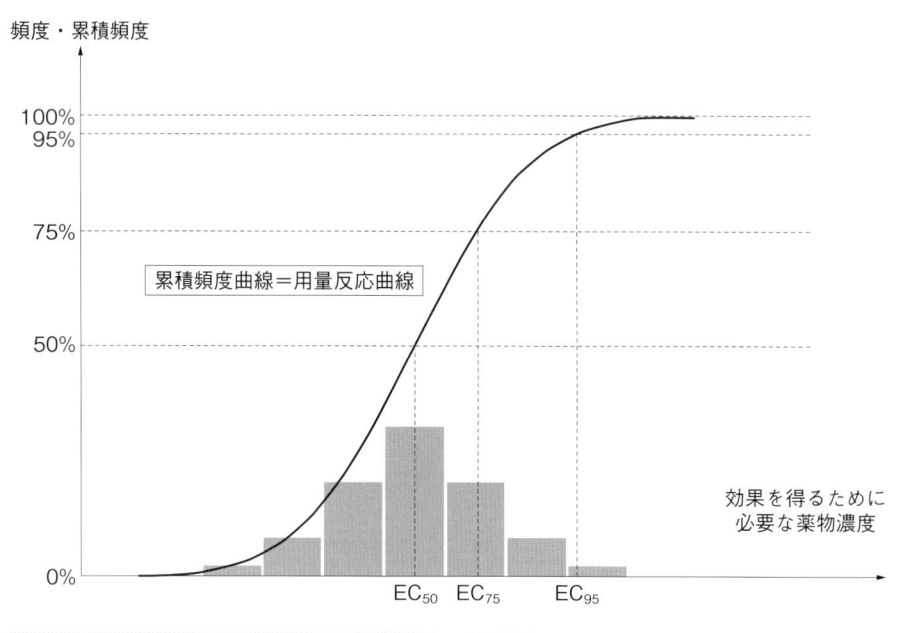

EC_{50}　EC_{75}　EC_{95}

図10　薬物感受性のばらつきと用量反応曲線，有効濃度の関係

確実に得ることができる。一般的な薬物ではこの理論に基づき，通常ED_{95}程度の薬物を初回投与量として利用されている。一方，多くの研究で比較検討に用いられている平均投与量はED_{50}に相当するため，母集団の半分程度で効果が得られるものの，全体としては効果不足と感じられることが多い。このため，全身麻酔の管理など"（ほぼ）すべての個体で確実に効果を得る"ことが目的で安全かつ確実を優先する場合には，薬物濃度としてはED_{95}よりもさらに大きいED_{99}以上に相当する薬物濃度を利用することも想定する必要がある（図11）。しかしながら，ED_{99}など非常に高い濃度を画一的に利用すると，ほとんどの個体に対しては過量投与となっていることが問題となる。

2 個体ごとの必要濃度を上回るように薬物を投与する

この方法では，調節対象（個体）ごとに薬力学を評価し，その個体の必要濃度を上回るように薬物を投与する方法である。

前述の薬力学に基づいて十分量の薬物を投与する方法では，安全かつ確実に薬物の効果が得られるものの，多くの個体に対して必要量以上の薬物を投与していることから副作用の発生，経済的・身体的な負担を生じさせる危険性に注意が必要である。このため，調節対象（個体）ごとに薬力学を評価することができる状況では，一律的な薬物投与ではなく，調節対象の薬力学を利用した薬物投与が合理的であり効果的である。例えば，筋弛緩薬の効果を筋弛緩モニターで評価したり，鎮静薬の効果を脳波モニターで評価することでおのおのの必要薬物濃度を推定し，その濃度が安定して確保できるような薬物投与〔target-controlled infusion（TCI），持続投与・反復投与〕を実施すれば，調節対象にとって最適な投与調節が実現できる。

(a) [中央値] を投与する
頻度

→ 50% の個体で効果が不足

効果を得るために必要な薬物濃度

(b) [95 パーセンタイル] を投与する
頻度

→ 5% の個体で効果が不足

効果を得るために必要な薬物濃度

(c) [99 パーセンタイル以上] を投与する
頻度

→ 確実にすべての個体で効果が得られる

効果を得るために必要な薬物濃度

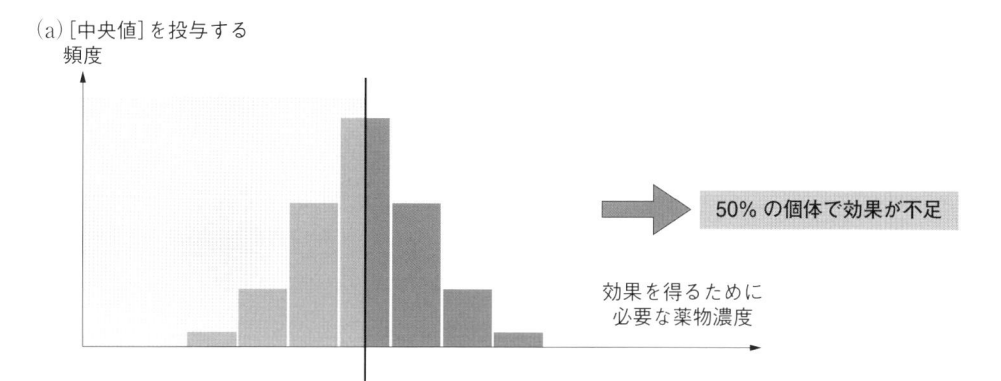

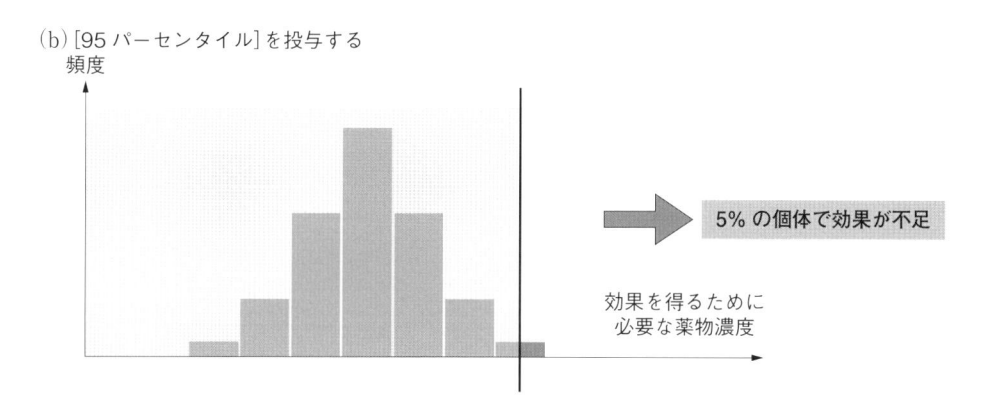

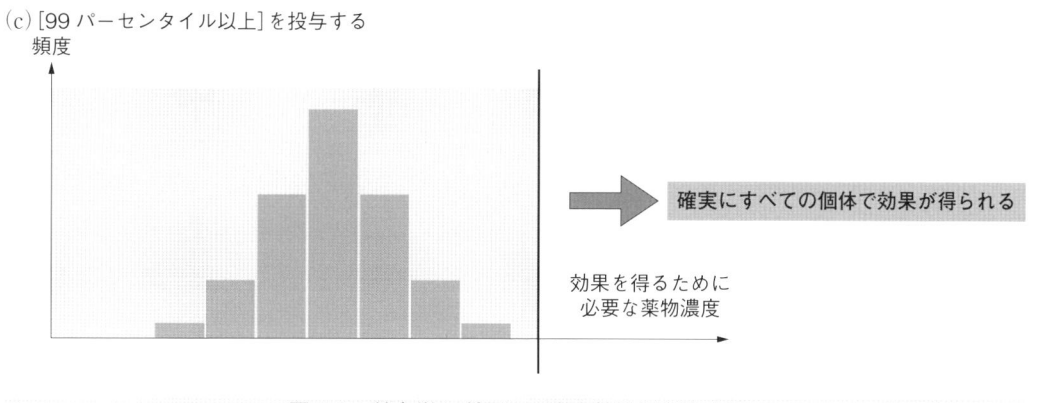

図 11　薬力学を利用して臨床効果を調節する

■参考文献
1) 萩平　哲, 高階雅紀, 内田　整ほか. 薬力学解析にはどのシグモイド曲線を使うのが妥当か？ 麻酔・集中治療とテクノロジー 2010. 京都：日本麻酔・集中治療テクノロジー学会（京都府立医科大学麻酔科学教室内）；2010. p.58-61.

(長田　　理)

III

静脈麻酔薬の薬理：各論

III. 静脈麻酔薬の薬理：各論

1 鎮 静 薬

はじめに

　静脈内に薬物を投与し麻酔状態にするという考えは，1665年にElsholzが静脈切開により阿片を投与したのを嚆矢とする。その後1934年にチオペンタールが臨床に導入されて以来，静脈麻酔薬の代名詞といえばチオペンタールであった。チオペンタールは即効性と超短時間作用性という特徴を持ち，全身麻酔の導入に静脈麻酔薬が主体となった契機を作った，歴史上画期的な静脈麻酔薬である。ただ，蓄積性があるため長時間の持続投与には不向きであり，全身麻酔の維持に使われることは限られた症例のみであった。この時代，静脈麻酔薬は全身麻酔の導入か，きわめて短時間の全身麻酔の維持に間歇的に投与される麻酔薬という認識であった。すなわち，全身麻酔の主役は吸入麻酔薬であって静脈麻酔薬ではなかった。吸入麻酔薬はもちろん，有用な麻酔薬であり，今日でも全身麻酔の主体である。しかしながら当然欠点もあり，代替となりうる，より良い全身麻酔法の確立が望まれていた。一つの有望な選択肢は，吸入麻酔をまったく使わない全身麻酔法であり，自然と静脈麻酔薬を全身麻酔の維持にも使用するという方向（全静脈麻酔：TIVA）でさまざまな方法が検討された。吸入麻酔法が重宝されてきた理由の一つは調節性に富むということであり，このような特性を持つ静脈麻酔薬を主体に全静脈法の検討が行われた。われわれの教室では，1989年以来，ケタミン，フェンタニル，ドロペリドールを用いた全静脈麻酔法（droperidol-fentanyl-ketamine：DFK）を開発し臨床経験を重ねた。この方法は全身麻酔の要素，すなわち，鎮静，鎮痛，有害反射の抑制，筋弛緩の4要素を複数の薬物の組み合わせで満たす企図で開発された全身麻酔法である。吸入麻酔薬はこれらの要素を単独で満たしうる薬物であるが，吸入麻酔薬の作用部位選択性は低く，結果として過剰投与になってしまうおそれがある。この点から，4要素を独立して制御できる全静脈麻酔は，患者にとって余分な薬物投与を極力避けられる有用な麻酔法であるといえよう（図）。

　DFKは優れた方法であるが，当時の一般麻酔科医にとってケタミンは馴染みが薄かったゆえか，臨床の現場に広く受け入れられるには至らなかった。その後プロポフォールが実用化され，チオペンタールの欠点とされる蓄積性がかなり軽減された。われわれの教室でも，プロポフォール，ケタミン，フェンタニルの組み合わせによる全静脈麻酔法で良好な臨床成績を収めている。近年はさらに超短時間作用性麻薬のレミフェンタニルの実用化もされ，調節性の面では全静脈麻酔法は吸入麻酔法と比較しても，まったく遜色がない段

1. 鎮静薬

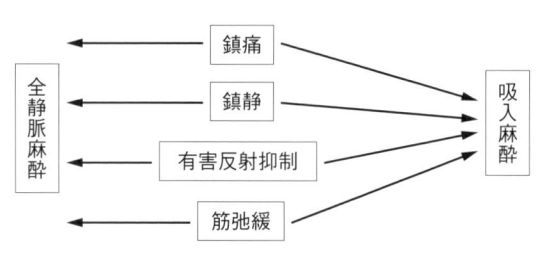

図　吸入麻酔と全静脈麻酔
全静脈麻酔：4要素を独立して調節する。
吸入麻酔：麻酔の4要素を単独で満たすことが可能。ただし効果に差がある。

表1　静脈麻酔薬の特性（総論）

確実な静脈路の確保が必須
作用発現が非常に早い
使用法が簡単
呼吸管理（全身麻酔器）が必要
適切なモニターが必要

適切に使用すれば多くの利点がある。

階になってきた。

　現在の静脈麻酔薬の存在意義は，かつての全身麻酔薬の導入薬という全身麻酔法の補助的な立ち位置から大きく変わり，全身麻酔の導入，維持という全身麻酔法そのものの主体になってきている。以下の項では代表的な静脈麻酔薬の薬理学的特徴，一般的投与量，副作用，禁忌について順次記載するが読者におかれては静脈麻酔薬の特性（表1，表2）を十分理解されたうえで臨床使用していただきたい。いうまでもなく，静脈麻酔薬は確実な静脈路に投与されなければ局所の障害を残す。また，全身麻酔中に静脈路がなんらかの原因で障害されると麻酔深度が浅くなり最悪の場合，術中覚醒を引き起こしてしまう。確実な静脈路確保は基本中の基本であるが，等閑に付されている場合も散見するので十分留意されたい。特に病棟からの静脈路は口径が細く短いため，手術中に静脈から抜けてしまうことがある。病棟からの静脈路は導入のみに用い，導入後は改めて別途の静脈路を確保する慎重さもときには必要である。この点は，いくら強調しても強調しすぎることはない。適切に使用すれば静脈麻酔薬は比較的簡便で，非常に有用な麻酔法を提供してくれるが，一方，使用する側の不注意で患者に重大な結果をもたらす危険は他の全身麻酔法となんら変わるところはない。よく訓練された熟練麻酔科医の存在意義のゆえんである。

バルビタール

　バルビツール酸から合成された一連の化合物の総称である。環状構造を持ち，側鎖に結合する化学構造によって薬理活性が異なる特徴を有する。5位に結合する化学構造がアリル基またはアルキル基であると鎮静作用をもたらし，フェニル基に置換すると抗痙攣作用

表2　静脈麻酔薬の特性（各論）

薬剤	導入量	維持量	副作用（呼吸・循環抑制は程度の差はあるにせよ共通である）
チオペンタール	4〜5 mg/kg	—	気管支痙攣 疼痛閾値の低下 過剰投与では覚醒遅延 組織への誤投与は壊死をもたらす。
ジアゼパム	0.2〜0.3 mg/kg	—	少量では鎮静作用ではなく，むしろ反対に興奮する。 脂溶性のために血栓を形成しやすい。 大量投与，持続投与では作用遷延 狭隅角緑内障発作 中枢性の筋弛緩作用
ミダゾラム	0.15〜0.3 mg/kg	0.03〜0.06 mg/kg/hr*	CYP3A4を阻害する薬物と併用すると血中濃度が上昇 　カルシウム拮抗薬，アゾール系抗真菌薬 　シメチジン，エリスロマイシン，クラリスロマイシン，プロポフォール
プロポフォール	1.0〜2.5 mg/kg	4.0〜10.0 mg/kg/hr	細菌繁殖しやすい。 強直性発作 プロポフォール症候群
デクスメデトミジン	6 μg/kg/hrの投与速度で10分間	0.2〜0.7 μg/kg/hr*	不安，錯乱，幻覚 口内乾燥 腹痛
ケタミン	0.5〜2 mg/kg	0.5〜2 mg/kg/hr	口腔内分泌亢進 単独使用で 　異常脳波の出現 　脳圧，眼圧亢進 　不随意運動の出現

＊：ICUでの鎮静量

をもたらす。多くの誘導体が合成されたが，臨床応用されているものは限られている。ちなみに，バルビツール酸自体には麻酔作用はない。

本項では，代表的なバルビツレートであるチオペンタールについて主に記載する。

1 チオペンタール

チオペンタールを含むバルビツレートは，中枢神経系の γ アミノ酪酸（gamma-aminbutyric acid：GABA）$_A$ 受容体に結合し麻酔作用をもたらす[1)2)]。GABA は中枢神経系における代表的な抑制性神経伝達物質であり，GABA$_A$ 受容体は 5 つのサブユニットから成る。それらのサブユニットには GABA，バルビツレート，ベンゾジアゼピンの特異的結合部位があり，これらのリガンドが結合すると細胞膜の過分極をもたらすと考えられている。代謝は肝臓で行われ，代謝産物は活性を持たず尿中に排泄される。各系に及ぼす作用を以下に示す。

a. 薬理学的特徴

(1) 呼吸器系に対する作用

チオペンタールは，用量依存性に中枢性の呼吸抑制を来す。動脈血二酸化炭素に対する換気応答の低下が原因である。全身麻酔の導入に使用する量では，呼吸停止を来す。簡単な小外科に使用する鎮静量では分時換気量の低下にとどまり無呼吸まで至らないが，注入速度と患者の状態に依存することが大きく綿密な監視を怠ってはならない。これらの呼吸抑制は，チオペンタールの血中濃度低下（再分布による）に伴って速やかに回復する[3)]。

(2) 循環器系に対する作用

チオペンタールは循環抑制を来すが，血管と心臓におのおの直接作用を及ぼすためである[4)]。末梢血管においては血管拡張をもたらす。心臓への作用は，負の変力作用と交感神経系の抑制と考えられている[5)6)]。

(3) 中枢神経系に対する作用

前述のように，中枢の GABA$_A$ 受容体を介し鎮静・麻酔作用をもたらす。ただし，疼痛閾値はむしろ低下する[7)]。

また，用量依存性に脳の代謝を強力に抑制する作用を持つ。このため脳波は徐波化し，酸素消費率は低下する。これらの作用は，脳虚血に対するバルビツレートの脳保護作用の機序である。ただし，この保護作用は不完全脳虚血に対するものであり，完全脳虚血に至った症例では効果は少ない。現時点で虚血に対するもっとも効果的な方法は，低体温療法とされる。また，バルビツレートは用量依存性に脳血流量を減少させ，脳圧を低下させる[8)]。しかし，必ずしも脳灌流圧が低下するわけではない。

b. 一般的投与量

通常は 2.5% 水溶液（専用の溶解液使用）として調整し，静注する．全身麻酔の導入に使用する用量は通常の成人で 4～5 mg/kg とされるが，まず 50～100 mg を静注し反応を観察し追加投与量を決める．静脈麻酔薬一般にいえることであるが，反応に個人差が大きく，機械的に体重当たりで投与するのは危険である．麻酔導入量では呼吸は停止する．高齢者，ショック患者などでは，心拍出量が少なく薬物が標的臓器に達するまでに時間がかかり，即効性のチオペンタールといえども効果発現が遅い．このような症例で，薬物抵抗性と誤認し追加投与を重ねると，低血圧などの循環抑制が予想以上に強く出ることがある．循環機能を維持しつつ，中枢神経（入眠したか否か）系への効果を図る必要がある．現状では，鎮静の評価には bispectral index score（BIS）モニターが有用であろう．

c. 副作用

(1) 呼吸器系に対する作用

気管支痙攣が生じうる．交感神経機能抑制が一因と考えられる．気管支喘息の既往のある患者には，使用に細心の注意を要する．

(2) 循環器系に対する作用

重篤な低血圧が生じる．特にショック状態の患者，高齢者には予想以上の循環虚脱が生じることがある．心拍数は，反射的に少し増加することがある[9]．

(3) 中枢神経系に対する作用

少量では興奮作用を表すことがある．また，過剰投与では覚醒遅延をもたらす．これは覚醒機序が代謝による薬物の消失ではなく，再分布によるためである[10]．このため，持続静注による全身麻酔維持に使用するには不適な麻酔薬である．

(4) そのほかの系に対する作用

高濃度のチオペンタールは静脈炎を惹き起こす危険があるため，2.5% 溶液に調整して用いる．組織への誤投与は壊死をもたらす危険がある．動脈内注入は重篤な合併症（血栓形成による壊死など）を惹き起こすため，特に注意が必要である．また，蕁麻疹様の皮疹形成やアナフィラキシー様反応を示すこともある．

d. 投与にあたり注意すべき病態

①バルビツール酸系薬物に対する過敏症の患者．

②ショックまたは大出血による循環不全，重症心不全のある患者：重篤な循環抑制を来す可能性があり，注意して使用しなければならない．

③急性間歇性ポルフィリン症の患者：酵素誘導によりポルフィリン合成を促進し，症状を悪化させるおそれがある．

④重症気管支喘息の患者：気管支痙攣を誘発する可能性がある．

⑤適切な静脈路，呼吸管理の手段がない状況：麻酔に関する医療事故の多くは，このような準備不足が原因である。特に，呼吸器系のトラブルは致命的になることが多い。麻酔を行うと呼吸抑制がある，という基本的な事項を忘れず，安易な使用は避けて愚直に麻酔管理を行っていただきたい。

2 チアミラール

臨床でよく使われるもう一つのバルビツレート誘導体のチアミラールは，5位に結合する構造がチオペンタールより長いため薬理学的力価はより強いとされるが，臨床ではほぼ同一と考えて差し支えない。

ベンゾジアゼピン

ベンゾジアゼピンは，本来的には抗不安薬として使用されていた。代表的なベンゾジアゼピンであるジアゼパムは，現在でも麻酔前投薬で広く用いられている。ただし，ジアゼパムは半減期が長く，年齢差，性差による個人差が大きいため[11]，しだいに使用されなくなった。水溶性のベンゾジアゼピンであるミダゾラムは，本来的に全身麻酔に使用されることを目的として開発されたベンゾジアゼピン製剤である[12]。1回投与による全身麻酔導入に加え，集中治療においては，持続静注による鎮静にも使用される。ただし，依然として年齢差，性差による個人差が大きいので，効果を注意深く監視する必要がある。両者には，特異的な拮抗薬としてフルマゼニルがある。ベンゾジアゼピンはバルビツレート同様に中枢神経系の $GABA_A$ 受容体に結合し麻酔作用をもたらすが，GABA受容体のサブタイプによって薬理作用が異なる。鎮静，抗痙攣，健忘は α_1，抗不安，筋弛緩作用は α_2 が担うという[13]。

ベンゾジアゼピンの代謝は肝臓で行われる。ジアゼパム，ミダゾラムの代謝産物は薬理的な活性を有し，腎臓から代謝される。したがって，大量投与，長期間投与症例ではベンゾジアゼピンの薬効が遷延し，腎機能障害ではさらに効果が遷延する[14]。H_2 受容体遮断薬のシメチジンは，酵素（CYP3A4を阻害する薬物）を阻害するため，ジアゼパムのクリアランスが低下する[15]。ジアゼパムのクリアランスは，加齢により低下する[16]。

1 ジアゼパム

a. 薬理学的特徴

(1) 呼吸器系に対する作用

ほかの静脈麻酔薬と同様に，用量依存性に中枢性の呼吸抑制が生じる。特に，呼吸器疾患を有する症例では顕著である[17]。これは換気応答の鈍化によるもので，麻薬を併用により強力に出現する。

(2) 循環器系に対する作用

もっともよく見られる循環器系への影響は，動脈血圧の低下である。これは，末梢血管抵抗の低下による[18]。循環機能の抑制は，バルビツレートよりは概して軽微とされる。ミダゾラムに比べてジアゼパムはさらに循環機能抑制は少ない[19]が，個人の病態に負うところが大きく安易に使用すべきではない。

(3) 中枢神経系に対する作用

中枢の GABA 受容体に結合し，薬理作用を発現する。前述のとおり，サブタイプにより発現する作用は異なる[13]。痙攣の閾値を上昇させ脳の酸素消費量と脳血流量を減少させるが，両者のバランスは保たれるため，血流低下で酸素需要が不足することはない。

(4) そのほかの系に対する作用

中枢性の筋弛緩作用がある[13]。

b. 一般的投与量

一般に成人には，ジアゼパムとして 0.2〜0.3 mg/kg を筋肉内または静脈内にできるだけ緩徐に注射する。以後，必要に応じて 3，4 時間ごとに注射する。ただし，患者の反応を評価し追加量，間隔を決定する。なお，静脈内に注射する場合には，なるべく太い静脈内に緩徐に注射する。脂溶性のために静脈炎を生じやすいからである。

c. 副作用

(1) 呼吸器系に対する作用

用量依存性に呼吸抑制が生じる。換気呼吸応答が抑制されるためである。ジアゼパムは，麻酔導入薬としてよりも鎮静目的で使用されることが多い。興奮している症例は通常過換気になっているが，ジアゼパムにより換気応答が阻害されると容易に無呼吸になるので，このような症例では呼吸管理ができるよう，準備が必要である。

麻薬と併用すると，両者は異なる受容体に作用するのにもかかわらず相乗的に呼吸抑制が強くなる。

(2) 循環器系に対する作用

単独使用では循環器系に及ぼす影響は比較的小さいが，麻薬と併用すると過度の低血圧が生じることがある。これは，交感神経機能抑制による[20]。

(3) 中枢神経系に対する作用

少量では鎮静作用ではなく，むしろ反対に興奮する。

(4) そのほかの系に対する作用

投与時の血管痛。また，脂溶性という特性に起因する血栓形成が挙げられる。このため動脈内投与は禁忌である。代謝産物も薬理活性があるので大量投与，持続投与では作用遷延が生じうる。なお，ジアゼパムは脂溶性であるため，ほかの静注用薬物と併用すると結晶が析出し静脈路を閉塞することがあるので，同時投与はできるだけ避けるほうがよい。

d. 投与にあたり注意すべき病態

①急性狭隅角緑内障のある患者（眼圧が上昇し，症状が悪化する危険）
②重症筋無力症のある患者（薬物固有の筋弛緩作用により症状が悪化する危険）
③重篤な循環虚脱の症例（病態がさらに悪化する危険）

2 ミダゾラム

a. 薬理学的特徴

(1) 呼吸器系に対する作用

基本的にジアゼパムに準ずる。

(2) 循環器系に対する作用

もっともよく見られる循環器系への影響は，動脈血圧の低下である。これは末梢血管抵抗の低下による[18]。圧反射は抑制される[19]という報告があり，注意を要する。循環機能抑制はジアゼパムより強いが，バルビツレートに比較して維持されるという[19]。

(3) 中枢神経系に対する作用

痙攣の閾値を上昇させ，脳の酸素消費量と脳血流量を減少させるが，両者のバランスは保たれるため，血流不足のため酸素供給が欠乏することはない。ミダゾラム 0.15 mg/kg を健常人に投与すると，入眠し脳血流量を 34％減少させるという[21]。ミダゾラム 10 mg/kg を健常人に静注した後の脳波変化は，投与 60 秒以内に律動的な β 帯域の脳波が出現し（22〜15 Hz），α 成分が消失する。30 分後には α 成分が再現されるが，律動的な β 帯域の脳波は 60 分後も継続して出現する。類似の変化は，同力価のジアゼパムでも見られる。臨床的には被検者は傾眠状態であるが，自然睡眠とは異なるという[22]。少量投与で制吐作用があるという[23]。

(4) そのほかの系に対する作用

代謝酵素であるCYP3A4を阻害する薬物と併用すると血中濃度が上昇するため，ミダゾラムの効果が増強される。この薬物には，以下のものが含まれる。カルシウム拮抗薬（ベラパミル塩酸塩，ジルチアゼム塩酸塩），アゾール系抗真菌薬（ケトコナゾール，フルコナゾール，イトラコナゾール），シメチジン，エリスロマイシン，クラリスロマイシン，プロポフォール。

b. 一般的投与量

　全身麻酔の導入には，健常成人でミダゾラム 0.15〜0.3 mg/kg を静注する。0.2 mg/kg 静注による見当識の回復には，15 分を要するという[22]。必要に応じて，初回量の半量ないし同量を追加投与する。集中治療における鎮静には，通常，成人で初回投与はミダゾラム 0.03 mg/kg を静注する。その後 0.03〜0.06 mg/kg/hr 持続静脈内投与を開始，鎮静状態を見ながら適宜増減する。長時間の投与になる場合は作用が遷延する可能性があるため，適宜，投与量を増減する。鎮静の評価には，BIS モニターが有用であろう。

c. 副作用

(1) 呼吸器系に対する作用

　基本的にジアゼパムに準ずる。

(2) 循環器系に対する作用

　基本的にジアゼパムに準ずる。

(3) 中枢神経系に対する作用

　基本的にジアゼパムに準ずる。

(4) そのほかの系に対する作用

　ミダゾラムは水溶性なのでジアゼパムと異なり，ほかの薬物と混合しても結晶が析出することは少ない。

d. 投与にあたり注意すべき病態

　基本的にジアゼパムに準ずる。

プロポフォール

　プロポフォールは現在，静脈麻酔薬のうち臨床麻酔においてもっとも使用されている全身麻酔薬である。化学的には，アルキルフェノールに分類される。脂溶性であり，水にほとんど溶解しないため，製品化にあたっては乳化製剤として調整されている。日本で製品化されているプロポフォールは 1% と 2% の 2 種類があり，シリンジポンプの注入設定には，使用する薬物の濃度を間違えないよう注意が必要である。代謝は肝臓で行われ，代謝

物は腎臓から排出される。この代謝物は，薬理学的に不活性である。薬物動態モデルは，2ないし3コンパートメントモデルが適用される。投与後の血中濃度の低下は一義的には再分布による。チオペンタール，ミダゾラムに比べ，持続静注中止後の半減期（context-sensitive half-time）は投与時間の長短に影響され難い。持続静注による全身麻酔管理に使用されるゆえんである。

1 薬理学的特徴

a. 呼吸器系に対する作用

呼吸抑制は強度である。導入量のプロポフォール投与で，1/4程度の症例に無呼吸が生じる[24]。1回換気量の著明な低下と反射的な頻呼吸が見られたあと，無呼吸になる。二酸化炭素に対する換気応答の低下も報告[25]されている。また，酸素分圧低下に対する換気応答の低下も報告[26]されているが，これには頸動脈の化学受容体が関与している。喉頭反射は抑制する。気管支拡張作用があり，ムスカリン受容体を介した直接作用が示唆される[27]。一方，低酸素性肺血管収縮反応は抑制する[27]。プロポフォールは，ブタのエンドトキシンモデルで酸素化と循環動態を保持し，脂質の過酸化を抑制した[28]。ヒトではこのような効果は実証されていないが，急性呼吸窮迫症候群（ARDS）に対する効果として注目されよう。

b. 循環器系に対する作用

循環器系に及ぼす影響としては，体動脈血圧の低下がもっとも顕著である。主に全身麻酔導入時に見られ，心疾患合併の有無にかかわらず低血圧が25～40％の症例に見られるという。同時に，心拍出量と末梢血管抵抗低下も見られる[29]。心拍数は比較的変化しにくい[30]。このため，低血圧に対する代償が利きにくく，麻薬を併用すると予想外の低血圧が生じる可能性もある。これらの循環機能抑制に対し，ケタミン少量投与（0.5 mg/kg）は有用と示唆される[31]。

c. 中枢神経系に対する作用

プロポフォールの鎮静作用は，$GABA_A$受容体に結合することで発現する。複数ある$GABA_A$受容体のサブユニットのうち$β_{1,2,3}$が重要であるとされる[32]。そのほかアセチルコリン[33]，$α_2$アドレナリン受容体[34]，グルタミン酸[35]がプロポフォールの鎮静作用機序に関与する。脊髄レベルでは，グリシン受容体にも作用する[36]。プロポフォールには，疼痛閾値の低下をもたらす作用はない。この点は，バルビツレートと異なる。プロポフォールは，誘発電位（聴覚誘発電位，運動誘発電位など）には影響しない[37]。

d. そのほかの系に対する作用

制吐作用も持つとされるが，GABA作動性神経を介した中枢のセロトニン作動性神経の活性変化による[38]。プロポフォールは，副腎皮質機能に悪影響を及ぼさない[39]。

2 一般的投与量

a. 全身麻酔の導入および維持

(1) 導入

チオペンタールに比べ効果の発現が遅いので導入には時間がかかるが，慌てて追加投与すると循環抑制が強度になるので，バイタルサインを注意深く観察し少し時間を掛け導入するのがコツである．通常は，20 mgずつ分割投与するかtarget-controlled infusion (TCI) のプロトコルに従って投与を開始する．TCIの詳細については，別項を参照していただきたい．分割投与法では，1.0～2.5 mg/kgが入眠量である．高齢者においては，より少量で入眠するが反応が遅いため過量投与にならないよう注意が必要である．入眠の目安としてBISは有用である．入眠後は，プロポフォールを必要に応じて適宜追加投与する．

(2) 維持

通常 4.0～10.0 mg/kg/hrで麻酔が維持可能とされるが，吸入麻酔薬に比べ静脈麻酔薬は用量効果反応に個人差が大きく，上記の数字はあくまで目安にすぎない．プロポフォールには鎮痛作用がなく，なんらかの鎮痛手段を併用しなければならない（麻薬，硬膜外麻酔併用など）が，それらの方法の効果によってもプロポフォールの適正量は影響される．レミフェンタニルの使用が可能になった現在では，従来の鎮静重視の麻酔法から鎮痛に重点を置いた麻酔法へ変わってきている．ただし，全身麻酔である以上，麻酔中の覚醒は避けるべきであり，プロポフォール投与量の調整は重要である．術中覚醒の防止には，BISモニターなどの使用が推奨される．

b. 集中治療における人工呼吸中の鎮静

成人には通常，プロポフォールとして0.3～3.0 mg/kg/hrの投与速度で適切な鎮静深度が得られるとされるが，集中治療を要する患者の病態は多様であり，プロポフォールの適正量は全身麻酔中よりも個人差が大きいと思われる．より綿密な調整が必要である．

《附記》汚染防止について

プロポフォール製剤は脂肪乳剤であるため，なんらかの契機で汚染されると細菌繁殖が促され重篤な転帰をもたらすことがある．そのため使用する器材は無菌的に操作することはもちろんであるが，12時間を超えた投与症例では12時間ごとに薬物，器材とも新規のものにするよう注意する．これは，集中治療中に使用する場合に留意が必要な事項であろう．

3 副作用

a. 呼吸器系に対する作用

呼吸抑制，無呼吸が高率に生じる．単なる鎮静目的に不十分な準備の下，安易に使用してはならない．呼吸補助器具は必ず用意する．

b. 循環器系に対する作用

低血圧はほぼ必発である．麻薬と併用すると顕著になる．循環不全症例，高齢者では循環時間が遅く代償作用も弱いため，導入時の追加投与により予想外の低血圧と徐脈を生じることがあるので，注意を要する．

c. 中枢神経系に対する作用

強直性発作[40]が報告されている．

d. そのほかの系に対する作用

プロポフォールは構造上フェノール核とジイソプロピル基を有するが，これらの構造に過敏性を示す症例では，プロポフォールにもアナフィラキシー様の反応を示す危険がある．フェノール核は化粧品に，ジイソプロピル基は皮膚科用薬物に多く含まれている．

比較的長時間（48時間以上）4.0 mg/kg/hrの用量で投与した症例に代謝性アシドーシス，横紋筋融解，高カリウム血症，急性心不全を伴う心筋症を一連の臨床症状とする病態が報告されている．これらの臨床症状はプロポフォール症候群[41]と称され，ミトコンドリアの機能障害により遊離脂肪酸の代謝不全を来したことが一因とされる．当初，小児で報告されたが，成人症例もある．重篤な病態であり，プロポフォール投与の適用の是非とともに，投与法にも注意しなければならない．

4 投与にあたり注意すべき病態と事項

溶媒（ダイズ油，卵黄）に過敏性のある症例．
長期投与．

デクスメデトミジン

デクスメデトミジンは，選択的α_2アドレナリン作動性アゴニストである[42]。メデトミジンの鏡像異性体であり，水溶性である。肝臓で代謝され，代謝物は腸管，尿中に排泄される。α_2アドレナリン受容体の交感神経活性抑制，鎮静，抗侵害受容効果を薬理作用として持つ[43]。

1 薬理学的特徴

a. 呼吸器系に対する作用

健常人に対するデクスメデトミジンの作用は，分時換気量の減少である。二酸化炭素に対する換気応答は保持される[44]。また，ヒスタミンによる気管支収縮を寛解する作用を持つ[45]。

b. 循環器系に対する作用

デクスメデトミジンの基本的な作用は，心拍数，血圧，心拍出量の減少である。ときに重篤な循環抑制を来しうるので，注意が必要である。ボーラス投与では，二相性の反応を示す。初期には血圧が上昇し，次に低下する。初期の血圧上昇は，末梢のα_2受容体を介した血管収縮が考えられている[44]。

c. 中枢神経系に対する作用

脳の青斑核と脊髄のα_2アドレナリン受容体に作用し，鎮痛と鎮静作用をもたらす。ほかの鎮静薬に比べ容易に覚醒し，苦痛なく指示に従う鎮静が得られる[46]。鎮静機序には，内因性の睡眠回路の関与が示唆される[47]。薬理学的には，デクスメデトミジンはα_2アドレナリン作動性アンタゴニスト（アチパメゾールなど）で拮抗される[48]。ただし，アチパメゾールのヒトへの適用は，現在のところ認められていない。鎮痛作用は，脊髄侵害受容ニューロンのα_{2A}受容体に作用することが機序の一つである[49]。

不完全虚血モデルと虚血後再灌流モデルにおいて，中枢神経系の保護効果が示唆されている[50]。機序の一つは，虚血により誘発される脳内へのカテコールアミン遊離抑制作用と考えられる[51]。デクスメデトミジンによるグルタミン酸放出抑制作用も，機序の一つであろう[52]。

d. そのほかの系に対する作用

唾液の分泌を抑制する。そのため，口内乾燥が頻繁に報告[53]されている。

2 一般的投与量

6 μg/kg/hr の投与速度で 10 分間静脈内へ持続注入し（初期負荷投与），以後 0.2～0.7 μg/kg/hr が目安であるが，年齢，性差などを考慮し調節する。

3 副作用

a. 呼吸器系に対する作用

呼吸抑制。

b. 循環器系に対する作用

低血圧，高血圧，徐脈が頻度の高い症状である。これらに続発する不整脈，虚血性変化が生じうる。

c. 中枢神経系に対する作用

不安，錯乱，幻覚が起こる可能性がある。鎮静効果の個人差がこのような症候の原因であろう。

d. そのほかの系に対する作用

口内乾燥，腹痛など。

4 投与にあたり注意すべき病態

呼吸抑制の生じやすい病態（閉塞性肺疾患の症例）。
冠動脈疾患を有する症例。
徐脈の症例。

ケタミン

フェンシクリジンの誘導体であるケタミンは，1965年にヒトに使用された[54]。単独使用の場合，ほかの静脈麻酔薬に比べて呼吸，循環の抑制は少ないが，幻覚など特有の中枢神経効果を示す[55]。日本では，2005年12月に厚生労働省から麻薬及び向精神薬取締法に基づく規則により麻薬指定となった（施行は2007年1月1日）。ケタミンは，S（＋）とR（－）という2つの異性体からなる。S（＋）のほうが薬効が強く，副作用が少ない。S（＋）のみの製剤もあるが，一般的ではない。ケタミンの代謝は肝臓で行われ，代謝産物のnorketamineは尿中に排泄される[55]。norketamineは，ケタミンの30％程度の薬理活性を持つ。ケタミン投与後，比較的長く作用が持続する一因と考えられる[56]。

1 薬理学的特徴

a. 呼吸器系に対する作用

単独で使用した場合，一般的には呼吸抑制は少ないとされる[57]が，大量投与や小児の症例では呼吸抑制も報告[58]されているので，実際の使用に際してはほかの静脈麻酔薬同様，十分な準備が必要である。特にオピオイド併用下に急速静注を行うと呼吸抑制が生じやすく，また筋緊張作用から呼吸筋の運動も不規則になるため，人工呼吸の準備は必須である。気管支拡張作用があり，喘息など気管支が過敏な症例には有利に作用する[59]。機序は交感神経系緊張が関与した間接的効果と考えられる[60]が，気管支平滑筋に対する直接的作用も示唆される[61]。

b. 循環器系に対する作用

単独で使用した場合，心拍数は増加し，心拍出量，血圧，血管抵抗は上昇する。体血管抵抗より肺血管抵抗の上昇度合いが強い傾向にある[62]。これらの循環器系への刺激作用は，虚血性心疾患を有する病態などでは不利に作用するため，α・βアドレナリン作動性拮抗薬を使用するなど循環制御の必要がある。循環系に及ぼす影響は，ケタミンの交感神経刺激作用が基になっている。ケタミンは交感神経末端からのノルアドレナリン放出を促進するが，この効果はバルビツレート，ベンゾジアゼピン，ドロペリドールで拮抗される[63]。ケタミンは，心筋直接の作用（*in vitro*）では陰性の変力作用を示す[64]。

c. 中枢神経系に対する作用

　大脳の皮質は抑制するが，海馬などの辺縁系は活性化する[65)66)]。NMDA受容体に非競合的に作用し，薬理作用を示す。ケタミンは鎮静と鎮痛をもたらす。多くのほかの静脈麻酔薬と異なり，十分な麻酔状態にある患者でも開眼し，角膜反射，咳嗽反射は保たれる。また，流涎，不随意運動，骨格筋緊張も見られる。単独使用では，脳血流量，頭蓋内圧は亢進する[67)]。不完全な虚血性脳障害に対しては，ケタミンは保護的に作用しうる[68)]。ラットを用いた研究であるが，フェンタニルの先行投与を行ったラットはモルヒネの鎮痛効果が減弱するが，ケタミン先行投与ではモルヒネの耐性形成を抑制する[69)]。

d. そのほかの系に対する作用

　悪性腫瘍に対する抑止作用，抗炎症作用などの報告がある。例えばNMDA受容体はさまざまな悪性腫瘍（グリオーマ，消化管がん，前立腺がん，メラノーマ，骨肉種，口腔内扁平上皮がん）細胞に発現が認められ，NMDA受容体拮抗薬の5APは腫瘍細胞の成育を阻害する[69)]。少量のケタミン（0.25 mg/kg）を麻酔導入に用いると，人工心肺後の好中球の活性化を抑制する[70)]という。

2 一般的投与量

　全身麻酔の導入量としては0.5〜2 mg/kg静注，全身麻酔の維持としては0.5〜2 mg/kg/hrを持続静注する。予防的な先制鎮痛目的では，0.15〜0.25 mg/kg静注が目安である。

a. 副作用

（1）呼吸器系に対する作用
　口腔内分泌亢進も大きな特徴であり，臨床的には上気道閉塞，喉頭痙攣を誘発するため欠点となりうる。成人では，硫酸アトロピン0.25 mg程度の静注が有効である。

（2）循環器系に対する作用
　交感神経系機能亢進による高血圧，頻脈である。

（3）中枢神経系に対する作用
　一般に"望ましくない"作用として，異常脳波の出現，覚醒遅延，脳圧亢進，悪夢経験，不随意運動の出現，既往の精神疾患の悪化などが挙げられており[71)〜74)]，これらが臨床においてケタミンの使用を忌避させる理由の一つになっている。これら"有害な"作用は，総じてケタミン単独使用か過量投与になった症例に見られると思われる。例えば，ケタミンに関連する悪夢であるが，マイナートランキライザーを併用するなどで対処可能である[75)76)]。著者は以前，前投薬にジアゼパムを投与したDFK（ドロペリドール，フェンタニル，ケタミン併用の全静脈麻酔法）全身麻酔管理症例において孫と遊んでいる愉快な夢を見たという症例を経験している。

(4) そのほかの系に対する作用

眼圧,脳圧の亢進が生じうる。

3 投与にあたり注意すべき病態

以下の症例は,単独でケタミンを使用すると病態を増悪させる可能性がある。
脳血管障害,脳圧亢進症の症例。
高血圧重症の心代償不全の症例。
痙攣発作の既往歴のある症例。

エトミデート

2012年現在,日本では認可されていない。したがって概説にとどめる。エトミデートは,イミダゾール基を有する非バルビツレート系全身麻酔薬である。作用発現消失とも迅速であり,呼吸器系,循環器系に与える影響は少ないとされる。したがって重症症例の全身麻酔導入に適用があるが,このような症例でもケタミンに変わりつつある[77]。特異的な作用として,副腎皮質機能抑制(可逆的)がある[78]。

以上,現代の代表的な静脈麻酔薬について記載してきた。冒頭でも述べたが,静脈麻酔法の基本的な特性(表1,表2)を十分咀嚼していただき,そのうえで各薬物の特性を理解して臨床使用していただきたい。特に安易な使用に伴う呼吸管理の不手際,低酸素性脳症は重大な副作用である。適切な方法で使用すれば,静脈麻酔薬は麻酔科医にとっても患者にとっても,有用で強力な全身麻酔法を提供してくれるであろう。他方,その使用法を誤れば重大な結果をもたらす諸刃の剣である。

■参考文献

1) Downie DL, Franks NP, Lieb WR. Effects of thiopental and its optical isomers on nicotinic acetylcholine receptors. Anesthesiology 2000;93:774-83.
2) Tomlin SL, Jenkins A, Lieb WR, et al. Preparation of barbiturate optical isomers and their effects on GABA (A) receptors. Anesthesiology 1999;90:1714-22.
3) Gross JB, Zebrowski ME, Carel WD, et al. Time course of ventilatory depression after thiopental and midazolam in normal subjects and in patients with chronic obstructive pulmonary disease. Anesthesiology 1983;58:540-4.
4) Eckstein JW, Hamilton WK, Mc CJ. The effect of thiopental on peripheral venous tone. Anesthesiology 1961;22:525-8.
5) Todd MM, Drummond JC, U HS. The hemodynamic consequences of high-dose thiopental anesthesia. Anesth Analg 1985;64:681-7.
6) Kissin I, Motomura S, Aultman DF, et al. Inotropic and anesthetic potencies of etomidate and thiopental in dogs. Anesth Analg 1983;62:961-5.
7) Dundee JW. Alterations in response to somatic pain associated with anaesthesia. II. The effect of thiopentone and pentobarbitone. Br J Anaesth 1960;32:407-14.

8) Albrecht RF, Miletich DJ, Rosenberg R, et al. Cerebral blood flow and metabolic changes from induction to onset of anesthesia with halothane or pentobarbital. Anesthesiology 1977 ; 47 : 252-6.
 9) Seltzer JL, Gerson JI, Allen FB. Comparison of the cardiovascular effects of bolus v. incremental administration of thiopentone. Br J Anaesth 1980 ; 52 : 527-30.
10) Brodie BB, Mark LC. The fate of thiopental in man and a method for its estimation in biological material. J Pharmacol Exp Ther 1950 ; 98 : 85-96.
11) Mandelli M, Tognoni G, Garattini S. Clinical pharmacokinetics of diazepam. Clin Pharmacokinet 1978 ; 3 : 72-91.
12) Reves JG, Fragen RJ, Vinik HR, et al. Midazolam : Pharmacology and uses. Anesthesiology 1985 ; 62 : 310-24.
13) Mohler H, Fritschy JM, Rudolph U. A new benzodiazepine pharmacology. J Pharmacol Exp Ther 2002 ; 300 : 2-8.
14) Barr J, Donner A. Optimal intravenous dosing strategies for sedatives and analgesics in the intensive care unit. Crit Care Clin 1995 ; 11 : 827-47.
15) Klotz U, Reimann I. Elevation of steady-state diazepam levels by cimetidine. Clin Pharmacol Ther 1981 ; 30 : 513-7.
16) Klotz U, Avant GR, Hoyumpa A, et al. The effects of age and liver disease on the disposition and elimination of diazepam in adult man. J Clin Invest 1975 ; 55 : 347-59.
17) Denaut M, Yernault JC, De Coster A. Double-blind comparison of the respiratory effects of parenteral lorazepam and diazepam in patients with chronic obstructive lung disease. Curr Med Res Opin 1974 ; 2 : 611-5.
18) Rao S, Sherbaniuk RW, Prasad K, et al. Cardiopulmonary effects of diazepam. Clin Pharmacol Ther 1973 ; 14 : 182-9.
19) Lebowitz PW, Cote ME, Daniels AL, et al. Comparative cardiovascular effects of midazolam and thiopental in healthy patients. Anesth Analg 1982 ; 61 : 771-5.
20) Tomicheck RC, Rosow CE, Philbin DM, et al. Diazepam-fentanyl interaction—Hemodynamic and hormonal effects in coronary artery surgery. Anesth Analg 1983 ; 62 : 881-4.
21) Forster A, Juge O, Morel D. Effects of midazolam on cerebral blood flow in human volunteers. Anesthesiology 1982 ; 56 : 453-5.
22) Brown CR, Sarnquist FH, Canup CA, et al. Clinical, electroencephalographic, and pharmacokinetic studies of a water-soluble benzodiazepine, midazolam maleate. Anesthesiology 1979 ; 50 : 467-70.
23) Lee Y, Wang JJ, Yang YL, et al. Midazolam vs ondansetron for preventing postoperative nausea and vomiting : A randomised controlled trial. Anaesthesia 2007 ; 62 : 18-22.
24) Gold MI, Abraham EC, Herrington C. A controlled investigation of propofol, thiopentone and methohexitone. Can J Anaesth 1987 ; 34 : 478-83.
25) Goodman NW, Black AM, Carter JA. Some ventilatory effects of propofol as sole anaesthetic agent. Br J Anaesth 1987 ; 59 : 1497-503.
26) Jonsson MM, Lindahl SG, Eriksson LI. Effect of propofol on carotid body chemosensitivity and cholinergic chemotransduction. Anesthesiology 2005 ; 102 : 110-6.
27) Brown RH, Wagner EM. Mechanisms of bronchoprotection by anesthetic induction agents : Propofol versus ketamine. Anesthesiology 1999 ; 90 : 822-8.
28) Basu S, Mutschler DK, Larsson AO, et al. Propofol (Diprivan-EDTA) counteracts oxidative injury and deterioration of the arterial oxygen tension during experimental septic shock. Resuscitation 2001 ; 50 : 341-8.
29) Coates DP, Prys-Roberts C, Spelina KR, et al. Propofol ('Diprivan') by intravenous infu-

sion with nitrous oxide : Dose requirements and haemodynamic effects. Postgrad Med J 1985 ; 61 Suppl 3 : 76-9.
30) Ebert TJ, Muzi M, Berens R, et al. Sympathetic responses to induction of anesthesia in humans with propofol or etomidate. Anesthesiology 1992 ; 76 : 725-33.
31) Goh PK, Chiu CL, Wang CY, et al. Randomized double-blind comparison of ketamine-propofol, fentanyl-propofol and propofol-saline on haemodynamics and laryngeal mask airway insertion conditions. Anaesth Intensive Care 2005 ; 33 : 223-8.
32) Krasowski MD, Nishikawa K, Nikolaeva N, et al. Methionine 286 in transmembrane domain 3 of the GABAA receptor beta subunit controls a binding cavity for propofol and other alkylphenol general anesthetics. Neuropharmacology 2001 ; 41 : 952-64.
33) Kikuchi T, Wang Y, Sato K, et al. *In vivo* effects of propofol on acetylcholine release from the frontal cortex, hippocampus and striatum studied by intracerebral microdialysis in freely moving rats. Br J Anaesth 1998 ; 80 : 644-8.
34) Kushikata T, Hirota K, Yoshida H, et al. Alpha-2 adrenoceptor activity affects propofol-induced sleep time. Anesth Analg 2002 ; 94 : 1201-6.
35) Lingamaneni R, Birch ML, Hemmings HC Jr. Widespread inhibition of sodium channel-dependent glutamate release from isolated nerve terminals by isoflurane and propofol. Anesthesiology 2001 ; 95 : 1460-6.
36) Dong XP, Xu TL. The actions of propofol on gamma-aminobutyric acid-A and glycine receptors in acutely dissociated spinal dorsal horn neurons of the rat. Anesth Analg 2002 ; 95 : 907-14.
37) Hans P, Bonhomme V. Why we still use intravenous drugs as the basic regimen for neurosurgical anaesthesia. Curr Opin Anaesthesiol 2006 ; 19 : 498-503.
38) Cechetto DF, Diab T, Gibson CJ, et al. The effects of propofol in the area postrema of rats. Anesth Analg 2001 ; 92 : 934-42.
39) Van Hemelrijck J, Weekers F, Van Aken H, et al. Propofol anesthesia does not inhibit stimulation of cortisol synthesis. Anesth Analg 1995 ; 80 : 573-6.
40) Cameron AE. Opisthotonos again. Anaesthesia 1987 ; 42 : 1124.
41) Wysowski DK, Pollock ML. Reports of death with use of propofol (Diprivan) for nonprocedural (long-term) sedation and literature review. Anesthesiology 2006 ; 105 : 1047-51.
42) Gerlach AT, Dasta JF. Dexmedetomidine : An updated review. Ann Pharmacother 2007 ; 41 : 245-52.
43) Paris A, Tonner PH. Dexmedetomidine in anaesthesia. Curr Opin Anaesthesiol 2005 ; 18 : 412-8.
44) Ebert TJ, Hall JE, Barney JA, et al. The effects of increasing plasma concentrations of dexmedetomidine in humans. Anesthesiology 2000 ; 93 : 382-94.
45) Lou YP, Franco-Cereceda A, Lundberg JM. Variable alpha 2-adrenoceptor-mediated inhibition of bronchoconstriction and peptide release upon activation of pulmonary afferents. Eur J Pharmacol 1992 ; 210 : 173-81.
46) Venn RM, Bradshaw CJ, Spencer R, et al. Preliminary UK experience of dexmedetomidine, a novel agent for postoperative sedation in the intensive care unit. Anaesthesia 1999 ; 54 : 1136-42.
47) Nelson LE, Lu J, Guo T, et al. The alpha2-adrenoceptor agonist dexmedetomidine converges on an endogenous sleep-promoting pathway to exert its sedative effects. Anesthesiology 2003 ; 98 : 428-36.
48) Aho M, Erkola O, Kallio A, et al. Comparison of dexmedetomidine and midazolam sedation and antagonism of dexmedetomidine with atipamezole. J Clin Anesth 1993 ; 5 : 194-203.

49) Eisenach JC, Shafer SL, Bucklin BA, et al. Pharmacokinetics and pharmacodynamics of intraspinal dexmedetomidine in sheep. Anesthesiology 1994 ; 80 : 1349-59.
50) Maier C, Steinberg GK, Sun GH, et al. Neuroprotection by the alpha 2-adrenoreceptor agonist dexmedetomidine in a focal model of cerebral ischemia. Anesthesiology 1993 ; 79 : 306-12.
51) Hoffman WE, Kochs E, Werner C, et al. Dexmedetomidine improves neurologic outcome from incomplete ischemia in the rat. Reversal by the alpha 2-adrenergic antagonist atipamezole. Anesthesiology 1991 ; 75 : 328-32.
52) Talke P, Bickler PE. Effects of dexmedetomidine on hypoxia-evoked glutamate release and glutamate receptor activity in hippocampal slices. Anesthesiology 1996 ; 85 : 551-7.
53) Karhuvaara S, Kallio A, Salonen M, et al. Rapid reversal of alpha 2-adrenoceptor agonist effects by atipamezole in human volunteers. Br J Clin Pharmacol 1991 ; 31 : 160-5.
54) Domino EF. Taming the ketamine tiger. 1965. Anesthesiology 1965 ; 113 : 678-84.
55) White PF, Way WL, Trevor AJ. Ketamine—Its pharmacology and therapeutic uses. Anesthesiology 1982 ; 56 : 119-36.
56) Herd DW, Anderson BJ, Holford NH. Modeling the norketamine metabolite in children and the implications for analgesia. Paediatr Anaesth 2007 ; 17 : 831-40.
57) Soliman MG, Brindle GF, Kuster G. Response to hypercapnia under ketamine anaesthesia. Can Anaesth Soc J 1975 ; 22 : 486-94.
58) Hamza J, Ecoffey C, Gross JB. Ventilatory response to CO2 following intravenous ketamine in children. Anesthesiology 1989 ; 70 : 422-5.
59) Sarma VJ. Use of ketamine in acute severe asthma. Acta Anaesthesiol Scand 1992 ; 36 : 106-7.
60) Hirshman CA, Downes H, Farbood A, et al. Ketamine block of bronchospasm in experimental canine asthma. Br J Anaesth 1979 ; 51 : 713-8.
61) Wanna HT, Gergis SD. Procaine, lidocaine, and ketamine inhibit histamine-induced contracture of guinea pig tracheal muscle *in vitro*. Anesth Analg 1978 ; 57 : 25-7.
62) Morray JP, Lynn AM, Stamm SJ, et al. Hemodynamic effects of ketamine in children with congenital heart disease. Anesth Analg 1984 ; 63 : 895-9.
63) Balfors E, Haggmark S, Nyhman H, et al. Droperidol inhibits the effects of intravenous ketamine on central hemodynamics and myocardial oxygen consumption in patients with generalized atherosclerotic disease. Anesth Analg 1983 ; 62 : 193-7.
64) Pagel PS, Kampine JP, Schmeling WT, et al. Ketamine depresses myocardial contractility as evaluated by the preload recruitable stroke work relationship in chronically instrumented dogs with autonomic nervous system blockade. Anesthesiology 1992 ; 76 : 564-72.
65) Massopust LC Jr, Wolin LR, Albin MS. Electrophysiologic and behavioral responses to ketamine hydrochloride in the Rhesus monkey. Anesth Analg 1972 ; 51 : 329-41.
66) Kayama Y, Iwama K. The EEG, evoked potentials, and single-unit activity during ketamine anesthesia in cats. Anesthesiology 1972 ; 36 : 316-28.
67) Shaprio HM, Wyte SR, Harris AB. Ketamine anaesthesia in patients with intracranial pathology. Br J Anaesth 1972 ; 44 : 1200-4.
68) Reeker W, Werner C, Mollenberg O, et al. High-dose S(+)-ketamine improves neurological outcome following incomplete cerebral ischemia in rats. Can J Anaesth 2000 ; 47 : 572-8.
69) Hirota K, Lambert DG. Ketamine : New uses for an old drug? Br J Anaesth 2011 ; 107 : 123-6.
70) Zilberstein G, Levy R, Rachinsky M, et al. Ketamine attenuates neutrophil activation after cardiopulmonary bypass. Anesth Analg 2002 ; 95 : 531-6.

71) Khorramzadeh E, Lotfy AO. Personality predisposition and emergence phenomena with ketamine. Psychosomatics 1976 ; 17 : 94-5.
72) Garfield JM, Garfield FB, Stone JG, et al. A comparison of psychologic responses to ketamine and thiopental-nitrous oxide-halothane anesthesia. Anesthesiology 1972 ; 36 : 329-38.
73) Hejja P, Galloon S. A consideration of ketamine dreams. Can Anaesth Soc J 1975 ; 22 : 100-5.
74) Engelhardt W.[Recovery and psychomimetic reactions following S-(+)-ketamine]. Anaesthesist 1997 ; 46 Suppl 1 : S38-42.
75) Dundee JW, Lilburn JK. Ketamine-iorazepam. Attenuation of psychic sequelae of ketamine by lorazepam. Anaesthesia 1978 ; 33 : 312-4.
76) Lilburn JK, Dundee JW, Nair SG, et al. Ketamine sequelae. Evaluation of the ability of various premedicants to attenuate its psychic actions. Anaesthesia 1978 ; 33 : 307-11.
77) Morris C, Perris A, Klein J, et al. Anaesthesia in haemodynamically compromised emergency patients : Does ketamine represent the best choice of induction agent? Anaesthesia 2009 ; 64 : 532-9.
78) Albert SG, Ariyan S, Rather A. The effect of etomidate on adrenal function in critical illness : A systematic review. Intensive Care Med 2011 ; 37 : 901-10.

〔櫛方　哲也，廣田　和美〕

III. 静脈麻酔薬の薬理：各論

2 鎮痛薬

はじめに

すべての手術において適切な鎮痛手段を講じることが必要である。オピオイド鎮痛薬の鎮痛作用は強力であり，現在行われている麻酔や術後鎮痛では必要不可欠な薬物である。オピオイド鎮痛薬にはさまざまな副作用があるので，これらの薬物を有効に利用するためには，副作用の種類とその対処法について理解する必要がある。オピオイド鎮痛薬の欠点を補い，周術期の痛みを軽減するためには，非ステロイド性鎮痛薬の使用も検討する価値がある。

オピオイド

オピオイドとは，本来アヘンに関係するすべての物質を指し，オピオイド鎮痛薬およびその拮抗薬を含む。麻薬とはアヘンに由来する薬物で，天然に存在するモルヒネ，コデイン，テバインとこれらに由来する多くの半合成物質を含む。

オピオイドは強力な鎮痛薬であり，その臨床的有用性だけではなく毒性や依存性についても何世紀にもわたって知られている。これまでに副作用のない合成オピオイド鎮痛薬が探されたが，合成オピオイドの多くは天然オピオイドと同様の副作用を有する。新しいオピオイド鎮痛薬を探す過程において，オピオイド拮抗薬や麻薬拮抗性鎮痛薬，すなわちアゴニストとアンタゴニストの性質を併せ持つ化合物などが合成され，治療の選択を広げた。図1に，麻酔に関係する各種オピオイドの構造式を示す。ここでは，オピオイド関連鎮痛薬を麻薬取締法の対象となる麻薬性鎮痛薬と麻薬取締法の対象とならない麻薬拮抗性鎮痛薬，非麻薬性鎮痛薬に分類した。

1 オピオイド受容体とオピオイド作用の分子機構

1970年代以降，薬理学的実験に基づいて4種類のオピオイド受容体（μ，κ，σ，δ受容体）の存在が想定され，オピオイドの薬理作用と関与する受容体について研究されてきた。1990年代から，分子生物学的方法によりオピオイド受容体の構造と情報伝達機構が解

《麻薬性鎮痛薬》

モルヒネ　　　　　フェンタニル　　　　　レミフェンタニル

《麻薬拮抗性鎮痛薬》　　　　　　　　　《非麻薬性鎮痛薬》

ブトルファノール　ペンタゾシン　ブプレノルフィン　トラマドール

《オピオイド拮抗薬》

ナロキソン

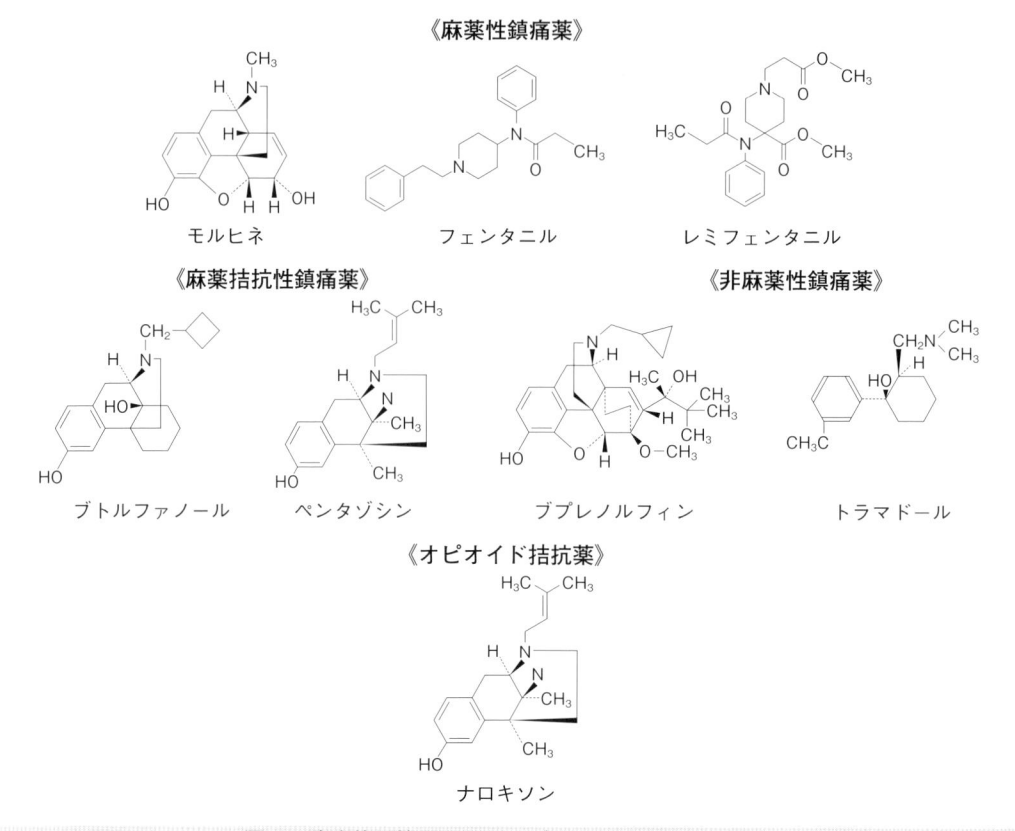

図1　臨床的に使用されるオピオイド関連薬物の構造

明された。オピオイド受容体ファミリーとして，4つの異なる種類のcDNAが単離され，そのうち3つは薬理学的に定義されたμ，δ，κ受容体に対応することが示された。4つめの受容体は，オピオイドと高い親和性では結合せず，後にノシセプチンあるいはオーファニンFQと呼ばれる新しいペプチドが内因性アゴニストであることが明らかになった。3つのオピオイド受容体と，ノシセプチン/オーファニンFQ受容体の性質を表1に示す[1]。μ，δ，κオピオイド受容体とノシセプチン受容体は，それぞれ約50％のアミノ酸配列が共通である。μ受容体は脳と脊髄のいずれにも存在し，オピオイドが結合することによって活性化されてさまざまな薬理作用を示すと考えられている。μ受容体をさらにμ1，μ2，μ3などのサブタイプに薬理学的に分類することが提案されてきたが，これらのサブタイプが一次構造の異なる受容体なのか，一次構造が同じでも翻訳後修飾に差があるのかなど，分子的な実態はいまだ不明である。一方，生体内にはオピオイド受容体遺伝子転写産物の選択的スプライシングによって生じるさまざまなアイソフォームが存在することが知られている。

オピオイド受容体一次構造の親水性解析により，オピオイド受容体は7つの膜貫通領域を有することが推測された（図2）[2]。これはGタンパク共役受容体の特徴的な構造であるが，最近，オピオイド受容体ファミリーの結晶構造解析の結果が報告[3]され，推測どおりに7つの膜貫通領域が存在することが示されるとともに，リガンドと受容体の相互作用が詳細

表1 オピオイド受容体の特徴

	μ受容体	δ受容体	κ受容体	ノシセプチン受容体
組織バイオアッセイ	モルモット回腸	マウス輸精管	ウサギ輸精管	
内因性アゴニスト	β-エンドルフィン エンドモルフィン	ロイシン-エンケファリン メチオニン-エンケファリン	ダイノルフィン	ノシセプチン
アゴニスト	モルヒネ フェンタニル DAMGO	DPDPE デルトルフィン	ブトルファノール ペンタゾシン U50, 488	
アンタゴニスト	ナロキソン ナルトレキソン	ナロキソン ナルトリンドール	ナロキソン NorBNI	
共役Gタンパク	$G_{i/o}$	$G_{i/o}$	$G_{i/o}$	$G_{i/o}$
アデニル酸シクラーゼに対する作用	抑制	抑制	抑制	抑制
電位依存性Ca^{2+}チャネルに対する作用	抑制	抑制	抑制	抑制
内向き整流型K^+チャネルに対する作用	活性化	活性化	活性化	活性化

DAMGO：[D-Ala2, N-MePhe4, Gly-ol]-enkephalin, DPDPE：D-Penicillamine (2,5)-enkephalin

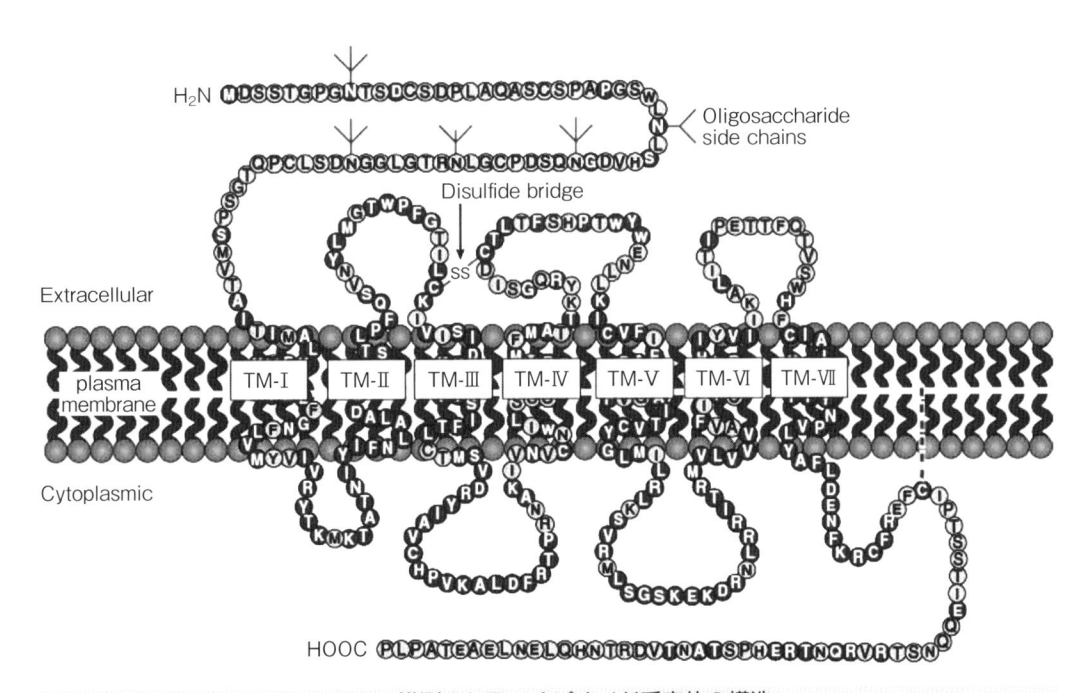

図2 推測されるμオピオイド受容体の構造
　白文字は，μ受容体とδ受容体で共通のアミノ酸残基を示す．TM-IからTM-VIIは，疎水性アミノ酸残基からなる推定膜貫通領域を示す．

に解明された。今後，この知見を基礎として新たなオピオイド関連薬物の開発が期待される。

オピオイド受容体が活性化すると，百日咳毒素感受性Gタンパク（G_iあるいはG_o）が活性化される。アデニル酸シクラーゼはオピオイド受容体の活性化により阻害され，その結果，細胞内サイクリックAMP量が減少する。電気生理学的には，オピオイド受容体によって電位依存性Ca^{2+}チャネルが抑制され，内向き整流型K^+チャネルが活性化されることが示されている。その結果，オピオイド受容体の活性化により神経細胞の興奮性は低下する。

ほかのGタンパク共役受容体と同様に，オピオイド受容体にアゴニストが結合すると，細胞内取り込み機構により速やかに細胞内に取り込まれる。この過程の活性化は，リガンドの種類によって様式が異なる。例えば，エトルフィンやエンケファリンのようなアゴニストは，μ受容体の速やかな細胞内取り込みを引き起こすが，モルヒネは，これらのアゴニストと同様にアデニル酸シクラーゼ活性を低下させるにもかかわらず，μ受容体の細胞内取り込みを起こさない。これらの知見は，リガンドによって引き起こされる受容体の構造変化が異なり，生じる細胞内事象も異なることを示唆している。

2 オピオイドの薬理作用

a. 鎮痛機序

オピオイドの鎮痛効果は，主に脊髄後角に始まる疼痛情報の上位中枢への伝達を直接抑制することと，中脳に始まり吻側腹内側延髄を経て脊髄後角まで下降するアドレナリン作動性，あるいはセロトニン作動性疼痛抑制回路を活性化することによりもたらされる[4]。脊髄では，オピオイド受容体は脊髄膠様質に多く発現し，シナプスにおいて前シナプス，後シナプスのいずれでも作用して，一次感覚神経からのサブスタンスPの放出がオピオイドによって抑制される。さらに，オピオイドは末梢性の機序によっても鎮痛作用を示すとの報告[5]もある。

b. 中枢神経系に対する作用

オピオイドには，鎮痛作用以外にもさまざまな中枢神経作用がある。オピオイドには鎮静作用があり，吸入麻酔薬と併用すると吸入麻酔薬の必要量，すなわち最小肺胞濃度を低下させる効果がある。しかし，単独では大量に投与しても完全な意識消失は起こりにくい。延髄のchemoreceptor trigger zoneに作用して，悪心，嘔吐を引き起こす。動眼神経（Edinger-Westphal）核に対する大脳皮質からの抑制が解除されて，縮瞳を起こす。また，オピオイドの長期使用によって耐性，依存性，習慣性を生じることがある。

生体に手術侵襲のような強力なストレスが加わると，交感神経系の活性化による高血圧，頻脈とともに，下垂体前葉から副腎皮質刺激ホルモン，成長ホルモン，下垂体後葉からバソプレシン，副腎皮質からコルチゾールが分泌され，血糖の上昇を生じる[6]。このような生体の神経，内分泌系を介するストレス反応が過剰に起こると，周術期合併症の誘因となる可能性がある。現在，全身麻酔に用いられている吸入麻酔薬や静脈麻酔薬は，意識消失作用は強いが，鎮痛作用および抗ストレス作用は不十分である。オピオイドは手術侵

表2 オピオイドによる呼吸抑制の程度と持続時間を増悪する要因

高用量
睡眠
高齢
中枢神経系抑制薬物
　　　吸入麻酔薬，アルコール，バルビツレート，ベンゾジアゼピン
腎不全
過換気，低二酸化炭素症
呼吸性アシドーシス
クリアランスの低下
　　　肝血流量の減少
疼痛

襲によって引き起こされるストレス反応を抑制することが知られており，全身麻酔において麻酔薬と併用されることが多い。

c. 呼吸器系における作用

オピオイドは上気道，気管，下部気道における反射を抑制する。鎮咳作用もあり，気管挿管時の反射，咳嗽を抑制することができる。オピオイドを臨床的に使用するうえで，その呼吸抑制作用が問題になることが多い。オピオイドは，脳幹に存在する呼吸中枢に作用して用量依存性に呼吸抑制を起こし，二酸化炭素，あるいは低酸素による換気促進作用が減弱する。高齢，腎不全，肝障害などでは，呼吸抑制が著明に現れることがあるので，注意が必要である。表2に，オピオイドによる呼吸抑制の程度と時間に影響する因子を挙げる[2]。

d. 骨格筋における作用

オピオイドの投与により，骨格筋の強直を起こすことがある。呼吸筋の強直を生じると，換気不全を起こして調節呼吸を要する場合もある。骨格筋の強直を生じるメカニズムは不明であるが，オピオイドによって誘発される大脳基底核のγアミノ酪酸（GABA）系やドパミン系の変化が関与するとの報告がある。オピオイドは神経筋接合部には作用しないので，筋弛緩薬を投与するとオピオイドによる骨格筋の強直は生じない。

e. 平滑筋における作用

オピオイドは消化管の蠕動運動を抑制し，下部食道括約筋を弛緩させる。また，胃内容の腸への移動を遷延させる。オディ括約筋を収縮させて，胆道内圧の上昇を引き起こす。膀胱括約筋の収縮により尿閉を起こす。

f. 循環器系における作用

オピオイドは循環抑制作用が少なく，心疾患を有する患者の麻酔や心臓外科手術の麻酔に安全に用いることができる。また，オピオイドを投与することによって，心筋虚血に

よって生じる梗塞巣の容積を減少させることができるという報告がある。脳幹の迷走神経核を刺激することにより徐脈を起こすことがあるが，アトロピン投与によって拮抗することができる。

g. 悪心と嘔吐

オピオイドの術中使用は，術後悪心・嘔吐の危険因子としてよく知られている。オピオイドは，おそらく δ 受容体を介して延髄最後野に存在する化学受容引き金帯を刺激し，悪心と嘔吐を引き起こす。術中にプロポフォールを使用すると，オピオイドによる術後悪心・嘔吐の発生を有意に減らす。また，ドロペリドール，メトクロプラミドも有効である。

h. かゆみ

かつてはヒスタミン放出がこの現象の原因であると考えられていたが，ヒスタミンを放出しないオピオイドもかゆみを生じるので，ヒスタミン放出以外の機序が想定される。最近，オピオイドがガストリン放出ペプチド（gastrin releasing peptide：GRP）受容体と複合体を形成する μ 受容体アイソフォームの一つを活性化し，間接的に脊髄内においてGRP 受容体を活性化することによりかゆみを生じることが示されている[7]。顔面にかゆみを生じる理由は不明で，必ずしも三叉神経核領域でのオピオイド作用によるのではないといわれている。オピオイド拮抗薬はオピオイドによるかゆみを軽減するが，オピオイド拮抗薬はオピオイドによる鎮痛にも拮抗するので，理想的な治療薬というわけではない。オンダンセトロン，非ステロイド性抗炎症薬が有効である可能性がある。

i. ヒスタミン遊離作用

モルヒネは肥満細胞からのヒスタミン遊離を引き起こし，ヒスタミンの血管拡張作用による低血圧を生じる。これを予防するためには，H_1 拮抗薬（ジフェンヒドラミン，クロルフェニラミンなど）と H_2 拮抗薬（シメチジン，ラニチジンなど）の両者を投与する必要がある。

3 オピオイドの薬物動態

オピオイドの投薬計画は個々の患者について調整する必要があるが，そのためにはオピオイドの基本的な物理化学的性質や薬物動態の特徴を理解する必要がある（表3）[8]。

a. 物理化学的性質

オピオイドは弱塩基である。溶解するとオピオイドはプロトン添加型と塩基型に分かれるが，両者の比率は pH と pKa に依存し，塩基型はプロトン添加型よりも脂溶性が高い。脂溶性が高いと作用部位へのオピオイドの輸送が促進されるので，脂溶性の高いオピオイドのほうが作用の発現が早い。しかし，オピオイド受容体が認識するのはプロトン添加型のオピオイド分子なので，オピオイド効果の強さは，作用部位におけるプロトン添加型オピオイド濃度と密接に関係している。すべてのオピオイドは，血中においてアルブミン，

表3 麻薬性鎮痛薬の物理化学的性質と薬物動態

	モルヒネ	フェンタニル	レミフェンタニル
pKa	8.0	8.4	7.1
pH7.4における非イオン化率（%）	23	<10	67？
オクタノール/水分配係数	1.4	813	17.9
血漿タンパク結合率（%）	20〜40	84	80？
$t_{1/2\alpha}$（分）	1〜2.5	1〜2	0.5〜1.5
$t_{1/2\beta}$（分）	10〜20	10〜30	5〜8
$t_{1/2\gamma}$（時間）	2〜4	2〜4	0.7〜1.2
Vd_c（l/kg）中心コンパートメントの分布容積	0.1〜0.4	0.4〜1.0	0.06〜0.08
Vd_{ss}（l/kg）定常状態における分布容積	3〜5	3〜5	0.2〜0.3
クリアランス（ml/min/kg）	15〜30	10〜20	30〜40
肝臓における抽出率	0.6〜0.8	0.8〜1.0	―

$t_{1/2\alpha}$, $t_{1/2\beta}$, $t_{1/2\gamma}$は，3コンパートメントモデルにおいて血中濃度の経時変化を3つの指数関数の和として表現する際に，それぞれの指数関数で得られる半減期を示す（図4参照）。

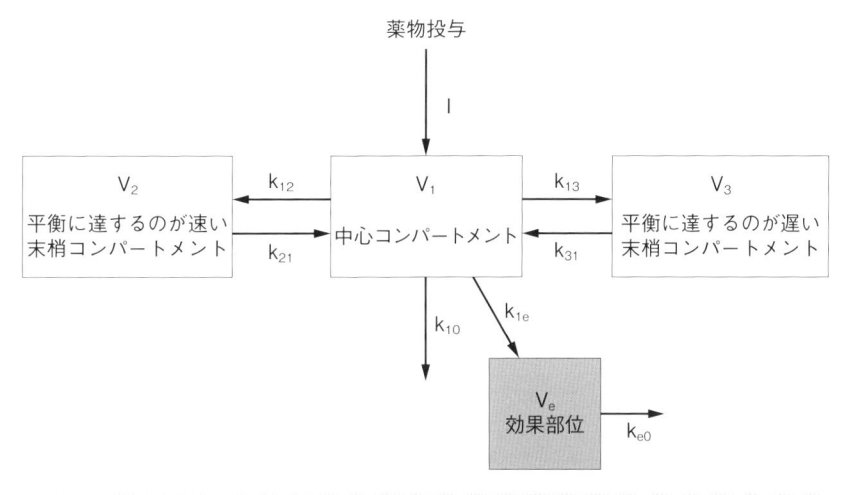

図3 オピオイドの薬物動態を表現する3コンパートメントモデル
血中濃度の上昇と効果発現の時間差を説明するために，効果部位コンパートメントを置いている。

α_1酸性糖タンパクを含む血漿タンパクと結合している。血液から特定の組織への拡散を促進する濃度差を作るのは，タンパク非結合型である。このように，オピオイド効果の発現速度は脂溶性とタンパク結合の両方の影響を受ける。

b. オピオイドに共通の薬物動態の特徴

麻酔で一般に使用されるオピオイドの代表的な薬物動態変数を表3に示す[8]。

静脈内投与後，オピオイドの動脈血漿濃度は1回全身を循環する時間以内に最高値に達する。その後，薬物に特徴的な速い再分布相とそれよりも遅い排泄相を示すが，その薬物動態は3コンパートメントモデルで表現される（図3)[9]。オピオイドは中心コンパートメントに投与されると，オピオイドは中心コンパートメントから排泄あるいは代謝により消

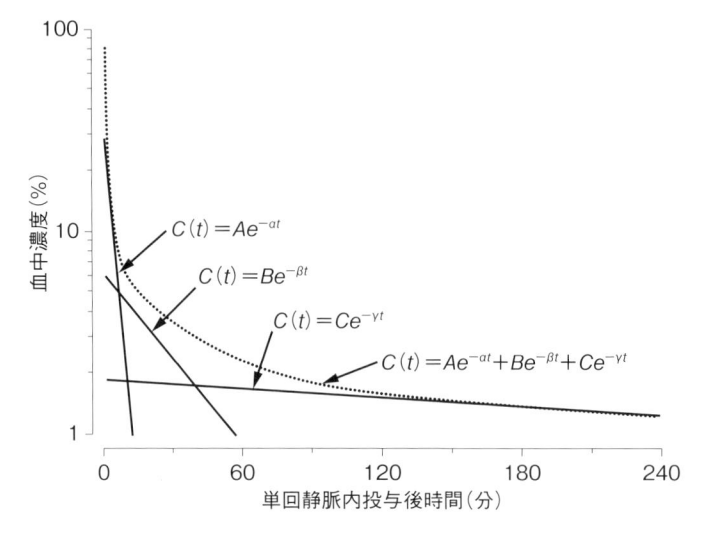

図4 3コンパートメントモデルにおける血中濃度の経時変化
血中濃度の経時変化は，3つの指数関数の和として表現される。

失するか，2種類の末梢コンパートメントに移動する。一般に，オピオイドは肝臓での代謝により血漿中から除去されるが，肝臓以外での代謝も重要である。単回投与後の血中濃度の経時変化は，3コンパートメントモデルでは3つの指数関数の和として表現される（図4）[9]。

　オピオイドは脂溶性が高いので，全身組織に広く分布する。薬物動態のうえでは，定常状態における見かけ上の分布容積が大きいことを意味する。オピオイドはさまざまな組織に広く急速に分布するので，特に投与後早期には，再分布が血中オピオイド濃度の低下において重要な役割を果たす。

　肺によるオピオイド取り込みは，オピオイドの薬物動態に重要な意義を持つ。オピオイドが最高濃度に達するのに要する時間は，肺による取り込みの比率に影響される。フェンタニルのように脂溶性の高いオピオイドでは，初回投与量のかなりの部分（75％）が肺に取り込まれ，続いて急速に放出される。

c. 各オピオイドの薬物動態

(1) モルヒネ

　モルヒネの脂溶性は比較的低いので，その薬物動態はフェンタニルなどとは著しく異なる。肺によるモルヒネの一時的取り込みは比較的少ない。

　モルヒネのpKa（8.0）は生理的pHより高値で，静脈内投与後には非イオン化型が少ないので，モルヒネの脳への出入りはほかのオピオイドよりも遅い。約20〜40％のモルヒネは血漿タンパク，主にアルブミンと結合する。モルヒネは主に肝臓で抱合により代謝されるが，腎臓もモルヒネの肝臓外代謝で重要な役割を果たしている。モルヒネ-3-グルクロナイド（morphine-3-glucuronide：M3G）はモルヒネの主な代謝産物であるが，オピオイド受容体に結合せずほとんど鎮痛作用がない。モルヒネ-6-グルクロナイド（morphine-

6-glucuronide：M6G）は，モルヒネ代謝産物の約10％を占め，モルヒネと同程度の作用時間でモルヒネよりも強力なμ受容体アゴニストである。モルヒネの肝除去率は高いので，経口投与されたモルヒネの生体利用効率は筋肉注射や皮下注射の場合よりも有意に低い（20～30％）。

（2）フェンタニル

肺は，有意な初回通過効果を示し，一時的にフェンタニル投与量の75％を取り込む。フェンタニルの約80％は血漿タンパクと結合し，かなりの部分（40％）は赤血球に取り込まれる。フェンタニルの半減期は比較的長いが，大部分はフェンタニルが全身組織に広く分布する（すなわち分布容量が大きい）ことによる。フェンタニルは，シトクロムP-450により肝臓で代謝される。代謝産物は，投与後1.5分から血漿中に現れ始める。ヒトでは，主要な代謝産物であるノルフェンタニルはフェンタニル静脈内投与後48時間まで尿中に検出される。

（3）レミフェンタニル

化学的にはフェンタニル関連薬物と似るが，レミフェンタニルにはエステル結合が存在するのが大きな特徴である。エステル結合のために，レミフェンタニルは血中あるいは組織中の非特異的エステラーゼによる加水分解を受けるので，代謝が速い。レミフェンタニルは偽コリンエステラーゼの基質ではないので，スキサメトニウムのように薬物動態が偽コリンエステラーゼ欠乏症に影響されることはない。代謝産物には鎮痛活性がないので，鎮痛作用の消失も速い。レミフェンタニルの薬物動態は，3コンパートメントモデルでもっともよく表現できる[10]。レミフェンタニルは弱塩基であり，脂溶性が高く，血漿タンパク（大部分はα_1酸性糖タンパク）と高度に（70％）結合する。レミフェンタニルの薬物動態は，腎不全や肝不全にはほとんど影響されない。レミフェンタニルはグリシンとともに製剤されているが，齧歯類ではグリシンをくも膜下投与すると抑制性神経伝達物質として作用して可逆性の筋力低下を来すことが示されているので，臨床的にもレミフェンタニルのくも膜下投与や硬膜外投与は認められていない。

d. オピオイドの薬物動態に影響する因子

（1）年齢

オピオイドの薬物動態は年齢に影響される。新生児では，おそらくシトクロムP-450系を含む代謝機構が未熟であることにより，ほぼすべてのオピオイドの排泄速度が遅い。しかし，排泄速度は生後1年以内には成人の値に向かって急速に上昇する。高齢者でオピオイドの必要量が減少するのは，薬物動態の変化よりもむしろ薬力学的な変化による。レミフェンタニルの中心コンパートメント容積，クリアランス，力価は年齢と逆相関するので，高齢者では少なくとも50％以上レミフェンタニル投与量を減らす必要がある。

（2）体重

多くのオピオイドの薬物動態の指標，特にクリアランスは除脂肪体重（lean body mass）

とよく相関する。このことは，オピオイド投与計画は全体重ではなくて除脂肪体重に基づくほうがよいということを意味している。肥満患者で，全体重に基づいて投与量を決定すると，除脂肪体重に基づく場合よりもレミフェンタニルの効果部位濃度がかなり高くなる。一方，やせた患者では，全体重に基づく投与量決定で得られる濃度は，除脂肪体重に基づく場合に比べてあまり高くない。context-sensitive half-time は，肥満患者とやせた患者で有意な差はない。

（3）腎不全

モルヒネの代謝産物 M6G にはオピオイドアゴニストとしての活性があるが，その排泄は腎臓に依存する。腎不全患者では，M6G 濃度が非常に高いレベルに達して，生命に危険を及ぼすような呼吸抑制を起こす可能性がある。

フェンタニル，レミフェンタニルの薬物動態は腎機能障害では変化しない。レミフェンタニルの主要な代謝産物である GI-90291 の排泄は腎臓に依存するが，腎不全患者でGI-90291 の蓄積により臨床的な問題を生じる可能性は低い。

（4）肝不全

肝疾患では，代謝能力の低下以外に肝血流量，肝細胞量，血漿タンパク結合も低下する可能性がある。進行肝疾患における全身水分量の増加と浮腫は，薬物分布様式を変化させる可能性がある。肝臓はオピオイドの代謝を主に担う臓器であるが，肝移植患者は例外として，周術期患者で普通認められる程度の肝機能不全は，大部分のオピオイドの薬物動態に大きな影響を及ぼさない。肝血流が低下すると，モルヒネ，フェンタニルの血漿濃度低下が遅れる可能性がある。レミフェンタニルは，肝疾患において薬物動態がまったく変化しない。

（5）人工心肺

人工心肺は，プライミングによる分布容積の変動，酸塩基平衡，臓器血流，血漿タンパク濃度，体温の変化，回路への薬物吸着によって大部分のオピオイドの薬物動態に影響を及ぼす。フェンタニルの血漿濃度は人工心肺中に低下し，人工心肺終了後には人工心肺前の値に向けて上昇する。レミフェンタニルの分布容積は人工心肺中に増加し，低体温により代謝が遅れるので，クリアランスが低下する傾向があるが，人工心肺中でも超短時間作用性である。

（6）酸塩基平衡の変化

pH の変化はフェンタニルのタンパク結合に影響し，タンパク結合はアルカローシスで増加しアシドーシスで減少する。また，アシドーシスではフェンタニルのイオン化が増加するとオピオイド受容体がより多く刺激されるので，オピオイド効果は増強される。イオン化の増加により，肝代謝あるいは腎排泄を受けるフェンタニル量は減少する。アルカローシスは非イオン化モルヒネを増加させるので，脳血流量低下と血漿タンパク結合の増加にもかかわらず，モルヒネの脳への到達を増加させる可能性がある。このように，術中

表4 各目的に必要なフェンタニルの血漿濃度とレミフェンタニルの全血中濃度 (ng/ml)

	フェンタニル	レミフェンタニル
大量フェンタニル麻酔	10〜30	—
皮膚切開	3〜6	4〜8
大手術	4〜8	4〜8
小手術	2〜5	2〜4
自発呼吸	<1〜2	<1〜3
鎮痛	1〜2	1〜2

表5 麻酔と鎮痛のための一般的なフェンタニルとレミフェンタニルの投与量

	麻酔			鎮痛	
	初回負荷量 (μg/kg)	維持投与速度 (μg/kg/min)	追加投与量 (μg/kg)	初回負荷量 (μg/kg)	維持投与速度 (μg/kg/min)
フェンタニル	2〜15	0.03〜0.1	0.5〜2	1〜3	0.01〜0.05
レミフェンタニル	0.5〜1	0.1〜1	0.1〜1	—	0.025〜0.1

の呼吸性アルカローシスと呼吸性アシドーシスは，いずれも特に術直後にオピオイドによる呼吸抑制を増悪させる可能性がある．

(7) 出血性ショック

一般に，オピオイドの血行動態への悪影響を最小限にし，効果遷延を防ぐために，出血性ショック患者に対してはオピオイドの投与量を減らす．出血性ショックではクリアランスと分布容積が有意に減少するので，投与量によらずフェンタニル濃度は高くなり，context-sensitive half-time は延長する．出血性ショックはレミフェンタニルの薬物動態も変化させ，一定の血漿濃度を維持するために必要なレミフェンタニル量は少なくなるが，レミフェンタニルの代謝は速いので，context-sensitive half-time の変化は小さい．

4 オピオイドを用いる麻酔法

a. 鎮痛補助

オピオイドは，しばしば monitored anesthesia care や区域麻酔で行われる手術における除痛のために使用される．モルヒネは作用発現が遅く，効果に対応して迅速な投与量の調節ができない．フェンタニル 1〜3 μg/kg の静脈内単回投与で，有効で短時間の鎮痛が得られる．持続投与を行う場合は，フェンタニルで 0.01〜0.05 μg/kg/min，レミフェンタニルで 0.025〜0.1 μg/kg/min 程度で投与する．さまざまな目的のために必要なオピオイドの血漿濃度を表4，一般的な投与量，投与速度を表5に示す[11]．

モルヒネ，フェンタニルによる患者管理鎮痛法 (patient-controlled analgesia：PCA) は，術後鎮痛の目的で広く用いられている．オピオイドによる PCA は予後を改善する可

2. 鎮痛薬

表6 オピオイド関連鎮痛薬の効力

		モルヒネを1とした効力比
麻薬性鎮痛薬	モルヒネ	1
	フェンタニル	100
	レミフェンタニル	100
麻薬拮抗性鎮痛薬	ブトルファノール	5〜8
	ペンタゾシン	0.25〜0.5
非麻薬性鎮痛薬	ブプレノルフィン	20〜30
	トラマドール	0.1

能性があるが，オピオイドによる急性痛の治療を薬物動態的に最適化することは困難な課題である。時間経過に伴う効果部位薬物濃度変化のシミュレーションを基礎として，オピオイドの選択，投与量，投与法，投与頻度を最適化するべきである。

b. バランス麻酔

　異なる麻酔要素（鎮痛，健忘，筋弛緩，恒常性維持と自律神経反射の消失）を単一薬物による全身麻酔で達成するためには極端な循環抑制を生じる用量を必要とする可能性があるので，複数の薬物のバランスによる全身麻酔が適切と考えられる。バランス麻酔の要素としてオピオイドを用いると，術前の疼痛と不安を緩和する効果，侵害刺激による体性反射と自律神経反射を減少させる効果，血行動態の安定性を改善する効果，吸入麻酔薬の必要量を減らす効果，術直後の鎮痛効果などが期待される。

(1) フェンタニル

　通常，麻酔導入は負荷量のフェンタニル2〜6μg/kg，静脈麻酔薬（一般的にはチオペンタールかプロポフォール），筋弛緩薬により行われる。麻酔維持は，手術の侵襲度と時間に対して必要とされる麻酔深度に応じて，酸素，低濃度の揮発性麻酔薬，フェンタニルの追加（15〜30分ごとに25〜50μgの間歇的投与あるいは0.5〜5.0μg/kg/hrの持続注入）により行うことができる。亜酸化窒素60〜70％が併用される場合もある。

　オピオイドの薬物動態と薬力学は患者により著しく異なるが，薬物動態を考慮しながらさまざまな刺激と患者の反応を予想して投与量を調節すると，フェンタニルを用いたバランス麻酔により，比較的痛みのない状態で，安定した血行動態の経過と迅速な覚醒が得られることが多い。フェンタニルの大量反復投与や大量持続注入を行うと，手術終了時に自発呼吸の抑制が生じやすいので注意が必要である。

(2) レミフェンタニル

　バランス麻酔のためのレミフェンタニルの維持注入速度は，0.1〜1.0μg/kg/minである。レミフェンタニルは，侵害刺激に対する自律神経反応，血行動態反応，体性反応を確実に抑制することができ，もっとも確実，安全で迅速な麻酔からの覚醒を可能にする。持続注入速度0.1±0.05μg/kg/minにすると，10〜15分以内に鎮痛状態が維持されたままで自発

呼吸と反応性とが回復する。

　レミフェンタニル投与中止により鎮痛効果は急速に消失するので，麻酔からの覚醒に伴って，麻酔覚醒より早くあるいは同時に術後鎮痛を開始する必要がある。モルヒネあるいはフェンタニルの単回投与，持続投与あるいはPCAによる投与が行われ，非ステロイド性抗炎症薬（nonsteroidal anti-inflammatory drugs：NSAIDs）の投与が行われることもある。また，ケタミン投与（0.15 mg/kg1回投与に続いて2 µg/kg/minで持続投与）は，腹部手術における術中レミフェンタニル使用量を減らすとともに，副作用の発生を増やさずに術後鎮痛のためのモルヒネ使用量を減らすと報告されている。

(3) ニューロレプト鎮痛

　ニューロレプト鎮痛（neuroleptoanalgesia：NLA鎮痛）とは，メジャートランキライザー（通常はブチロフェノンの1種であるドロペリドール）とオピオイド鎮痛薬（フェンタニル）の組み合わせを用いて，周囲と遮断されて痛みのない不動化状態と痛みに対する無感覚状態を作り出す方法である。NLA鎮痛は，鎮痛，運動抑制，自律神経反射の抑制，心血管系安定性の維持，健忘を特徴とする。通常は亜酸化窒素の追加により健忘状態が増強され，ニューロレプト麻酔（neuroleptanesthesia：NLA）と呼ばれてきた。

　"neuroleptic"（神経遮断薬）には，もともとフェノチアジン（例えばクロルプロマジン）とブチロフェノン（例えばハロペリドールやドロペリドール）が含まれる。ブチロフェノンは，鎮静，不動，嘔吐抑制，顔面と頸部の運動機能異常を伴う錐体外路症状，注視クリーゼ，斜頸，興奮，幻覚を起こす。鎮痛薬あるいはほかの鎮静薬を用いずにドロペリドールを単独で投与すると，しばしば患者に不快感あるいは抑うつ感を生じる。多くの場合には，ドロペリドールの心血管作用はαアドレナリン受容体遮断によると考えられる軽度の低血圧に限られる。ドロペリドールは，前投薬として0.025〜0.075 mg/kg筋肉注射，制吐薬として0.01〜0.02 mg/kg静脈注射，意識下挿管の補助薬として0.025〜0.1 mg/kg静脈注射，興奮している患者あるいは精神病患者の治療として0.05〜0.2 mg/kg静脈注射あるいは筋肉注射が使用されることがある。モノアミン酸化酵素阻害薬投与を受けている患者，薬物あるいはアルコール依存患者あるいはパーキンソン病患者には，NLA鎮痛あるいはNLA麻酔は禁忌である。

(4) 全静脈麻酔

　全静脈麻酔（total intravenous anesthesia：TIVA）を行うために，オピオイドを催眠と健忘を起こすほかの薬物と組み合わせることが一般的である。例えば，レミフェンタニルとプロポフォールの組み合わせを用いると優れたTIVAを行うことができる。レミフェンタニルは侵害刺激に対する反応を抑制し，鎮痛と安定した血行動態をもたらす。一方，プロポフォールは催眠と健忘を生じるとともに制吐作用も期待できる。

　維持注入量は，患者の状況と手術刺激により異なる。米国における多施設評価では，予定手術の患者においてレミフェンタニル1 µg/kg静脈投与，1.0 µg/kg/min持続注入は，プロポフォール75 µg/kg/minと組み合わせると，気管挿管に対する反応を効果的に制御できることが示され，気管挿管後にはレミフェンタニル注入速度を0.25〜0.40 µg/kg/minまで

低下させることが推奨されている。

c. 心臓手術における大量オピオイド麻酔

　大量オピオイド麻酔では，主要なあるいは唯一の麻酔薬としてオピオイドを用いる。大量オピオイド麻酔は，心臓手術のための"stress-free"麻酔法として導入され，実際に手術によるストレス反応を軽減できることが示された。しかし，大量にオピオイドを用いることによる予後の改善を示す根拠がないこと，大量オピオイド特にフェンタニルは近年心臓手術の患者に対して用いられる"fast track"法の妨げとなることなどの理由で，大量オピオイド麻酔は心臓手術でもあまり用いられなくなった[12]。

　大量オピオイド麻酔におけるフェンタニルの初期投与量は5～75 μg/kgで，この投与量で麻酔導入から気管挿管に至るまで，血行動態が安定するのに十分であるフェンタニル血漿濃度（10～30 ng/ml）が得られる。心臓手術におけるフェンタニル持続静注は，人工心肺まであるいは人工心肺中を通じて0.1～1.0 μg/kg/minである。レミフェンタニルについても心臓手術において1～2 μg/kg/minの投与によって手術侵襲に対する生体反応を十分に抑制することが示されている[13]が，麻酔導入時に大量投与すると筋強直による換気困難を生じる可能性もあり，1 μg/kg/min以上の速度で投与を開始してもあまり利点はなく，レミフェンタニルは単独投与により麻酔を導入するには適さないとされている。

5 麻薬拮抗性鎮痛薬

　1942年に合成されたナロルフィンは，アゴニストとアンタゴニストの性質を併せ持つオピオイドであり，強い鎮痛作用を有する一方でモルヒネのほぼすべての作用に対して強く拮抗的に作用することが見出された。ナロルフィンは精神異常を生じる作用のために臨床使用には適さなかったが，その後，同様にアゴニストとアンタゴニストの性質を併せ持つオピオイド，すなわち麻薬拮抗性鎮痛薬が合成された。これらの薬物は，μ受容体拮抗薬であるとともに，κ受容体のアゴニストあるいは部分アゴニストであり，多幸感を起こしにくく，身体依存を伴うことが少ないので，乱用されることが少ないといわれている。麻薬拮抗性鎮痛薬はモルヒネと同様に呼吸抑制作用を示すが，モルヒネとは異なり天井効果があるので，一定投与量以上では呼吸抑制作用は増強しない[2]。

a. ペンタゾシン

　ペンタゾシンの鎮痛作用は主にκ受容体アゴニストとしての作用により，力価はモルヒネの半分から1/4程度である。30～70 mg投与後に，鎮痛と呼吸抑制の両方で天井効果を生じる。乱用の危険性はモルヒネより少ないが，ペンタゾシンの長期使用により身体依存を生じる可能性がある。ペンタゾシンは，心筋収縮力を抑制し，血圧，心拍数，末梢血管抵抗，肺動脈圧，左室仕事係数を上昇させる。ペンタゾシンはまた，血中カテコールアミン濃度を上昇させる。ペンタゾシンは高頻度で術後悪心・嘔吐を生じること，鎮痛作用には限界があること，ほかのオピオイドの鎮痛効果と部分的に拮抗すること，望ましくない心血管系作用と精神異常を生じる作用があることなどの理由により，臨床応用は限られている。

b. ブトルファノール

ブトルファノールはκ受容体に対してアゴニストとして作用し，μ受容体に対してはアンタゴニストあるいは部分的アゴニストとして作用する。力価はモルヒネの5〜8倍で，筋肉注射後には作用発現は速く，最大鎮痛効果は1時間以内に得られる。ブトルファノールの作用時間はモルヒネと同程度であるが，血漿半減期は2〜3時間にすぎない。ブトルファノール10 mg筋肉注射は同量のモルヒネと同程度の呼吸抑制を起こすが，高用量では天井効果を示す。ブトルファノール投与後の副作用には，眠気，発汗，悪心，中枢神経刺激症状がある。健康成人では，ブトルファノール0.03〜0.06 mg/kg静脈投与はほとんど心血管系の変化を生じないが，心疾患患者では心係数，左室拡張末期圧，肺動脈圧の上昇を起こす。ブトルファノールは，フェンタニルによる呼吸抑制を部分的に拮抗する。モルヒネやフェンタニルに比べて乱用されることは少なく，依存に至る可能性は低い。ブトルファノール投与後に急性胆管攣縮を起こす可能性があるが，等力価のフェンタニルやモルヒネに比べると胆管圧の上昇は少ない。

6 非麻薬性鎮痛薬

a. ブプレノルフィン

ブプレノルフィンはμ受容体の部分アゴニストであり，力価はモルヒネの20〜30倍である。フェンタニルはμ受容体から速やかに解離する（半減期6.8分）が，ブプレノルフィンは親和性が高く解離に時間がかかる（半減期166分）ので，ナロキソンにより拮抗されにくい。作用の発現は遅く，3時間後まで最大効果に到達しない可能性があり，作用時間が長い（>10時間）。ブプレノルフィンは，モルヒネと同様の多幸感を生じる。ブプレノルフィンは，成人では0.15〜1.2 mg投与後に天井効果を伴う呼吸抑制を生じる。ブプレノルフィンは，前投薬として0.3 mg筋肉注射，バランス麻酔における鎮痛薬として4.5〜12 μg/kg，さらに術後痛管理のため0.3 mg筋肉注射で使用される。拮抗性鎮痛薬と同様に，ブプレノルフィンは単独の麻酔薬としては使用できず，μ受容体から解離しにくいので，μ受容体アゴニストとして作用するほかのオピオイドと併用しにくい。

b. トラマドール

トラマドールは，弱いμ受容体アゴニスト活性とノルアドレナリンおよびセロトニンの再取り込み阻害作用を有する合成オピオイドである。トラマドールの鎮痛作用はモルヒネの約1/10であり，主に中枢神経系を介すると考えられるが，末梢性の局所麻酔作用を有する可能性がある。トラマドールは，主に肝代謝酵素CYP2D6およびCYP3A4により代謝される。麻酔導入時に1 mg/kg程度を静注することや，術後鎮痛目的でPCAなどの方法で投与されることがある[14]。トラマドールは，天井効果を伴う呼吸抑制作用を有する。

7 オピオイド拮抗薬

　オピオイド拮抗薬であるナロキソンは，オピオイド過量投与あるいはオピオイドを用いた全身麻酔の後に呼吸が不十分である患者で自発呼吸を回復させるために用いられる。さらに，ナロキソンはオピオイド投与に伴う悪心・嘔吐，瘙痒感，尿閉，筋強直，胆管攣縮を軽減あるいは回復させることができる。

　ナロキソンの初回投与量は0.4〜0.8 mgの範囲である。静脈路が使用できない場合には，静脈投与の場合と同様の用量のナロキソンを経気管的に投与することができる。静脈投与したナロキソンの作用発現は速やかで（1〜2分），半減期と作用時間は短く，約30〜60分である。ナロキソンは，μ，δ，κ受容体のいずれに対しても作用するが，呼吸抑制と鎮痛を含むオピオイド作用を生じるμ受容体に対する親和性が最高である。注意深くナロキソン投与量を調節すると，適切な鎮痛には拮抗せずに，十分自発呼吸を回復させることがしばしば可能である。

　オピオイド作用拮抗のためにナロキソンを投与すると，疼痛，覚醒，交感神経の活性化などにより，血圧と心拍数の上昇などの血行動態変化が生じる。オピオイド拮抗の際の高二酸化炭素症の程度が強いほど，交感神経刺激のために循環系活性化の程度が強くなる。したがって，褐色細胞腫などの患者では，オピオイド拮抗は特に危険である可能性がある。

8 オピオイドの薬物相互作用

　オピオイドはしばしばほかの薬物と組み合わせて使用される。薬物間の相互作用には望ましいものもあるが，副作用の原因となる場合もある。

a. 静脈麻酔薬

　オピオイドはベンゾジアゼピンの効果を増強し，意識消失に必要なベンゾジアゼピン量を減少させる。抗侵害作用に関しては，ベンゾジアゼピンとオピオイドの相互作用は相加的よりも少ない可能性があり，ミダゾラムは脊髄レベルでオピオイドの抗侵害作用を増強するが，脊髄上レベルでは阻害する。鎮痛以外の多くの作用に関しては，ベンゾジアゼピンとオピオイドの相互作用は相乗的である。オピオイドの心血管系と呼吸器系に対する作用は，ベンゾジアゼピンの併用により著明に変化する。ベンゾジアゼピンとオピオイドの組み合わせでは，心室機能が変化しないこともあるが，血圧，心係数，心拍数，末梢血管抵抗の著明な低下を生じることがある。ベンゾジアゼピンとオピオイドを併用した際に生じる循環抑制は，容量負荷により軽減される。

　バルビツレートとプロポフォールは安全にオピオイドと併用することが可能で，オピオイド併用により意識消失作用が増強されるが，過量投与の場合には，いずれの場合も低血圧を引き起こしたり増強したりするので注意が必要である。バルビツレートとオピオイドの併用後に発生する低血圧は，静脈拡張による心充満の減少，心筋抑制と交感神経系活動の低下による。オピオイドと併用する場合には，バルビツレートの導入量を減らすことが

推奨される。

b. 揮発性麻酔薬

確実に健忘状態を作り出し，不動化と血行動態の安定を促進するために，低濃度〔1/3～1/2 MAC（最小肺胞濃度）〕の揮発性麻酔薬がオピオイドと併用されることが多い。心臓手術において揮発性麻酔薬とオピオイドを組み合わせると，心拍出量が維持され平均動脈圧の低下が少ないが，心筋虚血が常に改善するわけではない。デスフルランは，心疾患患者において交感神経系の活動を亢進させ，心筋虚血の危険性を高める可能性がある。あらかじめ1.5 μg/kg 程度の少量のフェンタニルを投与すると，このような反応を著明に減弱させることができる[15]。

c. 筋弛緩薬

パンクロニウムは，大量オピオイド麻酔の際の筋弛緩のために広く使用され，パンクロニウムの迷走神経遮断作用によりオピオイドによる徐脈が軽減し血圧が維持されるとする報告がある。オピオイドを投与している場合には，筋弛緩薬が血行動態に及ぼす作用は，筋弛緩薬の投与量，投与時期，投与速度や前投薬，循環血液量，左室機能，自律神経作動薬の併用，などの要因により変化する可能性がある。ベクロニウムと大量オピオイドを組み合わせると，陰性変時作用と陰性変力作用を生じ，心拍数，心拍出量，血圧が低下して昇圧薬の必要が増える。オピオイドとロクロニウムを併用しても，血行動態の変化は少ない[16]。

d. マグネシウム

マグネシウムの血液脳関門通過は限られているが，NMDA受容体に対するアンタゴニストとしての作用により抗侵害作用を示す。硫酸マグネシウムを術前および術中に静脈投与すると，術中と術後のフェンタニル必要量は有意に減少する[17]。

e. NSAIDs

ジクロフェナク，フルルビプロフェンアキセチルのようなNSAIDsを周術期に投与することにより，周術期のオピオイド必要量を減少させることが可能で，悪心・嘔吐などのオピオイドの副作用を軽減することもできる[18]。

非ステロイド性抗炎症薬（NSAIDs）

1 作用機構

NSAIDsの主な作用機序は，アラキドン酸カスケードの律速段階酵素であるシクロオキシゲナーゼ（cyclooxygenase：COX）の抑制である。この作用により，起炎物質あるいは

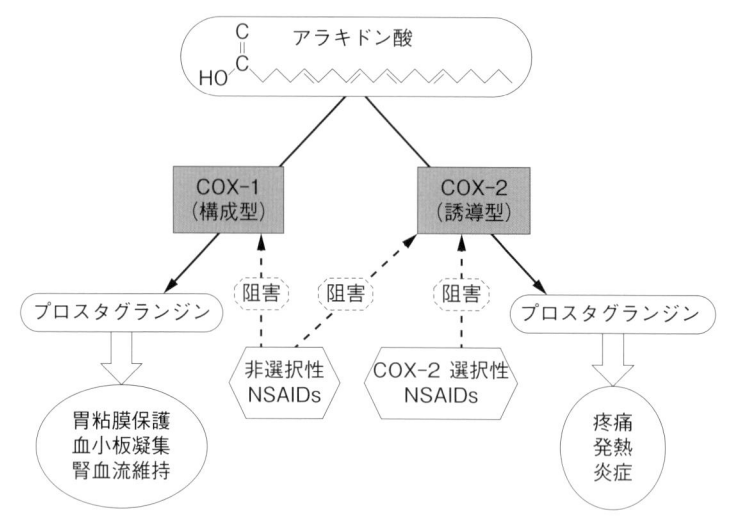

図5　2種類のシクロオキシゲナーゼ（COX）に対するNSAIDsの作用

フルルビプロフェンのような非選択性NSAIDsは，COX-1阻害作用を有するので胃粘膜障害，血小板凝集抑制，腎血流低下などの副作用を示す可能性がある。セレコキシブのようなCOX-2選択性NSAIDsには，そのような副作用は少ない。

発痛物質であるプロスタグランジンの産生が低下する。COXは，構成型COX-1と誘導型COX-2の2種類が存在する（図5）。COX-1は生体内の恒常性を維持する機能を有し，胃粘膜，血小板，腎において産生されるプロスタグランジンは胃粘膜保護作用，血小板凝集反応，腎血流維持に重要な役割を果たしている。COX-2は炎症部位で誘導されて発現し，炎症部位におけるプロスタグランジン産生を担う酵素である。プロスタグランジンは脊髄における痛覚伝達においても機能しており，NSAIDsは脊髄におけるプロスタグランジン産生抑制によって痛覚伝達抑制作用を示す。

2　薬物動態

周術期に静注薬として使用されるNSAIDsはフルルビプロフェンアキセチル（図6）であり，経口薬であるプロピオン酸誘導体フルルビプロフェンのプロドラッグで，フルルビプロフェンをエステル化して脂肪乳剤に封入することにより静注を可能にした薬物である。単回投与する場合は，50 mgを緩徐に静注するか，生理食塩液100 mlに希釈して30分程度で点滴投与する。投与されたフルルビプロフェンアキセチルは，カルボキシエステラーゼにより加水分解されて，フルルビプロフェンに変化して作用する。健康成人に50 mgのフルルビプロフェンアキセチルを投与すると，6～7分後にフルルビプロフェンの血漿中濃度が最高値に達し，以後5～6時間の消失半減期で血漿中濃度が低下する。

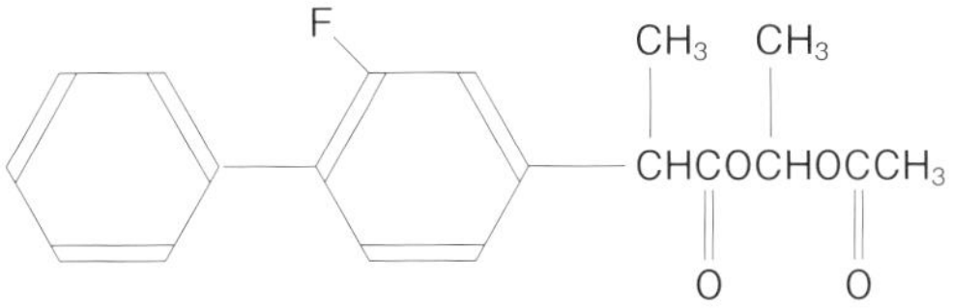

図6 フルルビプロフェンアキセチルの構造式

3 周術期における有用性

　開胸手術，開腹手術などにおいて，手術開始前にフルルビプロフェンアキセチルを投与すると（成人で50 mg程度），術後痛緩和に有効で，鎮痛薬の使用量を減少させる効果があることが示されている。また，開腹手術などによるインターロイキン（interleukin：IL）-6やIL-8などの炎症メディエータの上昇を抑制することも報告[19]されており，手術侵襲に対する炎症反応制御にも有効と考えられる。

■参考文献

1) Waldhoer M, Bartlett SE, Whistler JL. Opioid receptors. Annu Rev Biochem 2004；73：953-90.
2) Fukuda K. Opioids. In：Miller RD, editor. Miller's anesthesia. 7th ed. New York：Churchill Livingstone；2009. p.769-824.
3) Manglik A, Kruse AC, Kobilka TS, et al. Crystal structure of the micro-opioid receptor bound to a morphinan antagonist. Nature 2012；485：321-6.
4) Fields HL, Heinricher MM, Mason P. Neurotransmitters in nociceptive modulatory circuits. Annu Rev Neurosci 1991；14：219-45.
5) Stein C. The control of pain in peripheral tissue by opioids. N Engl J Med 1995；332：1685-90.
6) Weissman C. The metabolic response to stress：An overview and update. Anesthesiology 1990；73：308-27.
7) Liu XY, Liu ZC, Sun YG, et al. Unidirectional cross-activation of GRPR by MOR1D uncouples itch and analgesia induced by opioids. Cell 2011；147：447-58.
8) Bailey PL, Egan TD, Stanley TH. Intravenous opioid anesthetics. In：Miller RD, editor. Miller's anesthesia. 5th ed. New York：Churchill Livingstone；2000. p.273-376.
9) Shafer SL, Schwinn AA. Basic principles of pharmacology related to anesthesia. In：Miller RD, editor. Miller's anesthesia. 6th ed. New York：Churchill Livingstone；2005. p.67-104.
10) Egan TD, Minto CF, Hermann DJ, et al. Remifentanil versus alfentanil：Comparative pharmacokinetics and pharmacodynamics in healthy adult male volunteers. Anesthesiology 1996；84：821-33.
11) Glass PSA, Shafer SL, Reves JG. Intravenous drug delivery systems. In：Miller RD, editor. Miller's anesthesia. 7th ed. New York：Chrchill Livingstone；2009. p.825-58.
12) Bell J, Sartain J, Wilkinson GA, et al. Propofol and fentanyl anaesthesia for patients with low cardiac output state undergoing cardiac surgery：Comparison with high-dose fentanyl anaesthesia. Br J Anaesth 1994；73：162-6.

2. 鎮痛薬

13) Geisler FE, de Lange S, Royston D, et al. Efficacy and safety of remifentanil in coronary artery bypass graft surgery：A randomized, double-blind dose comparison study. J Cardiothorac Vasc Anesth 2003；17：60-8.
14) Unlugenc H, Ozalevli M, Gunes Y, et al. Pre-emptive analgesic efficacy of tramadol compared with morphine after major abdominal surgery. Br J Anaesth 2003；91：209-13.
15) Weiskopf RB, Eger EI 2nd, Noorani M, et al. Fentanyl, esmolol, and clonidine blunt the transient cardiovascular stimulation induced by desflurane in humans. Anesthesiology 1994；81：1350-5.
16) McCoy EP, Maddineni VR, Elliott P, et al. Haemodynamic effects of rocuronium during fentanyl anaesthesia：Comparison with vecuronium. Can J Anaesth 1993；40：703-8.
17) Kroin JS, McCarthy RJ, Von Roenn N, et al. Magnesium sulfate potentiates morphine antinociception at the spinal level. Anesth Analg 2000；90：913-7.
18) Ng A, Parker J, Toogood L, et al. Does the opioid-sparing effect of rectal diclofenac following total abdominal hysterectomy benefit the patient? Br J Anaesth 2002；88：714-6.
19) Xu Y, Tan Z, Chen J, et al. Intravenous flurbiprofen axetil accelerates restoration of bowel function after colorectal surgery. Can J Anaesth 2008；55：414-22.

〈福田　和彦〉

III. 静脈麻酔薬の薬理：各論

3 筋弛緩薬

はじめに

　手術・麻酔の発展の中で筋弛緩薬が果たしてきた役割は大きく，その活用により現在行われている高度な手術が可能となり，また安全な麻酔管理にも寄与してきた。一方で，Griffithらが1942年に初めてクラーレを筋弛緩薬として臨床麻酔に使用開始してから，当初より筋弛緩薬投与患者における麻酔関連死の報告があり，BeecherとTodd[1]は1948年から1952年の599,548症例を検討して，筋弛緩薬を投与しなかった患者の6倍の発生率と報告している。その後，より副作用が少なく作用時間の短い筋弛緩薬を求めて開発が進められてきた結果，血行動態に及ぼす影響が少なく，作用発現や効果消失はより早く，回復が予測容易な筋弛緩薬が臨床に導入された。また筋弛緩モニターの進歩により筋弛緩薬を用いた全身麻酔がより安全に行えるようになった。

　これらの進歩にもかかわらず，術後回復室における残存筋弛緩により全身麻酔後の患者死亡率が上昇することが最近のデータからも示されている[2]。スガマデクスの臨床使用開始により，ネオスチグミン使用時と比べて残存筋弛緩発生が減少し，安全性がより高まることが期待されるが，未承認の国もあり，また価格の面からまだ全世界で自由に使えるような状況にはない。

筋弛緩薬

1 筋弛緩薬の歴史

　筋弛緩薬の起源は，南米アマゾンの原住民が狩猟に用いていたクラーレと呼ばれる矢毒である。その後クラーレの結晶が抽出され，ツボクラリンと命名された。1942年にGriffithらが非脱分極性筋弛緩薬d-ツボクラリンの有効性を報告し，その後，臨床使用が始まった。本邦では，1952年にアメリゾール®の商品名で発売されている。しかし，d-ツボクラリンの神経筋遮断作用や残存筋弛緩作用，その拮抗に関する薬理学的理解が不十分であったため，作用時間が長いd-ツボクラリンは患者の安全を損なう結果となった。1952

年には作用発現が早く超短時間作用性の脱分極性筋弛緩薬，サクシニルコリン（以下，スキサメトニウム）が登場し，急速に臨床に普及した。1967年にはパンクロニウムの臨床使用が報告され，1980年代になると中間型作用時間を有するベクロニウムやアトラクリウムが登場した。1990年代には，短時間作用性の非脱分極性筋弛緩薬のミバクリウムや，中間型作用時間だが作用発現が早いロクロニウムが登場した。ロクロニウムは，2007年にようやくわが国でも発売された。

2 神経筋接合部の生理と脱分極性筋弛緩薬と非脱分極性筋弛緩薬

　筋弛緩薬は，作用発現機序により脱分極性と非脱分極性に分類される。筋弛緩薬の作用部位は，神経筋接合部のシナプス膜上に存在するアセチルコリン（acetylcholine：ACh）受容体である。シナプス後膜にはニコチン様ACh（nicotinic acetylcholine：nACh）受容体があり，2個のαサブユニットとβ，δ，εのサブユニットからなる五量体である。運動神経終末からは神経伝達物質のAChが放出され，nACh受容体の2つのαサブユニットと結合すると，イオンチャネルが開口し，ナトリウムイオンが細胞外から細胞内へ移動することで運動終板に活動電位が発生し，神経興奮が筋肉へと伝達して収縮が起こる。AChがシナプス前膜のnACh受容体に結合すると，神経末端内のACh小胞貯蔵部位から分泌部位までACh小胞の動員に正のフィードバックがかかる。筋弛緩薬はいずれのACh受容体にも作用し，シナプス後膜の活動電位の発生を阻害して筋弛緩作用をもたらす。

　脱分極性筋弛緩薬のスキサメトニウムは，神経筋接合部の神経伝達物質であるAChの2分子からなり，シナプス後膜のACh受容体の2つのαサブユニットに結合することで，イオンチャネルを開口させ，脱分極を引き起こす。スキサメトニウムの分解酵素であるブチリルコリンエステラーゼは，シナプス間隙には存在しないため，スキサメトニウムが拡散により血中に戻る数分の間，反復性にACh受容体と結合することで，神経筋接合部後膜の持続的脱分極が起こる。その間，接合部周囲筋細胞膜の電位依存性Na^+チャネルは開口したままとなり，新たな活動電位は生じないため筋弛緩作用がもたらされる（phase Ⅰブロック）。脱分極筋弛緩薬を長時間あるいは高濃度で使用すると，非脱分極性筋弛緩薬による筋弛緩作用と類似したphase Ⅱブロックへ移行する。

　非脱分極性筋弛緩薬は，神経筋接合部の後膜と運動神経末端に存在するそれぞれのACh受容体を神経伝達物質のAChと競合することで，AChの結合を阻害する。その結果，後膜に活動電位は発生せず筋弛緩作用がもたらされる。一方，運動神経末端のACh受容体へのAChの結合が阻害されると，神経末端内のACh小胞貯蔵部位から分泌部位までACh小胞の動員に正のフィードバックが働かない。その結果，シナプス間隙において競合するAChが減少するため，非脱分極性筋弛緩薬のACh受容体との結合の機会が増大する。

脱分極性筋弛緩薬

1 薬理作用

　本邦で使用可能な脱分極性筋弛緩薬は，スキサメトニウム（サクシン®）のみである。スキサメトニウムは，迅速な作用発現と超短時間の作用持続を特徴とする筋弛緩薬である。スキサメトニウム1 mg/kgを投与すると，60秒で完全ブロックが得られる[3]。スキサメトニウムは血漿中のブチリルコリンエステラーゼにより速やかに加水分解されるため，90％の筋力が回復するまでの時間は9～13分とされる[4]。ブチリルコリンエステラーゼは血漿中にのみ存在し，神経筋接合部にはほとんど存在しない。別名plasma cholinesteraseやpseudocholinesteraseと呼ばれる。スキサメトニウムによってもたらされた筋弛緩作用は，スキサメトニウムが神経筋接合部から血中に拡散することで終了する。ブチリルコリンエステラーゼは肝臓で生成され，肝臓疾患や高齢者，妊娠など，さまざまな要因でその活性が低下することが知られている。ただし，ブチリルコリンエステラーゼの正常域は非常に大きいため，たとえ著明に活性が低下しても，筋弛緩作用の遷延は中等度にとどまる。一方，ブチリルコリンエステラーゼの異常遺伝的変異の患者では，筋弛緩作用は著明に遷延する。

≪ジブカインナンバー≫
　ジブカインが，正常なブチリルコリンエステラーゼ活性を異常なものと比較して顕著に抑制することを利用したテストである。抑制される酵素のパーセンテージで示される。正常な場合は70～80％である。異常遺伝子がホモ接合体の場合，ジブカインナンバー（DN）は20～30％となりスキサメトニウムの作用は4～8時間遷延する。

2 副作用

　スキサメトニウムは，さまざまな副作用のため臨床での使用が制限される。スキサメトニウムは，交感神経と副交感神経のnACh受容体，心臓の洞結節のムスカリン様ACh（muscarinic acetylcholine：mACh）受容体を刺激するため，徐脈，接合部調律，心室性不整脈など心血管系の副作用を引き起こす。特に小児で発生率が高く，注意が必要である。これらの副作用発現の予防には，スキサメトニウム投与に先立つアトロピンの投与が有効である。また，スキサメトニウムはその作用機序より，ナトリウムイオンの細胞内への流入に引き続き細胞内から血漿へカリウムイオンが流失するため，0.5 mEq/l程度の血中カリウム濃度の上昇を認める。このわずかな血中カリウム濃度の上昇は不整脈を誘発することは少ないが，重篤な代謝性アシドーシスや脱水，重篤な腹部感染症，重度熱傷，そして神経筋接合部外（extrajunctional）にACh受容体が増加する神経筋疾患（脳血管障害による四肢麻痺，片麻痺，筋ジストロフィ，ギラン・バレー症候群）では，スキサメトニウムの投与により致死的な高カリウム血症が発生し心停止を起こす危険性がある。スキサメトニウ

ムは眼圧と頭蓋内圧そして胃内圧を上昇させ，また骨格筋の線維束攣縮のため患者は術後筋肉痛を訴える。これらの副作用は，スキサメトニウム投与2分前に，少量の非脱分極性筋弛緩薬を投与することで防止することができる。しかし，非脱分極性筋弛緩薬の前投与は，スキサメトニウムの作用発現時間を遅らせ，また良好な挿管コンディションも得られにくくなる[5]。さらに，ベクロニウムでは，ED_{95}の10～30％量の投与において誤嚥の可能性が示唆されている[6]。

3 臨床使用

脱分極性筋弛緩薬は，その作用発現の速さからrapid sequence induction (RSI) 時の筋弛緩薬として優位性を持つ。しかし，高K血症や悪性高熱などの致命的な合併症に加えて，線維束性収縮により眼圧や胃内圧が上昇するなどRSI時に不利となる欠点を併せ持つ。一方，0.9 mg/kgのロクロニウムを用いれば75秒で作用発現が得られ，1.2 mg/kgでは55秒とスキサメトニウムの50秒と遜色がない[7]。ただし，ロクロニウムは作用持続時間が長く，短時間手術では不利となる。作用持続時間は，ロクロニウム0.9 mg/kgでは53分，1.2 mg/kgでは73分である。一方，1 mg/kgのスキサメトニウムでは9～13分と短い。このロクロニウムの作用時間の問題も，ロクロニウムに高い親和性を有する筋弛緩回復薬のスガマデクスの登場により，深い筋弛緩状態からの筋弛緩作用の拮抗が可能となったことで解決された。スキサメトニウムの優位性は，さらに薄れたといえる。

スキサメトニウムは気管挿管時のみに使用し，そのあとは非脱分極性筋弛緩薬に変更されることも多い。そのような場合，ロクロニウムでは作用持続時間が延長することが知られている[8]。ベクロニウムでは，作用時間延長は見られない。

非脱分極性筋弛緩薬

1 分類/種類

非脱分極性筋弛緩薬は，構造による分類と作用持続時間による分類が可能である。アミノステロイド構造を持つのが，パンクロニウム，ピペクロニウム，ベクロニウム，ロクロニウムで，ベンジルイソキノリウム構造を持つのは，d-ツボクラリン，アトラクリウム，シスアトラクリウム，ミバクリウムなどが含まれる。ステロイド系やベンジルイソキノリウム系とは別の構造として，ガラミンやアルクロニウムがある。作用持続時間による分類は，長時間作用性（パンクロニウム），中間型（ベクロニウム，ロクロニウム），短時間作用性，さらに超短時間作用性としてガンタクリウムが開発中である（表1）。

パンクロニウムは2012年4月1日に薬価収載が終了したため，本邦で使用可能な非脱分極性筋弛緩薬は中間型のベクロニウムとロクロニウムの2剤のみである。2007年にロクロニウムが発売されると，ベクロニウムを使用する意義が少なくなり，本邦ではロクロニ

表1 ED₉₅の2倍量投与後の作用持続時間による非脱分極性筋弛緩薬の分類

分類	長時間作用性 （>50分）	中時間作用性 （20〜50分）	短時間作用性 （15〜20分）	超短時間作用性 （<10〜12分）
ステロイド系	パンクロニウム ピペクロニウム	ベクロニウム ロクロニウム		
ベンジルイソキノリン系	d-ツボクラリン メトクリン ドキサクリウム	アトラクリウム シスアトラクリウム	ミバクリウム	
その他				
非対称性（混合性） 　オニウムクロロフマラート				ガンタクリウム
フェノールエーテル誘導体	ガラミン			
トキシフェリンジアリル誘導体	アルクロニウム			

（Naguib M, Lien CA. pharmacology of muscle relaxants and their antagonists. In：Miller RD, editor. Miller's anesthesia. 7th ed. Philadelphia：Churchill Livingstone；2009. p.859-911 より改変引用）

ウムがほぼ市場を独占する状況となっている。ただ，ロクロニウムに強い親和性を有する筋弛緩回復薬のスガマデクスの登場により，スガマデクスによる拮抗直後に再筋弛緩が必要な場合，ロクロニウムの再投与では残存するスガマデクスにより十分な筋弛緩作用が発現しないことが懸念される。本邦では，スガマデクスが親和性を持たないベンジルイソキノリウム系非脱分極性筋弛緩薬が使用できないため，同じく親和性がないスキサメトニウムはそのような状況では，選択肢の一つとなる。

1995年には，ステロイド系筋弛緩薬のピペクロニウムと，ベンジルイソキノリン系筋弛緩薬のシスアトラクリウムとミバクリウムの臨床治験が行われたが，発売には至らなかった。

2 薬理作用

非脱分極性筋弛緩薬の薬理学的特性は，力価〔単収縮高が95％抑制されるときの薬物の量（ED_{95}）〕，作用発現時間（投与から最大効果が得られる時間）や作用持続時間（収縮高が投与前の25％に回復するまでの時間）などのパラメータで表される。

筋弛緩薬の作用発現時間は，ボーラス投与量が増えると短縮する。ロクロニウムでは，気管挿管量 0.6 mg/kg（ED_{95}の 0.3 mg/kg の2倍量）を静脈内投与すると作用発現は85秒であるが，0.9 mg/kg では77秒，1.2 mg/kg では55秒に短縮する。一方，作用持続時間は，37分，53分，そして73分へと用量依存的に延長する。アミノステロイド系筋弛緩薬では，力価が低い筋弛緩薬ほど作用発現時間が早い関係性が知られている。ロクロニウムの力価はベクロニウムの約1/6とされるが，0.6 mg/kg のロクロニウムと同力価とされる 1.0 mg/kg のベクロニウムの作用発現時間は126秒である。

筋弛緩薬の効果は，筋肉の種類によって異なることにも注意が必要である。例えば，母指内転筋群など四肢末梢の筋群と比べて，喉頭筋群や横隔膜などより中枢に存在する筋群では血流量が豊富なため，効果部位濃度の上昇が早く作用発現は早くなる。しかし，これらの筋肉は，非脱分極性筋弛緩薬に抵抗性を示し，完全な弛緩にはより多くの量を必要とする。また，母指内転筋群などと比べ回復も速やかである。そのため，気管挿管時には喉頭筋群や横隔膜の筋弛緩が重要となるため，通常 ED_{95} の2倍量が用いられる。

3 代謝および排泄

　ベクロニウムは能動輸送によって肝臓に取り込まれ，12%が肝臓のマイクロゾームで3位のアセチル基がヒドロキシ基に置換されて，3-OH体が代謝産物として産生される。そのほか 17-OH体，3,17-OH体が代謝産物として想定されるが，ヒトでは 3-OH体のみしか見つかっていない。3-OH体は，ベクロニウムの約80%の筋弛緩効果を有する。3-OH体のクリアランスはベクロニウムより小さいため，腎機能障害患者ではベクロニウムの作用が遷延することとなる。投与されたベクロニウムの30～40%は代謝を受けず，そのままの形で胆汁から排泄され，また最大25%はそのままの形で腎臓から尿中へ排泄される。

　一方，ロクロニウムも能動輸送によって肝臓に取り込まれるが，代謝を受けない。70%以上が，胆汁からそのままの形で排泄される。想定される 17-OH体の代謝産物は，生体からは見つかっていない。最大10%は，尿中へそのままの形で排泄される。そのため，肝機能障害や腎機能障害患者ではベクロニウムやロクロニウムの作用が遷延する可能性がある[9)10)]。

4 非脱分極性筋弛緩薬の薬理作用に影響する因子

　さまざまな因子が，筋弛緩薬の薬理作用に影響を及ぼすことが知られている。例えば，性別も影響する。女性は男性と比較して，体脂肪が占める割合が大きく，筋肉量や骨の割合が小さい。水溶性の筋弛緩薬ではその分布容積が小さくなるため，同等の筋弛緩効果を得るための必要量は減少し，同等量を使用した場合は作用時間が延長する。年齢の影響も大きい。高齢者では，体内水分量が減少するため筋弛緩薬の分布容積が減少する。クリアランスも低下するため，健常成人と同等の投与では作用が延長する[11)]。一方，新生児，乳児と小児では，非脱分極性筋弛緩薬の作用発現や作用持続時間はさまざまに変化する。小児は，成人と比較して分布容積は大きい。しかし，体重あたりの心拍出量が大きく，神経筋組織が未熟で筋弛緩薬に対する感受性が高く，クリアランスも低いため，結果として気管挿管の必要量は成人と同等か少なくなるとされる。新生児や乳児では，必要量は減少するとする報告[12)]がある一方，作用持続時間については，新生児や乳児では肝臓や腎臓など，排泄に関与する臓器が未熟であるため延長しやすい。

　ほかの薬物との相互作用も知られている。吸入麻酔薬は非脱分極性筋弛緩薬の必要量を減少させ，作用持続時間を延長させる。作用増強効果は吸入麻酔薬の種類によって異なり，デスフルラン＞セボフルラン＞イソフルランとされる[13)]。局所麻酔薬は，大量に静脈内投

与すると神経筋の伝達を遮断，少量では筋弛緩薬の効果を増強する。アミドグリコシド系，ポリミキシン，リンコマイシンやクリンダマイシンなどの抗生物質は，神経終末からのACh放出の抑制とシナプス後膜のnACh受容体のアセチルコリンに対する感受性を低下させることで，非脱分極性筋弛緩薬の筋弛緩作用を増強するといわれる。低体温は，ベクロニウムやロクロニウムの生体内からの排泄を遅延させて，筋弛緩薬の作用を延長させる。妊娠子癇の治療で使用されるマグネシウムも筋弛緩作用を認め，非脱分極性筋弛緩薬の作用を増強する。一方，作用を減弱させるものもある。長期間抗痙攣薬が投与された患者では，完全遮断を得るためには増量が必要で，作用持続時間も短縮する。ステロイドも神経終末からのACh放出を促進し，またnACh受容体のチャネルをブロックすることで筋弛緩薬の作用を減弱させるといわれる。

5 副作用

理想的な筋弛緩薬は，①薬物として安定，②神経筋遮断作用が強力，③作用発現が迅速，④副作用がない，⑤代謝産物に活性がない（あるいは代謝産物が存在しない），⑤速やかに筋弛緩作用の拮抗が可能という条件を持つ非脱分極性筋弛緩である。なかでも，臨床使用量で副作用がないことは重要である。非脱分極性筋弛緩薬は，交感神経と副交感神経系のニコチン様とムスカリン様ACh受容体にも結合して遮断効果を発揮することがある。非脱分極性筋弛緩薬の種類によって，自律神経系への遮断効果は異なり，さらにヒスタミン遊離作用の有無も加わるため，副作用の種類や程度は異なる（表2）。心血管系においては，低血圧，頻脈，不整脈や徐脈として副作用が現れる。パンクロニウムは，迷走神経遮断作用により臨床使用量で頻脈を認める。表2に示した非脱分極性筋弛緩薬の迷走神経遮断作

表2 非脱分極性筋弛緩薬の自律神経系に対する安全域：それぞれの症状を引き起こす投与量と各薬物のED$_{95}$に対する比

薬物	迷走神経遮断作用 （ネコでのデータ）	交感神経節遮断作用 （ネコでのデータ）	ヒスタミン遊離作用 （ヒトでのデータ）
ベンジルイソキノリン系			
ミバクリウム	>50	>100	3.0
アトラクリウム	16	40	2.5
シスアトラクリウム	>50	>50	無
d-ツボクラリン	0.6	2.0	0.6
ステロイド系			
ベクロニウム	20	>250	無
ロクロニウム	3.0〜5.0	>10	無
パンクロニウム	3.0	>250	無

　数値が5以上であれば，臨床使用での副作用の発現はない。数値が3〜4であれば，副作用の程度はわずかか軽い。数値が2〜3であれば，副作用の程度は中等度である。数値が1あるいはそれ以下であれば，副作用の程度は高度あるいは重篤である。

　〔Naguib M, Lien CA. pharmacology of muscle relaxants and their antagonists. In：Miller RD, editor. Miller's anesthesia. 7th ed. Philadelphia：Churchill Livingstone；2009. p.859-911（p.882, table 29-10）より改変引用〕

用の安全域は，パンクロニウムではED$_{95}$の3倍であり，ロクロニウムにおいては3～5倍である。気管挿管量としては，通常ED$_{95}$の2倍量が用いられ，臨床的に頻脈を経験することは少ないが，大量投与では頻脈を起こす可能性がある。ベクロニウムは，20倍とほとんど迷走神経遮断作用がない。ベクロニウム単独投与において徐脈は起こらないが，麻酔導入時に徐脈を起こす麻薬とベクロニウムを併用すると高度な徐脈が発生した報告[14]がある。低血圧は，ヒスタミン遊離作用を有する非脱分極性筋弛緩薬で問題となる。本邦で使用可能なパンクロニウム，ベクロニウムやロクロニウムには，遊離作用を認めない。気道の過敏性を有する患者では，ヒスタミン遊離作用を持つ筋弛緩薬により気道抵抗の増大や気管支攣縮が起こることがある。非脱分極性筋弛緩薬は，気道機能の制御にかかわるmACh受容体に異なる反応を示す。ベクロニウムやロクロニウムは，気管支平滑筋へはほとんど影響を及ぼさないとされる。ベクロニウムやロクロニウムは，心血管系にもほとんど影響を及ぼさず副作用の少ない非脱分極性筋弛緩である。

6 臨床使用（気管挿管量，追加投与量と持続投与法）

　筋弛緩薬使用のポイントは，気管挿管時や手術中に体動，咳嗽反射を抑制する必要十分量を投与し，手術終了時には筋弛緩効果の残存なく速やかに覚醒させることである。この命題を達成することは，実際には意外に難しい。まず筋弛緩薬の効果は，個人差がきわめて大きいことが挙げられる。本邦で行われたロクロニウムの臨床治験[15]では，挿管量のロクロニウム0.6 mg/kgを静脈内投与した場合，その作用時間は53.4±36.9分と報告されている。平均値±1 SDに測定値が入る確率は68％であるので，ロクロニウムの挿管量を投与した場合，平均値±1 SDは16.5～93.3分となり，この広い範囲にも入らない症例が30％以上存在することになる。また，筋弛緩薬の必要量は，併用する麻酔薬の影響も大きく受ける（図1）。したがって，さまざまな麻酔の状況において適切な筋弛緩効果を得るためには，筋弛緩モニターの使用が不可欠といえる。

　気道挿管量の筋弛緩を投与後は，時間の経過とともに筋弛緩作用が回復してくる。手術が続行される場合は追加投与が必要となる。追加投与の方法としては，単回投与と持続投与法がある。手術施行に必要な筋弛緩は，筋収縮力を投与前値の20～25％以下に抑制するのが適当とされる[16]。筋弛緩薬の作用持続時間を収縮高が投与前の25％に回復するまでの時間で規定し（図2），追加投与はこの作用持続時間を指標に行われることが多い。筋弛緩モニターで四連反応比（train-of-four ratio：TOF比）を使用する場合は，T1の出現が筋収縮力の5～10％，T4出現が15～40％回復に相当するため[17][18]，TOF比が1～2の時点で追加投与を行うのがよい。追加投与量は，初回投与（気管挿管量）の1/4量（ED$_{95}$の1/2量）を用いるのが一般的である。ロクロニウムでは，0.15 mg/kg程度となる。

　ロクロニウムには活性代謝産物がなく，反復投与しても蓄積性が認められないため持続投与に適している。わが国の持続投与に関する臨床治験では，セボフルラン麻酔下とプロポフォール麻酔下でロクロニウムの持続投与速度を比較している[19]（図3）。ロクロニウム0.6～0.9 mg/kgを初回投与し気管挿管を行った後に，TOFでT1の再出現を確認した時点で持続投与を開始し，筋収縮力を筋弛緩薬投与前値の3～10％に維持するように投与速度

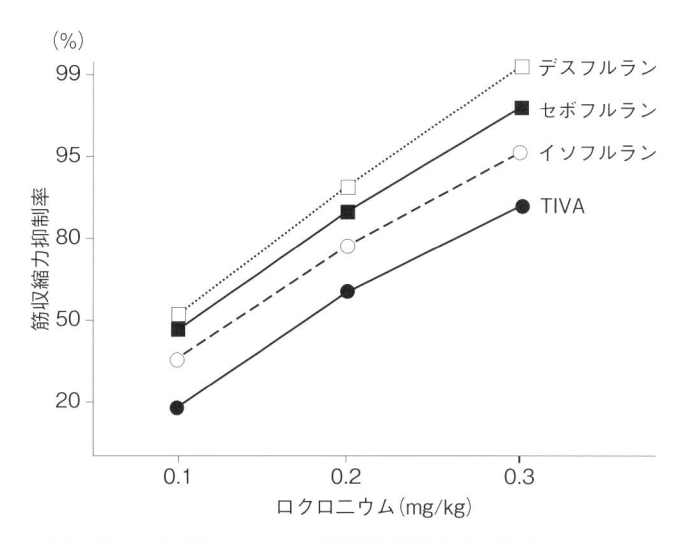

図1　揮発性麻酔薬の筋弛緩増強効果

デスフルランがもっとも強く，次いでセボフルラン，イソフルランの順である

（Wulf H, Ledowski T, Linstedt U, et al. Neuromuscular blocking effects of rocuronium during desflurane, isoflurane, and sevoflurane anaesthesia. Can J Anaesth 1998；45：526-32 より引用）

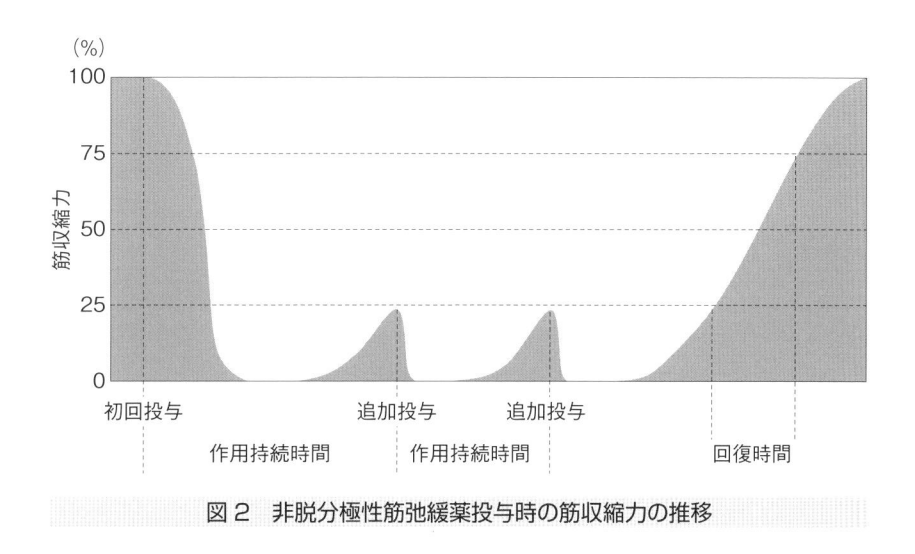

図2　非脱分極性筋弛緩薬投与時の筋収縮力の推移

を変化させている．プロポフォール麻酔下では，初回投与量を 0.9 mg/kg とすると，時間経過にかかわらず 7 μg/kg/min 前後で筋弛緩の維持が可能となる．一方，セボフルラン麻酔下では，初回投与にかかわらず持続投与開始後から投与速度を減少させる必要がある．持続投与開始から 90 分後には投与速度は 3〜4 μg/kg/min 程度で安定する．いずれにしても，筋弛緩薬の効果は個人差や麻酔法の影響を大きく受けるため，筋弛緩モニター下に管理すべきである．筋弛緩薬は静脈に投与されるため，薬物動態（pharmacokinetic：PK）パ

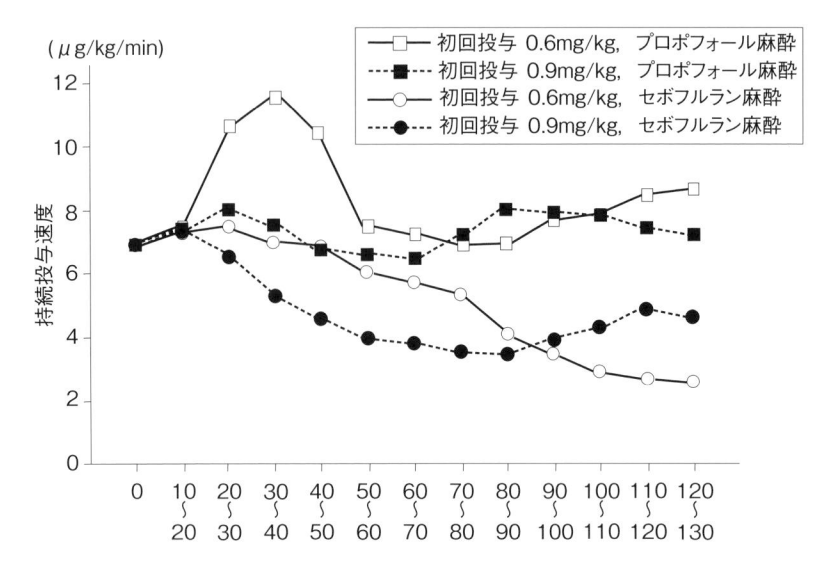

図3 筋収縮力を一定に維持するためのロクロニウム持続注入平均投与速度の推移

〔高木俊一,尾﨑 眞,岩崎 寛ほか.Org9426（臭化ロクロニウム）持続注入時における麻酔薬との相互作用.麻酔 2006；55：963-70 より引用〕

ラメータを用いたシミュレーションが可能である。ロクロニウムでは，Szenohradszky, Alvarez-Gomez, Wierda, Cooper らによって報告されている。例えば，初回投与後に T1 の出現を確認した時点での推定血中濃度および効果部位濃度付近となるような持続投与量をシミュレーションし，筋弛緩モニター下に投与速度を調節することも可能である。

筋弛緩拮抗薬（ネオスチグミン，スガマデクス）

1 抗コリンエステラーゼ薬による筋弛緩薬の拮抗

a. 非脱分極性筋弛緩薬の拮抗機序

　運動神経終末より放出された ACh は，アセチルコリンエステラーゼ（acetylcholinesterase：AChE）の活性部位に結合し，遊離コリンとアセチル化酵素に加水分解される。抗コリンエステラーゼ薬による AChE 抑制により ACh の寿命が延びれば，ACh がフリーの ACh 受容体に結合する確率が高くなり，神経筋伝達が維持される。また，相対的に ACh 濃度が上昇することにより筋弛緩薬が ACh 受容体から遊離し，さらに神経筋接合部からの拡散が促進することで筋弛緩薬による競合的神経筋遮断からの回復が起こる。

　非脱分極性筋弛緩に対する拮抗薬としてこれまで長年臨床使用されてきた静注薬は，抗コリンエステラーゼ薬であるネオスチグミンとエドロホニウムであるが，それぞれ AChE

表3 リバースの臨床的指針

TOFカウント	フェード	使用薬	投与量(mg/kg)
0		反応が見られるまで拮抗薬投与を待機	
1～2	++++	ネオスチグミン	0.07
3～4	+++	ネオスチグミン	0.04
4	++	エドロホニウム	0.5
4	±	エドロホニウム	0.25

(Bevan DR, Donati F, Kopman AF. Reversal of neuromuscular blockade. Anesthesiology 1992 ; 77 : 785-805 より改変引用)

との反応様式が異なる。ネオスチグミンは，AChEの陰イオン部と静電結合を行い，エステル部とはカルバミルエステル結合を形成し安定となる。AChと同様にAChEで2段階反応を受けるが，カルバミル化酵素の分解速度はAChよりはるかに遅く（30分～6時間），長時間にわたってAChの分解が妨げられる。一方，エドロホニウムはAChEの陰イオン部と静電力で緩く結合し，エステル部とは水素結合して安定化する。酵素と共有結合を形成しないので，エドロホニウムはAChと濃度に応じて競合し，短時間（2～10分）でAChEから離れて拡散する。したがって，エドロホニウムは変化を受けずに可逆性に酵素活性を抑制し，抑制作用は容易に消失するため作用持続時間が短い。

抗コリンエステラーゼ薬による筋弛緩拮抗には，AChE抑制以外の機序も関与している。シナプス前作用としてKチャネルを遮断することで神経終末からのACh放出を増大させ，神経筋機能を回復させる。あるいは，シナプス後膜に作用して直接運動神経終板を脱分極し，受容体チャネルに作動薬として作用してイオン流を生じさせ，神経筋刺激伝達を促進させる機序が考えられている。

b. 抗コリンエステラーゼ薬の投与量と投与時期

非脱分極性筋弛緩薬による筋弛緩効果からの回復には，これまで抗コリンエステラーゼ薬が臨床上広く用いられてきた。主にネオスチグミンが使用されてきたが，Bevanら[20]はエドロホニウムとともにその使用指針を示している（表3）。スガマデクスが頻用される現在の状況でも，自然回復がある程度見られてから適切な投与量で施行されれば臨床的に有用である。現在，日本ではスガマデクスによる拮抗が主流であるが，経済的な観点からは図4のような抗コリンエステラーゼ薬を併用した方法も考慮されている[21]。

抗コリンエステラーゼ薬は，深い筋弛緩状態に対しては拮抗の効果を得ることは難しく，不十分な回復により残存筋弛緩の危険性が増加する。内因性のAChを介した反応であるために，強い神経筋遮断状態にある場合すなわち筋弛緩薬の血中濃度が高い場合は抗コリンエステラーゼ薬を追加投与しても十分な回復が得られず[22]，また回復までの時間も短縮できない。定量的筋弛緩モニターを実施し，筋弛緩効果残存の程度に応じた拮抗をする必要がある。拮抗する基準に達していない場合および拮抗が成功しなかった場合は，ネオスチグミン0.07 mg/kg以上の投与を行わずに調節呼吸を継続して筋弛緩薬作用の自然消褪を待つか，あるいはスガマデクスを投与する必要がある。実際には，症例による全身状

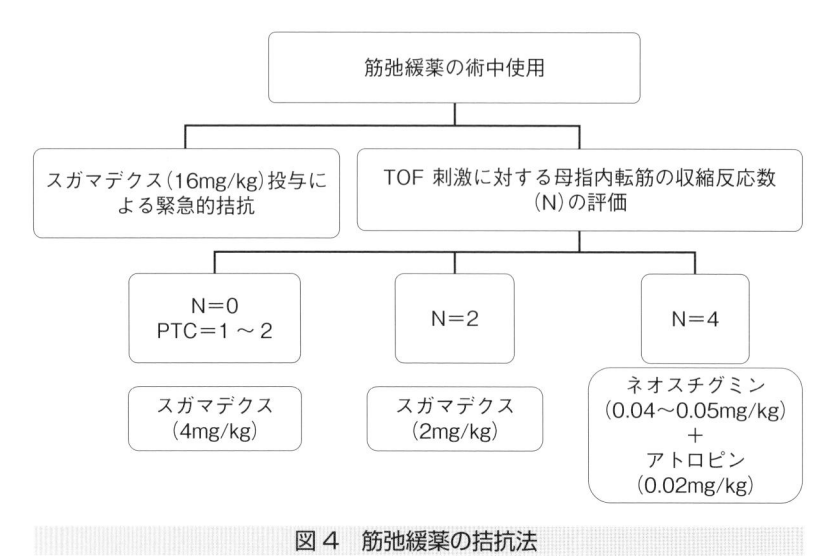

```
                           筋弛緩薬の術中使用
                    ┌──────────────┴──────────────┐
            スガマデクス(16mg/kg)投与に        TOF刺激に対する母指内転筋の収縮反応数
                 よる緊急的拮抗                        (N)の評価
                                      ┌──────────────┼──────────────┐
                                    N=0             N=2             N=4
                                 PTC=1～2
                                                                ネオスチグミン
                                  スガマデクス      スガマデクス    (0.04～0.05mg/kg)
                                  (4mg/kg)        (2mg/kg)           ＋
                                                                 アトロピン
                                                                 (0.02mg/kg)
```

図4　筋弛緩薬の拮抗法
(Plaud B, Debaene B, Donati F, et al. Residual paralysis after emergence from anesthesia. Anesthesiology 2010；112：1013-22 より改変引用)

態の違いや個人差から，拮抗の適切なタイミングや投与量の判断は容易ではない。

　投与時期に関するBevanら[23]の報告によると，ロクロニウムによる筋弛緩効果が四連反応のT1において10または25％回復時にネオスチグミンの投与を行うと，ネオスチグミン投与後TOF比が0.9に回復するまでの時間は平均7.4と4.5分になり，そのときの筋弛緩薬投与からの経過時間も27.0，28.2分であり，自発回復を待った場合と比べて有意に短い。しかし，T1が1％まで回復したときにネオスチグミンを投与すると，TOF比が0.9まで回復するのにネオスチグミン投与後平均19.1分かかり，筋弛緩薬投与からの時間は35.3分となり，自然回復と比べて有意な短縮とはならない。T1が10％以上回復時にネオスチグミン投与を行うことで，拮抗薬投与後TOF比が0.9まで回復する時間が5分前後となり，短時間で予測しやすく確実な回復が可能である。

　手術終了1～4時間前に最終の筋弛緩薬を投与していなければ，自発的な筋力回復が得られていると信じられているが，Caldwell[24]は，ベクロニウム0.1 mg/kg単回投与後4時間までの筋弛緩の程度を調べ，2時間後では20人中4人，4時間後でも20人中1人がTOF比<0.75であったと報告した。抗コリンエステラーゼ薬を投与しなかった場合には高い残存筋弛緩の発生率が報告されているが，拮抗しても術後回復室で完全な筋力回復が得られているとはかぎらない。Hayesら[25]は，筋弛緩を拮抗しなかった患者では回復室でTOF比<0.8であった割合は60％であったが，拮抗された患者でも49％で存在したと報告している。

　術中に非脱分極性筋弛緩薬を投与されたすべての患者に抗コリンエステラーゼ薬を投与すると，ネオスチグミン投与により筋力低下が引き起こされる症例が発生することが報告されている。Payneら[26]は，ネオスチグミン2.5 mg静注によりいったん筋弛緩は拮抗されるが，2～5分後に2回目の投与を行うと，再び筋弛緩作用が生じ，さらに筋弛緩薬を投与されていない患者に2.5 mgのネオスチグミンを投与すると，筋力の低下が20分続いたと

報告した。また Goldhill ら[27]は、ネオスチグミンを 5 分間隔で 2 回、TOF 比が 0.5 のときと 0.9 のときに投与し、非脱分極性筋弛緩薬から自発的に回復している場合、ネオスチグミンは神経筋機能を障害する方向に働くとしている。

実際の臨床においては、周術期に定量的筋弛緩モニターを使用することによって抗コリンエステラーゼ薬の投与の必要性を判断し、神経筋機能の回復を評価するべきである。

c. 抗コリンエステラーゼ薬の副作用

副作用としては、徐脈、低血圧、気管支収縮、分泌増加、嘔気・嘔吐、腸管蠕動亢進などのムスカリン様作用が挙げられる。そのため、アトロピンやグリコピロレイトなどの抗ムスカリン薬を併用して、ムスカリン様作用を防止する[21]。抗コリンエステラーゼ薬の投与時には、その副作用に加え併用するアトロピンの副作用も問題となる。その副作用には、頻脈、口腔内乾燥、視調節障害、尿閉、中枢神経系興奮作用などがある。また、抗コリンエステラーゼ薬は気管支痙攣を起こす可能性があるため、原則として喘息患者には使用しない。

ネオスチグミンを大量に投与した場合は、コリン作動性ブロックが起こる可能性がある。これは、アセチルコリンが多量となり、終板を持続的に脱分極するために電気的に不活性化し、あたかもスキサメトニウム投与時のような神経筋接合部ブロックが引き起こされることによる。また、ムスカリン様作用も強く現れるため、腹痛、下痢、分泌亢進、縮瞳などコリン作動性クリーゼも起こすことになる。

d. 拮抗を阻害する因子

抗コリンエステラーゼ薬の拮抗効果は神経終末からの ACh 放出能力に依存することから、揮発性吸入麻酔薬・局所麻酔薬・ある種の抗生物質の存在、酸塩基平衡異常、電解質異常などで ACh 放出の過程が抑制される状況では、拮抗が不十分になる可能性がある。そのため術後に筋弛緩薬の効果が再び現れ、舌根沈下や換気量低下が起こることがある。筋弛緩薬投与後単収縮が回復した時点でも、まだ 80％の受容体が筋弛緩薬によって占拠されており[28]、薬物の相互作用および患者の状態の変化などにより ACh の放出や受容体に対する結合性に変化が起こると再クラーレ化の危険がある。

2 スガマデクス

2010 年になって本邦で臨床使用可能になったスガマデクスは、γ-シクロデキストリン製剤であり、抗コリンエステラーゼ薬による拮抗とはまったく機序が異なり、筋弛緩薬と結合（包接）することにより筋弛緩効果を拮抗する薬である。ステロイド系筋弛緩薬と親和性が高く（親和性；ロクロニウム＞ベクロニウム≫パンクロニウム）、1：1 で緊密に包接し、非常に安定している。そのため、ロクロニウムによる深筋弛緩状態も拮抗できることが示され、非脱分極性筋弛緩薬による筋弛緩管理を容易なものにした。しかし、ベンジルイソキニリン系筋弛緩薬（アトラクリウム、シスアトラクリウム）やスキサメトニウムには親和性を持たないので、これらによる筋弛緩作用を拮抗することはできない[29]。

T2の再出現後の浅い筋弛緩では2 mg/kgを，PTC 1～2程度の深い筋弛緩では4 mg/kgを投与し，残存筋弛緩の程度に応じて，投与量増減することが推奨されている．迅速導入時など大量のロクロニウムを投与した直後に換気不能となったときのような緊急時には16 mg/kgを用いることで，5分以内にTOF比＞0.90の回復が得られる[30)31)]．

スガマデクスの代謝はごくわずかであり，未変化体のまま尿中に排泄され，腎不全の場合を除いて急速に体内から除去される．重症腎不全患者においては，スガマデクス単独およびロクロニウムとの包接体は体内に長時間残留することになるが，腎機能正常患者と同様の筋弛緩拮抗効果を示し，長時間の経過後も明らかな包接の解離が見られないことが報告[32)]されている．スガマデクスは，重症心疾患患者においてもQT間隔に影響を与えず[30)]，呼吸器疾患〔喘息，気管支炎，慢性閉塞性肺疾患（COPD）〕の患者でも副作用なく投与可能である．

このようにスガマデクスは，従来の抗コリンエステラーゼ薬による筋弛緩拮抗時のさまざまな問題点を解決する可能性がある．ただし，筋弛緩拮抗効果が確実であるために，スガマデクスを投与した直後に再手術になるなど再度筋弛緩が必要となった場合に，ロクロニウムやベクロニウムの効果が減弱することが考えられる．

まとめ

筋弛緩薬は安全な麻酔管理に大きく寄与する反面，適切な使用を誤れば患者安全を脅かしてしまう．そのため，薬理作用や薬理作用に影響する因子，副作用や筋弛緩作用の回復・拮抗について十分な理解が必要である．また，筋弛緩薬の効果は，個人差が大きくさまざまな因子の影響を受けるため，筋弛緩モニター下に使用することが安全である．副作用が少なく作用時間の短い筋弛緩薬の開発が進められてきた結果，血行動態に及ぼす影響が少なく，作用発現や効果消失はより早く，回復が予測容易な筋弛緩薬が臨床に導入された．しかし現在においても，残存筋弛緩が術後回復室や集中治療室（ICU）においてよく見られる臨床的事象であり，筋弛緩薬の使用が，重篤な術後呼吸器合併症のリスク増大と周術期の死亡率増加に関連していることが示されている．術後早期の残存筋弛緩により，不快な筋力低下症状を呈するとともに，低酸素血症や気道閉塞などの急性呼吸器合併症の原因となる．さらに抜管が遅くなり，回復室滞在時間が長くなる．残存筋弛緩の危険性を認識し，筋弛緩管理を見直すことで麻酔患者の予後が改善するものと考えられる．スガマデクスの登場により手術中の筋弛緩管理は変化し，ロクロニウムをより安全に使用できるようになった．術後の残存筋弛緩発生率やそれに関連する死亡率を低下させるとともに，筋弛緩薬を投与しないことに起因する有害事象を減少させることが期待できる．

■参考文献

1) Beecher HK, Todd DP. A study of the deaths associated with anesthesia and surgery : Based on a study of 599, 548 anesthesias in ten institutions 1948-1952, inclusive. Ann Surg 1954, 140 : 2-35.
2) Murphy GS, Szokol JW, Marymont JH, et al. Residual neuromuscular blockade and critical

3) Curran MJ, Donati F, Bevan DR. Onset and recovery of atracurium and suxamethonium-induced neuromuscular blockade with simultaneous train-of-four and single twitch stimulation. Br J Anaesth 1987 ; 59 : 989-94.
4) Viby-Mogensen J. Correlation of succinylcholine duration of action with plasma cholinesterase activity in subjects with the genotypically normal enzyme. Anesthesiology 1980 ; 53 : 517-20.
5) McLoughlin C, Elliott P, McCarthy G, et al. Muscle pains and biochemical changes following suxamethonium administration after six pretreatment regimens. Anaesthesia 1992 ; 47 : 202-6.
6) Schreiber JU, Lysakowski C, Fuchs-Buder T, et al. Prevention of succinylcholine-induced fasciculation and myalgia : A meta-analysis of randomized trials. Anesthesiology 2005 ; 103 : 877-84.
7) Magorian T, Flannery KB, Miller RD. Comparison of rocuronium, succinylcholine, and vecuronium for rapid-sequence induction of anesthesia in adult patients. Anesthesiology 1993 ; 79 : 913-8.
8) Dubois MY, Lea DE, Kataria B, et al. Pharmacodynamics of rocuronium with and without prior administration of succinylcholine. J Clin Anesth 1995 ; 7 : 44-8.
9) Magorian T, Wood P, Caldwell J, et al. The pharmacokinetics and neuromuscular effects of rocuronium bromide in patients with liver disease. Anesth Analg 1995 ; 80 : 754-9.
10) Robertson EN, Driessen JJ, Booij LH. Pharmacokinetics and pharmacodynamics of rocuronium in patients with and without renal failure. Eur J Anaesthesiol 2005 ; 22 : 4-10.
11) Matteo RS, Ornstein E, Schwartz AE, et al. Pharmacokinetics and pharmacodynamics of rocuronium (Org 9426) in elderly surgical patients. Anesth Analg 1993 ; 77 : 1193-7.
12) Driessen JJ, Robertson EN, Booij LH. Acceleromyography in neonates and small infants : Baseline calibration and recovery of the responses after neuromuscular blockade with rocuronium. Eur J Anaesthesiol 2005 ; 22 : 11-5.
13) Wulf H, Ledowski T, Linstedt U, et al. Neuromuscular blocking effects of rocuronium during desflurane, isoflurane, and sevoflurane anaesthesia. Can J Anaesth 1998 ; 45 : 526-32.
14) Starr NJ, Sethna DH, Estafanous FG. Bradycardia and asystole following the rapid administration of sufentanil with vecuronium. Anesthesiology 1986 ; 64 : 521-3.
15) 新宮 興, 増澤宋洋, 表 圭一ほか. Org9426（臭化ロクロニウム）の筋弛緩作用—臭化ベクロニウムとの比較—. 麻酔 2006 ; 55 : 1140-8.
16) Viby-Mogensen J. Neuromuscular monitoring. In : Miller RD, editor. Miller's anesthesia. Vol 1. 6th ed. New York : Churchill Livingstone ; 2005. p.1551-69.
17) O'Hara DA, Fragen RJ, Shanks CA. Comparison of visual and measured train-of-four recovery after vecuronium-induced neuromuscular blockade using two anaesthetic techniques. Br J Anaesth 1986 ; 58 : 1300-2.
18) Gibson FM, Mirakhur RK, Clarke RS, et al. Quantification of train-of-four responses during recovery of block from non-depolarising muscle relaxants. Acta Anaesthesiol Scand 1987 ; 31 : 655-7.
19) 高木俊一, 尾﨑 眞, 岩崎 寛ほか. Org9426（臭化ロクロニウム）持続注入における麻酔薬との相互作用. 麻酔 2006 : 55 : 963-70.
20) Bevan DR, Donati F, Kopman AF. Reversal of neuromuscular blockade. Anesthesiology 1992 ; 77 : 785-805.
21) Plaud B, Debaene B, Donati F, et al. Residual paralysis after emergence from anesthesia. Anesthesiology 2010 ; 112 : 1013-22.

22) Bartkowski RR. Incomplete reversal of pancuronium neuromuscular blockade by neostigmine, pyridostigmine, and edrophonium. Anesth Analg 1987；66：594-8.
23) Bevan JC, Collins L, Fowler C, et al. Early and late reversal of rocuronium and vecuronium with neostigmine in adults and children. Anesth Analg 1999；89：333-9.
24) Caldwell JE. Reversal of residual neuromuscular block with neostigmine at one to four hours after a single intubating dose of vecuronium. Anesth Analg 1995, 80：1168-74.
25) Hayes AH, Mirakhur RK, Breslin DS, et al. Postoperative residual block after intermediate-acting neuromuscular blocking drugs. Anaesthesia 2001；56：312-8.
26) Payne JP, Hughes R, Al Azawi S. Neuromuscular blockade by neostigmine in anaesthetized man. Br J Anaesth 1980；52：69-76.
27) Goldhill DR, Wainwright AP, Stuart CS, et al. Neostigmine after spontaneous recovery from neuromuscular blockade. Effect on depth of blockade monitored with train-of-four and tetanic stimuli. Anaesthesia 1989；44：293-9.
28) Paton WD, Wand DR. The margin of safety of neuromuscular transmission. J Physiol 1967；191：59-90.
29) de Boer HD, van Egmond J, van de Pol F, et al. Sugammadex, a new reversal agent for neuromuscular block induced by rocuronium in the anaesthetized rhesus monkey. Br J Anaesth 2006；96：473-9.
30) Cammu G, De Kam PJ, Demeyer I, et al. Safety and tolerability of single intravenous doses of sugammadex administered simultaneously with rocuronium or vecuronium in healthy volunteers. Br J Anaesth 2008；100：373-9.
31) Naguib M, Brull SJ. Sugammadex：A novel selective relaxant binding agent. Expert Rev Clin Pharmacol 2009；2：37-53.
32) Staals LM, Snoeck MM, Driessen JJ, et al. Multicentre, parallel-group, comparative trial evaluating the efficacy and safety of sugammadex in patients with end-stage renal failure or normal renal function. Br J Anaesth 2008；101：492-7.

〈佐藤　健治，中塚　秀輝〉

IV

薬物投与法

IV. 薬物投与法

1 マニュアルによる方法

はじめに

静脈麻酔は経静脈的に投与されるため，投与方法としては，"単回投与""持続投与"の2つが存在し，薬物動態や目的に応じてこれらいずれかが選択されるか，または両者の組み合わせを利用して投与される。なお，本文における薬物動態シミュレーション（pharamacokinetic simulation：PKS）は，Tivatrainer™（available at：http://www.eurosiva.org/；accessed on May 1, 2010）を利用して行い，特に断りがない場合は，患者を40歳，男性，身長170 cm，体重70 kg，除脂肪体重（lean body mass：LBM）55.3 kgと仮定する。また，予測血漿濃度（predicted plasma concentration）をpCp，効果部位濃度（effect-site concentration）をESCと表示する。PKSに利用する薬物動態パラメータとして，プロポフォール，フェンタニル，レミフェンタニル，デクスメデトミジン（DEX）は，それぞれMarshら[1]，Shaferら[2]，Mintoら[3]，Dyckら[4]のパラメータを使用した。

投 与 法

1 単回投与

臨床的には，麻酔導入時のプロポフォール，麻酔導入・維持におけるフェンタニルの投与法として利用されている。以下に，典型的な投与法における薬物動態を示す。

まず，プロポフォール2 mg/kgを投与した場合の薬物濃度推移を図1に示した。血漿濃度は速やかに上昇して，急速にpCpが低下する。これは，代謝・排泄よりも体内の再分布に依存するところが大きい。ESCはpCpに追従して濃度が上昇し，約4分後にピークに到達し，その後，緩徐に低下していく。次にフェンタニルの単回投与を繰り返し行った場合の薬物濃度推移を図2に示した。プロポフォールと同様に，pCpは急速に上昇して低下するが，ESCはそれに追従して変動する。また，その最大値はpCpと比較して大幅に小さい。

さらに同用量（1 μg/kg）の投与を繰り返しているにもかかわらず，投与後の最大ESC

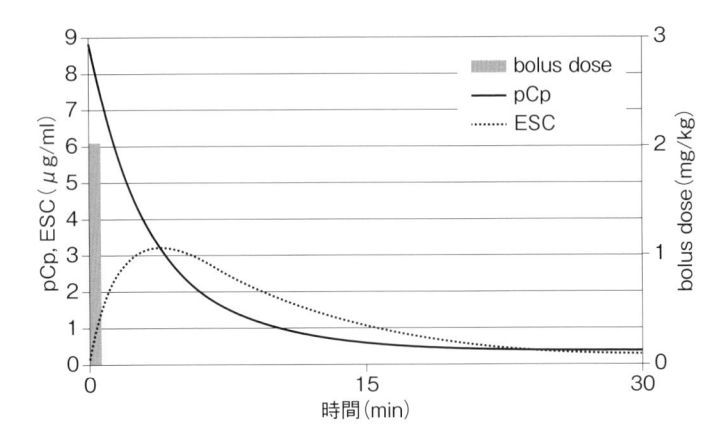

図1 プロポフォール単回投与時の薬物動態シミュレーション
プロポフォール2 mg/kgの単回投与を行った場合のpCpとESCの濃度推移が表示されている。

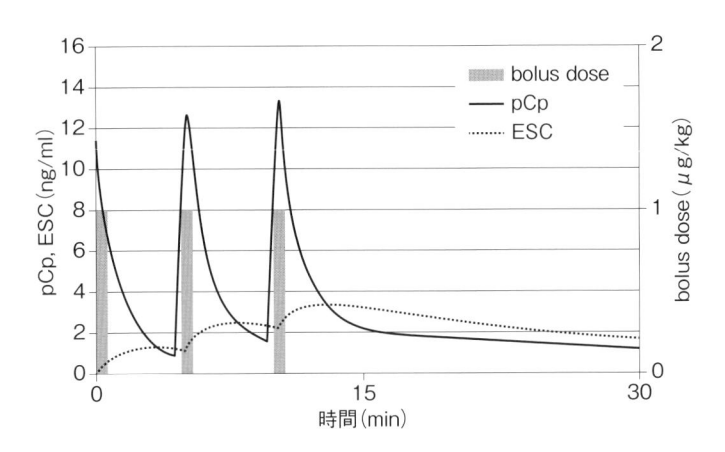

図2 フェンタニルの単回投与を繰り返したときの薬物動態シミュレーション
フェンタニル1 μg/kgの単回投与を0, 5, 10分に行った場合のpCpとESCの濃度変化を図示した。

は, 段階的に上昇している。つまり, 投与量が同じでも得られる効果が異なることになる。このように単回投与を行う場合は, 投与後のESCの推移を理解して行う必要がある。pCpの値をどれだけ上昇させるかは, 薬物の分布容積を理解する必要があり, 追加投与の時期と量を決定するためには, 薬物のクリアランスを理解する必要がある。

2 持続投与

臨床的には, 麻酔維持期のプロポフォール・レミフェンタニル・ランジオロールなどの投与法として利用される。図3に, プロポフォールの持続投与法における薬物動態を示す。

プロポフォールを5 mg/kg/hr→10 mg/kg/hr→6 mg/kg/hrの速度で1時間ずつ投与した。持続投与は単回投与と比較して, pCpの上昇や低下は緩徐であり, ESCが安定するま

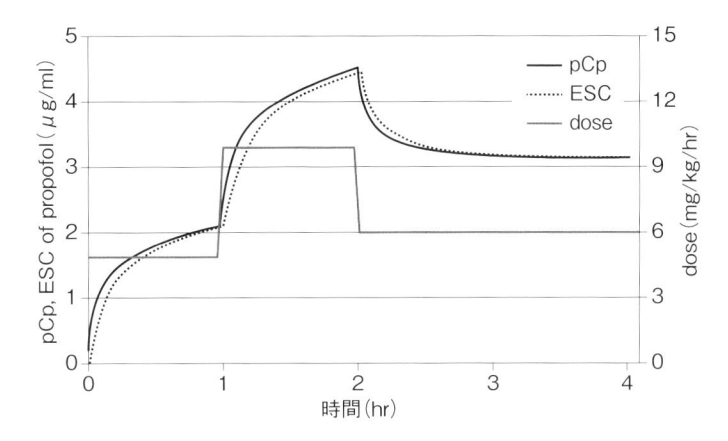

図3 プロポフォールの持続投与における薬物動態シミュレーション

プロポフォールの持続投与を 5 mg/kg/hr→10 mg/kg/hr→6 mg/kg/hr と変化させ，それぞれ 1 時間投与した際の pCp と ESC の推移が示されている。

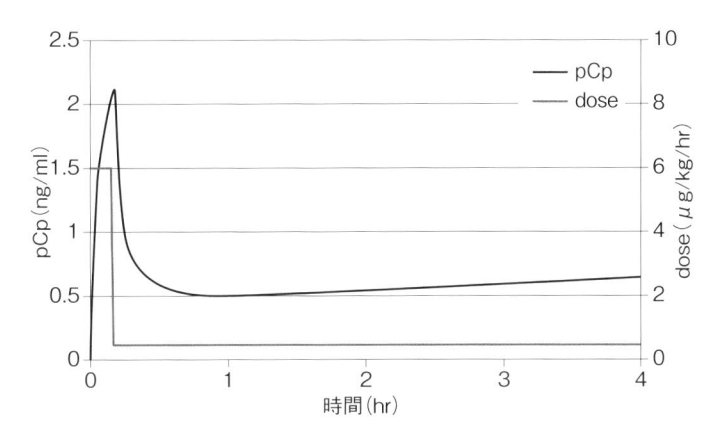

図4 デクスメデトミジンの薬物動態シミュレーション

DEX を添付文書に従い，10 分間の初期負荷投与（6 μg/kg/hr）を行った後，0.4 μg/kg/hr の持続投与を行ったときの pCp が示されている。

でに時間を要する。

3 単回投与＋持続投与

臨床的には，術後鎮痛で利用される DEX の投与法として利用される。図4に，DEX の単回投与＋持続投与を行ったときの予測血漿濃度の推移を示した。初期負荷投与を行うことにより，血漿濃度が集中治療領域で必要となる 0.7 ng/ml[5] に速やかに達している。

ほとんどの薬物において，ESC を上昇させる場合に単回投与＋持続投与の組み合わせが効率よく ESC を上昇させることが可能であり，有用である。特に DEX のように分布容積が多い薬物では，有用性が高い。しかし，単回投与により pCp や ESC が急速に上昇す

ることで，血行動態に影響を及ぼす可能性があるため，注意が必要である。

投与量決定の指標

　静脈麻酔薬は，患者に投与を行うことで，pCpならびにESCが計算される。これは，薬物動態（pharmacokinetics：PK）により決定される。また，PKによって形成された濃度に応じて，薬物は薬理作用を発揮する（pharmacodynamics：PD）。これらの効果の結果を認識して投与量に調節を行う。例えば，プロポフォールの投与を行うと，体格に応じてESCが決定される（PK）。その濃度に応じた薬理作用は，意識消失などの患者の反応でわれわれは評価することが可能であり，Bispectral Index（BIS）モニタ™（日本光電製，東京）を利用することでより定量化して知ることが可能となる（PD）。形成される濃度の個人差は，PKで検討され（同じ投与量なのにESCが違う），濃度に応じた反応の個人差は，PDで検討される（同じ濃度なのに効果の現れ方が違う）。現在，リアルタイムでpCp，ESCを実測することは困難であるため，投与量の調節は，pCpまたはESCを指標として行うか，またはPK・PDの両方の影響を受けた後の効果を判定しながら行う。

1 プロポフォール

a. BISモニタ™

　詳細は別項に譲るが，効果の定量化が可能であるため，投与量の指標としてはもっとも信頼性が高い。具体的にはBIS値が高い，速波が出現してきたなどのときは，投与量を増量しESCを上昇させることが必要となる。逆にBIS値が低い，suppression-burstが出現してきたなどのときは，投与量を減量（一時的に停止がPK的には効果的）し，ESCを低下させる必要がある。ただし，BIS値が低下したからといって安易に投与量を減量するのは，術中覚醒の危険があるため，モニタが適切であること（脳波変化に対するBIS値の変動はタイムラグが生じるため，脳波波形を確認することが重要である[6]），鎮痛が十分であること，血行動態が安定していることなどを確認し，慎重に調節を行う。

b. ESC

　BISモニタ™を利用できない場合は，ESCを指標とした投与量の調節が必要となる。入眠時（loss of consciousness：LOC）のESC（ESC_{LOC}）を確認し，それよりも高い値（+1.0～1.2 μg/ml程度[7]）で維持する。また，血行動態の変動などで浅麻酔・深麻酔が疑われるときは，投与量を増減し，ESCを増減する必要がある。前項でも述べたように，適切な鎮痛が行われているうえで鎮静薬の投与量の変更を行うべきであり，BIS値などの鎮静度を評価できる指標が少ない状況下では，術中にESC_{LOC}を下回るような投与量は避けたほうがよい。

2 フェンタニル，レミフェンタニル

a. 臨床徴候

血圧，心拍数，体動，嚥下運動，咳嗽，開眼，自律神経的徴候（流涙，発汗，瞳孔散大など）が主な指標となる[8]。高血圧，頻脈，体動，自律神経的徴候が見られた場合は，鎮痛が不十分なことが予想されるため，鎮痛薬の追加投与を考慮する。しかし，循環血液量の減少などにより血行動態が不安定な状況では，低血圧であっても鎮痛が不十分な場合があるため，適切な治療を行いながら，鎮痛薬の追加投与などを考慮する必要がある。

b. 呼吸回数

自発呼吸下に管理する場合は，呼吸回数が目安となる。呼吸回数が増加したときは，鎮痛薬のESCを上昇させる。フェンタニルであれば，自発呼吸が十分維持されるESC（2 ng/ml以下）で大きな侵襲でなければ，意図した鎮痛効果を得られることが多い。呼吸数が12 breaths/minを超える場合，0.5 μg/kg（投与開始時期は1.0 μg/kgの投与が可能な場合が多い。総投与量が多い場合，高齢者などの場合は0.25 μg/kgで十分な場合が多い）の追加投与を行うなどの麻酔管理が可能である。しかしレミフェンタニルでは，ESCが2.0 ng/mlとなっても鎮痛が不十分であることにもかかわらず，鎮静薬との併用で重度の呼吸抑制が生じてしまうことが多いため，自発呼吸下の麻酔管理は容易ではないことが多い[9]。また，レミフェンタニルを単回投与すると急速にESCが上昇し，体内に二酸化炭素が蓄積する前に呼吸の停止が見られ[10]，単回投与時のESC上昇の持続時間は比較的長いため[11]，自発呼吸下ではレミフェンタニル単回投与を避けるべきである。低二酸化炭素血症を生じる過呼吸時にフェンタニルの単回投与を行うと，フェンタニル投与後の呼吸抑制を増強し，遷延させることが知られているので，フェンタニルやレミフェンタニルの投与量を変更した際は，その後の呼吸状態にさらに注意が必要である。

c. ESC

鎮痛作用を得るために必要なフェンタニルのESCは1〜4 ng/mlであることが多く，レミフェンタニルではさらに高いESCを必要とすることが多い。手術中は，侵害刺激を十分に遮断するために十分な麻薬の投与を行う必要がある。ただ，ESCが2 ng/ml以上では，呼吸抑制が生じるため，麻酔終了時にESCを2 ng/ml以下にする必要がある（高齢者では，さらに低いESC）。レミフェンタニルは蓄積もなく，速やかにESCが低下するため術中に覚醒時のESCを意識して投与量の調節を行う必要はないが，フェンタニルでは術中の十分なESCの上昇は，術後覚醒遅延を引き起こす可能性が存在している。このような場合は，ほかの鎮痛手段（神経ブロック，レミフェンタニルの使用）を考慮する必要がある。

3 デクスメデトミジン

a. 鎮静スコア

Ramsay スコア[12]や Richmond agitation-sedation scale (RASS)[13], observer's assessment of alertness/sedation (OAA/S)[14]を指標に, 目的の鎮静レベルに合わせて投与量の調節を行う。

b. BIS モニタ™

BIS 値を算出するためのデータベースに, DEX による脳波変化は含まれていないため, DEX の鎮静の指標として BIS 値が正しいかどうかは議論の対象となる。しかし, 臨床徴候と BIS 値の相関が比較的良いという報告が多く見られ, DEX による鎮静の指標として BIS 値が利用される機会が多い[15]。しかし, DEX は"刺激により速やかに覚醒するが, 刺激がない場合は, 眠ってしまう", という特徴的な鎮静状態を催す。これは, 刺激により BIS 値も速やかに上昇する可能性を有し[16], ほかの鎮静薬と違い, BIS 値が刺激による患者の反応性を予測できないという点に, 留意する必要があるため, 鎮静スコアと合わせて調節を行う。

各種薬物の投与の実際

1 プロポフォール

a. step down 法

Roberts ら[17]が提唱した初回投与と持続投与を組み合わせた 3 step 法がよく用いられていた。まず, 初回投与量として 1 mg/kg を 20 秒かけて投与する。その後 10 分間は 10 mg/kg/hr の速度で持続投与を行い, さらにその後 10 分間は 8 mg/kg/hr の持続投与を行う。それ以降は 6 mg/kg/hr で持続投与を行い, 適宜投与量を調節していく (図5)。

この投与法は, 効率良く ESC を 3 μg/ml に上昇・維持することが可能であり, target-controlled infusion (TCI) が普及するまでは多くの臨床医が利用していた投与法である。

b. 持続投与量の調節

持続投与量の調節を行う場合, 投与量によって形成される ESC を理解することが重要である。プロポフォールの持続投与を行った場合の定常状態の ESC は, 以下のように計算できる。

ESC (μg/ml) = 0.614 × A (mg/kg/hr)

しかし図6のように, プロポフォールは分布容積が大きく, クリアランスがさほど大き

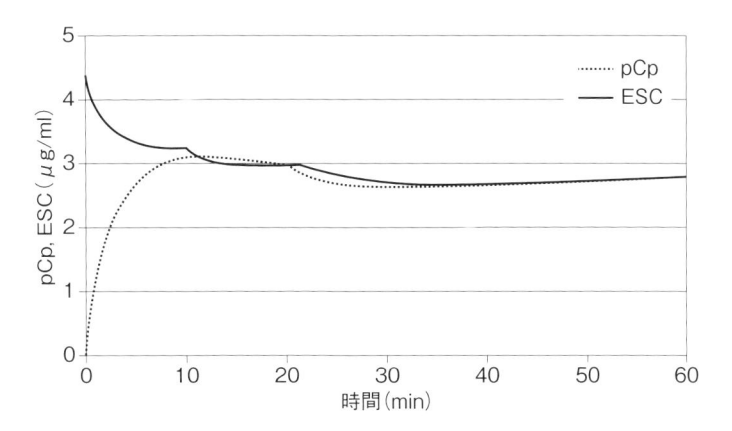

図5 Roberts らの step down 法
1.0 mg/kg/20 sec の初期負荷投与後，10 mg/kg/hr，8 mg/kg/hr の投与速度でそれぞれ 10 分間投与を行い，その後投与量を 6 mg/kg/hr に変更した際の，pCp と ESC の推移が示されている。

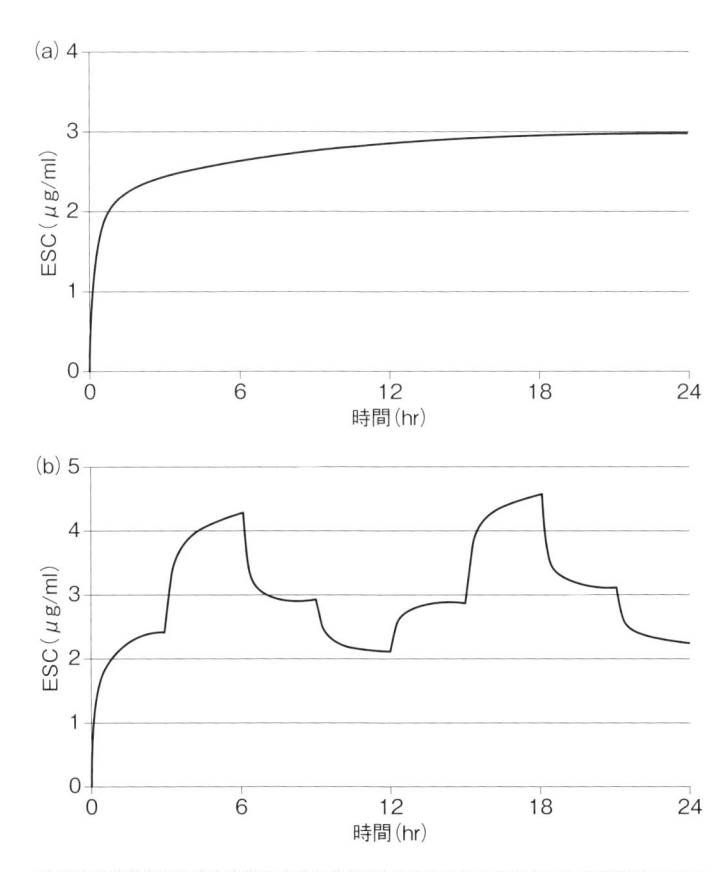

図6 プロポフォールの持続投与における ESC の推移
プロポフォールを(a) 4.886 mg/kg/hr で投与を 24 時間行った場合，(b) 4.886，8.143，4.886，3.257 mg/kg/hr での投与を 3 時間ずつ 2 回繰り返して投与を行った際の ESC の推移が示されている。

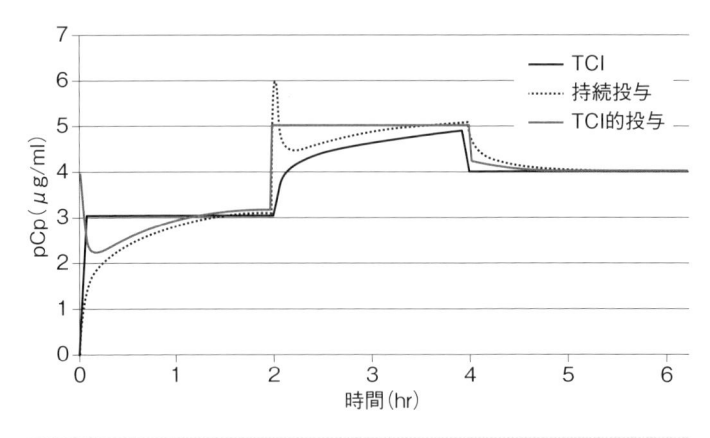

図7 各種投与法における，予測血漿濃度の推移

目標濃度を3.0 μg/ml→5.0 μg/ml→4.0 μg/mlと2時間おきに変化させると仮定した際のpCpの推移を示す。持続投与法は，6.515 mg/kg/hr（定常時pCp 4.0 μg/ml）→9.772 mg/kg/hr（定常時pCp 6.0 μg/ml）→7.329 mg/kg/hr（定常時pCp 4.5 μg/ml）と投与量を変化させた（今回のPKSでは，目標pCpにおける定常時持続投与量では目標pCpに到達しないため，定常時pCpが目標pCpより高くなる持続投与量を選択した）。TCI的投与法では，投与速度を上昇させる際は66 mg，44 mgの単回先行投与を行い，持続投与量を低下させる際は1分30秒の投与停止を行った。持続投与量の変化のみでは，TCI的投与法と比較して，濃度の追従が遅い。

くないため，定常状態に到達するまでには大きな時間を要する。4.886 mg/kg/hrで投与を行うと，定常状態ではESCが3 μg/mlに達するが，定常状態の90％（2.7 μg/ml）までESCが上昇するのに7時間を要する。図6-bのように投与時間が短時間である場合，投与速度を上昇させた場合ESCが定常状態に到達せず，投与速度を低下させた場合，ESCは定常状態より高くなりうる。

c. target-controlled infusion（TCI）的投与法

持続的投与法では，速やかに期待するpCpやESCに到達させることが困難なため，単回投与と持続投与と投与停止を行って，効率良く濃度を調節するTCI的投与法がある。pCp，ESCを上昇させる場合は，持続投与量を上昇させる前に少量の単回投与を行う。プロポフォールの中央コンパートメント容積（V_1）は，体重70 kgの場合，約11 l〔0.159×体重（kg）で計算される〕であるため，pCpを1 μg/ml上昇させるために必要なプロポフォール量は，11 mgと計算される。ESCを効率良く1 μg/ml上昇させるためには，pCpをオーバーシュートさせる必要があるため，さらに多くの用量が必要となる。逆にpCp，ESCを低下させる場合は，一時的に持続投与を中止した後に持続投与を再開する必要がある。TCIを用いたときの濃度変化に近づけることができる。ただし，適切な投与量を用いなければ，血行動態の増悪，体動や術中覚醒を引き起こす可能性があるため，TCI的投与法を用いる場合は，十分なシミュレーションとより注意深い観察が必要となる（図7）。

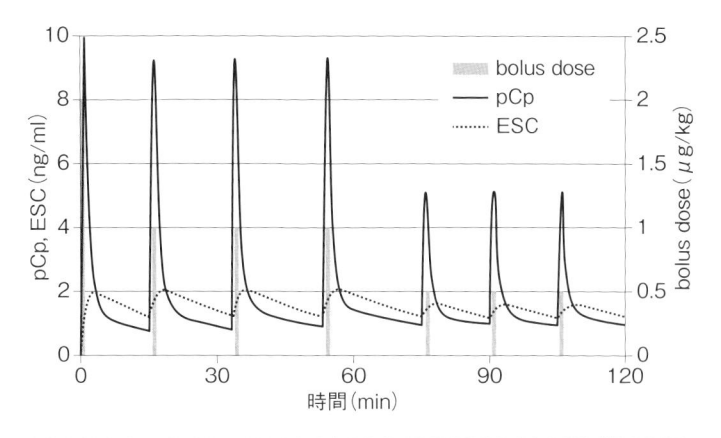

図8 フェンタニル単回投与法
患者は 50 kg と仮定した。ESC を 1.2〜2.0 ng/ml の範囲で維持を行う場合，初回投与量を 2 μg/kg として，1 μg/kg の追加投与を 16 min，34 min，54 min に行い，それ以降は 0.5 μg/kg の追加投与を 76 min，91 min，106 min とする必要があることが表示されている。

2 フェンタニル，レミフェンタニル

a. 単回間歇投与法

フェンタニルの単回投与法で目標とする ESC を得るためには，初回投与量，追加投与量，追加投与時間に留意をする必要がある。図8 に 50 kg の患者に対し，ESC を 1.2〜2.0 ng/ml を維持できるような単回投与法を記載した。初回投与量は 2 μg/kg を必要とするが，追加投与量は，3 回までが 1 μg/kg，それ以降は 0.5 μg/kg で十分となる。また，追加投与量が同じ場合，投与間隔はしだいに延長させる必要がある。投与量が過量であったり，投与間隔が短かったりすると，期待以上の効果が出現し，心拍数，血圧などの低下や覚醒遅延が生じる原因となる。その反対に，投与量が少量であったり，投与間隔が長かったりすると，鎮痛域を下回り，心拍数，血圧などの上昇が生じる。レミフェンタニルにおいては，単回投与の利点はほとんどない。

b. 持続投与法

フェンタニルは持続静注した時間が長いほど半減期は長くなるが，レミフェンタニルは持続静注した時間にほとんど影響を受けない（図9）[18]。そのため，レミフェンタニルは長時間の投与においても短時間で効果が消失する。図10 にあるようにフェンタニルは同じ投与速度で持続投与を続けていると，その ESC は徐々に上昇していき，投与時期によっては ESC が大きく異なる。フェンタニルの持続投与を行う場合は，投与量で効果を判定するのではなく，薬物動態シミュレーション（pharmacokinetic simulation：PKS）が必須となる。しかし，レミフェンタニルは持続投与により，ESC は定常状態に達し，一定の薬

1. マニュアルによる方法

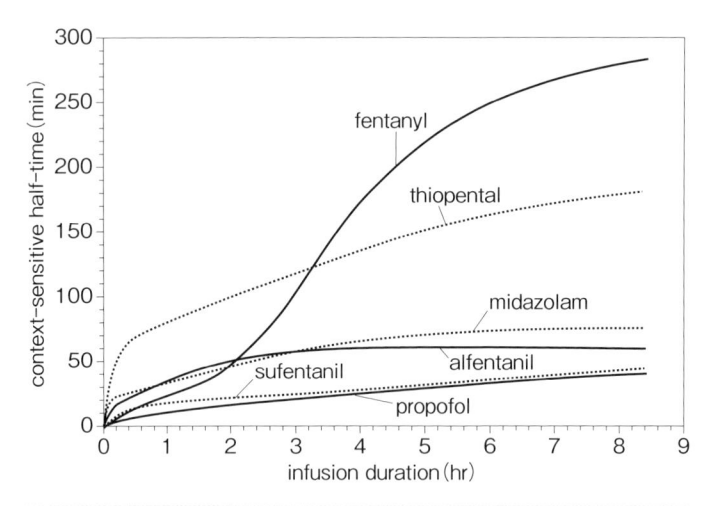

図9 context-sensitive half-time

縦軸は薬物の投与を中止してから血漿濃度が半減するまでの時間を示している。

(Hughes MA, Glass PS, Jacobs JR. Context-sensitive half-time in multicompartment pharmacokinetic models for intravenous anesthetic drugs. Anesthesiology 1992；76：334-41 より引用)

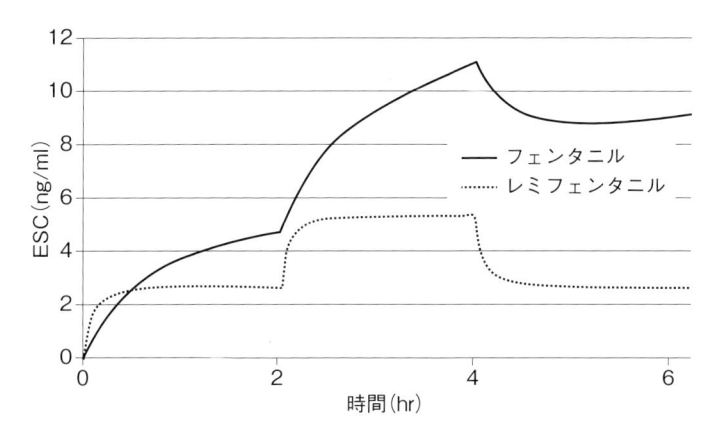

図10 フェンタニル，レミフェンタニルの持続投与によるESCの推移

フェンタニル，レミフェンタニルの持続投与速度を2時間ごとに0.1，0.2，0.1 μg/kg/minに変更した。フェンタニルは投与速度が一定でもESCは上昇し続ける。レミフェンタニルは投与速度が同じであれば，定常時のESCはほぼ一定である。

物効果が得られる。また同一の投与速度であれば，投与時期が異なっていても定常時のESCはほぼ一定である。このことから，レミフェンタニルは持続投与に適していることが分かる。

c. TCI的投与法

プロポフォール投与法の項でも説明したが，単回投与と持続投与によって投与量を調節

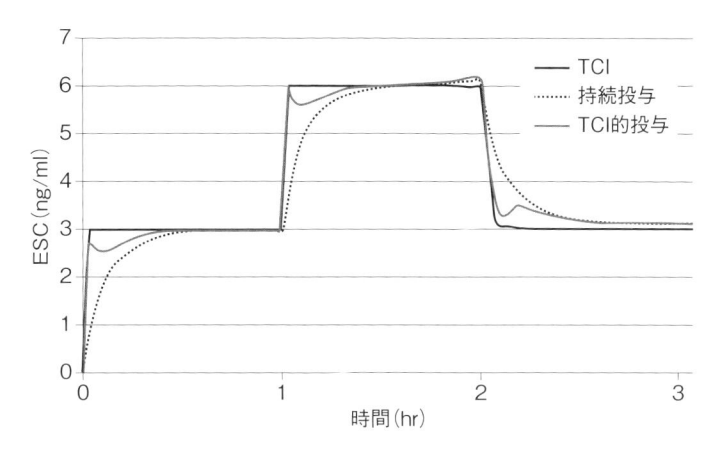

図11 レミフェンタニルの持続投与，TCI 的投与，TCI による ESC の推移の比較

目標 ESC を 1 時間ごとに 3，6，3 ng/ml としたときの ESC の推移を示した。

TCI 的投与法では，投与速度を上げるときは 0.5 μg/kg を単回投与し，投与速度を下げるときは 3 分 30 秒間投与を停止した。TCI 法では速やかに ESC が上昇しているのが分かる。

し，TCI を用いたときの ESC の変化に近づけることができる投与法である。図11に，レミフェンタニルの持続投与時と TCI 的投与法を行った場合の pCp と ESC の推移を示した。TCI 的投与法では，投与速度を上昇させると同時に 0.5 μg/kg の単回投与を行い，目標 ESC を低下させるときに 3 分 30 秒間の持続投与停止後に投与速度を低下させた。これにより，持続投与のみに比べ TCI 的投与法では，速やかに定常状態に達していることが分かる。しかし，予定以上に投与を中断させると，目標濃度を大幅に下回る危険性があるため，十分注意しなければならない。

3 デクスメデトミジン

添付文書では，6 μg/kg/hr（1.0 μg/kg）の速度で 10 分間の初期負荷投与を行い，0.2〜0.7 μg/kg/hr の速度で維持することと記されている。しかし，添付文書どおりに 6 μg/kg/hr の速度で 10 分間の初期負荷投与を行うと，鎮痛が良好な症例（交感神経の抑制状態）では α_{2B} 受容体を介して，血管収縮作用により血圧の上昇が見られる。また，鎮痛が不十分な症例（交感神経の過緊張状態）においては，α_{2A} 受容体を介して交感神経の抑制と副交感神経の亢進により，血圧の低下と徐脈傾向が見られる。そのため，患者の状態に合わせて循環変動を少なくするために，初期負荷投与の速度を添付文書より減量，あるいは初期負荷投与を行わず，維持量で開始することもある。図12に，初期負荷投与別による pCp の推移を示した。添付文書どおりに初期負荷投与を行った場合，一時的に pCp は 2.0 ng/ml を超える。初期負荷投与では，中枢の ESC と末梢の ESC（直接血管収縮作用を来す）に解離を来し，血圧変動・徐脈などを来しうるため，留意が必要となる。

1. マニュアルによる方法

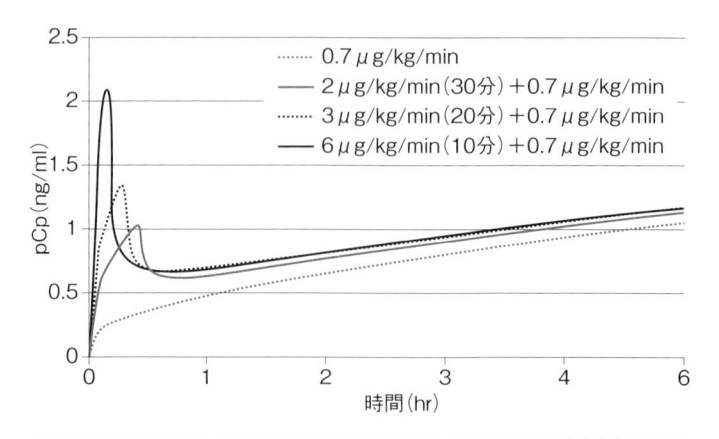

図12 DEXの初期負荷投与別による予測血中濃度の推移
初期負荷投与により，速やかに予測血中濃度が上昇している。
添付文書どおりの初期負荷投与〔6 μg/kg/min（10分）+ 0.7 μg/kg/min〕を行うと，予測血中濃度が2.0 ng/mlを超えることが示されている。

まとめ

マニュアル投与法には，単回投与法，持続投与法，TCI的投与法などが存在し，それぞれの臨床的状況に合わせて薬物の特徴に応じた投与法を選択する必要がある。また，薬物の効果をモニタリングし，投与量の調節を行う必要がある。各種薬物の薬物動態を理解しPKSを行うことで，効果的な薬物投与を行うことが可能となる。

■参考文献

1) Marsh B, White M, Morton N, et al. Pharmacokinetic model driven infusion of propofol in children. Br J Anaesth 1991；67：41-8.
2) Shafer SL, Varvel JR, Aziz N, et al. Pharmacokinetics of fentanyl administered by computer-controlled infusion pump. Anesthesiology 1990；73：1091-102.
3) Minto CF, Schnider TW, Egan TD, et al. Influence of age and gender on the pharmacokinetics and pharmacodynamics of remifentanil. Ⅰ. Model development. Anesthesiology 1997；86：10-23.
4) Dyck JB, Maze M, Haack C, et al. The pharmacokinetics and hemodynamic effects of intravenous and intramusculardexmedetomidine hydrochloride in adult human volunteers. Anesthesiology 1993；78：813-20.
5) Kamibayashi T, Maze M. Clinical uses of alpha 2-adrenergic agonists. Anesthesiology 2000；93：1345-9.
6) 国沢卓之. 質疑応答. BIS画面の見方の実際について. 臨床麻酔 2008；32：1681-4.
7) 萩平 哲. TIVAと術中覚醒，脳モニタリング. 木山秀哉編. 今日から実践できるTIVA. 東京；真興交易（株）医書出版部；2006. p.115-32.
8) Ausems ME, Vuyk J, Hug CC Jr, et al. Comparison of a computer-assisted infusion versus intermittent bolus administration of alfentanil as a supplement to nitrous oxide for lower abdominal surgery. Anesthesiology 1988；68：851-61.

9) 長田　理. レミフェンタニル持続投与による麻酔管理. Anesthesia 21 Century 2008；10：1872-7.
10) Bouillon T, Bruhn J, Radu-Radulescu L, et al. A model of the ventilatory depressant potency of remifentanil in the non-steady state. Anesthesiology 2003；99：779-87.
11) Kunisawa T, Nagashima M, Suzuki A, et al. Accidental injection of remifentanil can cause a much more dangerous situation than the same dose of fentanyl. J Anesth 2010；24：970-1.
12) Ramsay MAE, Savege TM, Simpson BRJ, et al. Controlled sedation with alphaxalone-alphadolone. Br Med J 1974；2：656-9.
13) Sessler CN, Gosnell MS, Grap MJ, et al. The Richmond agitation-sedation scale. Validity and reliability in adult intensive care unit patients. Am J Respir Crit Care Med 2002；166：1338-44.
14) Chernik DA, Gillings D, Laine H, et al. Validity and reliability of the Observer's Assessment of Alertness/Sedation Scale：Study with intravenous midazolam. J Clin Psychopharmacol 1990；10：244-51.
15) Kunisawa T, Kurosawa A, Oikawa M, et al. A high dose of dexmedetomidine using the BIS monitor^{TM} for diagnostic and interventional cardiac catheterization in a toddler with congenital heart disease. J Anesth 2012；26：254-8.
16) Hall JE, Uhrich TD, Barney JA, et al. Sedative, amnestic, and analgesic properties of small-dose dexmedetomidine infusions. Anesth Analg 2000；90：699-705.
17) Roberts FL, Dixon J, Lewis GT, et al. Induction and maintenance of propofol anaesthesia. A manual infusion scheme. Anaesthesia 1988；43：14-7
18) Hughes MA, Glass PS, Jacobs JR. Context-sensitive half-time in multicompartment pharmacokinetic models for intravenous anesthetic drugs. Anesthesiology 1992；76：334-41.

（菅原　亜美，国沢　卓之）

IV. 薬物投与法

2 目標制御注入

はじめに

　目標制御注入（target-controlled infusion：TCI）とは，薬物動態（pharmacokinetics：PK）モデルを用いて，設定した目標濃度となるように自動的にシリンジポンプの投与速度をコントロールし，薬物を投与することである。TCIを使用することで，期待する薬物の効果が速やかに得られ，安定した麻酔維持，速やかな覚醒を行うことが可能となる。

　なお，本文における薬物動態シミュレーションは，Tivatrainer™（available at：http://www.eurosiva.org/；accessed on May 1, 2010）を利用して行い，特に断りがない場合は，患者を40歳，男性，身長170 cm，体重70 kg，除脂肪体重（lean body mass：LBM）55.3 kgと仮定する。

TCIの基本原理

　TCIでは，一定間隔の"刻み時間"で以下の手順を繰り返し行う。理解が容易となるように，標的器官は血漿とする。
① PKモデルを使用して，投与履歴から現在の濃度を算出する（各コンパートメント濃度）。
② 目標濃度を得るために，必要な投与量を計算する（代謝される薬物量，コンパートメント間の移行量も算出する）。必要投与量＝（目標濃度－現在の濃度）×容積
③ 上記投与量を"刻み時間"で投与するために必要な投与速度を算出する（シリンジポンプにより上限が存在する）。
④ シリンジポンプに速度設定の指示を送り，実際に投与を行う。
⑤ 実際に投与された薬物量を確認する。
⑥ ①の手順に戻る。

TCIの功罪

1 利 点

a. 安定した標的器官の濃度維持を可能とする

　TCIの最大の利点は，安定して，標的器官の濃度を維持することが可能な点である．薬物動態シミュレーション（pharmacokinetic simulation：PKS）を行えば，マニュアル投与でも，標的濃度を指標とした投与を行うことが可能であるが，標的器官濃度を一定にすることは容易ではない．TCIを利用することで，効率良く予測血漿濃度（predicted plasma concentration：pCp）や効果部位濃度（effect-site concentration：ESC）を目標値まで達成させることが可能であり，その後も容易に標的濃度を一定に維持することを可能とする．

b. 薬物の必要量を減じさせる

　マニュアル投与では，薬物の効果を一定に保つには薬物の必要量が多くなる．長田[1]によると，マニュアル法によりTCIを利用したときより少量の薬物量で目標プロポフォール濃度を維持しようとすると，必ず目標濃度を下回ってしまうので，目標濃度を維持するためにはTCIが薬物の消費量を最小とすると報告している．またレミフェンタニルでも，De Casroら[2]は，持続投与法では目標濃度を維持するために，TCIよりも薬物の使用量が増加したため，血行動態が不安定となったと報告している．これらによりTCIは，薬物の必要量を減らし，総投与量を減少させることが可能となることが理解できる．

c. 麻酔薬の効果を一定にしやすい

　持続投与を行っても，定常状態に到達しないかぎり，ESCは刻々と変化する．ある時点で期待する薬物効果を得られたとしても，そのときのESCを維持しなければ，投与量を一定にしても薬物の効果も変動してしまう．薬物の効果を評価する，または一定にするためには，TCIが有利と考えられる．

2 欠 点

a. 静脈路に依存

　TCIの最大の欠点は，静脈路に依存することである．点滴漏れが生じて血管内に薬物が投与されない場合，輸液路のボトルが空になり，メインの輸液が停止した場合などは，pCp，ESCの値は不正確になる．この問題が生じた際に，PKSでは，実際の投与量を修正することで，PKSを行うことが可能であるが，一度開始されたTCIは修正を行うことができないため，TCIの継続が困難となる．

b. 専用のシステムが必要

多くの薬物の TCI を行う場合，特殊なソフトウェアとシリンジポンプなど，専用のシステムが必要となる。唯一，プロポフォールは，商用のシリンジポンプが発売されているため，商用シリンジポンプとプレフィールドタイプのプロポフォールがあれば，誰でも簡単に TCI を行うことが可能である。しかし，TCI 機能を有したシリンジポンプも通常のシリンジポンプより高価であり，すべての手術室に設置されていない施設が多い。

c. 過少投与，過量投与が起こりうる

体重，身長，年齢などのパラメータの誤入力を行った場合，本来投与されるべき投与量より過少，過量の投与が行われる可能性がある。TCI システムを利用する場合，常に，適切な投与が行われているか，総投与量と投与速度を随時確認する必要がある。

標的器官

標的器官としては，血漿が一般的である。本邦で唯一の商用型 TCI ポンプも，標的器官を血漿とした血漿 TCI（plasma-TCI）を行うことが可能である。これに対して，効果部位を指標とした効果部位 TCI（effect-site TCI）も存在する。

1 血漿 TCI

血漿濃度を標的器官とする plasma-TCI は，pCp と ESC の間にタイムラグがあるため，効果部位が目標とする濃度に到達するまでには時間を要する。臨床的に使用される薬物では，そのタイムラグは数分であることが多い。しかし，血漿濃度が必要以上に上昇しないため，安全性は effect-site TCI と比較して高いと考えられている（図1）。

2 効果部位 TCI

効果部位を標的器官とした TCI は，目標とする薬物の効果発現が速やかに得られるという利点がある。一方で，目標とする効果部位濃度を短時間で得ようとするために，血漿濃度が一時的に効果部位の目標濃度を大きく超える。そのため，薬物による副作用が大きくなる可能性を有するので留意が必要である。また，デクスメデトミジン，ランジオロールのように，plasma effect-site equilibration rate constant（k_{e0}）が明らかになっていない場合は，効果部位 TCI を施行することが不可能である（図2）。

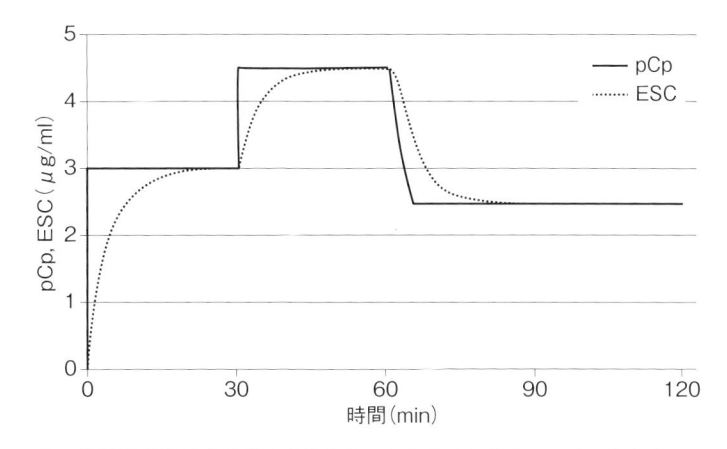

図1 血漿TCI
プロポフォールの目標pCpを3→4.5→2.5μg/mlと変化させたときのpCpとESCの推移。pCpは目標値を変更後、速やかに目標値に達する。

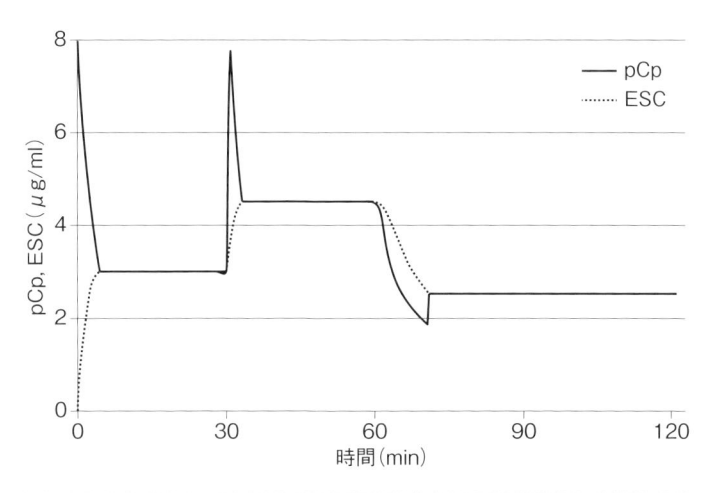

図2 効果部位TCI
プロポフォールの目標ESCを3→4.5→2.5μg/mlと変化させたときのpCpとESCの推移。ESCは目標値上昇後、速やかに目標値に達する。一方、pCpは一時的に目標値を大幅に超える。また、目標値低下後、pCpは目標値よりも低値となる。

薬物動態パラメータ

　TCIを利用するためには、薬物動態パラメータ（pharmacokinetic parameter：PKP）が必要である。PKPは個々の患者の値ではなく、過去の研究から算出された計算値である。このため、PKPを利用する場合は、患者が対象に一致しているか（小児であれば年齢、身長、体重などのパラメータ、成人であれば対象疾患）を確認する必要がある[3]。表1[4)～11)]には、TCIで利用される代表的なPKPを掲載した。

2. 目標制御注入

表1 代表的な薬物動態パラメータ

薬物	モデル名	備考
プロポフォール	Marsh[4] (Diprifusor™)	$K_{e0}=0.26$
	Marsh[4] (BasePremia™ほか)	$K_{e0}=1.21$
	Schnider[5]	年齢,身長,体重,除脂肪体重がPKPに関与,$K_{e0}=0.456$
	Kataria[6]	STAMPUMPに内蔵(年齢・体重制限あり)
	Paedfusor[7]	年齢の適用範囲が広い
フェンタニル	Shafer[8]	体重補正なし
レミフェンタニル	Minto[9]	年齢,除脂肪体重がPKPに関与
デクスメデトミジン	Dyck[10]	身長がPKPに関与
ランジオロール	Honda[11]	2コンパートメントモデルを採用

TCIに利用される装置

欧州では,さまざまなTCI装置が市販されているが,本邦で利用できる装置は限られている。なかでも実験的な使用ではなく,臨床的使用が可能な商用ポンプは,Diprifusor™1種類である。本項では,本邦で使用された報告のある装置を中心に記載する。また,個々に記載されたTCIシステムはDiprifusor™を除いて,自己責任下に研究用の使用に制限され,患者に投与を行う場合は,倫理委員会の承認,患者の同意が必要であるため留意が必要である。

1 制御装置―シリンジ一体型

a. Diprifusor™ (TE-371, テルモ製, 東京, Graseby™ 3500 TCI, Smiths Medical 製, UK)

プレフィールドシリンジを利用して,TCIを利用することが可能である。標的器官は血漿のみである。

b. Orchestra™ Base Premia (Fresenius Kabi AG 製, Germany)

プロポフォール (Marshモデル[4], Schniderモデル[5]),レミフェンタニル (Mintoモデル[9]),スフェンタニル (Geptsモデル[12]) のTCIを施行することが可能である。いずれも,標的器官を血漿または効果部位から選択することが可能である[13]。シリンジポンプは8台搭載可能であるが,そのうち2台でTCIの利用が可能である。以前は研究目的の輸入が可能であったが,現在は休止されている。Marshモデル使用時のK_{e0}は,Diprifusor™で利用されているk_{e0}(こちらも同じMarshらのパラメータを利用している)とは,異なっている点に留意が必要である。

2 ソフトウェア

a. STANPUMP

古くから利用されている，TCI ソフトである。Stanford 大学在学中の Dr. Steven L. Shafer が作成したことが名称の由来である。MS-DOS 用のソフトで，RS-232C インターフェースを有したパソコンが必要となる。対応したシリンジポンプは，Graseby^{TM} 3500, Harvard Pump 22 などである。後者の投与には，BD 社のシリンジが必要となる。

b. STELPUMP

STANPUMP と同様の MS-DOS で動作するソフトウェアであるが，2つのシリンジポンプを接続できる点，操作性・視認性が向上している点などが相違点である。

c. Rugloop

STANPUMP を Windows 版に移植したソフトである。対応シリンジポンプは，Graseby^{TM} 3400（3500 も動作可能）と Fresenius DPS^{TM}である。最新版の Rugloop II は，モニター機器からのデータ収集を含んだ統合ソフトで，有償販売となっている。

d. BeConSim

Windows 用ソフトウェアで Graseby^{TM} 3500 と接続して，プロポフォール TCI を行うことが可能である。現在ウェブサイトで配布されている BeConSim Monitoring は，シミュレーション専用ソフトウェアである。

e. Congrase

Macintosh 用ソフトウェアで Graseby^{TM} 3500 をコントロールすることが可能である。プロポフォール，フェンタニルの TCI を行うことが可能である。プロポフォール TCI では，入力された年齢に応じて小児用パラメータが自動的に利用される機能を有している。実際の動作には，Mac OS 7.5〜9.22，レガシーポート，電圧変換アダプターなどが必要となる。

f. PkSpice

Windows 7 に対応したソフトウェアで現在 β 版の試用が開始されている。USB ケーブル，CSP-110（クーデック製，大阪）など新しい OS・シリンジポンプなどが利用できることが魅力的である。

3 シリンジポンプ

a. Graseby™ 3500 シリンジポンプ（Smiths Medical 製，UK）

多くのソフトウェアで制御可能なシリンジポンプである。プロポフォール発売当時，多数の無料配布が行われた経緯がある。TCI 機能を搭載したものも存在する。

b. Harvard Pump 22（Instech Laboratories 製，USA）

実験用に利用される高額なシリンジポンプであるが，精度が高く，PK 解析を行うような実験系では利用頻度が高い。

c. その他

テルモ製，クーデック製などの製品は，安全性の観点からデフォルトでは外部からの制御はできないようになっている。しかし，研究用としてソフトウェアからの制御が行えるようにするため，解除コードを提供してもらうことも可能である。一部のソフトウェアからの制御が試みられている。

各種薬物の投与の実際

1 プロポフォール

a. 導入時

プロポフォールの血管痛を緩和するために，フェンタニルを 50〜100 μg 投与する。その 3〜5 分後，目標血漿濃度を 3.0〜5.0 μg/ml に設定して投与を開始する。標的器官が効果部位の場合は，目標濃度がさらに低値からの開始でよい。投与開始 3 分後に就眠が得られない場合には，患者の反応を見ながら 1.0 μg/ml ずつ目標濃度を上げる。患者入眠後は，入眠（loss of consciousness：LOC）時の ESC＋1.0〜1.5 μg/ml 程度まで目標濃度を減少させる。50％の健常成人が意識消失するプロポフォールの定常状態血漿濃度（Cp50）は，プロポフォール単独で使用した場合，3.8〜5.0 μg/ml であり，フェンタニルの濃度を上昇させることで，さらに低い値（フェンタニル 1 ng/ml で 11％，3 ng/ml で 17％）となることが報告[14]されている。また，高齢者や American Society of Anesthesiologists physical status（ASA-PS）ⅢおよびⅣの患者には，1.0〜1.5 μg/ml 程度の低い目標血中濃度で投与を開始する。

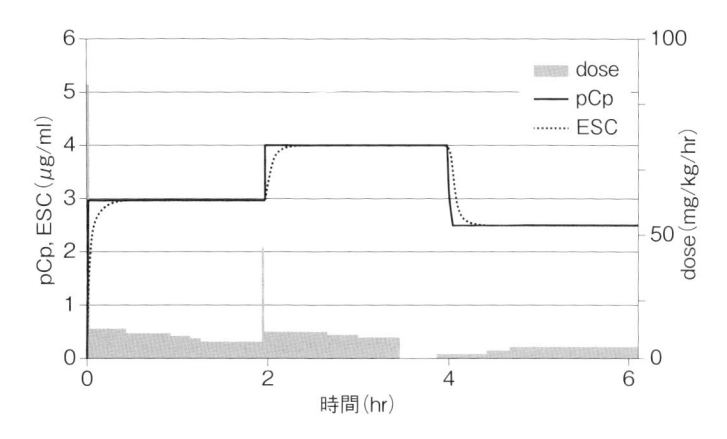

図3 TCIを用いたときのプロポフォールのpCpとESCの推移
目標血漿濃度を3→4→2.5 μg/mlにして，それぞれ2時間投与を行った場合のpCp，ESC，投与量が示されている。

b. 麻酔維持

　維持量としては，ESC_{LOC}＋1.0 μg/ml程度を初期投与量とし，適切な麻酔深度が得られるよう患者の全身状態やbispectral index（BIS）値を観察しながら，目標血中濃度を適宜調節する。投与量が適切であるか，随時，投与量を確認することも必要である。定常状態におけるプロポフォールのESCは，持続投与量から以下の式で計算できる。
　ESC（μg/ml）＝0.614×投与速度（mg/kg/hr）
　しかしプロポフォールは，分布容積が比較的大きくクリアランスが比較的大きくないため，定常時間に到達するまで時間を要する。目標血漿濃度が3, 4, 2.5 μg/mlの場合の定常時投与速度は，計算上 4.886, 6.515, 4.072 mg/kg/hrであるが，図3のように標的濃度を上昇した場合は，末梢コンパートメント（V_2, V_3）への移行分を考慮して投与量が初期ほど多く，濃度を低下させた場合は，末梢コンパートメントからの移行分を考慮して投与量が投与初期ほど少ない。概算として，投与量が目標ESCの約半分付近にあることを確認する必要がある。

c. 覚醒時

　ESC_{LOC}は覚醒時の指標となるため[15]，手術終了に合わせて，目標血漿濃度をBIS値が60以上とならない程度に低下させていく（入眠時効果部位濃度＋0.5 μg/ml）。しかし，目標血漿濃度を低下させることで，手術終了前に覚醒してしまうおそれがある場合は，無理に投与速度を低下させてはいけない。また，商用型シリンジポンプに表示される覚醒時間は，意図する濃度まで血漿濃度が低下するまでの時間であり，ESCが意図する濃度まで低下するまでの時間は，さらに3～5分要する[16]ことを念頭に入れる必要がある。

2 フェンタニル

a. 標的器官

フェンタニルのTCIを行う際は，plasma-TCI，effect-site TCIいずれも施行可能である。効果部位への移行に時間を要するため，副作用に注意すれば，effect-site TCIが使用しやすいことが多いが，自発呼吸管理時は，呼吸抑制に留意が必要である。

b. 必要ESC

フェンタニルのESCが1.5〜3.0 ng/ml程度で術中の鎮痛効果が得られる。しかし，周術期の侵襲別により必要な鎮痛濃度が違うため[17]，患者の心拍数や血圧などを参考に適宜調節を行う。また，覚醒時の効果部位濃度が2.0 ng/ml以下であれば，重篤な呼吸抑制を生じず術後鎮痛効果も得られる[15]。高齢者や合併症のある患者については，覚醒時の効果部位濃度が2.0 ng/mlでは呼吸抑制を生じる可能性があるため，1.0 ng/ml程度を目標にしたほうがよい。高い維持ESCが必要で，手術終了時にESCが上記の値まで低下しない場合は，ほかの鎮痛手段（神経ブロックやレミフェンタニルの投与）を考慮する必要がある。

c. 実際の投与例

図4に，標的器官を効果部位としたTCIの投与例を示した。まず，目標ESCを2 ng/mlに設定して麻酔導入を行い，ESCを8 ng/mlに上昇させて気管挿管を行った。気管挿管後は，速やかに目標ESCの設定を下げ，術中は，手術侵襲に合わせて，ESCを3〜4 ng/mlで維持を行った。抜管は十分な呼吸回数，安定した呼吸が得られてから行い，そのときのESCは2 ng/mlであった。

3 レミフェンタニル

a. 必要投与量

プロポフォールの目標血漿濃度が4 μg/mlのとき，95％の患者で交感神経反応を抑制するレミフェンタニルのESCは，皮膚切開の場合3.6 ng/mlであり，気管挿管の場合6.0 ng/mlが必要であると報告[18]されている。しかし，実際は，それ以上の濃度（10〜15 ng/ml）が必要な症例をよく経験する。

b. レミフェンタニルにおけるTCIの有用性

レミフェンタニルは，持続投与により速やかにESCが定常状態に達するため，TCIを使用する利点が他の薬物と比較して少ない。しかし，以下のような理由からTCIの利点が存在する。

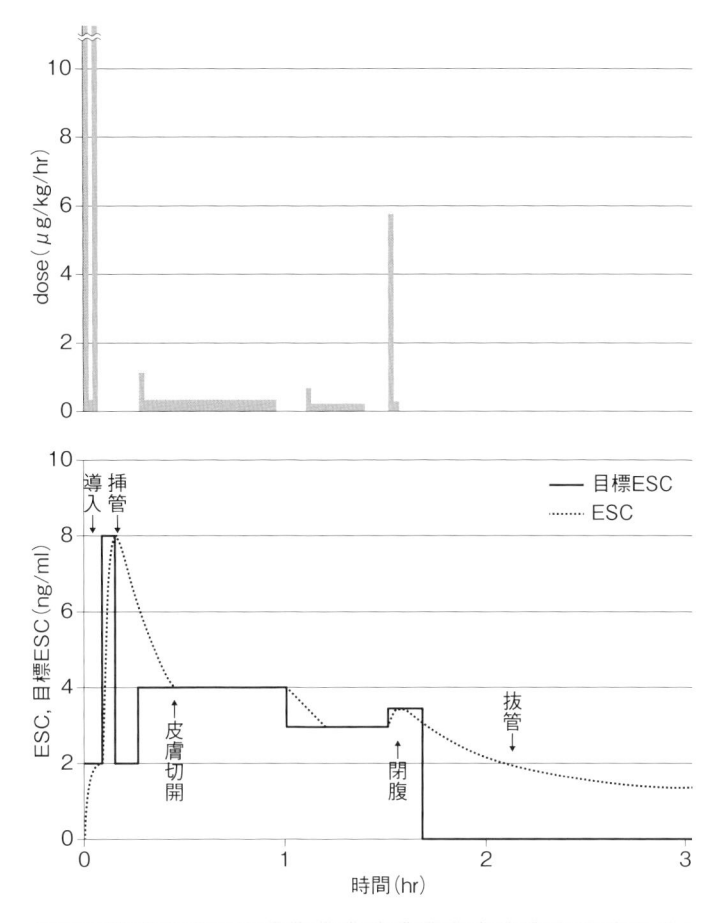

図4 フェンタニルのTCIを利用した実際の投与法
フェンタニルTCIを利用した実際の麻酔管理の1例が表示されている。侵襲に応じて、目標ESCを変化させた値と、それに伴うESC、投与量（dose）が図示されている。

1）濃度の個人差が大きい

プロポフォールと同様に投与速度から定常時のESCは、以下の式で計算される。

C (ng/ml) = $\alpha \times$ D (μg/kg/min)

しかし、プロポフォールとは異なり、代謝クリアランスが年齢・LBMによって変化するため、αは定数ではなく、変数となる[19]。αの代表値は25であるが、患者によっては、15〜64までと広く分布[20]する。0.25 μg/kg/minで投与を行った場合の定常時ESCは、ある患者では6.25 ng/mlとなるが、ある患者では10 ng/mlを超えることになる。症例ごとにαを算出するなどPKSを行うことでこの点を克服は可能であるが、すべての患者に同じ目標ESCを入力して麻酔管理を行うことが可能な点は、利便性が存在する。

2）薬物の必要量が少なく、循環動態変動が少ない

De Casroら[2]の報告では、持続投与の際のレミフェンタニルの投与量は1,390±555 μgであり、TCIを利用した場合の700±290 μgより多かった。また、TCIを利用した場合、

2. 目標制御注入

表2 持続投与速度から定常状態の効果部位濃度を推定する変数 α

(a) 男性, 身長 170 cm

		体重 (kg)		
		40	60	80
年齢 (歳)	40	18	24	30
	60	21	28	34
	80	26	32	39

(b) 女性, 身長 155 cm

		体重 (kg)		
		40	60	80
年齢 (歳)	40	18	26	33
	60	22	30	38
	80	26	35	45

(国沢卓之, レミフェンタニルの投与法としての target-controlled infusion. 日臨麻会誌 2007 ; 27 : 381-7 より引用)

レミフェンタニルの投与量が少ないため, 持続投与を行うよりも循環変動が少なかった。

3) 効率良く ESC を調節可能である。

速やかに定常状態に到達するとはいえ, 単回投与を行わない場合, ESC が十分に上昇するまでは 10 分程度の時間を要する。また, ESC を低下させたい場合, 持続投与量を減少させるだけでは ESC 低下の効率を下げる。TCI を利用するとさらに効率よく, ESC 調節が可能となる。

c. 薬物動態による考察

1) PKP に影響を及ぼす因子

レミフェンタニルは, PKP は, 以下のようにそれぞれ計算される[9]。

V_1 (l) = $5.1 - 0.0201 \times (\text{age} - 40) + 0.072 \times (\text{LBM} - 55)$

V_2 (l) = $9.82 - 0.0811 \times (\text{age} - 40) + 0.108 \times (\text{LBM} - 55)$

V_3 (l) = 5.42

CL_1 (l/min) = $2.6 - 0.0162 \times (\text{age} - 40) + 0.0191 \times (\text{LBM} - 55)$

CL_2 (l/min) = $2.05 - 0.0301 \times (\text{age} - 40)$

CL_3 (l/min) = $0.076 - 0.00113 \times (\text{age} - 40)$

V1:中央コンパートメント, V2:急速末梢コンパートメント, V3:緩徐末梢コンパートメント, CL1:代謝クリアランス, CL2:急速末梢クリアランス, CL3:緩徐末梢クリアランス, LBM:lean body mass (除脂肪体重)。

LBM は, 身長・体重・性別から算出されるため, これらによって, 持続投与時の ESC が変動する。これらを利用して, 前述の α を算出すると代表的な値は表2[21]のようになる。

実際に TCI を行った場合, 図5のように年齢や体重によって投与量が大きく異なる点に

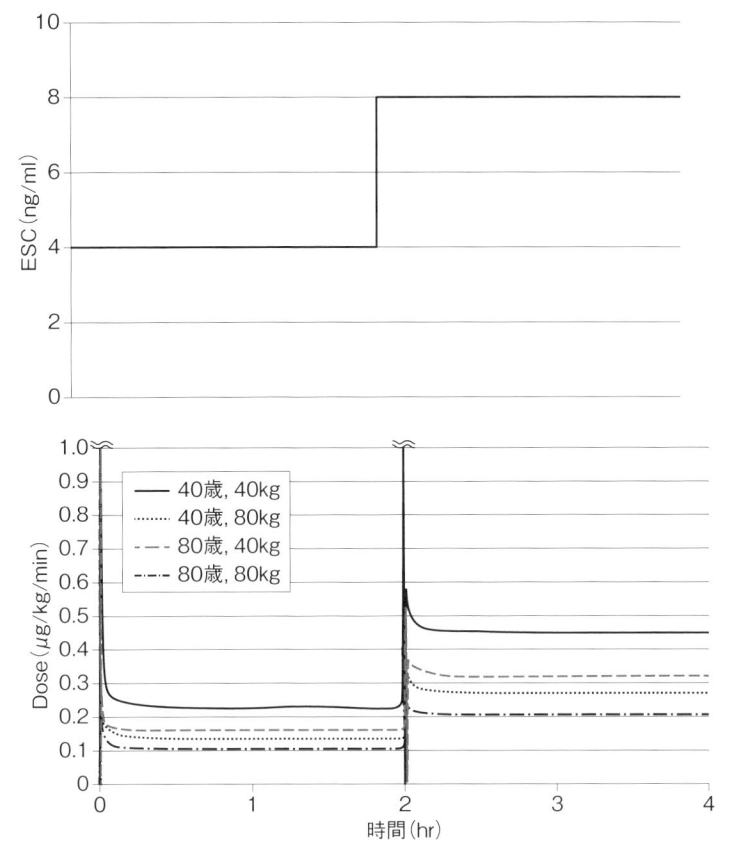

図5 年齢，体重別のレミフェンタニル投与量の比較
40歳，男性40 kg，80 kgの患者，80歳，男性40 kg，80 kgの患者に対してレミフェンタニルの効果部位TCIを行ったときの目標ESCを4 ng/ml→8 ng/mlにし，それぞれ2時間ずつ投与したときの投与量を示した。高齢者や肥満患者のほうが，投与量が少ない。

留意する必要がある。TCIでESCを一定にした場合，高齢者・肥満患者では投与量が少なくなる。

2）投与量の調節

肥満患者では，実体重で用量の設定をすると，血中濃度やESCが上昇し期待以上の効果が出現する可能性があることから，各国の添付文書では，標準体重（ideal body weight：IBW）を用いた投与量の調整を行うことが推奨されている。その中でも日本の基準は，肥満指数（body mass index：BMI）が25以上の患者に対し，IBWを用いた投与法が推奨されているので，誤差が小さくなる[22]。肥満患者にIBWで投与を行うことは，合目的的であるが，この投与量の調節でESCを一定にできるわけではない。例えば，BMI 24, 26の2名の患者に実体重で0.5 μg/kg/minで投与を行った場合と，26の患者に体重補正を行った場合のESCの推移を図6に示す。実体重で投与を行った場合，BMI 24の患者のESC

2. 目標制御注入

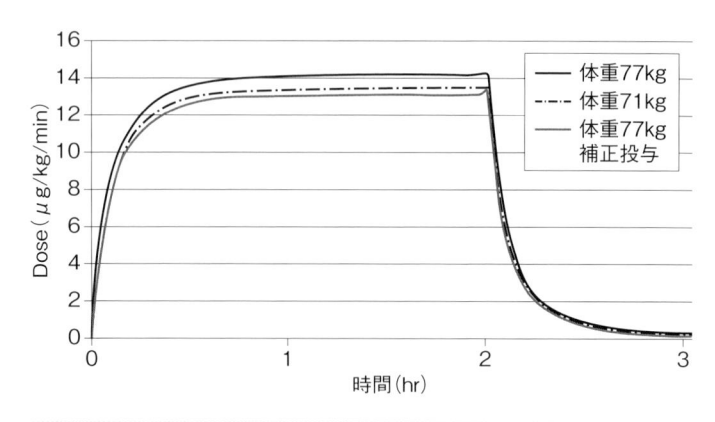

図6 肥満患者におけるESCの比較
40歳，男性，身長172 cmの患者にレミフェンタニルを0.5 μg/kg/minで2時間投与を行った場合のESCを示した。-・-・は体重71 kg（BMI 24）の患者。―は体重77 kg（BMI 26）の患者。―は体重77 kgの患者が71 kgの標準体重で投与を行った場合のESCの推移を示した。

は13.43 ng/ml，BMI 26の患者のESCは14.28 ng/mlとIBWの患者より上昇するが，BMI 31の患者に理想体重で投与を行った場合のESCは13.16 ng/mlになる。TCIでは，このような調節や考慮も不要となり，有用と考えられる。

d. 薬物動態と薬力学に影響する因子

Mintoら[23]は，レミフェンタニルにおけるPKの影響のみならず，PDの影響も研究し，高齢者はレミフェンタニルに対する感受性が高いため，若年者の約半量で同等の脳波のピークが得られたことを報告している。添付文書では，高齢者の患者には，投与量を半減するように記載されている。図7のように，50歳と80歳の患者に同じ投与量で投与を行った場合，80歳の患者の定常状態のESCが8.86 ng/mlと50歳のESC（7.11 ng/ml）より高くなるが，80歳の患者に対して半量投与を行った場合の定常状態のESCは4.43 ng/mlとなり，50歳の患者の全量投与時より低くなる。しかし，これは感受性（PD）を加味するとよい調節になるかもしれない。

このように，TCIでは，PKとPDを切り離した管理が可能であるので，ESCを一定にするために投与量を図5のように減少させてPKの調節を行い，PDの調節は目標標的濃度を減じることで可能となる。

4 デクスメデトミジン

a. TCIの利点

デクスメデトミジン（dexmedetomidine：DEX）は分布容積が大きく，クリアランスが小さいため，TCIが有用な薬物と考えられる。しかし，まだ臨床での報告は少ない。

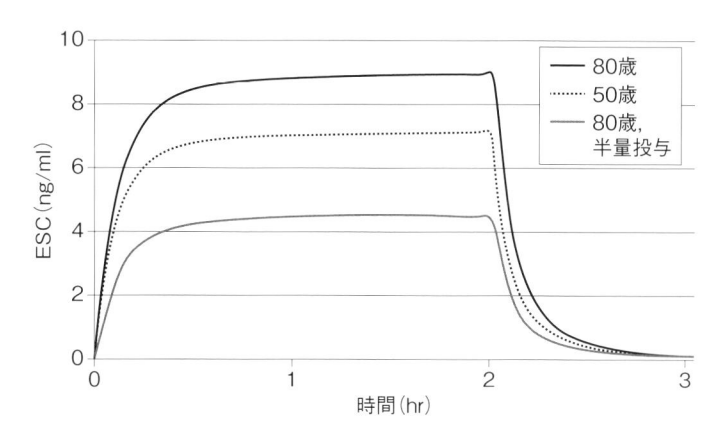

図7 年齢別のESCの比較
身長170 cm，体重70 kgの50歳と80歳の男性患者に対してレミフェンタニルを0.25 µg/kg/minで2時間投与したときのESCの推移を示した。同じ投与量の場合，年齢が高いほうがESCの値が高値となる。80歳患者への半量投与により，50歳の患者と比較して，ESCが同値または半分に補正されるわけではなく，その中間の値になる。

b. 必要濃度

以前からの適用は集中治療における人工呼吸管理および離脱後の鎮静で認められ，その必要量は0.7 ng/mlといわれている[24]。しかし，DEXの鎮静の特徴である刺激により容易に覚醒し，呼吸抑制がないという利点を有することから，適用外使用の報告が多い。侵襲の大きな処置・手術の必要pCpは，鎮静で必要な値より高い値であることが報告され始めている。現在，国内では，局所麻酔下における非挿管での手術および処置時の鎮静で利用できるように適用が拡大したが，投与量の増加は検討されていない。

c. TCIの留意点

DEXにおいてTCIを施行する場合，下記に留意が必要である。

1）ESCが算出できない

k_{e0}が明らかでないため，ESCが算出できないことに不都合が多い。また，投与から最大効果発現までの時間が比較的長いと考えられるため[25]，plasma-TCIを行っても投与初期に過量投与となり，効果を減少させたいときや投与終了時には，時間を要す可能性があることに留意が必要である。

2）効果部位が2つある

DEXは，鎮静作用を発揮する中枢効果部位（それに伴う血管拡張や徐脈が生じる）と，直接血管収縮作用を発揮する末梢効果部位がある。TCIを利用しても投与初期は，末梢効果部位濃度の上昇が先行するため，効果の発現の仕方がほかの鎮静薬と違う点に留意が必

要である[26)27)]。

実際にTCIを行ううえでの留意点

実際に各種TCI装置を利用してTCI投与を行おうとする場合，いくつかの障害となる点が生じる。これらを簡単に解説する。

1 商用シリンジポンプ（Diprifusor™）

a. タグ

薬物認識のためにタグをシリンジポンプに認識させる。

b. 残量アラーム鳴後

シリンジポンプからの指令でタグの認識情報は消去されるため，同一シリンジへの再充填による再投与は不能である。シリンジを交換する際に時間を要すると，再開時の投与量が増量するため，注意が必要である。また，投薬ラインがクランプされていないか確認し，投薬を再開する。

c. 標的濃度変更時

投与を停止する必要はない。TE-371（テルモ製，東京）の場合，シリンジの横にあるダイヤルを回し，"開始ボタン"を押すか，"OK（F1）"を押すと変更後の濃度で投与開始される。Graseby™（Smiths Medical製，UK）の場合は，上下ボタンで濃度を変更し"START"を押すと，変更した濃度で開始される。

d. 覚醒濃度

pCpが目標とする値まで低下するのに必要な時間を表示しているため，ESC低下とは無関係である。

e. 投与の終了

手術終了時，抜管時など患者が退室するまでは，シリンジポンプの電源を切らず，目標濃度を0.1 μg/mlに設定すると，pCpとESCを確認することができる。

2 Orchestra™ Base Premia（Fresenius Kabi AG製，Germany）

a. purge

シリンジ認識と薬物認識の間に行う必要がある。方法は，2回押しでかつ2回目は長押

しが必要となり，押している間に purge が行われる。

b. 薬物の選択

TCI を行う薬物を選択する。その後，薬物の希釈濃度，パラメータ，モード（血漿 TCI，効果部位 TCI），最大投与速度，最大血漿濃度（効果部位 TCI），目標血漿濃度到達時間（血漿 TCI）を決める。

c. 目標濃度変更

投薬を中止しなくてよい。

3 STANPUMP

a. 最大流速

50 ml シリンジでは，1,200 ml/hr，20 ml シリンジでは 400 ml/hr に設定する。

b. シリンジ交換

PC 側が残液なしを検知した場合は問題が生じないが，シリンジポンプ側で残量なしの検知をした場合，シリンジ交換後，急速投与が再開されてしまうため，purge などができなくなる。PC 側でシリンジ交換設定を行ってから，シリンジ交換を行うことが望ましい。

c. 目標濃度変更

投与を中止することなく，設定濃度を変更できる。

d. TCI モードの変更

血漿 TCI と効果部位 TCI の変更が，ファンクションキーにより可能である。

おわりに

TCI を用いることで，安定した標的器官の濃度を維持することができるため，投与量の調節と，目標標的濃度を指標とした投与が容易になる。しかし，効果部位濃度や予測血漿濃度は実測値ではないため，表示された数値だけでなく薬物の効果や循環動態などを観察し，薬物が意図する投与量で確実に投与され，安全が確保されているかを確認し続け，TCI を使用する必要がある。

■参考文献

1) 長田 理. TCI の基礎から周辺知識まで. 尾﨑 眞, 長田 理編. 今日から実践できるTCI. 東京：真興交易（株）医書出版部；2004. p.1-31.
2) De Casro V, Godet G, Mencia G, et al. Target-controlled infusion for remifentanil in vascu-

lar patients improves hemodynamics and decreases remifentanil requirement. Anesth Analg 2003 ; 96 : 33-8.
3) Kunisawa T, Kurosawa A, Hayashi D, et al. Importance of model fitting when a non-commercial TCI system was used : Taking Kataria's parameter as an example. J Anesth 2011 ; 25 : 314-5.
4) Marsh B, White M, Morton N, et al. Pharmacokinetic model driven infusion of propofol in children. Br J Anaesth 1991 ; 67 : 41-8.
5) Schnider TW, Minto CF, Gambus PL, et al. The influence of method of administration and covariates on the pharmacokinetics of propofol in adult volunteers. Anesthesiology 1998 ; 88 : 1170-82.
6) Kataria BK, Ved SA, Nicodemus HF, et al. The pharmacokinetics of propofol in children using three different data analysis approaches. Anesthesiology 1994 ; 80 : 104-22.
7) Absalom A, Kenny G. 'Paedfusor' pharmacokinetic data set. Br J Anaesth 2005 ; 95 : 110.
8) Shafer SL, Varvel JR, Aziz N, et al. Pharmacokinetics of fentanyl administered by computer-controlled infusion pump. Anesthesiology 1990 ; 73 : 1091-102.
9) Minto CF, Schnider TW, Egan TD, et al. Influence of age and gender on the pharmacokinetics and pharmacodynamics of remifentanil. I. Model development. Anesthesiology 1997 ; 86 : 10-23.
10) Dyck JB, Maze M, Haack C, et al. The pharmacokinetics and hemodynamic effects of intravenous and intramusculardexmedetomidine hydrochloride in adult human volunteers. Anesthesiology 1993 ; 78 : 813-20.
11) Honda N, Nakade S, Kasai H, et al. Population pharmacokinetics of landiolol hydrochloride in healthy subjects. Drug Metab Pharmacokinet 2008 ; 23 : 447-55.
12) Gepts E, Shafer SL, Camu F, et al. Linearity of pharmacokinetics and model estimation of sufentanil. Anesthesiology 1995 ; 83 : 1194-204.
13) 国沢卓之. 簡便にレミフェンタニル TCI を行える Orchestra®. 臨床麻酔 2008 ; 32 : 1693-5.
14) Kazama T, Ikeda K, Morita K. Reduction by fentanyl of the Cp50 values of propofol and hemodynamic responses to various noxious stimuli. Anesthesiology 1997 ; 87 : 213-27.
15) Iwakiri H, Nagata O, Matsukawa T, et al. Effect-site concentration of propofol for recovery of consciousness is virtually independent of fentanyl effect-site concentration. Anesth Analg 2003 ; 96 : 1651-5.
16) Kunisawa T, Onodera Y, Kurosawa A, et al. Required decrement time to predict time of awaking in effect-site concentration can be estimated by using that in predicted blood concentration displayed on the commercial TCI pump. J Anesth 2010 ; 24 : 972-3.
17) Ausems ME, Hug CC Jr, Stanski DR, et al. Plasma concentrations of alfentanil required to supplement nitrous oxide anesthesia for general surgery. Anesthesiology 1986 ; 65 : 362-73.
18) Albertin A, Casati A, Federica L, et al. The effect-site concentration of remifentanil blunting cardiovascular responses to tracheal intubation and skin incision during bispectral index-guided propofol anesthesia. Anesth Analg 2005 ; 101 : 125-30.
19) Kunisawa T, Nagashima M, Suzuki A, et al. Calculating variable 'alpha' for predicting plasma concentrations of steady-state remifentanil. Anaesthesia 2008 ; 63 : 103-4.
20) Kunisawa T, Nagashima M, Suzuki A, et al. The range of values of "variable alpha" when predicting plasma concentrations and/or effect site concentrations of remifentanil is huge. J Anesth 2010 ; 24 : 656-7.
21) 国沢卓之. レミフェンタニルの投与法としての target-controlled infusion. 日臨麻会誌 2007 ; 27 : 381-7.

22) 国沢卓之. 肥満患者におけるレミフェンタニルの用量設定. 臨床麻酔 2010;34:901.
23) Minto CF, Schnider TW, Shafer SL. Pharmacokinetics and pharmacodynamics of remifentanil. Ⅱ. Model application. Anesthesiology 1997;86:24-33.
24) Kamibayashi T, Maze M. Clinical uses of alpha 2-adrenergic agonists. Anesthesiology 2000;93:1345-9.
25) Bloor BC, Ward DS, Belleville JP, et al. Effects of intravenous dexmedetomidine in humans. Ⅱ. Hemodynamic changes. Anesthesiology 1992;77:1134-42.
26) 国沢卓之. デクスメデトミジン―不都合の原因と対処法を理解し，利点のみを再度引き出す―. 日臨麻会誌 2008;28:399-410.
27) 国沢卓之. デクスメデトミジンの薬物動態と薬力学. 日臨麻会誌 2010;30:181-9.

(菅原　亜美，国沢　卓之)

V

モニタリング

はじめに

 本章では，全静脈麻酔（total intravenous anesthesia：TIVA）中の各種モニタリングについて解説する．循環や呼吸のモニタリングに関しては，全身管理を行うという観点では，基本的な部分は吸入麻酔と静脈麻酔に相違はない．しかしながら，それぞれの麻酔に特有の注意点は，いくつも存在する．

 モニタリングで重要なことは，個々のパラメータだけで判断するのではなく，全体のモニタリングを通して患者の状態を把握することにある．本章では，個々のモニタリングを別個に解説していくが，その中でほかのモニタリングも含めた判断が必要となるような場合に関しても解説していきたい．

 本章では，静脈麻酔中のモニタリングの解説というところから，ここではプロポフォールとレミフェンタニルによる麻酔を行っているという状況での話として解説を進めていく．

1 循環モニタリング

 静脈麻酔においても吸入麻酔においても循環モニタリングは，バイタルサインのチェックという意味ではその用い方や判断基準に差はない．循環管理においてもっとも基本となるのは，循環の3要素；前負荷，心筋収縮力，後負荷を把握することにある．左室にとっての前負荷は左室拡張終末期容積（left ventricular end-diastolic volume：LVEDV）であり，後負荷は体血管抵抗（systemic vascular resistance：SVR）である．3要素が評価できれば，その対処法はすでに確立されている．残念ながら，現在通常用いられている循環系モニターでこれらを直接示すモニターは存在しない．したがって，複数のパラメータからこれらを推定しながら循環管理をすることになる．強いていえばスワン・ガンツカテーテルを使用すれば，心拍出量（cardiac output：CO）と肺動脈楔入圧（pulmonary capillary wedge pressure：PCWP）を計測できるので，動脈圧と中心静脈圧（central venous pressure：CVP）から後負荷であるSVRを得ることができる．また，PCWPから前負荷であるLVEDVを推定できる．こういった意味で，循環管理においてスワン・ガンツカテーテルは重要な意味を持つ．通常は心筋の収縮力を直接知ることはできない．経食道心エコー検査（transesophageal echocardiography：TEE）を用いれば，僧帽弁逆流（mitral regurgitation：MR）が認められる場合には等容性収縮時のdP/dt計測から評価が可能であるが，そうでない場合には左室短軸像などである程度推測できるにすぎない．いずれにしても，心収縮力の直接計測は，一般的なモニターでは困難である．単に血圧や心拍数など目に見えているパラメータだけを考えていたのでは，適切な循環管理は不可能であることに注意しなければならない．

 また，麻酔中の生理は覚醒時とは異なるため，覚醒時の生理を想定して循環管理を考えるのは適切ではない．循環を管理する目的は，各臓器への適切な酸素供給の維持にあるからである．例えば，覚醒時には心係数（cardiac index：CI）が 2.2 $l/m^2/min$ を下回れば低心拍出量症候群（low output syndrome：LOS）とされるが，これは覚醒時の酸素消費量を

想定しての基準である。麻酔中には脳の酸素消費量は覚醒時の約50％程度まで低下する[1]ほか，筋弛緩下に人工呼吸するため皮膚や骨格筋での酸素消費量もごくわずかにまで低下する。したがって，全身麻酔中の酸素消費量は，覚醒時の50〜70％程度に低下すると考えてよい。必要な心拍出量は酸素消費量によって決まるのであるから，全身麻酔中には覚醒時の50〜70％程度の心拍出量でよいことになる。実際，心臓手術の麻酔において混合静脈血酸素飽和度（$S\bar{v}_{O_2}$）も計測できるスワン・ガンツカテーテルを使用してみていると，麻酔導入後にはCIが$1.2〜1.5\ l/m^2/min$程度でもほとんどの場合$S\bar{v}_{O_2}$は70％前後の値になっている。

　なお，各臓器の血流は還流圧によっても変化するから，各臓器の還流圧も意識しなければならない。さらには，主要血管の狭窄や閉塞が疑われる場合には，そういった病変も加味して考慮する必要がある。

　では，プロポフォールおよびレミフェンタニルの循環系への作用に関して解説していく。揮発性麻酔薬と同様にプロポフォールは，直接血管に作用し用量依存性に血管を拡張させる。一部には，中枢への作用に伴い交感神経系の緊張低下の結果としての血管拡張作用もあると考えられる。一方で，プロポフォールは，心筋収縮力を濃度依存性に低下させる[2]。しかしながら，臨床濃度では心筋収縮力低下はそれほど大きくなく，結果として駆出率（ejection fraction：EF）が10％前後であるような重症の拡張型心筋症の患者であっても，わずかな循環作動薬の使用程度で適切な麻酔を維持することが可能である。プロポフォールによる心筋収縮力低下が，クリティカルとなるような場面はきわめて限られている。

　一方，レミフェンタニルは，心筋収縮力にはまったく影響しないことが示されている[3]。健常心筋だけでなく，病的心筋であっても影響はない。また，β刺激薬に対する応答性にも影響しないことが知られている。臨床的には，麻酔導入時にレミフェンタニルを使用すると血圧低下が生じるが，これは主に交感神経系の緊張を低下させることによる血管拡張作用による。また，ある程度以上の徐脈となった場合には，心拍数低下による心拍出量低下も副次的に影響している。徐脈に対して副交感神経遮断薬であるアトロピンを使用してもあまり効果が得られないのは，交感神経系の抑制がその主因であるためである。心拍数を増加させたい場合には，β刺激作用のあるエチレフリンやエフェドリンを使用するのがよい。

　このようにTIVAでの麻酔導入時の血圧低下は，主に血管拡張による後負荷の低下とそれに伴う相対的前負荷の低下によるのであるから，その対応は適切な血管収縮薬の使用もしくは容量負荷を行うことである。血圧や心拍数といった標準のモニタリングの示す数値に加えて，これらの知識があれば，麻酔導入時の血圧や心拍数の変動にも適切に対応できるであろう。

　さて，麻酔中の重要臓器の酸素受給バランスはどのようになっているか解説する。よく知られているように，平均動脈圧が50 mmHgから150 mmHgまでの間は血圧が変動しても，脳血流はほぼ一定に保たれる自動調節機構が存在する。この機構は，麻酔中にも働いている。したがって，高血圧のない患者や高血圧がコントロールされている患者の場合には，麻酔中の脳代謝の減少を考慮すれば平均血圧が40〜50 mmHg（収縮期血圧では70〜

80 mmHg）でもほぼ問題が生じることはない。もちろんコントロールされていない高血圧があって，自動調節能曲線が右方へシフトしている可能性のある患者や，脳の主要血管に狭窄があるような場合にはもう少し高い血圧を維持するほうが賢明である。心拍数に関しても通常は洞調律であれば，40 beats/min 程度までは血圧が維持できているかぎり問題となることはほとんどない。また Zhu ら[4]は，ウサギにおいてプロポフォールは肝の酸素受給バランスを崩さないことを示している。腎についても同様であり，許容される循環動態であれば，プロポフォールによって重要臓器の酸素受給バランスが崩れることはほとんどない。こういったことを踏まえたうえで，目標とする循環動態を考慮すればよい。

2 呼吸モニタリング

呼吸の役割は，動脈血の酸素化の維持と二酸化炭素の排泄である。この2つは，分けて考えなければならない。例えば，健常人であれば100％酸素で肺胞を満たした状態を維持できれば，換気はまったく行わなくても動脈血の酸素化は維持できる。しかしながら，この状態では二酸化炭素の排泄は行えないため呼吸性アシドーシスが進行する。反対に，肺炎患者の酸素化が悪化したからといって，人工呼吸器の1回換気量を増やしたり換気回数を増やしたりすることによって分時換気量を増加させても酸素化は改善せず，換気量増大による動脈血の二酸化炭素分圧の低下が生じるにすぎない。酸素化の維持には換気量は関係せず，換気血流比の不均衡を是正する（局所肺血流に酸素付与をマッチさせる）ことが重要である。一方，二酸化炭素の排泄は，時間あたりの有効肺胞換気量で規定される。ここで有効肺胞換気量と書いたが，これは死腔を意識しているからである。健常人の場合，1回換気量が500 ml であったとすれば，その約30％である150 ml 程度が死腔換気量になる。1回換気量を200 ml として24回換気した場合の有効肺胞換気量は 1,200 ml/min であり，600 ml で8回換気した場合には 3,600 ml/min と分時換気量は同じでも，肺胞換気量は3倍も異なってしまう（この数値はあくまで一つの例である）。浅い呼吸の場合には，換気効率が低下することになる。吸入麻酔からの覚醒では，有効肺胞換気量を意識しないと覚醒時間に大きな差が生じる。こういった呼吸の基礎を念頭に置いたうえで，呼吸のモニターの示す数値と状況を考慮して，適切な対処が行えることが重要である。

麻酔中の呼吸モニターとしては，パルスオキシメータによる Sp_{O_2} と呼気ガスモニターによる $P_{ET}CO_2$ が一般的である。また，近年では人工呼吸器にも気道内圧や換気量といった呼吸メカニクスのパラメータも示されるため，これらも参考にするとよい。

3 脳波モニタリング

TIVA を行ううえで，プロポフォールの鎮静効果を適切に評価することは重要である。レミフェンタニルが使用できるようになり，術中の抗侵害受容（鎮痛）のコントロールに注意を向ける必要性は非常に少なくなった。一方で，適切な鎮静を維持しなければ術中覚醒（術中記憶）が生じたり，覚醒遅延が生じることになる。フェンタニル時代には，適切な鎮静を維持しながら，かつ必要十分な抗侵害受容が得られるようにフェンタニルを適切

に使用する必要があったため，初級者にはTIVAの管理は難しいものであった。これに比べれば，術後の呼吸抑制を気にせずに術中十分な鎮痛を得ることができるレミフェンタニルは，TIVAを大きく変えたといっても過言ではない。しかしながら，それでもプロポフォールの維持濃度を適切に設定するためにはなんらかの方法が必要であり，その意味でTIVAにおいて脳波モニターは重要な役割を担っている。

脳波モニターの中でもっとも普及しているのは，ASPECT社〔米国，現在はCOVIDIEN社（米国）に吸収されている〕の開発したbispectral index（BIS）モニターである。ASPECT社は，他社が類似製品を作製することを避けるためにBIS値の算出の詳細を公開していない。わずかに3つの論文[5)~7)]にその算出方法の一部が示されているが，その情報も正確とはいえない。これら以外の情報源は，特許関連の資料くらいである。これらの資料から判明していることを解説する。BISモニターは，直前の61.5秒の脳波波形に対してアーチファクトのチェックを行った後，タイムドメイン解析（振幅の時間変化）からsuppression ratio（SR，波形のうち平坦な脳波である部分の比率）とQUAZI（基線のゆれを補正した後のSRらしい？）を，スペクトル解析からrelative β ratio（RBR，30〜47 Hzのパワーの対数と，11〜20 Hzのパワーの対数の比）を，そしてバイスペクトル解析からSynchFastSlow（算出しているすべての領域のバイスペクトルの和の対数と40〜47 Hzの領域のバイスペクトルの和の対数の比）を算出し，これら4つのサブパラメータと，脳波データベースの多変量解析から得られた係数を組み合わせてBIS値を算出している。つまり，観測された脳波のサブパラメータを，脳波データベースの情報に照らし合わせて鎮静度を推定しているのがBIS値である。Glassら[6)]によると，BIS値算出に用いられた脳波データベースに含まれる麻酔は，イソフルラン，プロポフォール，チオペンタールとミダゾラムの4つの麻酔薬や鎮静薬と，亜酸化窒素やオピオイド（おそらくはフェンタニルとアルフェンタニル）を組み合わせたものであるとされている。また，データはすべて成人のものであることも知られている。データベースに含まれない麻酔薬による麻酔の場合，BIS値が適切な鎮静度を示す保証はない。ここにはセボフルランも含まれていないが，Katohら[8)]の検証によって，セボフルラン麻酔ではBISモニターが使用できることが示されている。このようにデータベースに含まれない麻酔薬を使用した場合には，BISモニターが利用可能かどうかは，先に検証してからでなければその有用性は保証されない。小児用のBISモニターのプローブも市販されているが，小児では発達の程度によって脳波波形が異なるため，その算出されるBIS値は成人のそれとは意味が異なる。6カ月未満の場合には，BIS値はあまり意味を持たないといえる。1歳を過ぎてくると麻酔薬濃度に応じた脳波変化を示すが，基本周波数は成人より速く，また振幅も成人の2倍以上になる。結果として，適切と考えられる麻酔レベルにおけるBIS値は，成人の場合よりも高値となる。また，高齢者の場合には，老化による変化だけでなく，潜在性の脳梗塞など脳に病変が生じている可能性もあり，その数値の信頼性は低下する。特に，麻酔薬濃度を上昇させても脳波が低振幅である場合には，注意が必要である。

BIS値は測定値ではなく推定値であるということは，Glassら[6)]の論文からはっきり見てとれる。図1は，横軸にプロポフォールの血中濃度，縦軸にBIS値，そして個々のプロットにはobserver's assessment of alertness and sedation（OAA/S）スケールを示している。

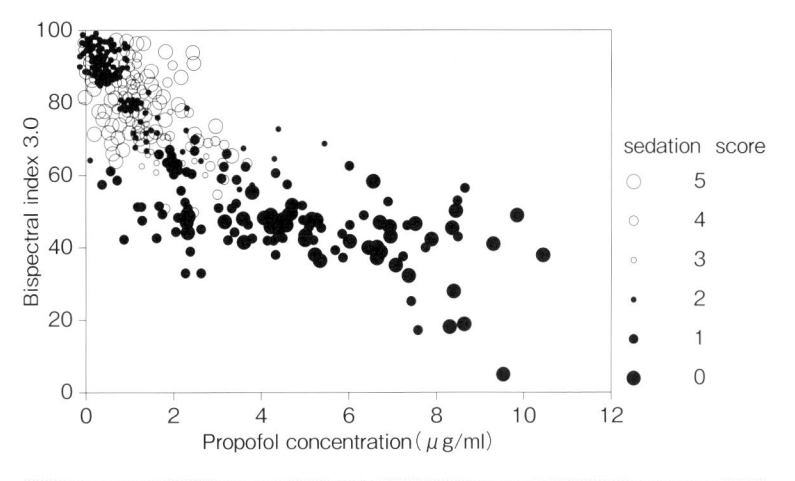

図1 プロポフォール濃度とBIS値とOAA/Sスケール
(Glass PS, Bloom M, Kearse L, et al. Bispectral analysis measures sedation and memory effects of propofol, midazolam, isoflurane, and alfentanil in healthy volunteers. Anesthesiology 1997 ; 86 : 836-47 より引用)

　OAA/Sスケールについては5～3の○が覚醒していることを示し，2～0の●は意識がない状態を示している。プロポフォールの濃度が上昇するにつれて，BIS値は低下するとともに，OAA/Sスケールも低下し覚醒している確率が低下している。全体としては非常によくできているように見えるが，よく見ればBIS値が50以下でも覚醒している人間が何人か存在する。さらに，BIS 50であるときのプロポフォールの血中濃度は，1.0～10 μg/mlと非常に広い範囲にわたって分布している。通常のプロポフォールの維持濃度を考えれば，最小濃度と最大濃度は大きく見積もっても3倍程度であるから，10倍という差にはある程度以上の誤差が含まれていると考えるべきである。このように，BIS値は推定値であり，血圧やSp_{O_2}値などの純粋な測定値とは異なる，ということを肝に銘じておく必要がある。典型的な脳波波形を示す患者ではBIS値の信頼性は高いが，そうでない場合には信頼性は乏しくなる。BIS値が信頼できない状況に関しては，Dahaba[9]の総説に詳細が示されている。
　さらに，BISモニターは，データベースの係数を用いる前に波形データと内部に持っている波形のtemplateを比較し，複数の係数セットのうちのどれを使用するか判別しているようである[7]。ASPECT社から出されている情報と実際にサブパラメータとBISを突き合わせた結果[10]から，以下のことが判明している。覚醒から浅い鎮静レベル（BIS値60～100）ではRBRが，臨床麻酔のレベル（BIS値40～60）ではSynchFastSlowが，やや深い麻酔レベル（BIS値25～40）ではQUAZIが，そしてもっとも麻酔が深いレベル（BIS値0～25）ではSRが，BIS値算出の主要なパラメータとして使用されているようである。特に，SRが40％以上になると，BIS値はSRにのみ依存して直線的に変化するようになる。なお，これら4種類のサブパラメータのうち，計算方法がはっきりしているのはSRのみである。RBRも計算式は判明しているが，どれだけの脳波からRBRを計算しているのかは公開されていない。筆者の解析したかぎりでは，おそらく直前の30秒の脳波を用

図2 BIS値と覚醒確率

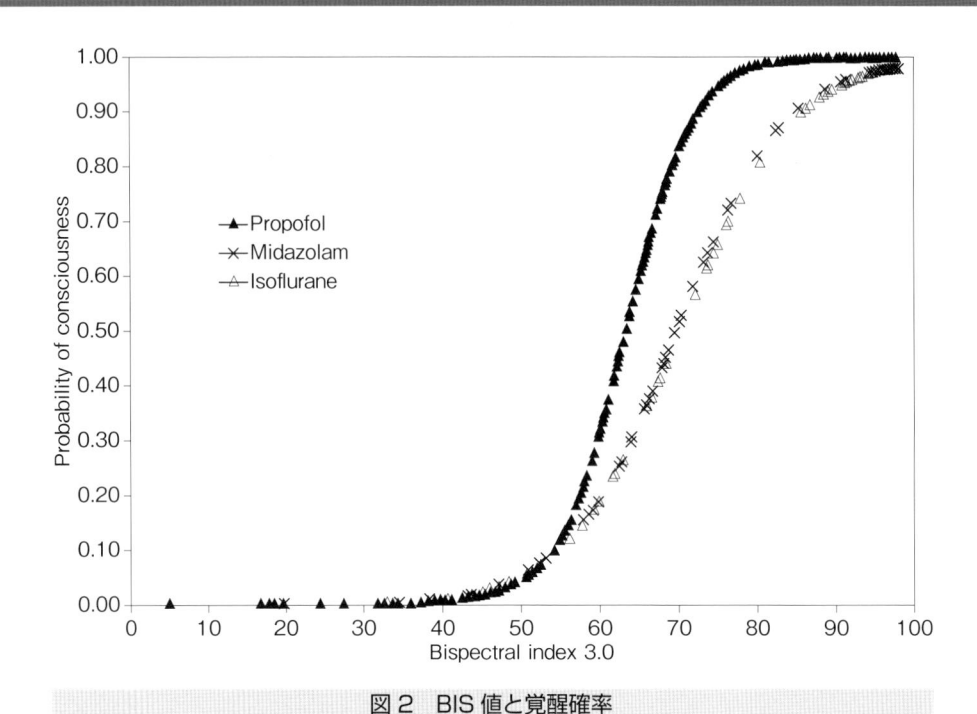

(Glass PS, Bloom M, Kearse L, et al. Bispectral analysis measures sedation and memory effects of propofol, midazolam, isoflurane, and alfentanil in healthy volunteers. Anesthesiology 1997；86：836-47 より引用)

いていると考えられた。SynchFastSlow に関しては，計算に用いるバイスペクトルの領域が厳密には記述されていないため，正確な計算ができない。QUAZI に関しては，Rampil[7] の総説にわずかな記載があるのみでほとんど情報がない。残念なことに ASPECT 社は COVIDIEN 社に買収され，BIS モニターを開発した主要メンバーは退社しているため，今後 BIS 値の詳細な計算方法が公開される可能性はきわめて低い。

BIS 値は，脳波データベースに含まれる麻酔薬を用いた場合には，麻酔薬の種類によらず同等の鎮静度を示すとされているが，厳密にはこれも正しくない。Glass ら[6]が示したように（図2），例えば，BIS 値が 70 のときのイソフルラン，ミダゾラムでは言葉に対する応答のある確率は 50％ だが，プロポフォールの場合には 80％ と高いことが示されている。また，図3に示されるように，記憶の残る確率も麻酔薬により異なる。つまり，麻酔薬によって BIS 値の持つ意味が異なるのである。

BIS モニターを適切に使用する最大のポイントは，常に脳波の生波形をチェックしながら，BIS 値の信頼性を考慮したうえでその値を勘案することである。

脳波モニターを適切に使用するためには，いくつかの条件がある。脳波は，麻酔薬濃度にのみ依存して変化するわけではないからである。脳波は，脳血流や脳代謝を変化させる種々の生理学的変化によっても変化する。例えば，過換気や低換気により Pa_{CO_2} が生理学的範囲を逸脱した場合には，いずれの場合にも徐波化が生じる。また，脳虚血の場合にも脳波は徐波化し，進行すれば burst and suppression や平坦脳波となる。心停止した場合には，数秒以内に脳波は平坦化する。このように脳波は脳虚血に対して非常に鋭敏であるた

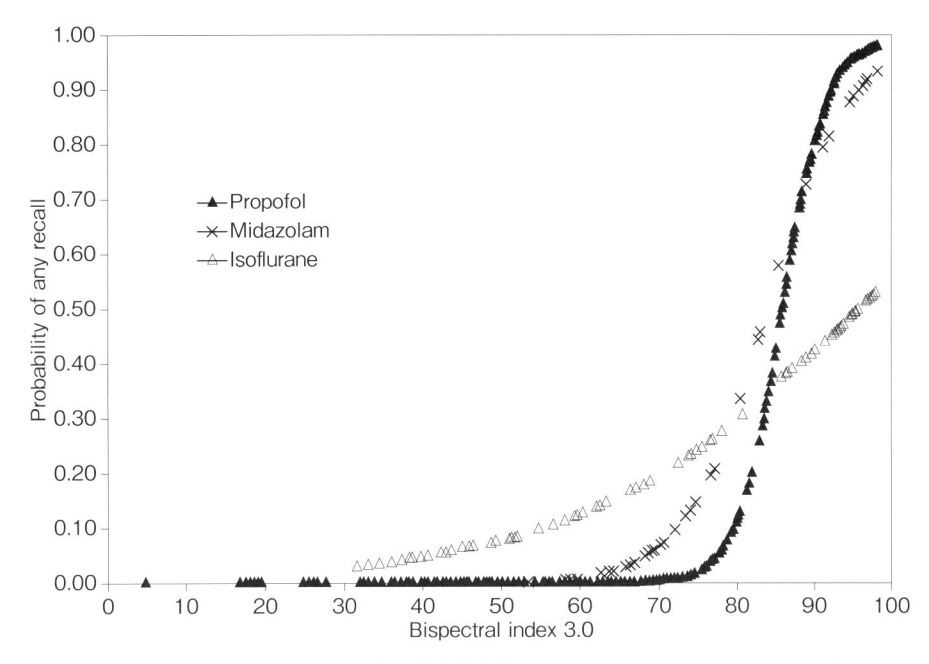

図3 BIS値と顕在性記憶の確率

(Glass PS, Bloom M, Kearse L, et al. Bispectral analysis measures sedation and memory effects of propofol, midazolam, isoflurane, and alfentanil in healthy volunteers. Anesthesiology 1997 ; 86 : 836-47 より引用)

め，時には麻酔中の脳波モニターは脳虚血のモニターとして用いられる。この場合には，麻酔薬濃度を一定に保つ必要がある。また，人工心肺中などのように低体温になった場合には，脳波は麻酔薬による変化とは異なった変化を示す。BISモニターを低体温人工心肺中に使用している研究も散見されるが，低体温下の脳波はBIS値算出の脳波データベースにも含まれておらず，その数値に大きな意味はない。深部体温が35℃を下回れば意識が生じる可能性は低く，人工心肺中のBISモニターの意義は麻酔の調節という意味では，人工心肺導入直後および復温開始後に限られると考えてよい。

　さて，先に述べたように脳波は麻酔薬濃度以外の原因でも変化する。したがって，脳波から麻酔薬の効果を適切に推定するためには，これらの要因に注意しておく必要がある。換気条件や体温に関しては先に述べたが，通常の麻酔管理でもっとも問題となりやすいのは筋電図（electromyogram：EMG）の混入である。また，侵害入力によっても脳波は変化するため十分な鎮痛も重要である。鎮痛が不十分であると，侵害入力に対する生体の反応として筋収縮が生じ，EMGが脳波に混入する。特に顔面筋はほかの骨格筋に比べ筋弛緩薬に比較的抵抗性があるため，ある程度筋弛緩薬が効いている状況でも，侵害入力により顔面筋のEMGが上昇し，BIS値やスペクトル端周波数95％（SEF95）などの麻酔の指標が高値となる。このような状況時には，鎮痛薬を追加もしくは維持濃度を上昇させ，それでもEMGが消えない場合には少量の筋弛緩薬を追加するとよい。GE社（米国）の脳波エントロピーモニターは，スペクトルエントロピー（spectral entropy：SE）とレスポンスエントロピー（response entropy：RE）という2つのパラメータを算出し，REとSEの差

を鎮痛の指標としようとしていた。SE は 0.8 Hz から 32 Hz までの脳波パワースペクトルの，RE は 0.8 Hz から 47 Hz までの脳波パワースペクトルからエントロピーを計算し，これに spline 関数で変換を加えて 0 から 100（SE は 0 から 92）までの数値としている[11]。つまり，RE と SE の差は顔面筋の EMG の成分を捉えているといえる。実際には EMG の成分は 30 Hz 以下まで及ぶため，SE を鎮静の指標，RE-SE を鎮痛の指標とすることは必ずしも適切とはいえない。また，EMG の混入がなくても，侵害入力により脳波は変化する[12)13)]。しかも，この変化は非常に複雑である。筆者ら[13]は，イソフルランもしくはセボフルランのみの麻酔時の執刀前後，およびそれに続いてフェンタニルを投与した際の脳波および BIS 値，SEF95 の変化を観察した。脳波波形は，執刀により低振幅速波化する場合もあれば，巨大な δ 波が主体となる場合もあり，さらにはこれらが混在した波形となることもあった。これらの複雑な波形変化に対して，BIS 値，SEF95 は上昇する場合もあれば低下する場合もあり，変化しない場合もあった。いずれの場合にも，3 μg/kg のフェンタニル投与 5 分後には脳波波形も執刀前のパターンに復帰し，脳波パラメータも前値に復帰した。このことから，BIS 値や SEF95 から鎮痛の程度を知ることはできないことが示された。さらには，鎮痛が不十分であれば脳波パラメータから鎮静度を推定することもできないことが明らかとなった。ここでは示さなかったが，プロポフォールによる麻酔の場合にも同様のことがいえる。このように，脳波モニターから麻酔薬の効果（鎮静度）を知るためには，適切な鎮痛（抗侵害受容）が重要である。

　TIVA では，プロポフォールの投与には，target-controlled infusion（TCI）ポンプを用いるのが一般的であり，これを用いれば推定血中濃度と実測時にはある程度の誤差はあるものの，ほぼ一定の濃度を維持することが可能である[14]。導入時に応答消失時の効果部位濃度を見ておけば，脳波モニターを用いなくてもある程度の精度で適切な鎮静を維持することは可能であるが，種々の状況下では TCI ポンプを用いても血中濃度や効果部位濃度は変動する。TCI に用いられている薬物動態パラメータは，心拍出量の変動に伴う代謝率の変化を無視している。Kurita ら[15]は，ブタにおいてプロポフォールを定常投与した場合に心拍出量を増加させたり減少させたりすると，それに対応してプロポフォールの血中濃度が変動することを示した。また，Yufune ら[16]は，高濃度のレミフェンタニルを併用した場合の心拍出量とプロポフォールの血中濃度の関係を調べたところ，心拍出量が低下した一部の症例ではプロポフォールの血中濃度が上昇することを報告している。心拍出量とプロポフォールの血中濃度が必ずしも比例して変動しないのは，肝での代謝効率の違いなどが原因と推定されるがはっきりとはしていない。このような循環変動の影響を考慮すれば，TCI ポンプを用いている場合であっても，脳波モニターによる麻酔薬効果のモニタリングは重要であると考えられる。また，適切な鎮痛を得ることによって安定した循環動態を得ることは，適切な鎮静を維持するためのポイントであるともいえる。ただし，高濃度のオピオイドは脳波を徐波化させるが意識状態への作用はわずかであり，このような状況では脳波モニターの示す鎮静度の信頼性は低下する。適切な濃度のオピオイドを使用したうえで，脳波モニターにより麻酔薬濃度を調整するのがよいと考えられる。

　脳波モニターのほかに，誘発電位も麻酔のモニターとして用いられている。Danmeter 社（デンマーク）は，中潜時聴性誘発電位（mid-latency auditory evoked potential：MLAEP）

を用いた AAI という指標を算出する A-line AEP モニターを欧米で販売していた。現在わが国では，Kenny らの開発した MLAEP を元にした aepEX という指標を算出する aepEX モニターが利用できる。AEP は，脳波とは反対に覚醒時に振幅がもっとも大きく，鎮静度が上昇するにつれて振幅が小さくなるとともに潜時が延長する。Gajraj ら[17]は，aepEX と BIS を比較し，意識の有無の識別では aepEX のほうが優れていたと報告している。AEP は音刺激に対する大脳皮質の反応を見ているので，応答性を予測する場合には脳波よりも優れているのはある意味当然であると思われる。一方，臨床麻酔レベルでは AEP はほとんど平坦化することもあり，麻酔薬の調節の指標とすることは難しいと考えられる。

4 神経・筋モニタリング〔感覚誘発電位（SEP），運動誘発電位（MEP）〕

側彎症に対する矯正術や下行大動脈瘤に対する人工血管置換術など，手術操作によって脊髄機能が障害されるような手術では，脊髄機能を監視するために体性感覚誘発電位（sensory evoked potential：SEP）や運動誘発電位（motor evoked potential：MEP）のモニターが行われる。亜酸化窒素や揮発性麻酔薬は SEP や MEP を抑制するが，プロポフォールやケタミンなどの静脈麻酔薬，オピオイドはこれらにほとんど影響しない[18]。したがって，SEP や MEP をモニタリングする手術では，TIVA が適している。われわれの施設でも，側彎症の矯正術ではルーチンに MEP をモニターに用いており，すべて TIVA で管理している。さらに，MEP は筋弛緩薬の影響も受けるため，このような手術では原則として筋弛緩薬を使用すべきではない。現在では，レミフェンタニルによって術中に十分な鎮痛を得ることが容易となっており，これらの手術では気管挿管時を除き筋弛緩薬は使用していないが，問題となることはない。どうしても筋弛緩薬を使用したい場合には，四連反応（train-of-four：TOF）モニターを使用して一定の筋弛緩効果を維持できるようにすることが必要である。SEP のモニタリングに関しては，筋弛緩薬の影響はない。

5 体温モニタリング

体温のモニタリングは，循環や呼吸のモニタリングと同様にすべての麻酔に共通するものである。通常は，直腸温，膀胱温，咽頭温や鼓膜温などが用いられる。

レミフェンタニルを用いた場合には，それ以外の麻酔の場合よりも覚醒後にシバリングを生じる可能性が高いことが知られている。麻酔導入後しばらくは末梢血管が拡張することにより，体熱が中枢から末梢へ移動する。ある程度（3 時間以上）時間が経過すると，末梢血管が収縮し，低下していた中枢温が上昇を始め，末梢温は低下を始める。アミノ酸製剤の投与によって熱産生を増加させたり，種々のウォーマーで末梢温の低下の防止に努めなければ，覚醒時にシバリングする確率が上昇する。前額部と手掌などに深部体温計のプローブを置いて中枢と末梢の温度変化をモニターしていれば，末梢温の低下をいち早く検出し対応することも可能である。もっとも，長時間の手術では，末梢温を適切に保つことは必ずしも容易ではない。

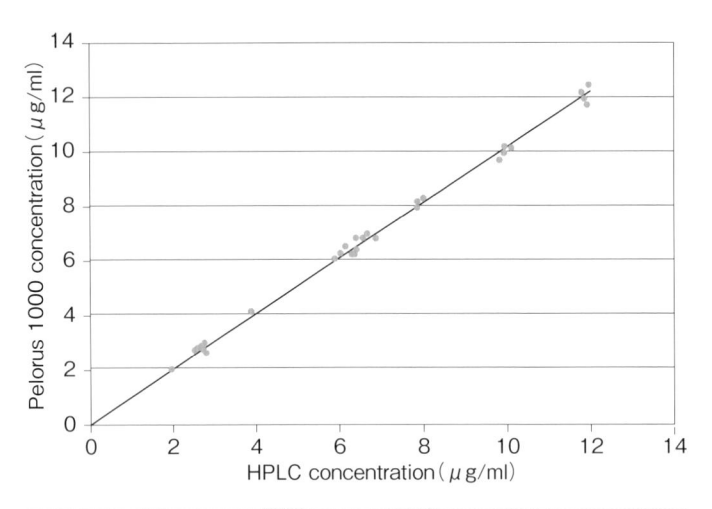

図4 Pelorus1000とHPLCによるプロポフォール血中濃度計測値の比較

(Liu B, Pettingrew DM, Bates S, et al. Performance evaluation of a whole blood propofol analyser. J Clin Monit Comput 2012, 26：29-36 より引用)

6 麻酔薬濃度モニタリング

　揮発性麻酔薬の場合には，赤外吸光を用いて呼気濃度を測定できるが，プロポフォールの場合には，TCIポンプや薬物動態（pharmacokinetics：PK）シミュレータによる血中濃度や効果部位濃度の推定しか行えない。一般的に薬物動態モデルによる推定では，±30％程度の誤差があることが知られている。

　プロポフォールは，フェノールに2つのイソプロピル基が付いた構造をしており，呼気からも気体として出てくることが知られている。Takitaら[19]はPTR-MS（プロトン移動反応質量分析計）を用いて，Hornussら[20]はIMR-MS（イオン分子反応質量分析計）を用いて，呼気に出てくるプロポフォールの濃度をリアルタイムに計測し，採血によって実測されたプロポフォールの血中濃度と比較したところ，いずれも非常によい相関を示していた。したがって，呼気からプロポフォールの血中濃度をある程度まで正確に知ることが可能と考えられる。もっとも質量分析器は高価であり，現時点では一般に普及するようなものではない。手術室が10室以上もあるような大規模病院であれば，各手術室からラインを引いて1台の質量分析器で各室のモニタリングを行うことは可能と思われる。

　このほかに，まだわが国には入っていないが，ベッドサイドで採血した血中のプロポフォール濃度を5分程度で計測できるシステムが開発されている（Pelorus 1000, Sphere Medical製, Harston, Cambridge, England）。測定範囲は0〜20 μg/mlで0.7 mlの採血量で測定できるようになっている。Liuら[21]の計測では，Pelorus 1000による計測とHPLC（高速液体クロマトグラフィー）による計測は，R^2が0.9993と非常によい相関を示していた（図4）。日常臨床でルーチンに使用できるようなものではないが，このようなモニター

もやがてわが国にも入ってくると思われる。

いずれにしても，もっとも重要なのは麻酔薬濃度ではなくその効果であり，先に解説した脳波モニターのような効果を評価することであることを忘れてはならない。PK-PD（pharmacodynamics）による推定薬物濃度も，計測された薬物濃度も，臨床においては参考値なのである。

■参考文献

1) Alkire MT. Quantitative EEG correlations with brain glucose metabolic rate during anesthesia in volunteers. Anesthesiology 1998；89：323-33.
2) Sprung J, Ogletree-Hughes ML, McConnell BK, et al. The effects of propofol on the contractility of failing and nonfailing human heart muscles. Anesth Analg 2001；93：550-9.
3) Ogletree ML, Sprung J, Moravec CS. Effects of remifentanil on the contractility of failing human heart muscle. J Cardiothorac Vasc Anesth 2005；19：763-7.
4) Zhu T, Pang Q, McCluskey SA, et al. Effect of propofol on hepatic blood flow and oxygen balance in rabbits. Can J Anaesth 2008；55：364-70.
5) Sigl JC, Chamoun NG. An introduction to bispectral analysis for electroencephalogram. J Clin Monit 1994；10：392-404.
6) Glass PS, Bloom M, Kearse L, et al. Bispectral analysis measures sedation and memory effects of propofol, midazolam, isoflurane, and alfentanil in healthy volunteers. Anesthesiology 1997；86：836-47.
7) Rampil IJ. A primer for EEG signal processing in anesthesia. Anesthesiology 1998；89：980-1002.
8) Katoh T, Suzuki A, Ikeda K. Electroencephalographic derivatives as a tool for predicting the depth of sedation and anesthesia induced by sevoflurane. Anesthesiology 1998；88：642-50.
9) Dahaba AA. Different conditions that could result in the bispectal index indicating an incorrect hypnotic state. Anesth Analg 2005；101：765-73.
10) Morimoto Y, Hagihira S, Koizumi Y, et al. Relationship between bispectral index and electroencephalographic parameters during isoflurane anesthesia. Anesth Analg 2004；98：1336-40.
11) Vierio-Oja H, Maja V, Sarkela M, et al. Description of the Entropy algorithm as applied in the Datex-Ohmeda S/5 Entropy module. Acta Anaesthesiol Scand 2004；48：154-61.
12) Guignard B, Menigaux C, Dupont X, et al. The effects of remifentanil on the Bispectral index change and hemodynamic responses after orotracheal intubation. Anesth Analg 2000；90：161-7.
13) Hagihira S, Takashina M, Mori T, et al. Electroencephalographic bicoherence is sensitive to noxious stimuli during isoflurane or sevoflurane anesthesia. Anesthesiology 2004；100：818-25.
14) Gray JM, Kenny GN. Development of the technology for 'Diprifusor'. Anaesthesia 1998；53 Suppl 1：22-7.
15) Kurita T, Morita K, Kazama T, et al. Influence of cardiac output on plasma propofol concetrations during constant infusion in swine. Anesthesiology 2002；96：1498-503.
16) Yufune S, Takamatsu I, Masui K, et al. Effect of remifentanil on plasma propofol concentration and bispectral index during propofol anaesthesia. Br J Anaseth 2011；106：208-14.
17) Gajraj RJ, Doi M, Mantzaridis H, et al. Analysis of the EEG bispectrum, auditory evoked potentials and the EEG power spectrum during repeated transitions from consciousness to

unconsciousness. Br J Anaesth 1998 ; 80 : 46-52.
18) Sloan TB, Heyer EJ. Anesthesia for intraoperative neurophysiologic monitoring of the spinal cord. J Clin Neurophysiol 2002, 19 : 430-43.
19) Takita A, Masui K, Kazama T. On-line monitoring of end-tidal propofol concentration in anesthetized patients. Anesthesiology 2007 ; 106 : 659-64.
20) Hornuss C, Praun S, Villinger J, et al. Real-time monitoring of propofol in expired air in humans undergoing total intravenous anesthesia. Anesthesiology 2007 ; 106 : 665-74.
21) Liu B, Pettingrew DM, Bates S, et al. Performance of a whole blood propofol analyser. J Clin Monit Comput 2012 ; 26 : 29-36.

〔萩平　哲〕

VI

静脈麻酔法の実際

VI. 静脈麻酔法の実際

1 麻酔・鎮静導入

はじめに

　薬が効果を発揮するためには，患者へ投与され，効果を発揮する部位に届く必要がある。そのためには，表のような基本的な注意点に留意する。さらに，target-controlled infusion（TCI，詳細は第Ⅱ・Ⅳ章参照）や薬物動態シミュレーションに関しては，使用にあたっての前提を正しく理解しておくことが大切である。

準　備

1 確実な静脈路

　静脈路は，肢位で流速が変化しない固定部位で確実に接続する（図1，図2）。死腔の小さい輸液ルートも市販されており（図3），可能なら利用したい。

表　静脈麻酔の基本

A．静脈投与する際の一般的注意点
　薬は投与されて，効果を発揮する組織に届いて初めて効果が出る。
　　空の点滴ボトルでの静脈路流速低下
　　点滴路の外れ・漏れ/逆流
　　延長チューブ内の死腔での停滞
　　体内での循環/分布時間
　特に血圧カフと静脈路が同一の場合は一方弁の使用が勧められる。
B．TCIや薬物動態シミュレーションでのお約束（前提）
　体重，薬物動態パラメータを間違えて設定すると意味がない。
　ポンプの認識した総投与量＝患者への投与量
　　（点滴路の外れ・死腔への停滞などでは実際の患者投与量が減るが，ポンプには認識できない）
　投与された"瞬間に"完全に混合されるとして血中濃度を計算している。

1. 麻酔・鎮静導入

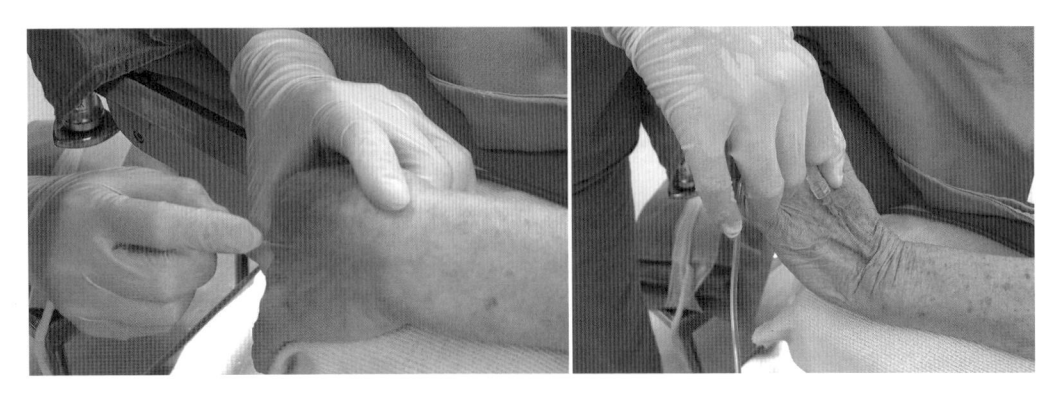

図1 肢位による流速変化のない静脈路確保（固定前に意図的に背屈させても流速が変化しないことをチェックする）

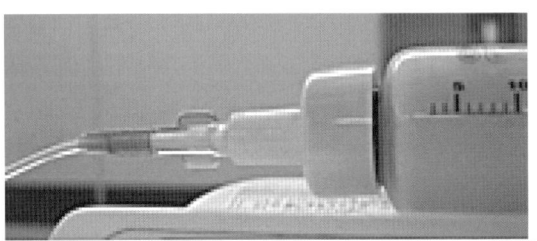

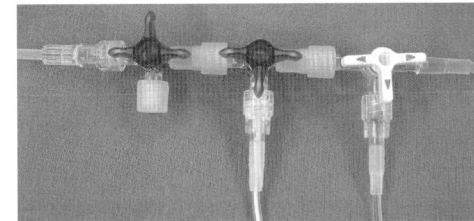

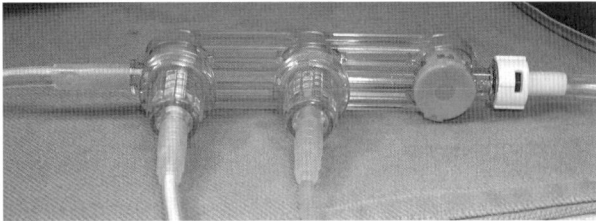

図2 確実な接続のためにロックつきの点滴セットを利用した例

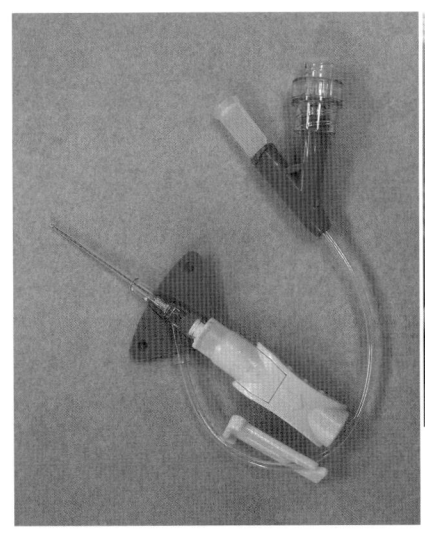

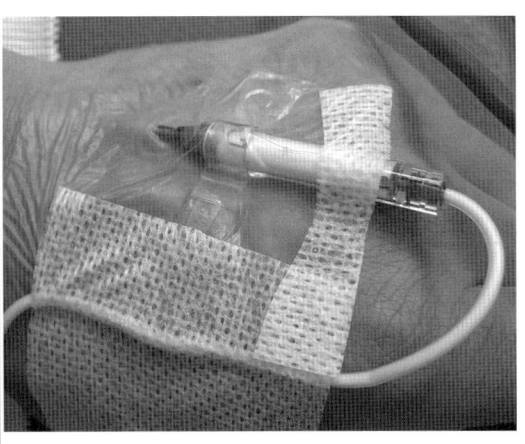

(a) Nexiva™, B-D, 米国

(b) SafeWingCath™, JMS, 日本

図3 死腔の小さい輸液ルートの例

2 全身麻酔の導入法

チオペンタールで導入後にスキサメトニウムを投与するのが主流であった1960年代に，中時間作用の麻薬であるフェンタニルの時代が始まった．今や作用時間が短く持続投与も可能なプロポフォール，短時間作用性麻薬レミフェンタニル，持続投与も容易な筋弛緩薬ロクロニウムが一般的になってきた．

具体的な導入方法については，患者の状況，使用できる機器，選択する薬物の薬物動態/力学（循環変動を含む），準備の手間，導入所要時間，操作回数など，麻酔担当医が何にポイントを置くかによってさまざまである．

導入時には，"入眠"という段階と"喉頭展開・気管挿管刺激"という2つの段階があるが，それぞれに必要な麻酔薬濃度は異なる．

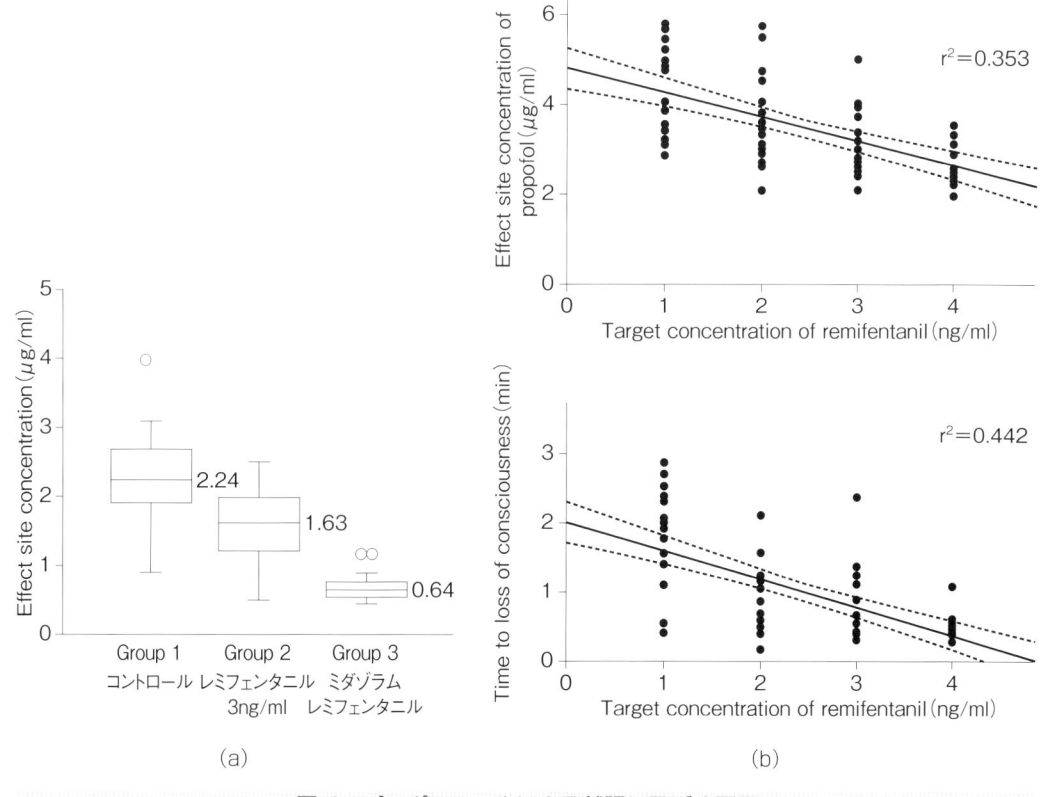

図4 プロポフォールによる就眠に及ぼす因子
(a) 就眠時プロポフォール効果濃度に及ぼすレミフェンタニル3 ng/mlとミダゾラム0.03 mg/kg先行投与の影響
(b) 就眠時のレミフェンタニルとプロポフォールの効果部位濃度（上）や就眠までの時間（下）の関係

〔(a)：Conway DH, Hasan SK, Simpson ME. Target-controlled propofol requirements at induction of anaesthesia：Effect of remifentanil and midazolam. Eur J Anaesthesiol 2002；19：580-4 より引用/(b)：Jee YS, Hong JY. Effects of remifentanil on propofol requirements for loss of consciousness in target-controlled infusion. Minerva Anestesiol 2008；74：17-22 より改変引用〕

3 入 眠

入眠に必要な濃度は，患者の身体状態リスク，年齢，先行する前投薬などよってばらつきがあり，さらに鎮静薬と鎮痛薬には相互作用がある。例えば，プロポフォールの意識消失時の効果部位濃度はプロポフォール単独での 2.2 μg/ml からレミフェンタニル併用で 1.6 μg/ml，ミダゾラムとレミフェンタニル併用で 0.6 μg/ml と少なくなる（図 4-a）[1]。さらに，レミフェンタニル濃度が高いほど入眠に必要なプロポフォール効果部位濃度が低くなり，入眠までの時間も短縮する（図 4-b）[2]。

高齢者では健康成人と比較し，必要量が減少する（図 5）[3]。

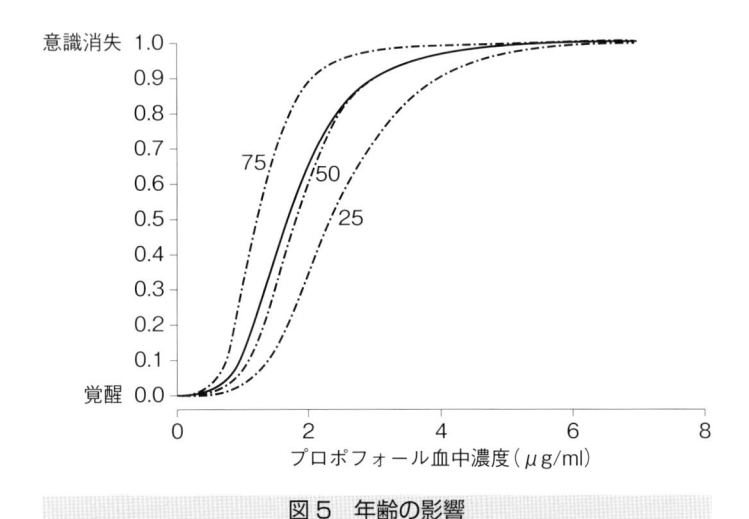

図5 年齢の影響
(Schnider TW, Minto CF, Shafer SL, et al. The influence of age on propofol pharmacodynamics. Anesthesiology 1999 ; 90 : 1502-16 より引用)

気管挿管

1 気管挿管刺激による循環変動を抑制するレミフェンタニル濃度

Albertin ら[4]はプロポフォール TCI 単独で導入し，bispectral index（BIS）値が 40〜50 になるようにプロポフォールを保持した状態で(平均濃度 3.4 μg/ml)，気管挿管での血圧・心拍数変動が 15% 以内とするのに必要なレミフェンタニル濃度を Dixon のアップダウン法で求めた（図6）。平均は 5.0 ng/ml（95% 信頼区間 4.7〜5.4），EC_{95} は 6.0 ng/ml（95% 信頼区間 5.5〜6.7）と報告している。

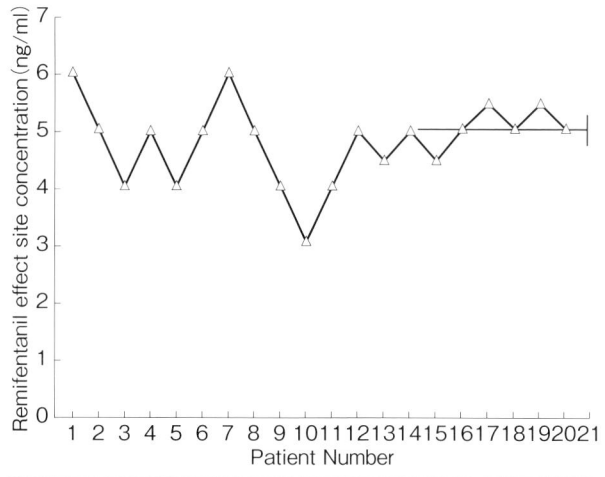

図6 気管挿管に必要なレミフェンタニル濃度
(Albertin A, Casati A, Federica L, et al. The effect-site concentration of remifentanil blunting cardiovascular responses to tracheal intubation and skin incision during bispectral index-guided propofol anesthesia. Anesth Analg 2005 ; 101 : 125-30 より引用)

2 実際の導入プロトコル

　レミフェンタニル先行による導入法では，酸素化を始めながら麻薬を投与開始でき，患者の麻薬への感受性を確認できるメリットがある（図7）。術中にBISモニターなどで調整できれば，特に問題にはならないという意見も出るであろうが，入眠に必要なプロポフォール濃度から覚醒時の濃度を推定するチャンスを失う欠点がある[5]。

　麻酔導入において，これまで長く用いられてきたフェンタニルのボーラス投与では，5分程度で効果部位濃度が安定する。日本では，レミフェンタニルTCI専用ポンプが（執筆時には）入手困難である。添付文書で勧められているレミフェンタニルの一定速度注入では，得られる濃度は時間とともに上昇する。Mintoモデル[6]で計算すると気管挿管に至適な濃度を得るまでには3〜10分と時間がかかり，しかも至適導入時間を超えると20分後まで濃度が上昇し続ける（図8）。

　英国のレミフェンタニル添付文書によれば健康成人での導入は，1 μg/kgを30秒以上かけてボーラス投与し（計算すると最大速度は2 μg/kg/min），0.5〜1 μg/kg/minで開始する[7]。1 μg/kg/min 1分間後，0.5 μg/kg/minとしたら3分程度で5 ng/mlの効果部位濃度が得られる。日本でも類似プロトコルで開発治験が行われたが，高度徐脈，低血圧が出たため，わが国ではボーラス投与を行って短時間で濃度を上げる方法はオプションとされ，推奨プロトコルは持続投与のみで，少なめの0.25〜0.5 μg/kg/minが勧められた歴史がある。

　気管挿管時の至適濃度を求めたAlbertinら[4]は，レミフェンタニル0.5 μg/kg/min 1分後 0.2 μg/kg/minでの2段階投与プロトコルを勧めている。導入時の慌ただしいなかで，開始

1．麻酔・鎮静導入

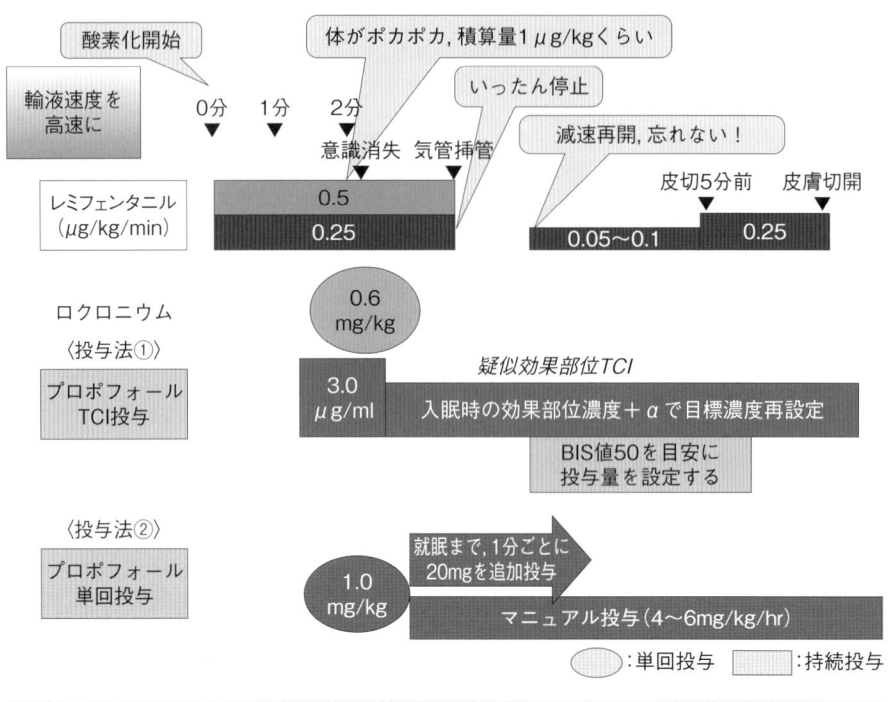

図7 代表的なTIVA導入法
（長田 理先生のスライドを元に改変引用）

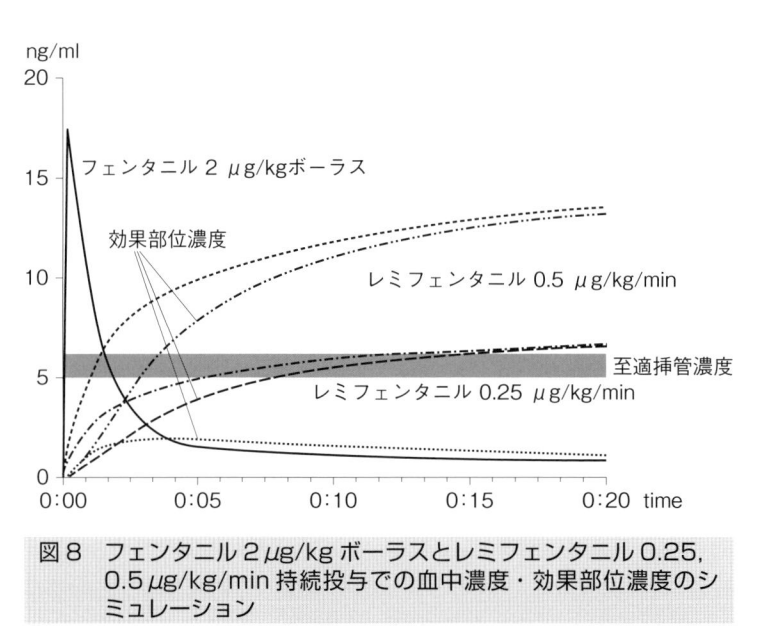

図8 フェンタニル2 μg/kg ボーラスとレミフェンタニル0.25，0.5μg/kg/min 持続投与での血中濃度・効果部位濃度のシミュレーション

Minto モデルでの予測血中濃度（60歳，身長170cm，体重60kg）5～6ng/ml

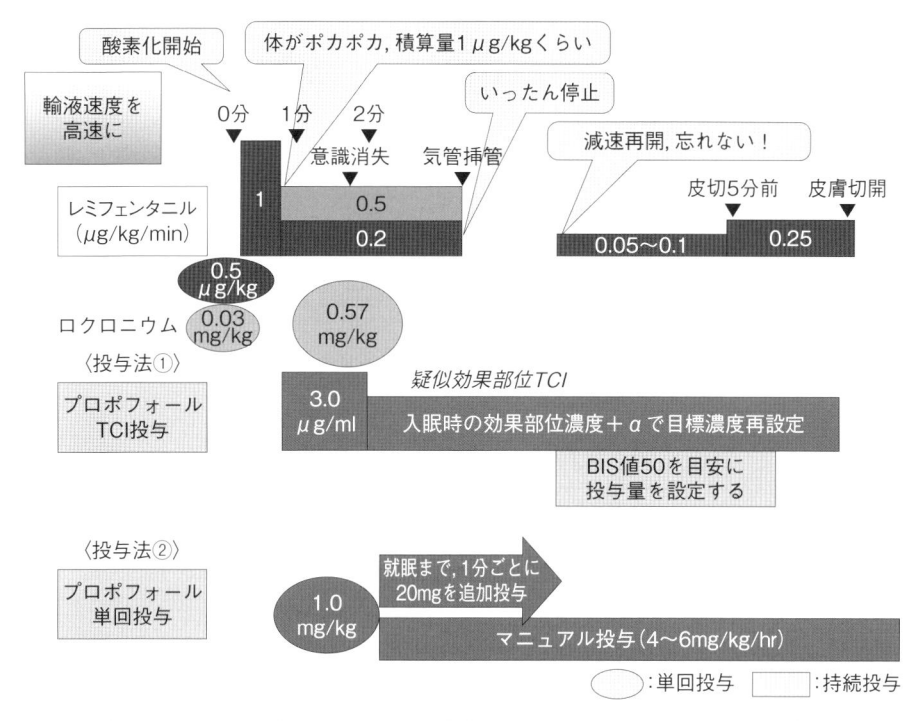

図9 レミフェンタニル濃度を速やかに高めて保持し，速やかに導入するプロトコル例
（図7のスタイルに合わせて作図）

　数分後に速度を変更するのは，手間であり忘れることもある．このプロトコルでは変更タイミングの確認に，ポンプの積算量表示，タイマー，時計などを活用したい．
　図9は，筆者が通常リスク患者に対して，麻酔の効果を確認しながら，しかも速やかに安定したレミフェンタニル濃度を得るのに頻用しているプロトコルである．レミフェンタニルの少量ボーラスも行うので操作ステップ数は多いが，1分弱で投与速度変更は完了するので操作を忘れにくい．速やかに濃度を高めて，維持できる．患者のレミフェンタニル感受性もチェックでき，しかも入眠までの時間を短くできる．

1. 麻酔・鎮静導入

3 ハイリスク患者

健康成人でも，プロポフォールの開始投与速度が遅いほど実際の就眠時間のばらつきは大きくなる（図10）。ハイリスク患者では，入眠までの時間が意図的に長くなるようにすると，患者の必要量の違いをうまくとらえやすい。鎮痛薬，鎮静薬とも半減させてゆっくりと濃度を上げ，実際の反応を見ながら必要に応じて増量することが勧められる[7)8)]。また，心臓血管外科の導入では循環動態の変動の少なさを優先して，プロポフォールを使用せずにレミフェンタニルとミダゾラムによる導入プロトコルもある[9)]。

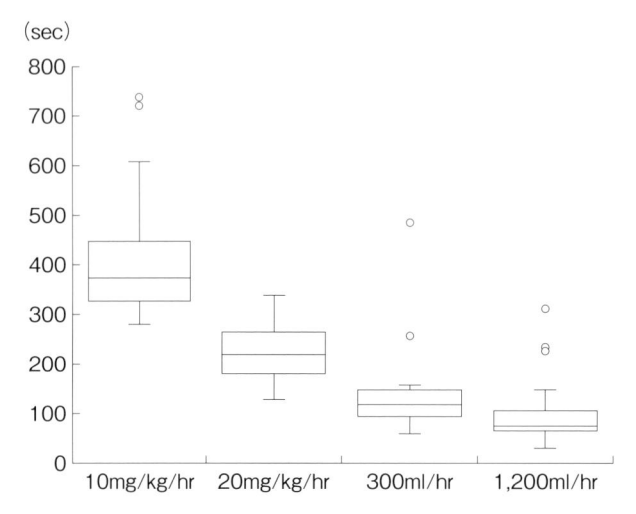

図10 プロポフォール投与速度の違いによる入眠時間のばらつき

塩酸リルマザホン経口前投与，健康成人患者でのプロポフォール単独投与。
〔中尾正和ら. 日本麻酔学会中国・四国地方会（広島市, 1996 年）〕

危機管理

1 導入時の低血圧，徐脈

レミフェンタニルでの導入時には徐脈，血圧低下がよく起こるが，その原因は多岐にわたる。予防や対処として，以下が挙げられる。

早期発見：血圧を頻回連続測定して早く捕まえる（心拍数変動とは平行しないので）。モニターによっては連続測定モード（5分間）がある。

濃度過多対応：レミフェンタニル投与速度のステップダウン法（シミュレーションを利用してプロトコルを検討）

****コラム：ボーラスと呼吸抑制　≪フェンタニルと禁断のレミフェンタニル≫****

持続投与では，フェンタニルとレミフェンタニルは同程度の効果があるとされる。しかしボーラス投与は同量でも，オンセットが異なるため異なる効果が得られることに注意する。フェンタニル 1 μg/kg とレミフェンタニル 0.5 μg/kg が同程度の呼吸抑制となり，その立ち上がりと回復はレミフェンタニルが早い[10]。レミフェンタニルも 0.5 μg/kg までならば，安全にボーラス投与できそうである（図 11）。

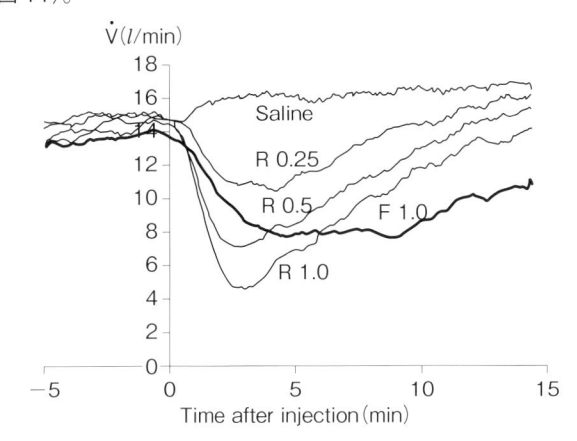

図 11　フェンタニル（F）とレミフェンタニル（R）のボーラス投与での呼吸抑制の時間経過
数字は μg/kg での投与量を示す。
(Gelberg J, Jonmarker C, Stenqvist O, et al. Intravenous boluses of fentanyl, 1 μg kg^{-1}, and remifentanil, 0.5 μg kg^{-1}, give similar maximum ventilatory depression in awake volunteers. Br J Anaesth 2012 ; 108：1028-34 より引用)

就眠を緩徐に：プロポフォール TCI では，開始目標濃度を下げ，入眠後に就眠時効果部位濃度を参考に目標濃度を再設定する

鎮静薬の変更：ミダゾラムでの導入

治療には，対症療法（アトロピン，エフェドリン，フェニレフリン）が行われる。ポンプを単純停止させると再開を忘れてしまい，術中覚醒となりうる。プロポフォール TCI では，術中覚醒が起こらない範囲内で目標濃度を下げて TCI を継続させる技も使いたい（図 12）[11]。

気管挿管後の低血圧：一時的にレミフェンタニルを休止するか，減速することが勧められている。

2　筋硬直の対策

フェンタニルやレミフェンタニルは，高用量で開始すると筋硬直（鉛管現象）が起こる。軽減するには緩徐な投与速度での導入以外に，少量の非脱分極性筋弛緩薬のプライミングが勧められる。レミフェンタニルの場合，ロクロニウムでは 0.06 mg/kg で筋硬直は予防できているが，複視・呼吸困難の出現症例がある[12]。副作用がほぼ出ない 0.03 mg/kg のほう

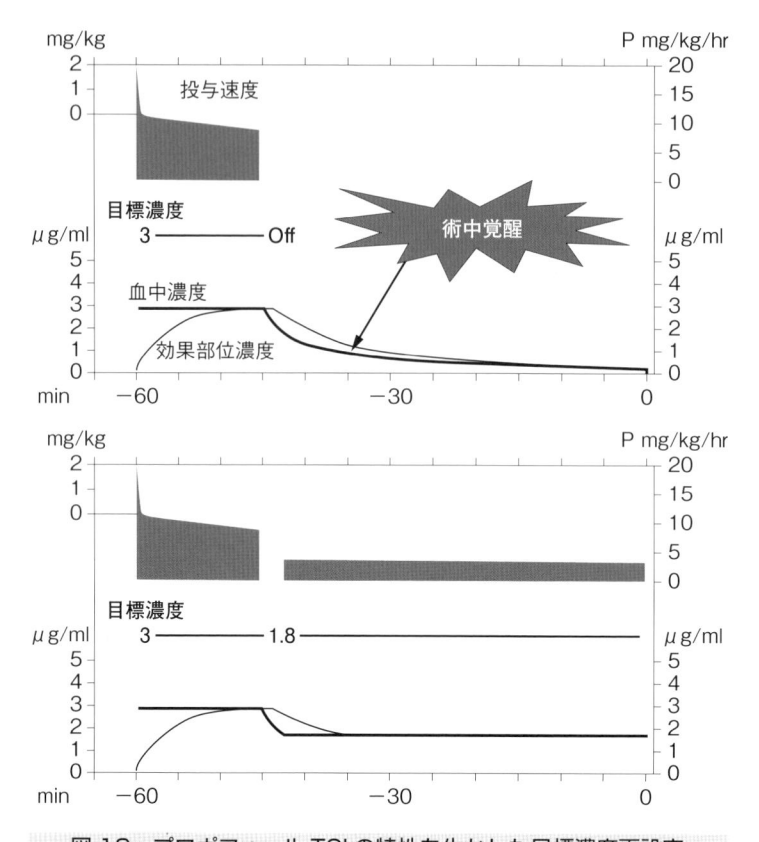

図12 プロポフォールTCIの特性を生かした目標濃度再設定
〔中尾正和. Target controlled infusion (TCI) と濃度を意識した麻酔管理の現状. 臨床麻酔 2010；34：561-70 より引用〕

が，望ましい[13]。

3 急速導入法

プロポフォールTCIでは，急速導入ができないと信じている麻酔科医もいる。グッドリスク患者では，プロポフォールTCI目標濃度を8 μg/ml（初期投与量が2 mg/kg程度となる）で開始し，ポンプ速度を監視し1,200 ml/hrで注入が終わったあとに目標濃度を2〜3 μg/mlの設定とすると，マニュアルでのワンショットなみに導入時間を最短にできる。

スキサメトニウムを使わない急速導入法として，ロクロニウムを先行するタイミングプリンシプルでの導入プロトコルがある（図13）。筋硬直が出る前に筋弛緩薬が効いてくるので，安心してレミフェンタニルのボーラス投与もできる。

4 導入時の血管痛予防

プロポフォール静注時には，血管痛がある。その対応には，血管痛があると直前に説明，

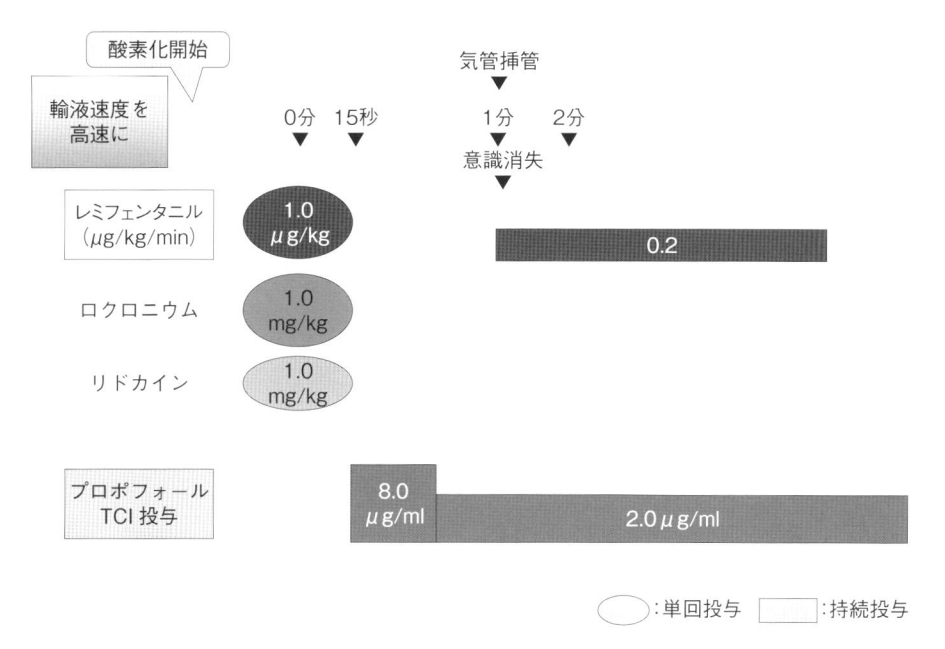

図13 急速導入法：ロクロニウムのタイミングプリンシプルによる急速導入プロトコルの例（健康成人）

リドカイン静注（保険適用外である），麻薬を先行投与，プロポフォールにリドカインを混合，駆血してリドカインを充填，中鎖脂肪酸基剤のプロポフォールを選択などさまざまな方法が提唱されてきた．筆者は，リドカイン20 mg静注直後にプロポフォールを開始している．本法は，確実で簡便な方法である（図14）．

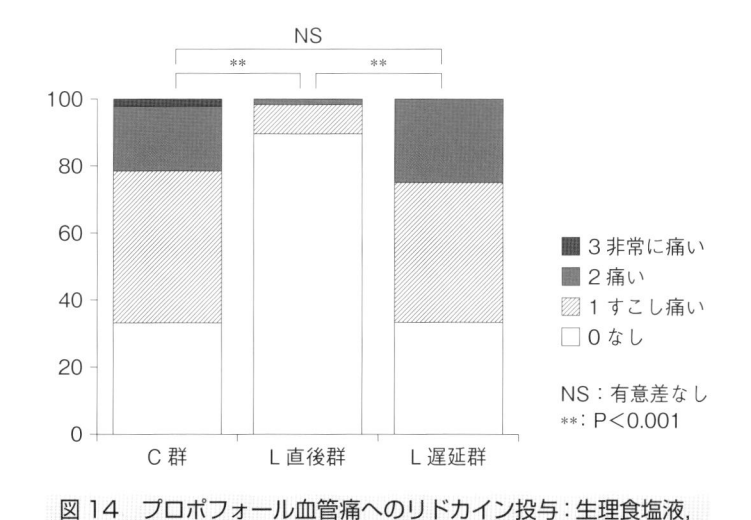

図14 プロポフォール血管痛へのリドカイン投与：生理食塩液，リドカイン20mg静注直後と1分間遅延での導入比較
リドカイン投与直後にプロポフォールを投与するのが効果的である．
〔中尾正和ら．第44回日本麻酔学会総会（新潟市，1997年）〕

1．麻酔・鎮静導入

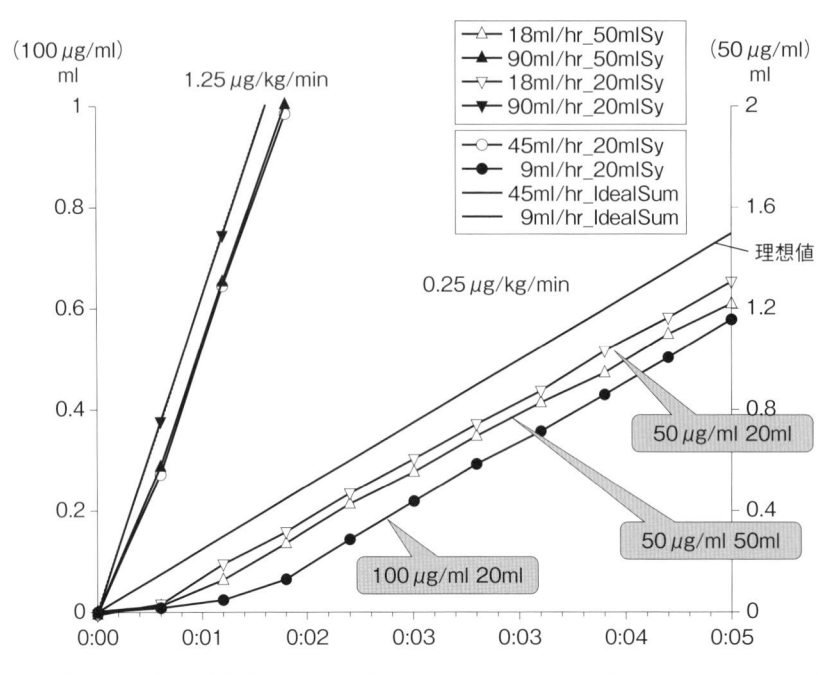

図15 シリンジポンプ低速度投与では実際に吐出される量が少なめになる
20 ml注射器で濃度100 μg/ml，60 kgでの0.25 μg/kg/minでは誤差が20 μgとなる。

5 ロクロニウムの血管痛

通常は入眠後に投与するので，あまり問題とならない。リドカイン0.5 mg/kgの先行投与[14)15)]，生理食塩液による希釈[16)]，麻薬先行投与[17)]が効果的である。

6 ポンプの動作特性も知ろう

シリンジポンプは速度がデジタル表示されているため，開始ボタンを押したら表示速度で即時投与されると，多くの麻酔科医が誤解している。表示積算値は開始ボタンからの経過時間から計算される理論値であるが，開始して指定速度になるまで徐々に立ち上がるため，実際に吐出される量はやや少ない。図15のように，その差は約0.2 mlと誤差範囲ともいえる量だが，レミフェンタニルを100 μg/mlに希釈した際には20 μgとなり，40 kgの患者では0.5 μg/kgと無視できない量である。海外の標準である50 μg/ml（TCIでは25 μg/ml）[7)]の普及が，期待される。

7 溶解忘れの防止ルール

レミフェンタニルは，溶解してからバイアル付属のラベルを切り取ってシリンジに貼付する。溶解済みのバイアルは倒立させ，戻した箱を開けておき指導者も溶解済みであるこ

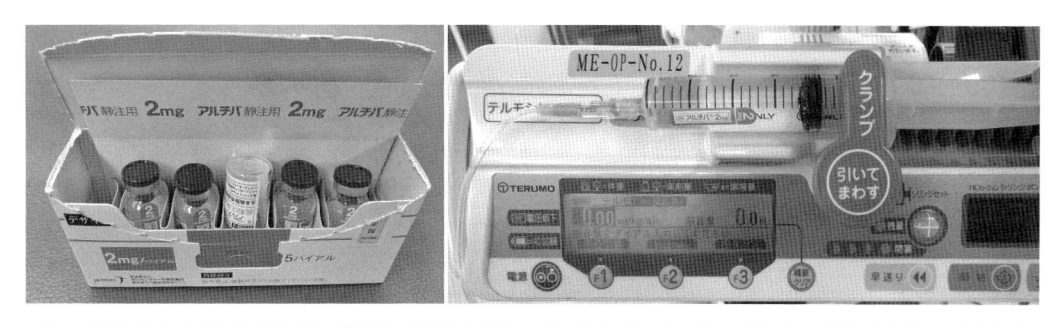

図16 レミフェンタニル溶解忘れを防ぐためのルール

とを確認するルールを徹底したい（図16）。

8 導入時のアクシデントへの対応

≪導入時の危機管理≫

●ポンプの閉塞アラームが鳴って停止した（シリンジポンプから延長チューブを三方活栓へ接続したが，開放するのを忘れていた）。

予測される現象：この時点で三方活栓を開放したら，内圧が高まった分が急速に静注される。

対応：多くのメーカー製品は，閉塞を解除し開始ボタンを押すことで再開できる。ただし，ポンプにより異なる場合もあるので確認しておきたい。プロポフォールの場合は，三方活栓を開放してポンプを再開してよいが，レミフェンタニルの場合は，停滞分がボーラス投与されると筋硬直が起こりうる。筋弛緩薬投与前であれば，入眠後に筋弛緩薬が効いてから再開するほうが安全である。

●すでにプロポフォールを投与している症例にTCIでプロポフォールを投与すると

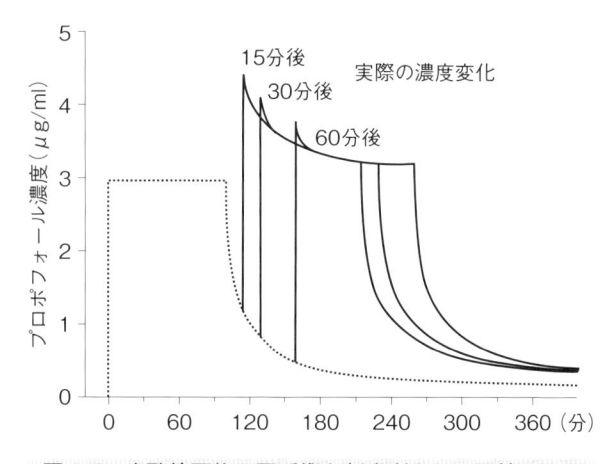

図17 麻酔終了後の再手術を新患者として開始すると実際の濃度が高くなる

1. 麻酔・鎮静導入

ICUでプロポフォールによる鎮静をしている。TCIでプロポフォールを投与していて麻酔覚醒して退室したところ，再手術になったなど。

これらの症例では，患者体内にプロポフォールが存在するので，シミュレーションしてみると再開前の体内量が多く再開までの時間が短いほど実際の濃度は高くなる（図17）。このような際には，TCIでの投与は行わないことが勧められる。手術が確実に終了となるまで，TCIポンプの電源を切らないことも勧められる。目標濃度を 0.1 μg/ml に設定すると，停止再開忘れアラームが鳴らなくできて実質的には停止状態にできる。

*****コラム番外編：安全管理　≪ポンプの定位置化での誤薬設定の防止≫*****

筆者の施設では，すべての手術室で1番目のポンプはプロポフォールTCI，2番目のポンプはレミフェンタニルと固定している（図18）。

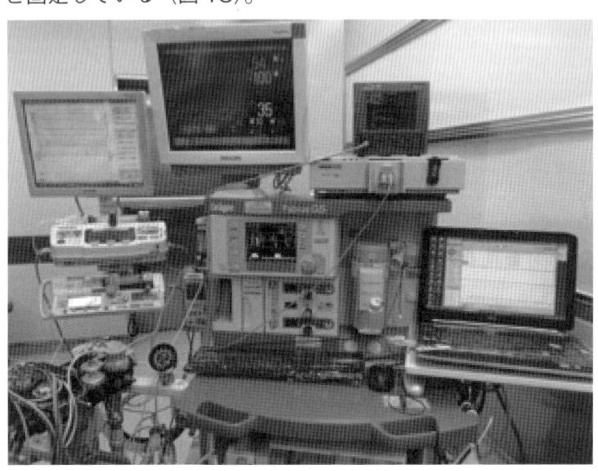

図18　ポンプの順番を固定する
左上から下へ右に向かって，麻酔記録システム用ディスプレー，プロポフォールTCIポンプ，レミフェンタニル用ポンプ，患者モニター，麻酔器，BISモニター，麻酔ガスモジュール，右は電子カルテ端末PC。

■参考文献

1) Conway DH, Hasan SK, Simpson ME. Target-controlled propofol requirements at induction of anaesthesia：Effect of remifentanil and midazolam. Eur J Anaesthesiol 2002；19：580-4.
2) Jee YS, Hong JY. Effects of remifentanil on propofol requirements for loss of consciousness in target-controlled infusion. Minerva Anestesiol 2008；74：17-22.
3) Schnider TW, Minto CF, Shafer SL, et al. The influence of age on propofol pharmacodynamics. Anesthesiology 1999；90：1502-16.
4) Albertin A, Casati A, Federica L, et al. The effect-site concentration of remifentanil blunting cardiovascular responses to tracheal intubation and skin incision during bispectral index-guided propofol anesthesia. Anesth Analg 2005；101：125-30, table of contents.

5) Iwakiri H, Nishihara N, Nagata O, et al. Individual effect-site concentrations of propofol are similar at loss of consciousness and at awakening. Anesth Analg 2005；100：107-10.
6) Minto CF, Schnider TW, Egan TD, et al. Influence of age and gender on the pharmacokinetics and pharmacodynamics of remifentanil. I. Model development. Anesthesiology 1997；86：10-23.
7) レミフェンタニル添付文書（英国）[database on the Internet]．2011 [cited 8/10/2012]．Available from：http://hcp.gsk.co.uk/products/ultiva/prescribing-information.html.
8) 中尾正和．ハイリスク患者におけるレミフェンタニル麻酔．木山秀哉編．今日から実践できるTIVA【2】．東京：真興交易医書出版部；2008．p.82-102.
9) Miyake W, Oda Y, Ikeda Y, et al. Effect of remifentanil on cardiovascular and bispectral index responses following the induction of anesthesia with midazolam and subsequent tracheal intubation. J Anesth 2010；24：161-7.
10) Gelberg J, Jonmarker C, Stenqvist O, et al. Intravenous boluses of fentanyl, 1 μg kg^{-1}, and remifentanil, 0.5 μg kg^{-1}, give similar maximum ventilatory depression in awake volunteers. Br J Anaesth 2012；108：1028-34.
11) 中尾正和．Target controlled infusion（TCI）と濃度を意識した麻酔管理の現状．臨床麻酔 2010；34：561-70.
12) Nakada J, Nishira M, Hosoda R, et al. Priming with rocuronium or vecuronium prevents remifentanil-mediated muscle rigidity and difficult ventilation. J Anesth 2009；23：323-8.
13) Kopman AF, Khan NA, Neuman GG. Precurarization and priming：A theoretical analysis of safety and timing. Anesth Analg 2001；93：1253-6.
14) Cheong KF, Wong WH. Pain on injection of rocuronium：Influence of two doses of lidocaine pretreatment. Br J Anaesth 2000；84：106-7.
15) Akcaboy ZN, Akcaboy EY, Soyal OB, et al. Can ephedrine pretreatment be effective in alleviating rocuronium injection pain? Med Princ Pract 2012；21：323-7.
16) Tuncali B, Karci A, Tuncali BE, et al. Dilution of rocuronium to 0.5 mg/mL with 0.9% NaCl eliminates the pain during intravenous injection in awake patients. Anesth Analg 2004；99：740-3, table of contents.
17) Borgeat A, Kwiatkowski D, Ruetsch YA. Spontaneous movements associated with rocuronium injection：The effects of prior administration of fentanyl. J Clin Anesth 1997；9：650-2.

〈中尾　正和〉

VI. 静脈麻酔法の実際

2 麻酔・鎮静維持

はじめに

手術中には，気管挿管以外にもさまざまなストレスがあり，それに対応する必要がある[1]。

プロの麻酔科医としては，手術中のストレスを予想できて，それに見合う鎮痛効果を得ることが期待されている（図1，図2-a）[2]。手術ストレスの予測に失敗するとストレスの山にぶつかってしまうので，手術ストレスの先読み能力が必須である。フェンタニルでは，適切な濃度を得るのには苦労してきた。レミフェンタニルで target-controlled infusion（TCI）が利用できれば数ステップで調節ができる（図2-b）。マニュアルでも同等な調節ができるはずであるが速度と変更タイミングが分かりにくい（図2-c）。

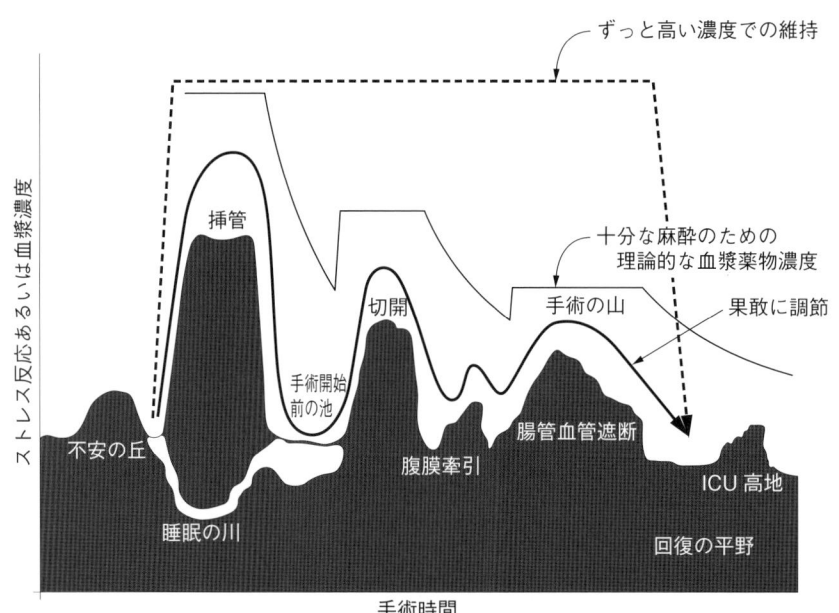

図1 手術時のストレス反応
(Glass PS, Shafer SL, Reves JG. Intravenous drug delivery systems. In：Miller RD, editor. Miller's anesthesia. 7th ed. Philadelphia：Elsevier Churchill Livingstone；2010. p.825-58 より改変引用)

Ⅵ. 静脈麻酔法の実際

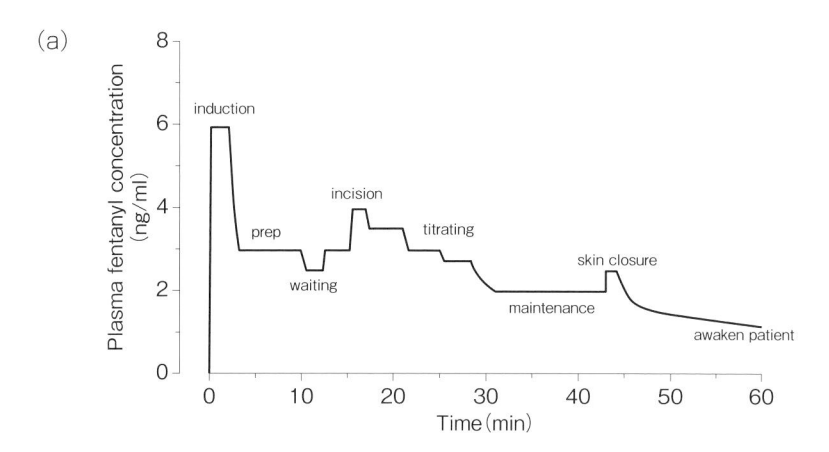

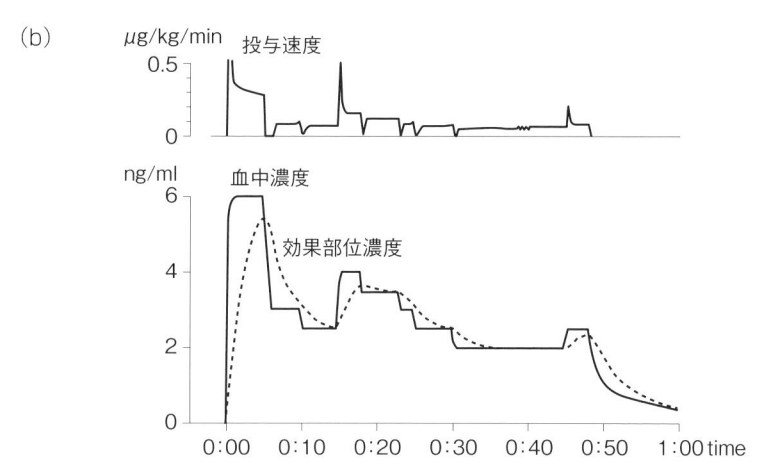

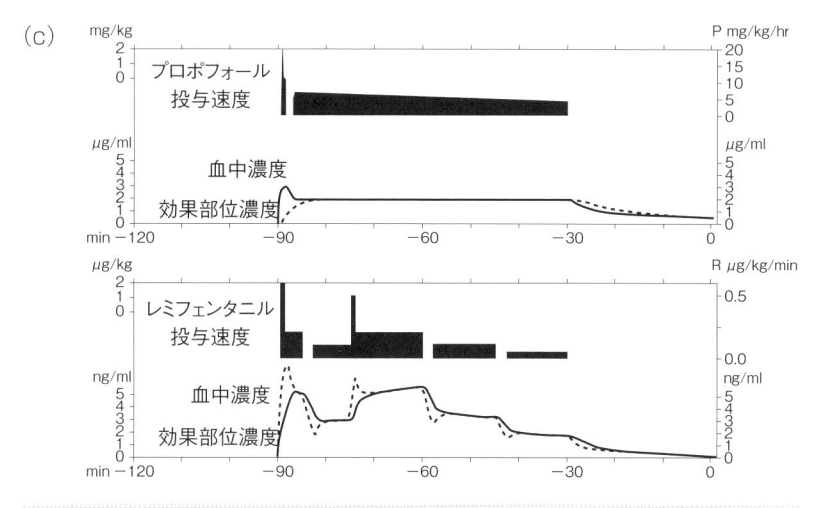

図2 術中の麻薬濃度調節
(a) 手術中のストレスと期待される麻薬濃度（フェンタニル）
(Shafer SL, Gregg KM. Algorithms to rapidly achieve and maintain stable drug concentrations at the site of drug effect with a computer-controlled infusion pump. J Pharmacokinet Biopharm 1992；20：147-69 より引用)
(b) レミフェンタニル TCI ができたときの投与速度と血中・効果部位濃度
(c) マニュアル投与でもレミフェンタニル濃度をダイナミックに調節

そこで，レミフェンタニルでは，多めに使用しても中止すると速やかに濃度を下げることができるので，ずっと高い濃度を維持する考え方もでてきた（図1の破線での維持）。一方，折角，調節性がよいレミフェンタニルが使えるのだから，より果敢にストレスに合わせる発想（図1の曲線）もあるであろう。

鎮痛薬と鎮静薬の相互関係

麻酔効果が同等になると推計された鎮痛薬と鎮静薬との濃度関係は双曲線様となり（図3），多めの鎮静薬と少なめの鎮痛薬の組み合わせと，少なめの鎮静薬と多めの鎮痛薬では同じエンドポイントが得られることになる（しかし，同一ライン上ではまったくの同一の効果であるかどうかは不明である）。また，どんなに大量に鎮痛薬を投与しても，一定以上の鎮静薬なしでは十分な麻酔効果を得られないことを示し，鎮静薬が少なすぎると術中覚醒も危惧される。さらに喉頭展開，挿管，麻酔維持，皮切，腹膜牽引，閉創などのストレスにより，相互関係カーブは異なる（図4)[1]。

極端な鎮静薬主・鎮痛薬従や，鎮痛薬主・鎮静薬従は望ましくない。調整性，覚醒までの所要時間[3]，医療経済などを考慮すべきである。プロポフォールとフェンタニルの組み合わせでは，低～中等度のフェンタニル濃度を維持してプロポフォールを調節する考えが主である。短時間作用性のレミフェンタニルでは，プロポフォール濃度を入眠レベル＋0.8～1.0 μg/ml に維持して，鎮痛薬を調節する方向へ変わった[4]。

また，術中鎮痛に関しては，フェンタニル，レミフェンタニル単独という考え方以外の考え方もある。術後の疼痛管理に必要と予想される鎮痛は，術中からフェンタニルで得ておき，変動する手術侵襲に対応する分をレミフェンタニルで調節し，術後鎮痛へのスムーズな移行も考える，いわばハイブリッド・プロトコルである[5]。

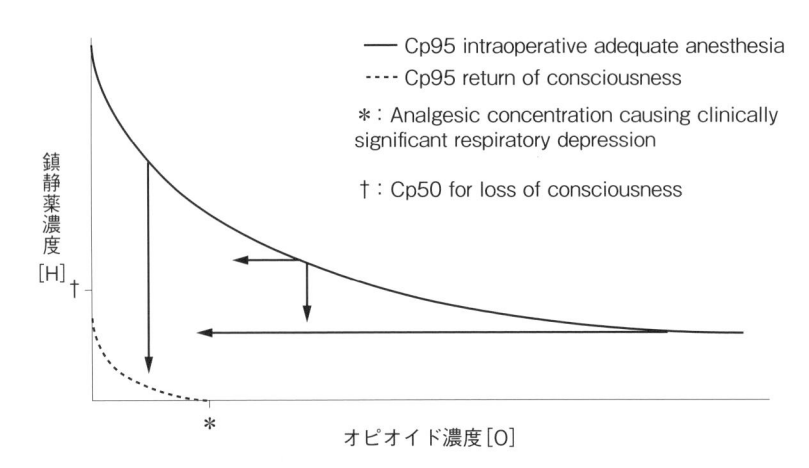

図3 術中と覚醒時に必要な鎮痛[O]と鎮静[H]の濃度関係の概念図
（Glass PS, Shafer SL, Reves JG. Intravenous drug delivery systems. In：Miller RD, editor. Miller's anesthesia. 7th ed. Philadelphia：Elsevier Churchill Livingstone；2010. p.825-58 より改変引用）

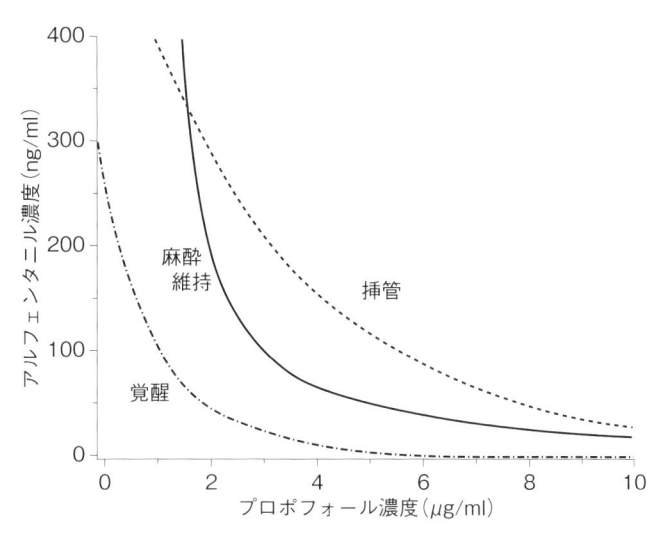

図4 気管挿管，麻酔維持，覚醒時の鎮痛，鎮静の相互関係
(Glass PS, Shafer SL, Reves JG. Intravenous drug delivery systems. In : Miller RD, editor. Miller's anesthesia. 7th ed. Philadelphia : Elsevier Churchill Livingstone ; 2010. p.825-58 より改変引用)

調整はどうする？

1 ストレス別の必要とされる鎮痛薬濃度は

ストレスの内容に応じて，必要な麻薬濃度は異なる。術中管理の各ステージ別に必要な濃度は，図5の下半分に表示されている濃度反応曲線が知られている[6)7)]。観察された個々の患者の各種ストレスへの反応はON/OFFであり（図5上），これらをもとに推計学的にフィットさせている。濃度反応曲線でよく用いられるED_{50}，ED_{95}など代表値は，50％ないし95％の患者が反応を抑制できると推定されたものである。筋弛緩薬のように高用量で投与しても副作用がまったくない薬物であれば，確実性を上げるためにED_{95}の10倍量を投与しても，医療経済以外の問題は起こらない。しかし，実際の鎮痛薬には，副作用がある。個人差を理解し，患者ごとに濃度調節する努力をしたい。

2 調整の目安は

鎮痛度の評価は，困難である。手術中ずっと筋弛緩薬が深く効いていると，古典的な体動，呼吸などの情報は得られない。体動が許容できる手術時期には，筋弛緩の手綱を意図的に緩めれば，術中の麻酔不足の有無を確認しやすい。心拍数，血圧，発汗，流涙など以外に，瞳孔径[8)]も有用な情報である（図6）。

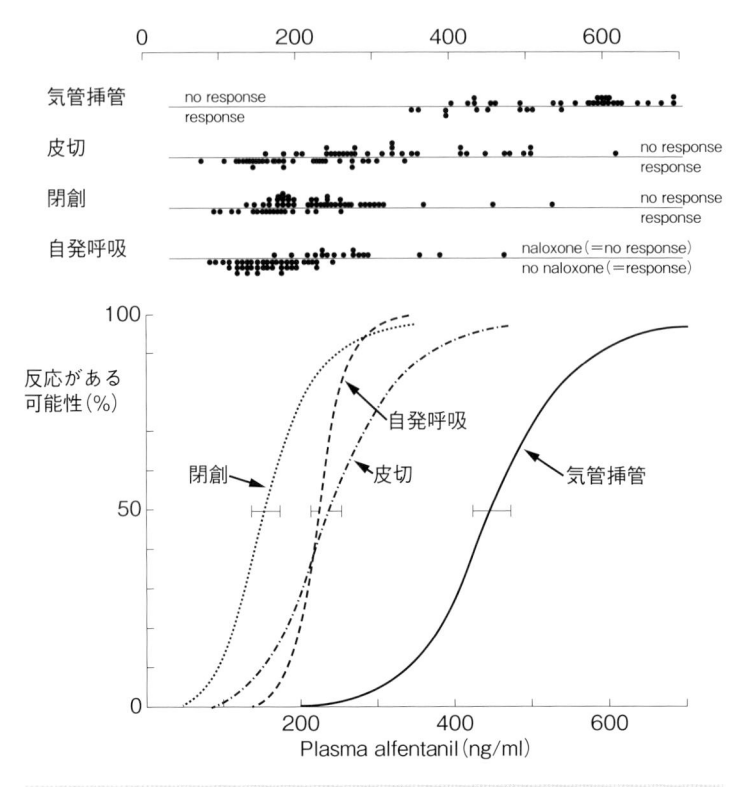

図5 鎮痛薬濃度と各種ストレスに対する反応

参考：レミフェンタニルはアルフェンタニルの60倍の力価である

(Ausems ME, Hug CC Jr, Stanski DR, et al. Plasma concentrations of alfentanil required to supplement nitrous oxide anesthesia for general surgery. Anesthesiology 1986；65：362-73 より改変引用)

(Lang E, Kapila A, Shlugman D, et al. Reduction of isoflurane minimal alveolar concentration by remifentanil. Anesthesiology 1996；85：721-8 より引用)

3 術中の評価

　bispectral index（BIS）などの脳波の高次処理による鎮静度モニターを利用できるときは，限界を理解しつつ活用する（詳細は第Ⅴ章モニタリングを参照）。鎮静薬の濃度とBIS値の関係は直線関係ではなく，個人差も大きい[9]。例えば，BIS値が40～60範囲内であればよいという守りの考えから，ダイナミックに投与濃度を振ってみて，そのBIS値の挙動を確認する習慣も持ちたい（図7）。レミフェンタニル単独でも濃度が10 ng/mlを超える高値では，BIS値は低下してくる（図8）。ただし，それが確実な眠りである保証はない。

VI. 静脈麻酔法の実際

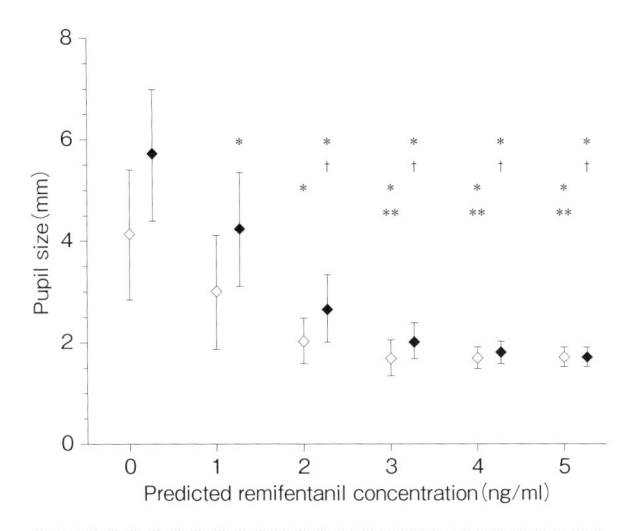

図6　100 Hzテタヌス刺激での瞳孔径変化へのレミフェンタニル濃度の影響

100 Hzテタヌスの痛覚刺激に対する反応は，4 ng/mlでほぼ抑制される。

(Barvais L, Engelman E, Eba JM, et al. Effect site concentrations of remifentanil and pupil response to noxious stimulation. Br J Anaesth 2003；91：347-52 より改変引用)

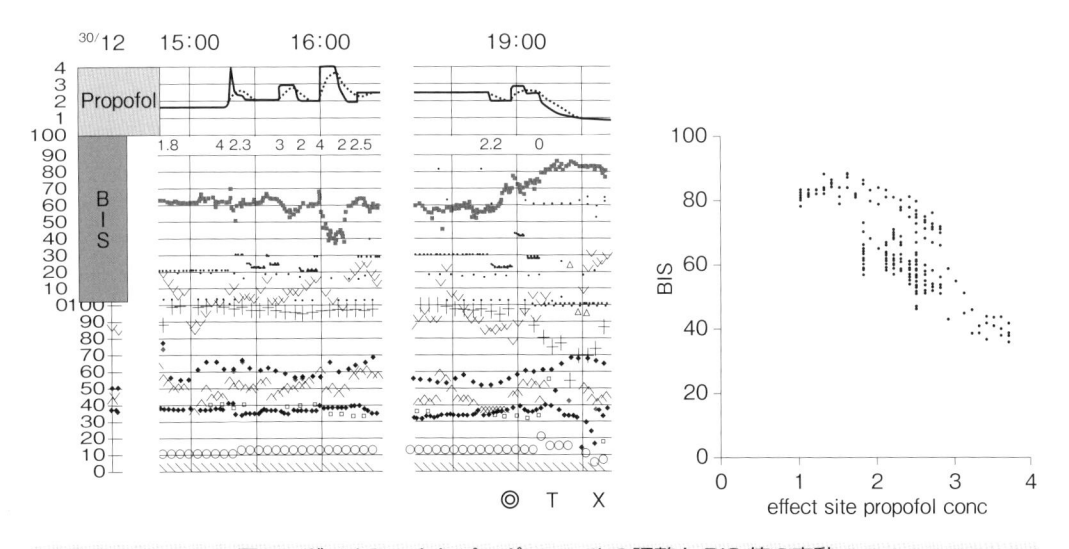

図7　ダイナミックなプロポフォールの調整とBIS値の変動

77歳，男性，腹腔鏡下胃全摘術。硬膜外麻酔＋レミフェンタニル＋プロポフォール

BIS値が60台と高値になり，短時間プロポフォール濃度を意図的に増やし，濃度に対するBISの挙動から適切量を再設定できた。

2. 麻酔・鎮静維持

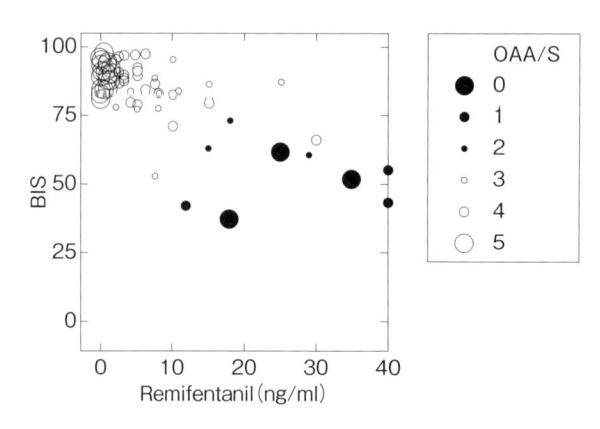

図8 レミフェンタニル濃度とBIS値，鎮静スコア
(Manyam SC, Gupta DK, Johnson KB, et al. When is a bispectral index of 60 too low? : Rational processed electroencephalographic targets are dependent on the sedative-opioid ratio. Anesthesiology 2007 ; 106 : 472-83 より引用)

4 ストレスレスポンスと硬膜外麻酔や高用量レミフェンタニルについて

　産婦人科腹腔鏡手術で同一の維持速度（0.3〜0.25 μg/kg/min）のレミフェンタニルで，セボフルランまたはプロポフォール併用でのストレスレスポンスを比較すると，プロポフォール併用でのみ抑制されている[10]。ストレスホルモン反応は，産婦人科開腹手術でのレミフェンタニル 0.25 μg/kg/min は硬膜外麻酔にほぼ近く抑制できる[11]。硬膜外麻酔での交感神経ブロック効果での血圧低下をきらい，術後痛にのみ使用する考えもあるが，硬膜外麻酔ができれば，ストレスレスポンスはかなり減らせるので術中からの使用が勧められる。

　単なるバイタルサインの安定というレベルを超えて，大量フェンタニル麻酔[12]のような高用量のレミフェンタニルで管理すると麻薬単独でのストレスレスポンスもより少なく，血糖の安定，術中の尿量増大などの報告[13]が出てきている。海外では麻酔管理も包括医療となっており，高用量レミフェンタニルが行いにくい。出来高払いである日本から各種の投与プロトコルでのデータを蓄積し，高価ではあるがそれに見合うというエビデンスが出てくることが期待される。

より良い麻酔管理のために

1 投与量設定さじ加減のポイント

　プロポフォールTCIポンプを利用する際には，入眠時のプロポフォール効果部位濃度を

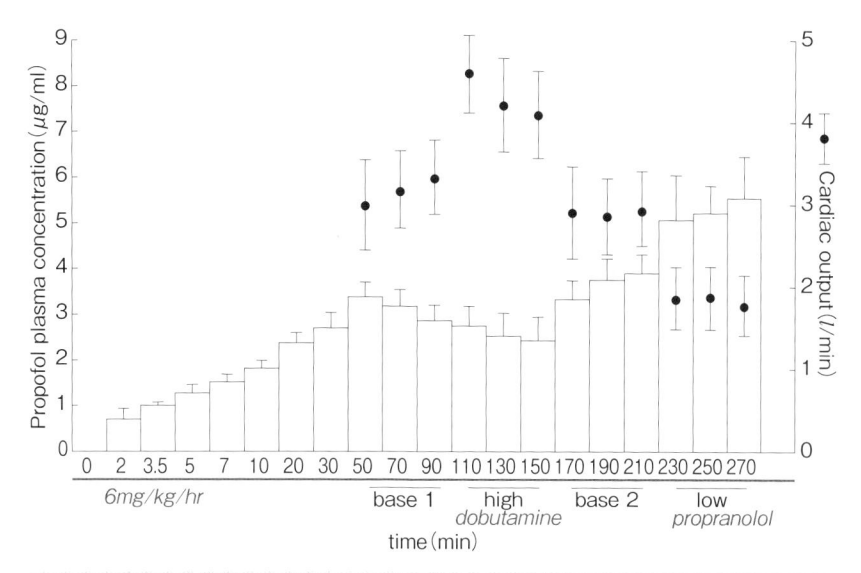

図9 一定速度で投与したプロポフォール濃度と心拍出量の関係
(Kurita T, Morita K, Kazama T, et al. Influence of cardiac output on plasma propofol concentrations during constant infusion in swine. Anesthesiology 2002 ; 96 : 1498-503 より改変引用)

参考にして，その濃度より若干高めの目標濃度を維持することが勧められている[4]。単なる持続投与と比較し，TCIでは10分単位での濃度を速やかに安定できるのが強みである。麻酔導入時には分布容量が大きく影響を与えるが，維持ではさらに代謝/排泄の要因が加わり変動しうる。例えば，心拍出量が大きければ分布が速やかに進行し濃度が下がり，低心拍出量では濃度が高くなる（図9）[14]。ハイパーダイナミックな血行動態患者の麻酔導入では，なかなか入眠しないこともこれと関連しているであろう。麻酔維持中もこれらの因子を考慮し，一定の目標濃度に固執することなく設定濃度が適切であるか否かの評価を繰り返すことが望まれる。

2 速やかな調整のテクニック

≪静注の強みを生かそう≫

静脈麻酔薬は投与系がガス麻酔薬と比較して単純なため，血中濃度はボーラス静注することで速やかに高められる。プロポフォール専用TCIポンプでは血中濃度をコントロールしているが，効果部位濃度は遅れて追従する。目標濃度を一時的に意図的に高く設定し，効果部位濃度が上がったところで目標濃度を再設定するとより速やかに効果部位濃度を高められる。下げるほうも，狙いの濃度より低めの目標濃度として効果部位濃度が下がったところで本来の濃度に再設定する"疑似効果部位濃度TCI"を試したい[15]。

一方，レミフェンタニルでは，TCIはまだ一般的ではない。シリンジポンプで投与速度を単純に上昇させると，濃度は10分以上かかって定常状態になる（図10-b）[16)17]。筋弛緩

2．麻酔・鎮静維持

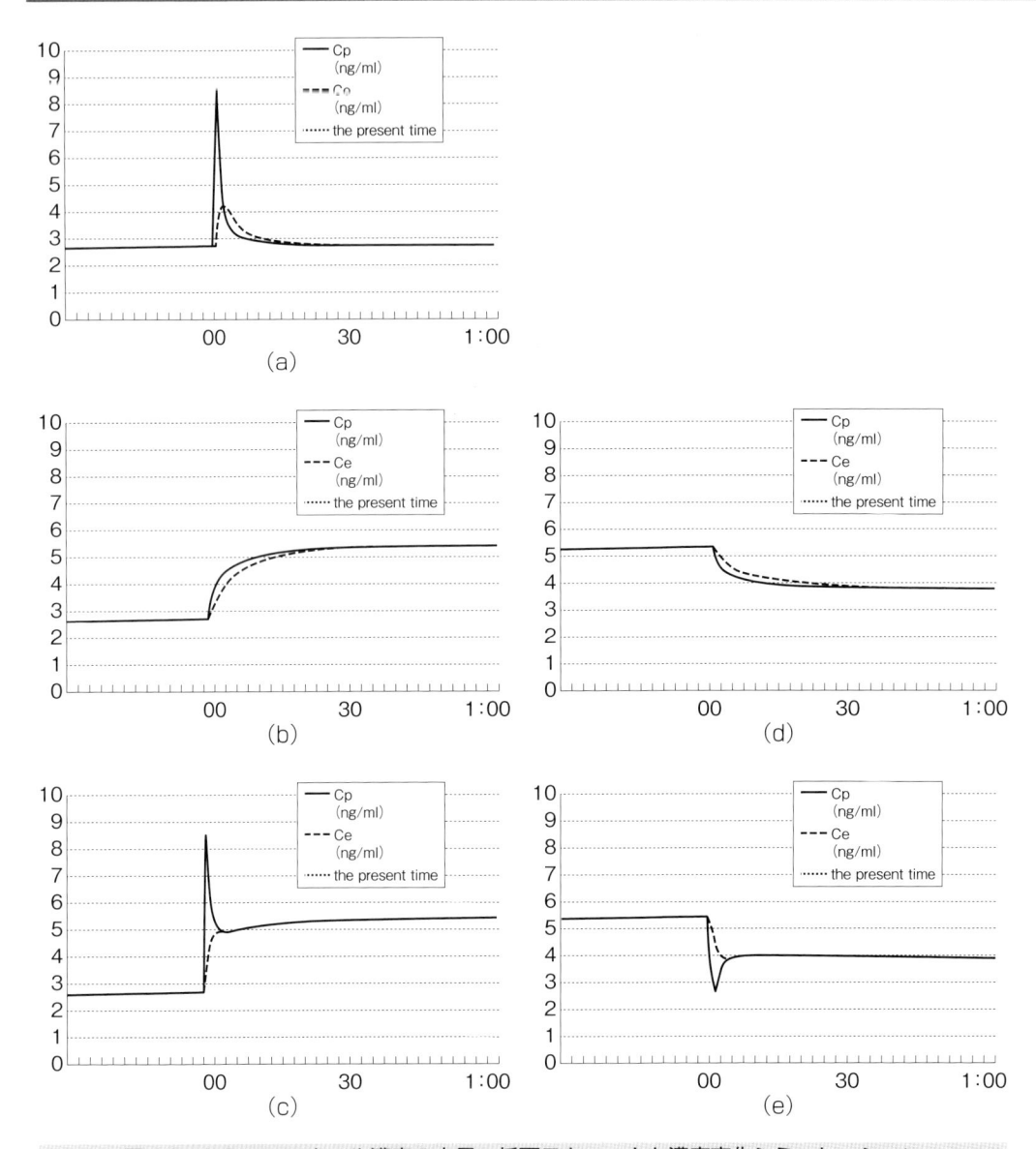

図10　レミフェンタニル濃度の上昇・低下テクニックと濃度変化シミュレーション
(a) 0.5 µ/kg ボーラス投与
(b) 0.1 µg/kg/min から 0.2 µg/kg/min への単純変更
(c) 0.5 µ/kg ボーラス投与と 0.2 µg/kg/min 変更
(d) 0.2 µg/kg/min から 0.14 µg/kg/min への単純変更
(e) 0.2 µg/kg/min から 2 分の休止後に 0.14 µg/kg/min への変更

（中村隆治．Mobile_PkPd, Excel_PkPd. 2009［updated 2009；cited］；Available from：http://home.hiroshima-u.ac.jp/r-nacamura/より改変引用，60 歳，男性，身長 170 cm，体重 60 kg の薬物動態モデルは Minto CF, Schnider TW, Shafer SL. Pharmacokinetics and pharmacodynamics of remifentanil. Ⅱ. Model application. Anesthesiology 1997；86：24-33 より引用）

薬併用時であれば，0.5 µ/kg のワンショット投与（ないし 1 µg/kg/min を 30 秒間投与）を行う．2 ng/ml 程度の効果部位濃度上昇を，数分間得ることができる（図10-a）．脳外科などでのヘッドピン固定時など，一過性の刺激に対しての対応策の一つである．術中に鎮痛

不足と判断した際にも，この手技で麻酔深度が安定したら，鎮痛不足の判断は適切であったと考え，そのまま投与速度を1.5～2倍に上げることで速やかに濃度上昇を得ることができる（図10-c）。NewOpioid研究会からは，レミフェンタニルを4倍の投与速度で1分間持続後に2倍の投与速度とする方法も提唱されている。濃度を下げたいときに単純に速度を下げると，定常状態に低下するのに15分程度かかる（図10-d）。もし2分間の休止後に7割の速度で再開すると，階段状に速やかに濃度低下させることができる（図10-e）。

3 術中の体動に対する考え方

a. 筋弛緩モニタリング

筋弛緩薬は，尺骨神経刺激での母指内転筋の四連反応（train-of-four：TOF）カウントが2に戻ったら追加することが多い。この時点で，T1はコントロール値の10％に回復しているだけだが，横隔膜はすでにほとんど完全回復している（図11）[18]。もし麻酔深度が足りない場合には，横隔膜の自発運動，バッキングが起こりうる。

非脱分極性筋弛緩薬のリバースにネオスチグミンしかなかった時代には，残存筋弛緩レベルがかなり戻ってからでないと拮抗できないため，術中のバッキングは必要悪とあきらめていた。スガマデクスが使用可能になって，より深い筋弛緩レベルを維持する考え方も出てきている。

プロの麻酔科医としては，適正な換気量で十分な鎮痛を得るのが王道である。鎮痛が不十分なときの体動は副産物だが術中覚醒を減らせる大切な情報でもある。手術で絶対的に

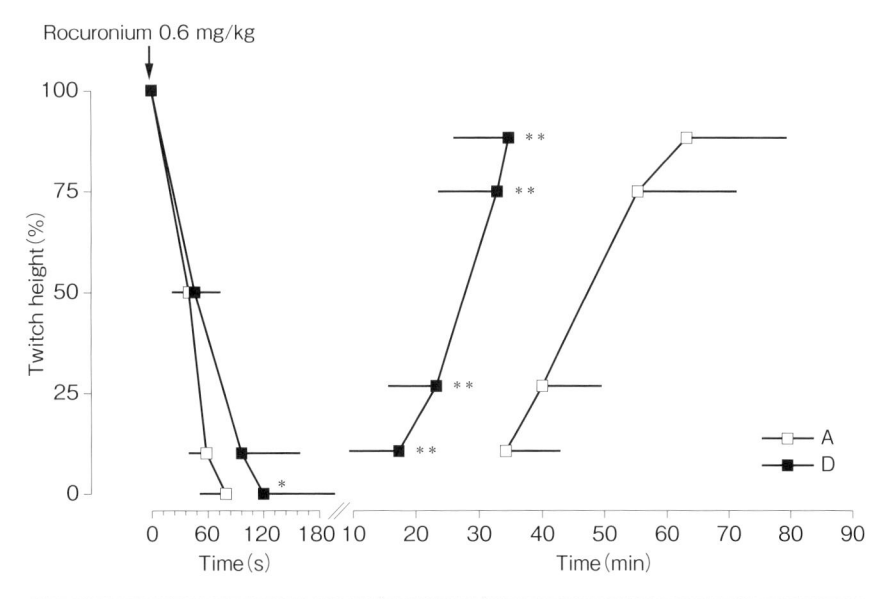

図11 筋弛緩の回復過程

A：母指内転筋，D：横隔膜

(Cantineau JP, Porte F, d'Honneur G, et al. Neuromuscular effects of rocuronium on the diaphragm and adductor pollicis muscles in anesthetized patients. Anesthesiology 1994；81：585-90より引用)

体動，横隔膜の動きがないことが必要な時期以外は，体動もうまく活用したい．

b．危機管理

【術中トラブル：術中体動】

チェック（薬が実際に投与できているか？）；点滴ボトル，点滴路の閉塞を確認し，問題があればボトル更新などで対応する．もし投与ルートに問題がなければ，点滴路を保持しながらオンセットの速いレミフェンタニルを投与（筋弛緩薬がある程度効いているときなら 0.5 mg/kg 程度の早送り）し，同時に点滴を速め，血管内のみならず目標組織まで速やかに届くようにする．

【商用 TCI での危機管理】

≪ディプリバンキットの認識ができない≫

新たなディプリバンキットを装着してみる．

（認識不良キットはメーカー品質管理部門に送る．）

≪それでも解決しないとき≫

ポンプを交換する

持続投与速度で，再開する（＋中断時間分を補充する）．

目標濃度が 3 μg/ml なら×2 の 6 mg/kg/hr で再開する．

（体内にプロポフォールが存在した状態で新患者として TCI を新規に開始すると実際の濃度が高くなるため）

■参考文献

1) Glass PS, Shafer SL, Reves JG. Intravenous drug delivery systems. In：Miller RD, editor. Miller's anesthesia. 7th ed. Philadelphia：Elsevier Churchill Livingstone；2010. p.825-58.
2) Shafer SL, Gregg KM. Algorithms to rapidly achieve and maintain stable drug concentrations at the site of drug effect with a computer-controlled infusion pump. J Pharmacokinet Biopharm 1992；20：147-69.
3) Vuyk J, Mertens MJ, Olofsen E, et al. Propofol anesthesia and rational opioid selection：Determination of optimal EC50-EC95 propofol-opioid concentrations that assure adequate anesthesia and a rapid return of consciousness. Anesthesiology 1997；87：1549-62.
4) 萩平 哲．低リスク患者におけるレミフェンタニル麻酔．木山秀哉編．今日から実践できる TIVA【2】．東京：真興交易医書出版部；2008．p.66-81.
5) 垣花 学．フェンタニルとレミフェンタニルの併用．木山秀哉編．今日から実践できる TIVA【2】．東京：真興交易医書出版部；2008．p.122-33.
6) Ausems ME, Hug CC Jr, Stanski DR, et al. Plasma concentrations of alfentanil required to supplement nitrous oxide anesthesia for general surgery. Anesthesiology 1986；65：362-73.
7) Lang E, Kapila A, Shlugman D, et al. Reduction of isoflurane minimal alveolar concentration by remifentanil. Anesthesiology 1996；85：721-8.
8) Barvais L, Engelman E, Eba JM, et al. Effect site concentrations of remifentanil and pupil response to noxious stimulation. Br J Anaesth 2003；91：347-52.
9) 中尾正和．ハイリスク患者におけるレミフェンタニル麻酔．木山秀哉編．今日から実践できる TIVA【2】．東京：真興交易医書出版部；2008．p.82-102.
10) Manara E, Collicci S, Meo F, et al. Neuroendocrine stress response in gynecological laparos-

copy：TIVA with propofol versus sevoflurane anesthesia. J Clin Anesth 2010；22：250-5.
11) 川越いづみ，田島圭子，金井優典ほか．婦人科開腹手術におけるレミフェンタニル-プロポフォール麻酔と硬膜外併用プロポフォール麻酔でのストレスホルモンの比較．麻酔2011；60：416-24.
12) Stanley TH, Philbin DM, Coggins CH. Fentanyl-oxygen anaesthesia for coronary artery surgery：Cardiovascular and antidiuretic hormone responses. Can Anaesth Soc J 1979；26：168-72.
13) 石川　高，酒井　彰，永田博文ほか．腹腔鏡下大腸切除術においてレミフェンタニルの使用は術中尿量を増加させる．麻酔2012；61：526-30.
14) Kurita T, Morita K, Kazama T, et al. Influence of cardiac output on plasma propofol concentrations during constant infusion in swine. Anesthesiology 2002；96：1498-503.
15) 中尾正和．Target controlled infusion (TCI) と濃度を意識した麻酔管理の現状．臨床麻酔 2010；34：561-70.
16) 中村隆治．Mobile_PkPd, Excel_PkPd. 2009 [updated 2009；cited]；Available from：http://home.hiroshima-u.ac.jp/r-nacamura/.
17) Minto CF, Schnider TW, Shafer SL. Pharmacokinetics and pharmacodynamics of remifentanil. Ⅱ. Model application. Anesthesiology 1997；86：24-33.
18) Cantineau JP, Porte F, d'Honneur G, et al. Neuromuscular effects of rocuronium on the diaphragm and adductor pollicis muscles in anesthetized patients. Anesthesiology 1994；81：585-90.

〈中尾　正和〉

VI. 静脈麻酔法の実際

3 麻酔・鎮静からの覚醒

はじめに

　手術が終了すると患者を麻酔から覚醒させ，気道／呼吸／循環の安定と十分な覚醒が確認できたら病棟へ帰室させることになる。痛みがなく速やかな覚醒は，患者のためのみならず，病棟でのケア労力の軽減，手術室の効率的な運用からも期待されている。

くすりの中止タイミング

1 プロポフォールとレミフェンタニルどちらを先に中止するのか？

　決断の前に，筋弛緩効果の残存がないことを確認する。TOF-ウォッチ®などの加速度センサーでの四連反応比（train-of-four ratio：TOF比）は，0.9以上が推奨されている。体内遺残のチェック目的のX線撮影が終わった時点で再評価し，必要なら筋弛緩薬の拮抗を行う。スガマデクスは速やかに戻るが，ネオスチグミンの場合は10分程度かかる。TOFモニターで回復過程を実測・予測しながら，麻酔薬を中断する習慣をつけたい。

2 どのくらいのプロポフォール濃度で目覚めるのであろうか？

　健康成人においても脊髄くも膜下麻酔，硬膜外麻酔併用時の全身麻酔，全身麻酔単独（フェンタニル＋プロポフォール）の4群での覚醒過程で，呼名開眼，抜管，生年月日が正しく言える，退室可能と判断した各時点でのプロポフォール濃度が着実に下がっている。鎮痛が十分に得られている脊髄くも膜下麻酔，硬膜外麻酔併用時の全身麻酔の3群には，濃度に差がない。最小限度のフェンタニルで鎮痛を得た全身麻酔単独群（フェンタニル効果部位濃度は0.5～1.0 ng/ml）では，やや高めのプロポフォール効果部位濃度で覚醒している（図1)[1]。このフェンタニル投与群では，痛み刺激で覚醒させられているとも考えられる。

VI. 静脈麻酔法の実際

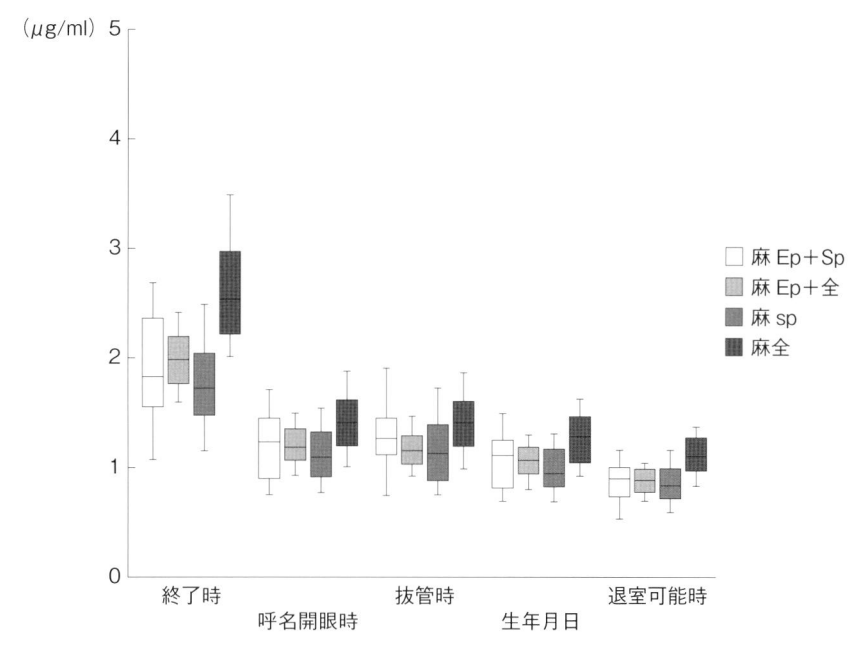

図 1　麻酔法別の覚醒過程でのプロポフォール効果部位濃度の差
（Marsh モデルでの濃度）
〔中尾正和ら．第 45 回日本麻酔学会総会（鹿児島市，1998 年）〕

覚醒のポイントは？

context-sensitive half-time が短いレミフェンタニルでの術中鎮痛が，主流となった。長時間投与しても急速に効果が消失するため簡単そうであるが，覚醒には術後鎮痛とシバリング対策がポイントである。

1 術後鎮痛

a. 比較的軽度の痛みが予測される場合

非ステロイド性抗炎症薬（nonsteroidal anti-inflammatory drugs：NSAIDs）やアセトアミノフェンが選択される。フルルビプロフェンやアセトアミノフェンの静注や坐薬などが用いられる。坐薬は立ち上がり時間が必要なため，短時間手術であれば，導入時に挿入する選択もある（フルルビプロフェンの術中使用は適用外使用である）。

b. 創部への長時間作用性局所麻酔薬投与

ロピバカインやブピバカインの投与は，痛み刺激を元から断つ意味で有用である。大和ら[2]は，豚肉モデルへの色素投与分布から，注射針による注入よりも創部への浸潤のほう

が，近傍の障害組織および末梢神経に均一に散布されるとしている。

c. 末梢神経ブロック

周術期に抗血小板薬，抗凝固薬が投与され，硬膜外麻酔の選択が困難な症例が増えている。エコーガイド下の末梢神経ブロックが，術後鎮痛へ新しい時代を開いている。

d. 作用時間の長い麻薬への移行

レミフェンタニルでは，opioid transition という概念が出てきた。術後鎮痛にはモルヒネとフェンタニルが選択されるが，後者が頻用されている。

2 覚醒時に望まれるフェンタニル濃度は？

必要なフェンタニル濃度は，術式，創部位，年齢，などによって異なる。フェンタニルとプロポフォール，ベクロニウムによる健康成人女性の下腹部開腹手術の覚醒過程では，フェンタニル効果部位濃度 0.8〜3.0 ng/ml の範囲では覚醒時プロポフォール濃度は 1.6 μg/ml 程度で，フェンタニル濃度が低いとやや高めになり，自発痛もあった。フェンタニル効果部位濃度 1.4〜2.0 ng/ml が，呼吸抑制も少なく至適濃度とされる（図2）[3]。垣花[4]は，体幹部手術ではフェンタニル濃度を 1.5〜2.0 ng/ml として，呼吸数が 8〜13 breaths/min となるようにタイトレーションしてから覚醒させることを勧めている。

術後の痛みが中等度であれば，フェンタニルの中時間作用性の特徴を生かして手術終了 20〜30 分前からフェンタニルをボーラス投与し，高度の痛みが予想される場合は intravenous patient-controlled analgesia（IV-PCA）が行われる。IV-PCA は，単純な持続投与のみで始めると濃度が上がらず，少量のワンショットボーラス 1 回のみでは末梢コンパートメントへの蓄積がないため血中濃度は速やかに低下する。森本[5]は 2 μg/kg のローディングを 30 分ごとに 3 回繰り返して，0.5 μg/kg/hr のベースで始めることを勧めている。術後痛への対応には手術終了直前よりは早めから調整しておき，フェンタニル濃度が上昇した分だけレミフェンタニル濃度を下げることで，フェンタニル適正量を判定しスムーズな覚醒につなげたい。

また，術中から術後鎮痛に必要と予想される濃度をフェンタニルで得ておき，変動する手術侵襲に対応する分をレミフェンタニルで調節し，術後へ移行するハイブリッド・プロトコルも提唱されている[4]。

鎮痛について注意すべきポイントは，せっかく速やかな濃度低下が得られるレミフェンタニルでありながら，覚醒時にフェンタニル濃度が高すぎたら速やかな覚醒は望めず，呼吸抑制も起こることである。フェンタニルをいかに上手に操れるかが，プロの技となる。シミュレーションソフトなども利用して，実際の患者の反応から個人差も体験していきたい。

3 麻薬のボーラス投与による呼吸抑制

覚醒後で退室前に患者が痛みを訴えたら，鎮痛薬の追加を行う必要がある。麻薬の呼吸

VI. 静脈麻酔法の実際

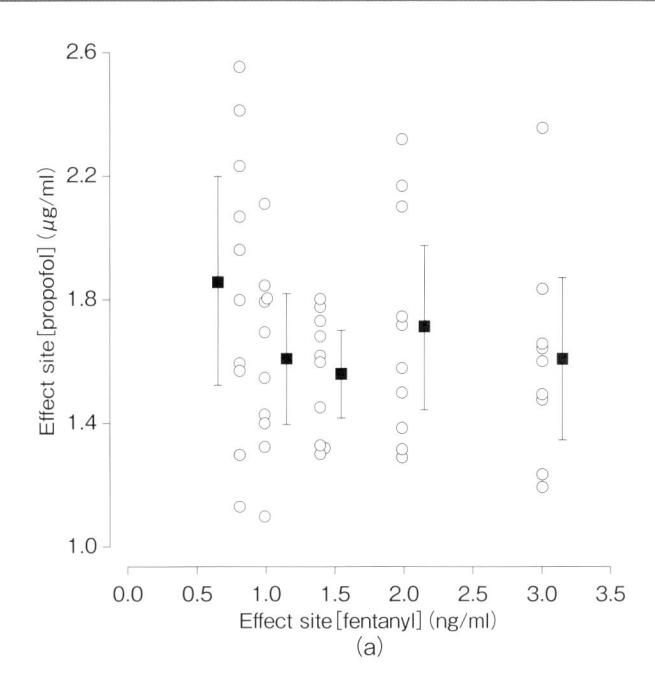

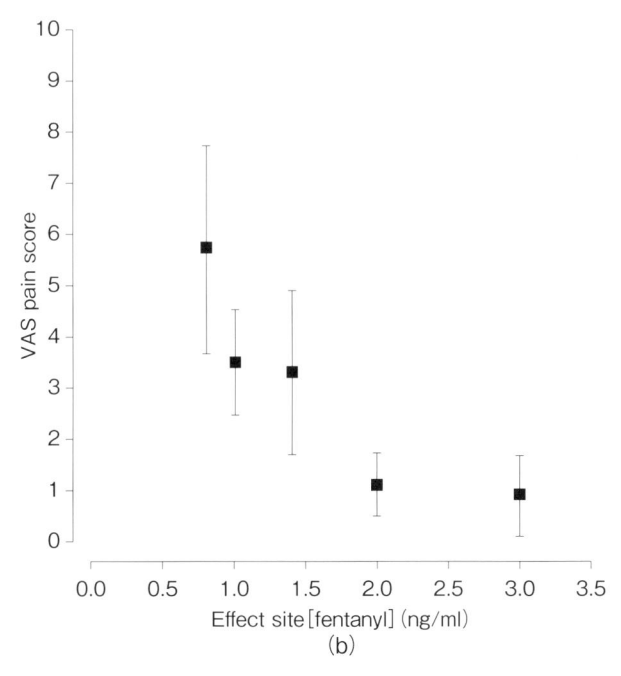

図2 覚醒時の至適フェンタニル濃度
(a) フェンタニル効果部位濃度と覚醒時のプロポフォール効果部位濃度の範囲
(b) フェンタニル効果部位濃度と覚醒時のVASペインスコア

(Iwakiri H, Nagata O, Matsukawa T, et al. Effect-site concentration of propofol for recovery of consciousness is virtually independent of fentanyl effect-site concentration. Anesth Analg 2003 ; 96 : 1651-5, table of contents より引用)

3. 麻酔・鎮静からの覚醒

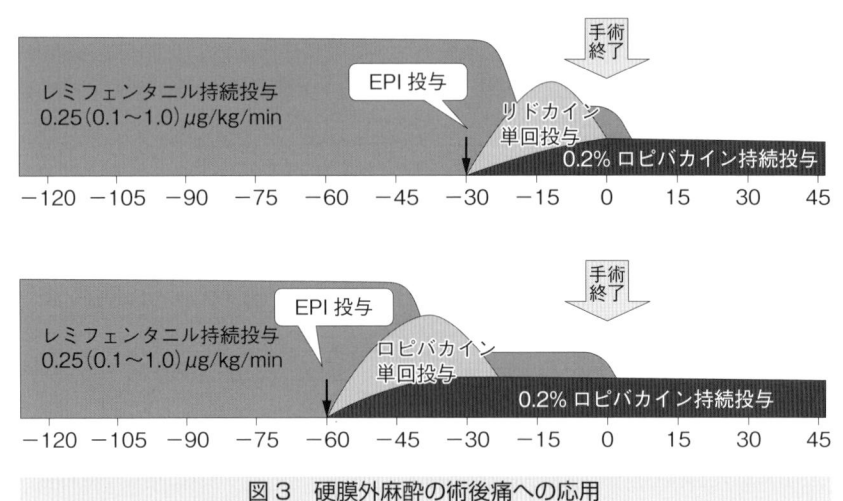

図3 硬膜外麻酔の術後痛への応用
NewOpioid 研究会の監修資料をもとに硬膜外麻酔が効いた時点でレミフェンタニルを減量するプロトコルに改変

抑制のピークが過ぎるまで，注意深い観察が必須である[6]（第Ⅵ章1．麻酔・鎮静導入の図11参照）。麻薬による呼吸抑制があっても，患者に呼吸を促すと多くの場合は深呼吸ができる。この状態を呼吸状態OKとして一般病棟に患者を帰室させてしまうと，術後の監視体制によっては，観察されていない環境では誰も刺激しないため呼吸停止ということも起こりうる。数分間は患者を刺激せずに，呼吸状態が安定していることを確認することが勧められる。

4 硬膜外麻酔の併用

筆者は，執刀時から硬膜外麻酔を併用するポリシーである。術後使用のみとする施設でも，覚醒に向けて硬膜外麻酔の効果が出るように早めに開始し，その効果が出た時点でレミフェンタニルを 0.05 μg/kg/min 程度に下げることを勧める（図3）。そうすることで，硬膜外麻酔の効果不良があっても早めに発見できる。効果不良時に別手段での対応を準備する時間ができ，ひいては無駄の少ない覚醒が得られるからである。

5 シバリング対策

機序は，体温調節性シバリングと非体温調節性シバリング，その両者による。術中の温風加温装置などによる保温/加温，輸液の加温，輸液でのマグネシウム投与[7)8]，フルルビプロフェンアキセチルなどでシバリング閾値温度を上げておく，などで防止したい。高用量レミフェンタニルを中止させて，鎮痛が不十分での急速覚醒は避けたい。長時間手術など，皮膚温と中枢温の差が大きくなった症例に危険性が高まる。

シバリングの治療薬[9]には，ペチジン 0.5 mg/kg，クロニジン，トラマドール 0.5〜2 mg/kg[10]，デクスメデトミジン，オンダンセトロン，ケタミン 0.5 mg/kg[11)12] などがある。

************************コラム　≪安全管理≫********************
《その1. 注意》
　日本医療機能評価機構医療安全での報告に，静脈ライン内に残存していたレミフェンタニル（アルチバ®）による呼吸抑制の報告がある。延長チューブ内に残存した薬が病棟に帰って，静注されて呼吸抑制になったものと思われる。プロポフォールは脂肪乳剤のために，残っているのが分かりやすいが，そのほかの薬物は無色透明で分かりにくい。終了時に点滴を早めて三方活栓から静脈留置針までの死腔を洗い流し，麻酔科医の非監視下でのトラブルを防止したい[13]。
《その2》
　また，プロポフォールなどの脂肪乳剤は培地となりうる。三方活栓部に残った脂肪乳剤をきれいに排出して，キャップをする。
****

****コラム　≪レミフェンタニルでの術後痛管理，自発呼吸管理への適用は？≫******
　海外を含めて，レミフェンタニルの術後使用には主に医療経済的理由から適用がない。せっかく術中にレミフェンタニルを適切にタイトレーションできても，術後痛対策のために別の方法へ移行する際に変動が起こることを体験すると，術後もレミフェンタニルを利用しようとする意見が出るのは当然であろう。術後鎮痛に関して，レミフェンタニル持続静注は，モルヒネと同等に利用できるとされる[14]。点滴が止まって再開したあとで残留分の急速注入や誤設定による過量注入による呼吸抑制，筋強直などの問題があり，監視が不十分なところで使用することは危険が大きい。多施設研究では，施設間で呼吸抑制頻度に差があったという[15]。薬物費用アップに関しては，術中の投与残薬をそのまま術後痛に利用すれば，それほど問題にはならないとも考えられ，せめて集中治療室（ICU）管理では適用となってほしい。ただし，濃度は 100 μg/ml ではなく，25 μg/ml 程度に希釈すべきであろう。レミフェンタニル target-controlled infusion（TCI）での患者管理鎮痛法（patient-controlled analgesia：PCA）モード（患者が PCA ボタンを押したら目標濃度を上昇させ，ボタンを押さないでいると自動的に目標濃度を下げるシステム）では呼吸抑制が起こらず，鎮痛効果も良好であったという[16]。しかし，この機器は，研究レベルでとどまり市販されていない。
　低用量でも個人差があって呼吸抑制が起こることもあるため，自発呼吸での麻酔管理は勧められていない[17]。日本では麻酔科医があまり関与していないが，痛みを伴う消化管内視鏡検査などの monitored anesthesia care（MAC）に，注意深い観察に長けた麻酔科医によるレミフェンタニルの利用も期待される。
****

スムーズな抜管にあたって

　Jun ら[18]は，レミフェンタニル＋セボフルラン麻酔による甲状腺手術での抜管時のレミフェンタニル効果部位濃度別にバッキング頻度を比較した。1.5 ng/ml では 31％で，コントロールの 74％や 1.0 ng/ml の 63％よりも少なく咳の重篤度も低く，血行動態もより安定した。しかし，回復時間は長くなったとある。抜管時の咳反射が問題になる場合には，レミフェンタニル濃度を保持しておく考えは良いテクニックであろう。

**********コラム ≪速やかな覚醒を得るポイントは何か？≫**********

麻酔薬を中止すると，薬は末梢へ再分布して比較的速やかに血中濃度が低下するが，プロポフォールとレミフェンタニルでは，濃度低下速度が異なる（図4）。麻酔管理中から覚醒までの最短時間をシミュレーションで検討すると，フェンタニルとプロポフォールの組み合わせでは至適濃度はフェンタニル1.5 ng/mlとプロポフォールは3〜3.5 μg/mlであり，レミフェンタニルとプロポフォールではレミフェンタニル5〜7 ng/mlとプロポフォールは2.5 μg/mlとなる[19]。また，実際に閉創時に必要な鎮痛薬は，皮切時の半分とされる（2．麻酔・鎮静維持の図5参照）[20]。手術終了ころにはレミフェンタニルも調整し，プロポフォール濃度は患者ごとに覚醒しない程度の低めに保持しておき，中止後に覚醒濃度の範囲に入るように投与計画することがこつである。

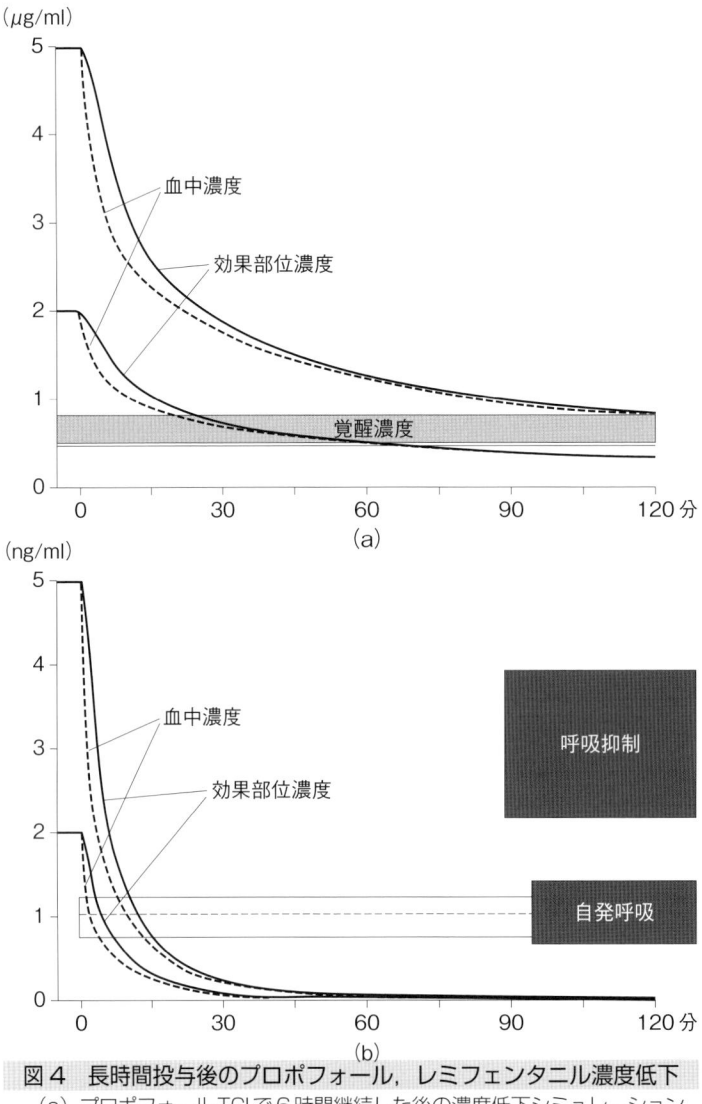

図4 長時間投与後のプロポフォール，レミフェンタニル濃度低下
(a) プロポフォールTCIで6時間継続した後の濃度低下シミュレーション
(b) レミフェンタニルTCIで6時間継続した後の濃度低下シミュレーション
　　aのように高濃度で維持していて覚醒濃度が平均より低めな場合にはなかなか覚めない。

麻薬の拮抗

フェンタニル，モルヒネで術中の鎮痛を得ていた際には，ナロキソンのお世話になることもあったが，レミフェンタニルではまず必要ない。フェンタニル，モルヒネによる呼吸抑制では，ナロキソンの持続時間よりも，フェンタニルやモルヒネの作用時間のほうが長いため，再度呼吸抑制となりうることを予期しなくてはならない。

■参考文献

1) Marsh B, White M, Morton N, et al. Pharmacokinetic model driven infusion of propofol in children. Br J Anaesth 1991；67：41-8.
2) 大和志保, 長田 理, 村山隆紀. 生体代替モデルを用いた2つの局所麻酔薬投与法に関する比較検討. 麻酔 2011；60：1144-8.
3) Iwakiri H, Nagata O, Matsukawa T, et al. Effect-site concentration of propofol for recovery of consciousness is virtually independent of fentanyl effect-site concentration. Anesth Analg 2003；96：1651-5, table of contents.
4) 垣花 学. フェンタニルとレミフェンタニルの併用. 木山秀哉編. 今日から実践できるTIVA【2】. 東京：真興交易医書出版部；2008. p.122-33.
5) 森本康裕. レミフェンタニル麻酔後の術後鎮痛. 木山秀哉編. 今日から実践できるTIVA【2】. 東京：真興交易医書出版部；2008. p.103-21.
6) Gelberg J, Jonmarker C, Stenqvist O, et al. Intravenous boluses of fentanyl, 1 mug kg (−)(1), and remifentanil, 0.5 mug kg (−)(1), give similar maximum ventilatory depression in awake volunteers. Br J Anaesth 2012；108：1028-34.
7) 澤田敦史, 佐藤順一, 並木昭義. Mg2＋添加輸液剤はレミフェンタニル麻酔後のシバリングを予防できるか？ 臨床麻酔 2008；32：607-11.
8) Ryu JH, Kang MH, Park KS, et al. Effects of magnesium sulphate on intraoperative anaesthetic requirements and postoperative analgesia in gynaecology patients receiving total intravenous anaesthesia. Br J Anaesth 2008；100：397-403.
9) Kranke P, Eberhart LH, Roewer N, et al. Pharmacological treatment of postoperative shivering：A quantitative systematic review of randomized controlled trials. Anesth Analg 2002；94：453-60, table of contents.
10) Mohta M, Kumari N, Tyagi A, et al. Tramadol for prevention of postanaesthetic shivering：a randomised double-blind comparison with pethidine. Anaesthesia 2009；64：141-6.
11) Kose EA, Dal D, Akinci SB, et al. The efficacy of ketamine for the treatment of postoperative shivering. Anesth Analg 2008；106：120-2, table of contents.
12) Nakasuji M, Nakamura M, Imanaka N, et al. An intraoperative small dose of ketamine prevents remifentanil-induced postanesthetic shivering. Anesth Analg 2012；113：484-7.
13) 日本医療機能評価機構 財. 静脈ライン内に残存していたレミフェンタニル（アルチバ）による呼吸抑制. 医療事故情報収集等事業 医療安全情報. 2009 2012/08/10（35）.
14) Yarmush J, D'Angelo R, Kirkhart B, et al. A comparison of remifentanil and morphine sulfate for acute postoperative analgesia after total intravenous anesthesia with remifentanil and propofol. Anesthesiology 1997；87：235-43.
15) Bowdle TA, Camporesi EM, Maysick L, et al. A multicenter evaluation of remifentanil for early postoperative analgesia. Anesth Analg 1996；83：1292-7.
16) Schraag S, Kenny GN, Mohl U, et al. Patient-maintained remifentanil target-controlled infu-

sion for the transition to early postoperative analgesia. Br J Anaesth 1998 ; 81 : 365-8.
17) Peacock JE, Luntley JB, O'Connor B, et al. Remifentanil in combination with propofol for spontaneous ventilation anaesthesia. Br J Anaesth 1998 ; 80 : 509-11.
18) Jun NH, Lee JW, Song JW, et al. Optimal effect-site concentration of remifentanil for preventing cough during emergence from sevoflurane-remifentanil anaesthesia. Anaesthesia 2010 ; 65 : 930-5.
19) Vuyk J, Mertens MJ, Olofsen E, et al. Propofol anesthesia and rational opioid selection : Determination of optimal EC50-EC95 propofol-opioid concentrations that assure adequate anesthesia and a rapid return of consciousness. Anesthesiology 1997 ; 87 : 1549-62.
20) Glass PS, Shafer SL, Reves JG. Intravenous drug delivery systems. In : Miller RD, editor. Miller's anesthesia. 7th ed. Philadelphia : Elsevier Churchill Livingstone ; 2010. p.825-58.

(中尾　正和)

VII

各科の静脈麻酔法

VII. 各科の静脈麻酔法

1 脳神経・脊椎手術の麻酔

はじめに

　脳神経・脊椎手術の麻酔管理においては，脳脊髄の生理学や各種麻酔薬の脳循環代謝などへの影響を知るとともに，近年盛んに実施されている神経モニタリングとの関連性も理解する必要がある。

　本項では，一般的な脳脊髄の生理学，神経モニタリングとの関連性を述べたのち，主な疾患での静脈麻酔の役割について述べる。

脳神経疾患の基礎

1 脳循環の生理学[1]

a. 脳灌流圧と頭蓋内圧

　脳灌流圧は，平均動脈圧と頭蓋内圧との差で示される。頭蓋内圧の上昇に伴い脳灌流圧は低下し，その結果脳血流は減少する。脳機能を維持するために，脳灌流圧は 50 mmHg 以上を目標に管理する。脳脊髄圧正常値を 10〜15 mmHg とすると，平均動脈圧を 70 mmHg 程度に維持すると脳灌流圧は保たれる。しかし，頭蓋内圧亢進が予想される場合は，脳灌流圧の目標値は 60〜70 mmHg とより高く設定することが求められる。

b. 脳血管二酸化炭素反応性

　動脈血二酸化炭素分圧（Pa_{CO_2}）が低下すると脳血管は収縮し，脳血流量は減少する。逆に，Pa_{CO_2} が上昇すると脳血管は拡張し，脳血流量は増加する。頭蓋内圧低下を目的とした過換気療法が脳外科麻酔管理のポイントとして考えられてきたが，麻酔薬により影響は異なるため注意を要する。近年は過度の過換気が脳虚血を助長する可能性があるため，正常から軽度過換気程度に調整することが望ましい。

c. 脳血管自己調節

　脳血管には自己調節能（autoregulation）がある。これは，血圧が上昇すると脳血管は収縮し，血圧が低下すると脳血管が拡張することで，脳血流を一定に維持しようとする反応である。この自己調節能は，平均血圧で 70〜150 mmHg で機能しているとされている。上限値・下限値を超えると脳血管の反応では代償できなくなり，血圧上昇により脳血流増加，血圧低下により脳血流減少が惹起される。脳血管自己調節能は，脳疾患や高濃度吸入麻酔薬投与下では障害されている場合も多く，脳血流が血圧依存性になっている場合もあるため，注意が必要である。

d. 脊髄血流の調節[2]

　脊髄の血流は，脳血流と同様である。すなわち脊髄灌流圧は，平均動脈圧と脳脊髄液圧の差により規定される。自己調節能は報告に差はあるものの 50〜150 mmHg の範囲で保たれ，二酸化炭素反応性も保たれる。一般には，二酸化炭素反応性は脳血管に比べると弱いと考えられているが，同程度との報告もある。動脈血酸素分圧に対しては，60 mmHg までは脊髄血流は一定であり，30〜40 mmHg 程度に低下すると脊髄血流は約 2 倍になる。

2 麻酔薬の脳循環代謝に与える影響

a. 静脈麻酔薬

　ケタミン以外の静脈麻酔薬の脳血流・脳代謝に対する作用は，基本的にはいずれも低下させる作用を持つ。ケタミンは人工呼吸下では影響がないとする報告もあるが，一般的には脳代謝・脳血流ともに上昇させる作用を持つため，脳外科手術時には使用されない。バルビツレートは脳血流も脳代謝も同程度に低下させ，頭蓋内圧亢進時の管理に使用される場合もあるが，調整性という点では劣る。プロポフォールは，脳血管を収縮し脳血流を減少させるため，頭蓋内圧を低下させる。脳代謝も低下させるが，脳血流減少作用が強く，脳血流/脳代謝比は低下する点に注意が必要である[3]。また，プロポフォール麻酔時では脳血管自己調節能は温存されているという報告が多い。オピオイドは脳血流・脳代謝に対する影響は少なく，脳外科手術時には使用可能と考えられる。

b. 吸入麻酔薬

　吸入麻酔薬は，濃度依存性に脳代謝を抑制し，脳血流・脳代謝カップリングにより脳血管は収縮する。また，血管平滑筋に直接作用し，脳血管拡張作用を持つ。したがって，脳血流に対する吸入麻酔薬の影響は，脳代謝抑制に対する脳血流減少作用と，血管拡張による脳血流増加作用とのバランスで決定される。1.0 最小肺胞濃度（minimum alveolar concentration：MAC）では，両方の作用が均衡しており脳血流の変化はあまり見られない。1.0 MAC 以上になると脳血管拡張作用が強くなり，脳血流は増加する。その作用は，セボフルラン＜デスフルラン＝イソフルラン＜ハロタンの順で強くなっていく。1.0 MAC 以下

の使用であれば，脳血流への影響が少ないとされるが，脳腫脹が見られる場合の使用には注意が必要である．吸入麻酔薬使用下では，軽～中等度の過換気が脳腫脹の軽減に有効となる場合がある．

c. 亜酸化窒素

亜酸化窒素は古くから脳外科麻酔に問題なく使用されてきたが，その使用にあたってはいくつかの理論的な問題点がある．頭蓋内環境に対する好ましくない薬理作用として，脳代謝・脳血流を増加させ頭蓋内圧を上げる作用が重要である[4]．ただし，脳血流増加作用は併用する麻酔薬の種類により左右され，静脈麻酔薬との併用では，その作用が減弱する．一方，吸入麻酔薬との併用では，脳血流増加作用や脳血管自己調節能を障害する可能性が報告[5]されている．そのほか，術後の悪心・嘔気の増加や気脳症など，閉鎖腔の増大なども問題となる．

3 脳脊髄モニタリングと麻酔

脳神経・脊椎手術では，術後の機能温存のためさまざまな脳循環代謝・脳機能モニタリングが実施される．近年は，運動機能だけでなく，感覚機能，視覚機能，言語機能，聴覚，顔面神経の温存が重要となる．また，術中覚醒を予防するための麻酔深度モニターも必要となる．麻酔にあたってはどのモニターを適用するか，いかに施行し解釈するかということに加え，麻酔法による影響にも留意する必要がある．特に誘発電位などのモニタリング時には，麻酔薬の影響についての注意が必要となる．

脳神経・脊椎手術における誘発電位モニタリングとして，運動誘発電位（motor evoked potential：MEP），体性感覚誘発電位（sensory evoked potential：SEP），視覚誘発電位（visual evoked potential：VEP），聴性脳幹反応（auditory brain stem response：ABR）などが施行される．いずれの誘発電位も麻酔薬により抑制されるため，影響の比較的少ないプロポフォールを用いた全静脈麻酔が用いられる場合が多い．MEPはもっとも麻酔薬の影響を受けやすいが，運動野刺激を4～6連などのトレイン刺激で行うと，通常の全静脈麻酔ではモニタリングは可能である．MEPに対する麻酔薬の影響を表に示す[6]．程度は小さいがプロポフォールにもMEP抑制効果があるため，可能なかぎりbispectral index（BIS）などの麻酔深度モニターを併用し，麻酔深度を一定に保ったうえで術中の振幅変化の評価を行うことが重要である．体温低下によっても，潜時の延長を招くため，一定の体温維持は重要である．

表 筋から記録する運動誘発電位に対する麻酔薬の影響

吸入麻酔薬	イソフルラン	↓↓↓
	セボフルラン	↓↓↓
	デスフルラン	↓↓↓
	亜酸化窒素	↓↓
静脈麻酔薬	バルビツレート	↓↓↓
	ベンゾジアゼピン	↓↓
	プロポフォール	↓↓
	フェンタニル	―or↓
	レミフェンタニル	―or↓
	ケタミン	―

(川口昌彦.運動誘発電位,体性感覚誘発電位.佐藤重仁,鈴木利保編.周術期モニタリング.東京:克誠堂出版;2010. p.233-49 より改変引用)

脳神経疾患の麻酔法

1 頭蓋内圧亢進患者

頭蓋内出血や脳腫瘍などの頭蓋内圧亢進疾患における望ましい麻酔薬の条件として,
- 脳血流の増加,頭蓋内圧上昇(脳腫脹増強)作用がない
- 脳血管自己調節能への影響がない
- 脳血流と脳代謝のカップリングの維持
- 脳保護作用を持つ
- 覚醒が速やかで神経学的評価に対する影響が少ない
- 神経モニターが可能

などが考えられる[7)8)]。

　脳血流や頭蓋内圧への影響を考慮すると,プロポフォールは脳血流と頭蓋内圧を低下させるため好ましい。ただし,プロポフォール麻酔中は脳血流/脳代謝比が低下している。この状態で,さらに過換気で脳血流を低下させることは,脳循環代謝バランスの悪化を来す可能性がある。プロポフォール麻酔で過換気を併用すると,内頸静脈球部酸素飽和度(Sj_{O_2})の値が危険であると考えられる50%以下になる頻度が増加すると報告[3)]されている。一方,セボフルランを高濃度で使用すると,脳血流が増加し頭蓋内圧が上昇する可能性がある。また,亜酸化窒素の併用は,前述したように脳血管自己調節能の障害や脳血流の増加作用の増強などが報告[5)]されており,頭蓋内圧亢進患者への使用は避けることが望ましい。セボフルランを使用する場合は,亜酸化窒素の併用を避け,1MAC程度までの使用とすることが望ましい。

　脳保護の観点からは,動物実験ではプロポフォールにもセボフルランなどの吸入麻酔薬にも,作用機序が異なるが脳保護作用があると報告[9)]されている。ただし,その効果は無

麻酔や亜酸化窒素/麻薬麻酔と比較したもので，プロポフォールと吸入麻酔薬で差があるとの報告はない．また，臨床において，いずれかの麻酔薬に優れた脳保護作用があるというエビデンスもない．神経モニタリングを施行する場合には，上述のようにプロポフォールを中心とした全静脈麻酔が適している．BISのモニタリングは，開頭部位によっては困難な場合がある．その場合は，就眠時効果器濃度を参考にTCIで維持する必要がある．覚醒の速さについては，さまざまな報告がある．一般に，セボフルランとプロポフォールで比較した研究では，覚醒までの時間，抜管までの時間には差がないという報告[10]が多い．デスフルランは血液/ガス分配係数が小さく，理論的にはセボフルランに比較して導入，覚醒が早い吸入麻酔薬である．予定のテント上開頭腫瘍摘出術での検討では，セボフルランに比較しデスフルランのほうが覚醒までの時間が短かったが，抜管までの時間は有意差を認めなかった[11]．ただし，肥満患者を対象とした同様の研究では，デスフルランの優位性が認められている[12]．

麻酔管理において，麻薬の使用法は重要な役割を示す．一般に，オピオイドの脳血流・脳代謝へ与える影響や神経モニタリングに及ぼす影響は少ない．レミフェンタニルは，作用時間がフェンタニルと比較しても短い．そのため，術後に速やかな覚醒が得られ，早期の神経学的評価が可能となる利点がある．また，レミフェンタニルの強力な鎮痛作用と麻酔薬必要量軽減により，高用量の麻酔薬の投与量を避けることができる．特にセボフルラン併用時は，セボフルランの脳循環への悪影響を軽減できる結果となる．また，神経モニターなどで筋弛緩薬を制限される場合も多く，レミフェンタニル併用で突然の体動などの軽減が可能となる．ただし，開頭中は痛み刺激が少ないため，高用量のレミフェンタニル投与では血圧を維持できない場合があり，昇圧薬の投与が必要となる場合も多い．

2 虚血性脳疾患

虚血性脳疾患患者での麻酔における望ましい麻酔薬の条件として，
- 虚血時に脳保護作用があるか？
- 脳血流代謝バランスが低下や盗血現象を来さない
- 覚醒が早く，術後の神経学的評価が可能
- 循環動態への影響が少なく，心合併症が少ない
- 電気生理学的モニターが可能

などが考えられる．

麻酔薬の脳保護作用については，臨床でのエビデンスはなく，動物実験ではイソフルラン，セボフルラン，プロポフォール，バルビツレートなどは無麻酔や亜酸化窒素/フェンタニル麻酔などと比較し，少なくとも一過性の脳保護作用が認められている[9]．バルビツレートで脳保護作用が強い傾向があるが，循環抑制作用や覚醒遅延の可能性を考慮するとルーチンでの使用は推奨されない．虚血による傷害が予想される場合においてのみ，その悪影響を考慮したうえで，選択が可能である．ただし，脳血管一時遮断の後ろ向き研究の結果では，臨床での有用性は示されなかった[13]．

脳血流代謝のバランスや盗血現象（steal phenomenon）への影響については，セボフル

ランとプロポフォールで異なる。脳血流代謝バランスは、セボフルランのほうがプロポフォールよりも高い傾向にある。ただし、虚血性脳疾患患者では正常換気で換気する場合が多いので、プロポフォールによる脳血流代謝バランスの低下は問題とならない場合が多い。逆にセボフルランを高濃度で使用した場合、脳血管拡張作用が正常脳血管のみに作用し、病変部では拡張が見られないため、病変部から正常脳への盗血現象が見られる可能性がある[14]。近年はレミフェンタニルの使用により、セボフルランの維持濃度が低くなっており、盗血現象の影響は臨床的には少ないと考えられるが、高濃度で使用する場合は注意が必要である。

　頸動脈狭窄患者では心疾患合併症例が多いため、心保護作用の期待も一つの選択基準になるかもしれない。動物実験や心臓手術症例でプロポフォールよりもイソフルランやセボフルランのような吸入麻酔薬のほうが、虚血耐性獲得に有用であり、心保護作用があることが報告されている。American College of Cardiology/American Heart Association(ACC/AHA)[15] 2007のガイドラインでは、心筋虚血のリスクをもつ非心臓手術に対して、吸入麻酔薬の使用がクラスⅡaで推奨されている。術式により、どのようなモニタリングを施行するかを検討する必要がある。近赤外線脳酸素モニターなどの使用であれば、いずれの麻酔薬でも影響はないが、誘発電位モニターなどを使用する場合は、プロポフォールを中心とした全静脈麻酔が望ましい。虚血性脳疾患患者の麻酔にあたっては、いずれの麻酔が望ましいというエビデンスはないため、麻酔薬の作用、合併症、モニタリングなどを総合的に考慮し、症例に応じて各麻酔科医が決めていく必要がある。

3 覚醒下開頭術[16]

　覚醒下開頭術（awake craniotomy）は、脳腫瘍やてんかん病巣が言語機能や運動機能などの機能野（eloquent area）周辺に存在する場合に適用となる。術中に覚醒させ、言語機能や運動機能を評価するタスクを施行し、機能評価することで最大限の病変摘出と機能温存を目的とする。一般に、開頭中は全身麻酔で管理し、硬膜切開後に覚醒させ、病変摘出後に再度麻酔を導入する。硬膜切開後に速やかに覚醒させ、問題なくタスクを実施する必要がある。また、3点固定をした状態で覚醒や再導入するので、疼痛管理や気道管理が重要となる。施行している施設が限られているため、安全に施行するため、2011年に日本脳神経外科学会、日本麻酔科学会、日本神経心理学会[17]が承認した本邦における awake craniotomy ガイドラインが作成された。

　ガイドラインでは、局所麻酔薬による十分な鎮痛とプロポフォールでの静脈麻酔が推奨されている。フェンタニルは、覚醒中での残存と嘔気などの原因となるため最小限の投与とする。レミフェンタニルは気道確保された状態での使用は推奨されるが、覚醒時での使用は呼吸抑制の可能性も考慮し、推奨はされていない。開頭中はラリンジアルマスクが使用される場合が多い。自発呼吸でも、調節呼吸でも管理可能である。プロポフォールは、原則として硬膜切開が終わった時点で覚醒へ向けて中止する。覚醒中は、不穏、体動、痙攣、嘔気・嘔吐といったトラブルを認めることも多く注意が必要である。覚醒中は、基本的にタスクに影響を与える可能性があるため麻酔薬は使用しない。デクスメデトミジンを

覚醒中に使用した報告もあるが，本邦では保険適用外であること，覚醒が悪かった症例の報告もあるため，使用には注意が必要である。再導入から閉頭までは，開頭時と同じくプロポフォールを使用するのが一般的である。ラリンジアルマスクを使用する場合が多いが，固定された体位での施行になるため，マンパワーを確保しておく必要がある。awake craniotomy中は，不穏，体動，痙攣，嘔気・嘔吐などの可能性を念頭に，調整が困難な場合は全身麻酔に移行する。

4 開頭手術での神経モニタリング

　脳動脈瘤手術や運動野近傍の脳腫瘍では，術中に運動誘発電位モニタリングが必要となる場合が多い。前脈絡叢動脈分岐部周辺の内頸動脈瘤やレンズ核線条体動脈などを分枝する中大脳動脈瘤では，錐体路への血流が障害される可能性があるため，術中早期に異常を検出する必要がある。運動野近傍の脳腫瘍では，運動野が腫瘍により変異している場合もあるため，術中に運動野を同定し，切除中の運動機能をモニターすることは重要である。

　開頭手術中の運動誘発電位のための運動野刺激には，経頭蓋電気刺激と脳表直接刺激がある。脳動脈瘤手術では運動野が開頭部にないため，グリッド電極を運動野まで挿入する必要があり，出血などのリスクを伴う。一方，脳腫瘍などでは開頭部に運動野が存在する場合も多く，経頭蓋電気刺激は不適切な場合も多い。いずれの刺激法を用いる場合も，刺激強度を最小限にすることが重要である。刺激強度が強いと脳深部の刺激となり，運動路の機能変化を見逃してしまう可能性がある（偽陰性）。刺激強度は，刺激閾値の少し高めが用いられる（域値上刺激）。

　麻酔は，プロポフォールとレミフェンタニルを用いた全静脈麻酔が一般的である。可能であれば，BISモニターなどを装着し麻酔深度を一定に保つ。ただし，開頭部位によりBISセンサーを装着できない場合も多い。センサーを後頭部に貼付したり，眼窩外側に貼付したりした報告[18]では，通常の部位での値との相関性はあるものの，必ずしも同じ値にはならない可能性が示唆されている。BISなどの麻酔深度モニターを装着が困難な場合も考慮すると，プロポフォールはtarget controlled infusion（TCI）を用いることが望ましい。末梢の筋肉からMEPを記録する場合が多く，筋弛緩薬の使用が制限される。一般に，筋弛緩薬は麻酔導入時のみの投与とするか，持続調節投与で筋肉のtwitch response（T1）をコントロールの25～50％程度に維持する。導入時のみの投与の場合，0.6 mg/kg程度が適量と考えられる。域値上刺激では，刺激による体動が少なく，十分な鎮痛を行っていれば筋弛緩薬が不要な場合も多い。

脊椎手術での麻酔法

1 脊椎手術

脊椎手術の麻酔における望ましい麻酔薬の条件として，
- 気道確保時の麻酔薬として適切である
- 脊髄損傷時に脊髄保護作用があるか
- 脊髄血流代謝バランスが維持される
- 覚醒が早く，術後の神経学的評価が可能
- 合併症などを増加させない
- 神経モニターが可能

などが考えられる。

脊椎手術では，後屈制限や頸椎の不安定性など気道確保が困難な場合も多く，術前の気道評価とその対策は重要である。気道確保のためのエアウェイに加え，マッコイ喉頭鏡，エアウェイスコープ®，トラキライト®など各種の挿管器具の準備が必須である。麻酔導入には吸入麻酔薬も静脈麻酔薬も使用可能であるが，挿管困難の可能性も考慮し，中止後の覚醒が速やかな短時間作用性の麻酔薬が選択される。挿管困難が予想される場合は，意識下ファイバー挿管などが必要になる。十分な局所麻酔の施行後に行われるが，レミフェンタニル使用の報告もある。ただし，レミフェンタニル使用時は，呼吸抑制や筋硬直発生の可能性を念頭に慎重に投与する必要がある。気管挿管後は，体位変換による頸椎損傷の可能性にも十分に留意すべきである。

脳保護や脳循環代謝などの研究報告に比較すると，麻酔薬と脊髄保護，脊髄血流代謝バランスについてのデータは乏しく，いずれの麻酔薬が望ましいかのエビデンスはない。むしろ，損傷促進因子となる高血糖や貧血の予防，低血圧，高体温の回避などが重要となる。神経モニターなどで異常が発見された場合には，術者に手術操作を中断してもらうとともに，低血圧や貧血などが認められる場合には速やかな補正が必要となる。一般に神経モニターを使用するときは，プロポフォールとレミフェンタニルによる全静脈麻酔が選択される。詳細については次項で述べる。側彎症などでは，神経モニターに加え wake up test を施行し，術中に運動機能などを評価する場合もある。wake up test を施行する場合は，吸入麻酔薬も使用される[19]。覚醒の早いデスフルランも選択されている[20]。

近年，腹臥位手術後の眼障害が注目されている。発生頻度は 0.028～0.2％と低いが，発生すると患者の機能的予後に重大な影響を及ぼすため，その予防が重要である[21]。眼障害としてもっとも頻度が高いものは，後部虚血性視神経炎で，眼球圧迫との因果関係が示唆される網膜中心動脈閉塞症は 10％程度とされる。以前は，腹臥位による眼圧上昇が原因と考えられていたが，現在は否定的で生理学的および解剖学的な原因により，視神経を栄養する後毛様体動脈領域の虚血が起こるのではないかと考えられている。術前の血管リスクに加え，術前貧血，長時間手術（6.5時間以上），出血量の多い手術（循環血液量の 44.7％

以上)，出血量の多い長時間手術などで発生する．術後の眼合併症の予防に関し，米国麻酔科学会[22]の Perioperative Visual Loss Task Force による臨床的な提言がなされている．麻酔薬の選択による差は認められておらず，低血圧や貧血の回避，輸液管理などが重要になる．頭部は心臓より高い頭高位になるよう，また，頭位が屈曲や回旋などのないニュートラルな位置になるよう体位を取るべきであり，眼球圧迫の有無も定期的にチェックすべきである．

2 脊椎手術での神経モニタリング

側彎症，脊髄腫瘍，脊椎固定術などで，術中は運動路および感覚路のモニターとして，MEP や SEP のモニタリングが施行される．MEP は筋肉から電位を記録する場合が多いが，脊髄腫瘍などでは脊髄硬膜外から D-wave の記録を併用する場合もある．D-wave もモニターできている脊髄腫瘍では，長期的な麻痺がない最大限の腫瘍の摘出を目的とするため，D-wave の振幅が 50％以上であれば，筋からの MEP が消失していても手術を続行する場合がある[23]．側彎症や脊椎固定術など，筋からの MEP のみをモニターしている場合は，振幅が 50％以下になった場合に術者に警告を出し，手術の継続について検討する．

MEP 施行時の麻酔法として，プロポフォールとレミフェンタニルを用いた全静脈麻酔を用いる．術前から運動障害が存在する場合や若年者の側彎症では，通常の方法では MEP の記録が困難な場合も少なくない．コントロールの記録が困難な場合は，プロポフォール投与速度を最小限とし，ケタミン 1～2 mg/kg/hr 程度の持続投与を併用する．MEP 記録が困難な場合は，運動野刺激前に末梢筋にテタヌス刺激を加える post-tetanic MEP を施行したり，マルチパルスの刺激を加算するなどの方法が行われている[24]．脊椎脊髄手術では上下肢のすべての筋から MEP を記録する必要があるので，刺激強度として最大上刺激を用いる．この刺激強度では，刺激による体動が大きいため，MEP の振幅が十分に大きい場合は筋弛緩薬の持続調節投与で T1 を 25～50％程度に維持する場合もある．この場合も，筋弛緩の程度を一定に維持することが重要である．体動が大きいと，歯牙や頸部の損傷，体位のずれによる眼障害の可能性も危惧される．D-wave や SEP のモニターでは，筋弛緩薬の影響を受けないため，筋からの MEP などの併用がない場合は，筋弛緩薬の制限は必要ではない．

■参考文献

1) 河野安宣, 川口昌彦, 古家 仁. 脳神経外科麻酔における呼吸管理. 臨床麻酔 2007；31：539-47.
2) 飯田宏樹. 脊髄保護からみた脊椎外科・大血管外科における脊髄保護. 日臨麻会誌 2011；31：193-201.
3) Kawano Y, Kawaguchi M, Inoue S, et al. Jugular bulb oxygen saturation under propofol or sevuflurane/nitrous oxide anesthesia during deliberate mild hypothermia in neurosurgical patients. J Neurosurg Anesth 2004；16：6-10.
4) McGregor DG, Lanier WL, Pasternak JJ, et al. Effect of nitrous oxide on neurologic and neuropsychological function after intracranial aneurysm surgery. Anesthesiology 2008；108：568-79.
5) Bedforth NM, Girling KJ, Harrison JM, et al. The effects of sevoflurane and nitrous oxide

on middle cerebral artery blood flow velocity and transient hyperemic response. Anesth Analg 1999 ; 89 : 170-4.
6) 川口昌彦. 運動誘発電位, 体性感覚誘発電位. 佐藤重仁, 鈴木利保編. 周術期モニタリング. 東京：克誠堂出版；2010. p.233-49.
7) Engelhard K, Werner C. Inhalational or intravenous anesthetics for craniotomies？ Pro inhalational. Curr Opin Anaesthesiol 2006 ; 19 : 504-8.
8) Hans P, Bonhomme V. Why we still use intravenous drugs as the basic regimen for neurosurgical anaesthesia. Curr Opin Anaesthesiol 2006 ; 19 : 498-503.
9) 川口昌彦. 麻酔薬と脳保護. 坂部武史編. 脳保護・脳蘇生. 東京：克誠堂出版；2008. p.132-42.
10) Lauta E, Abbinante C, Del Gaudio A, et al. Emergence times are similar with sevoflurane and total intravenous anesthesia：Results of a multicenter RCT of patients scheduled for elective supratentorial craniotomy. J Neurosurg Anesthesiol 2010 ; 22 : 110-8.
11) Magni G, Rosa IL, Melillo G, et al. A comparison between sevoflurane and desflurane anesthesia in patients undergoing craniotomy for supratentorial intracranial surgery. Anesth Analg 2009 ; 109 : 567-71.
12) Bilotta F, Doronzio A, Cuzzone V, et al. Early postoperative cognitive recovery and gas exchange patterns after balanced anesthesia with sevoflurane or desflurane in overweight and obese patients undergoing craniotomy：A prospective randomized trial. J Neurosurg Anesthesiol 2009 ; 21 : 207-13.
13) Hindman BJ, Bayman EO, Pfisterer WK, et al. No association between intraoperative hypothermia or supplemental protective drug and neurologic outcomes in patients undergoing temporary clipping during cerebral aneurysm surgery. Anesthesiology 2010 ; 112 : 86-101.
14) Sato K, Shirane R, Kato M, et al. Effect of inhalational anesthesia on cerebral circulation in Moyamoya disease. J Neurosurg Anesthesiol 1999 ; 11 : 25-30.
15) Fleisher LA, Beckman JA, Brown KA, et al. ACC/AHA 2007 guidelines on perioperative cardiovascular evaluation and care for noncardiac surgery：A report of the American College of Cardiology/American Heart Association task force on practice guidelines. J Am Coll Cardiol 2007 ; 50 : 159-241.
16) 川口昌彦, 古家　仁. 脳神経外科の麻酔　Awake Craniotomy での麻酔管理. 臨床麻酔 2010 ; 34 : 291-8.
17) 日本 Awake Surgery 研究会覚醒下脳外科手術ガイドライン作成委員会. Awake Craniotomy 麻酔管理のガイドライン. 麻酔 2012 ; 61 : 329-38.
18) Horiuchi T, Kawaguchi M, Kurita N, et al. The validity of bispectral index values from a dislocated sensor：A comparison with values from a sensor located in the commercially recommended position. Anesth Analg 2007 ; 104 : 857-9.
19) Seol TK, Han MK, Lee HJ, et al. Bispectral index and their relation with consciousness of the patients who receive desflurane or sevoflurane anesthesia during wake-up test for spinal surgery for correction. Korean J Anesthesiol 2012 ; 62 : 13-8.
20) 川口昌彦, 林　浩伸, 栗田直子ほか. 非眼科的手術後の眼障害. 麻酔 2009 ; 58 : 952-61.
21) American Society of Anesthesiologists task force on perioperative visual loss. Practice advisory for perioperative visual loss associated with spine surgery：An updated report by the American Society of Anesthesiologists task force on perioperative visual loss. Anesthesiology 2012 ; 116 : 274-85.
22) Sala F, Bricolo A, Faccioli F, et al. Surgery for intramedullary spinal cord tumors：The role of intraoperative (neurophysiological) monitoring. Eur Spine J 2009 ; 16 : S130-9.
23) Kawaguchi M, Hayashi H, Yamamoto Y, et al. Recent advances in the monitoring of myogenic motor-evoked potentials：Development of post-tetanic motor-evoked potentials. J Anesth 2008 ; 22 : 489-92.

（内藤　祐介, 川口　昌彦）

VII. 各科の静脈麻酔法

2 頭頸部外科（眼科を含む）手術の麻酔

はじめに

　頭頸部外科手術として，脳外科領域の頸動脈狭窄症に対する頸動脈内膜剝離術（carotid endarterectomy：CEA），耳鼻科手術，眼科手術などについて述べる。また，頭頸部外科手術で遭遇する機会の多い，気道管理についても触れる。

頸動脈内膜剝離術（CEA）

　頸動脈狭窄症は脳梗塞の原因の15〜20％を占め，全身の動脈硬化病変が基礎にある。冠動脈疾患も20〜70％に合併するといわれている。外科的治療には，CEAと血管内ステント留置術（carotid artery stenting：CAS）がある。症候性および無症候性頸動脈狭窄症患者では，脳卒中，心筋梗塞，死亡を含めた4年後の予後に差はないが，CEAでは周術期心筋梗塞，CASでは周術期脳卒中が多く見られた[1]。70歳以上の症候性頸動脈狭窄症患者にCASを施行すると，CEAよりも脳梗塞，死亡，心筋梗塞の発生率が高かったと報告[2]されている。

1 麻酔管理

　麻酔方法には，局所麻酔と全身麻酔がある。症候性および無症候性患者に対しCEA後30日目の脳卒中，心筋梗塞，死亡のアウトカムを比較した研究では，局所麻酔と全身麻酔では有意な差はないため，症例に応じていずれも選択できるとされる[3]。局所麻酔は，浅部頸神経叢ブロック単独や浅部頸神経叢ブロックに深部頸神経叢ブロックを併用した方法で行われる[4]。ただし，日本人の頸動脈分岐部は欧米人より約1椎体高位にあり，第3頸椎の椎体下部1/3にあるといわれ，病変部が高位になるため全身麻酔が選択されることが多い。

　全身麻酔に使用される麻酔薬として，プロポフォールやセボフルランなどの吸入麻酔薬が使用される。いずれの麻酔薬が望ましいかの結論は出ていない。脳循環代謝への影響，神経生理モニタリングの有無，心合併症の有無などを考慮し選択する。プロポフォールは

脳血流量と脳代謝率を減少させ，脳血管自動調節能は維持される。セボフルランは，高濃度では脳血管拡張作用により正常血管のみが拡張し，障害された部位での血流が低下してしまう盗血現象が発生する可能性や，脳血管自動調節能が障害される可能性がある。周術期の血圧管理も重要である。血圧の低下は脳血流の低下を惹起するため，手術中は術前の血圧を維持し，頸動脈遮断中は術前の血圧～20％上昇程度の血圧で維持することが勧められている[5]。術前血圧が 180/100 mmHg 以上の場合は，心合併症なども考慮し手術の延期を考慮すべきとされている[5]。

2 麻酔中のモニター[4]

頸動脈遮断により脳血流が低下するため，外科医により内シャントが挿入されることがある。ただし，内シャント挿入で脳血流は維持されるが，塞栓症や頸動脈解離などの合併症を伴うため，必要な症例のみに挿入する必要がある[4]。内シャントの必要性の有無や遮断中の脳循環代謝の状態を把握するため，脳波，stump pressure，体性感覚誘発電位（somatosensory evoked potentials：SEP），近赤外線分光法（near infrared spectroscopy：NIRS），経頭蓋ドプラー超音波診断法（transcranial doppler ultrasonography：TDU）などが使用されている。脳波は非侵襲的かつ簡便で連続モニターとなるが，皮質下の情報は得られず，麻酔薬や体温の影響を受ける。また，数値化されないので，結果の解釈に専門性が必要となる。stump pressure は，頸動脈遮断時の分岐部の圧で脳灌流圧の指標となるが，連続モニターにはならず，脳血管に狭窄や閉塞がある場合は信頼度が下がる。頸動脈遮断中の stump pressure をセボフルランとプロポフォールで比較すると，後者でより高値を示したという結果があり[6]，灌流圧の維持にはプロポフォールが有利かもしれない。SEP は，皮質に加え皮質下の虚血も反映し血流遮断のモニターとなるが，麻酔薬や体温の影響を受ける。SEP の記録には，プロポフォール麻酔が適している[7]。NIRS は，脳波同様に非侵襲的かつ簡便で連続モニターとなるが，貼付部の皮質のみの情報しか得られず，塞栓は検出できない。また，基準値が定まっておらず，各個人の基準値からの変化率で評価される。最後に，TDU は中大脳動脈領域の血流速度の変化を観測でき，唯一微小栓子のモニターとなる。しかし，約20％の患者では測定できず，プローブの固定に慣れが必要であり，検者の技量に左右されることも多い。現時点では，どのモニターが優れているかという結論は出ておらず，複数のモニターで総合的に判断するのが望ましい[8]。

3 合併症と対策

a．脳保護

内頸動脈遮断時の低灌流と術操作による塞栓で，脳虚血が発生しうる。吸入麻酔薬も静脈麻酔薬も，ある程度の神経保護作用があるとされている。ほとんどが局所脳虚血に対する動物実験によるもので，イソフルランの神経保護作用[9]，セボフルランのプレコンディショニング作用と神経保護作用[10]，プロポフォールの神経保護作用[11]を示す研究がある。

また，セボフルランでは循環動態の変動が少なく脳循環も維持され，虚血再灌流による傷害も少なく術後合併症も減少したという報告[12]もある。しかし，臨床でのエビデンスが確立されている麻酔薬はなく，基礎実験での報告も虚血後早期の保護効果であり，長期的な効果に関しては確立されていない。

b. 心筋保護

CEA での心臓リスクは中リスク（1～5％）であり，一般手術よりも高く術中の心筋保護が重要となる。その中でも，重要となるのが麻酔薬によるプレコンディショニング作用であり，セボフルランによるものがよく知られている。人工心肺を用いた冠動脈バイパス術での検討によると，セボフルラン，デスフルラン，プロポフォールの順に1年後の死亡率が低かったという報告[13]もあり，心筋保護の点から見ると静脈麻酔薬よりも吸入麻酔薬を使用するほうがよい可能性がある。しかし，一概にどの麻酔薬が最適か否か決めることは難しい。症例に応じ，麻酔薬を選択するのが望ましいと考えられる。

耳鼻科

耳手術と麻酔

a. 顔面神経の保護[14]

耳下腺手術後の完全顔面神経麻痺は 3～5％といわれており，一過性の麻痺を含めると 65％に発生するといわれている[15]～[17]。顔面神経保護のため，術中に顔面神経モニタリングを用いた顔面神経の同定が行われることが多い。モニタリングにあたり麻酔薬の影響も無視できず，特に筋弛緩薬の影響が重要となる。安全な気管挿管を行うために筋弛緩薬の投与は必要であるが，過剰投与は避けるべきである。初回の筋弛緩薬投与から顔面神経同定までの時間を調べた報告[17]があり，最短で 41 分，平均で 61.2 分となっていることより，気管挿管に筋弛緩薬を用いても顔面神経を同定するころには筋弛緩薬の効果はかなり減弱していると考えられる。術中は，筋弛緩モニターを用いながら必要最低限の追加投与とする。セボフルラン，プロポフォールのどちらを使用した場合も，レミフェンタニルを用いるとフェンタニルを使用した場合に比べ体動が減少したという報告[18]もあるため，レミフェンタニルを用いて管理することで筋弛緩薬の必要量が減少し正確なモニタリングが可能になると思われる。手術を受ける患者が糖尿病に罹患している場合は，筋弛緩からの回復が遅れ，セボフルランを用いた場合にはさらに回復が遅れると報告[19]されているため，より慎重なモニタリングおよび麻酔薬の選択をしなければならない。

b. 中耳手術

鼓室形成術に代表される中耳手術では，中耳圧や術後悪心・嘔吐（postoperative nausea

and vomiting：PONV）を意識した麻酔薬を選択する必要がある。亜酸化窒素の使用は，中耳内圧を上昇させるため適さないとされている[20]。PONVを考慮しても，亜酸化窒素の使用は適切でないと考えられる。セボフルランに比べプロポフォール麻酔では，PONVの頻度が低いことはよく知られている。顔面神経モニタリングを行う際にも後者のほうがよいとされているため，プロポフォールを用いるのがよいと思われる。術後の疼痛はそれほど強くないとされており，術後のオピオイド残存はPONVの発生頻度を増加させるため，オピオイド使用は最少限にし，フルルビプロフェンアキセチルなどを併用するのがよい。

c. 扁桃摘出術

扁桃摘出術では，閉塞性睡眠時無呼吸症候群（obstructive sleep apnea syndrome：OSAS）の管理，術後疼痛，術後再出血が重要である。OSASは術後合併症の発生を増加させる因子であり，術後の低酸素血症は非OSAS群に比べ2倍以上で発生する。また，OSAS患者は麻酔薬の感受性が高く，麻酔薬の安易な投与は容易に上気道閉塞をもたらすため注意が必要である。OSAS患者の呼吸イベントについてのシステマティックレビュー[21]では，プロポフォール単独群や，プロポフォールとデスフルランまたはレミフェンタニル併用群では，プロポフォールにイソフルランを併用した群よりも術後低酸素血症が少なかった。また，ミダゾラムとフェンタニルの使用により上気道閉塞が増加した。ケタミンやクロニジン，デクスメデトミジンの使用は，低酸素血症のリスクを軽減した。扁桃摘出後の疼痛は比較的強く，疼痛対策が必要である。フェンタニルやモルヒネなどの麻薬性鎮痛薬は有用であるが，呼吸抑制やPONVなどに配慮しなければならない。ステロイドや非ステロイド性抗炎症薬（nonsteroidal anti-inflammatory drugs：NSAIDs）を併用することにより麻薬の使用量を減らし，上述の合併症を減少させると報告[22]されている。また，トラマドールの扁桃周囲への浸潤麻酔も，有用な鎮痛方法の一つである[23]。しかし，ステロイドやNSAIDsの使用は，術後再出血のリスクファクターであることを覚えておかなければならない[24,25]。

眼科手術

1 眼 圧

眼科手術における麻酔管理では，眼圧管理が重要となる。眼圧の正常値は12〜20 mmHgであり，2〜3 mmHgの日内変動がある。体位によって変動し，房水，脈絡膜血流量，中心静脈圧，外眼筋の緊張度により左右される。収縮期血圧は脈絡膜血流量に影響し，収縮期血圧が上昇すると眼圧も増加する。眼圧は，高二酸化炭素血症でも上昇する。全身麻酔下では麻酔導入前の眼圧と比べ5〜7 mmHg（20〜40％）下降しており，眼圧の変動は動脈圧と低換気とに連動していることが報告[26]されている。

静脈麻酔薬のうち，スキサメトニウムおよびケタミンは，眼圧を上昇させることが知ら

れている。スキサメトニウムの眼圧上昇の機序は明確にされていないが、外眼筋における特徴的形態構造による特異的な強直性反応、または脈絡膜血流量や房水産生への直接作用の可能性が示唆されている[27)28)]。ケタミンの眼圧上昇の機序も明確ではなく、3～4 mg/kgの少量投与では眼圧上昇は見られない[29)]が、6 mg/kgの投与では眼圧に注意が必要である[30)]という報告がある。フェンタニル、レミフェンタニルなどのオピオイドやプロポフォール、デクスメデトミジン、クロニジンなどの鎮静薬は眼圧を低下させる[31)32)]。フェンタニル、レミフェンタニル間では眼圧に差はないとされており[33)]、プロポフォールと吸入麻酔薬であるセボフルランとの報告では術中の眼圧変化は同等であるといった報告[34)]からプロポフォールのほうが上昇率が小さいという報告[35)]まである。

2 眼科手術と静脈麻酔薬

眼科手術は、未熟児網膜症に対する光凝固手術から高齢者の白内障手術と、幅広い年齢層で行われている。今回は、麻酔科医が経験することが多い小児の斜視手術を取り上げる。

斜視とは、両眼で固視しているときに左右の視線が注視上で交わっていない状態で、顕性の眼位異常のことである。発症率は2～7％で1～4歳に多く、視覚の成熟は5歳までに完成するといわれているため、小児期での治療が必要になる。小児斜視手術で特に注意すべき事項には、悪性高熱症、眼球心臓反射、術後嘔吐、疼痛管理、覚醒時不穏などがある[36)]。

a. 悪性高熱症

斜視手術では、悪性高熱症（malignant hyperthermia：MH）と咬筋攣縮が起こりやすい。斜視のような筋骨格異常の存在とMHが関連しているという報告のためであるが、2,500人を対象とした研究[37)]でMHと斜視手術は関連が認められなかった。この報告では明らかな関連性は示されなかったが、斜視手術を受ける患者はMHの素因があるということを考慮しなければならないと結論づけられている。吸入麻酔薬を用いて斜視手術を施行しても問題はないとされているが、吸入麻酔薬によりMHが誘発されうることを考慮すると静脈麻酔薬も選択肢となる。

b. 眼球心臓反射

眼球心臓反射（oculocardiac reflex：OCR）は、外眼筋や内直筋の牽引、眼球の圧迫により生じる心拍数の低下（基準値から10～30％の心拍数低下）と定義されている。予防は、慎重な外科的手技に加えアトロピンなどの抗コリン薬の投与などがある。OCRの発生は使用する麻酔薬にも左右され、プロポフォールはOCRを増加させるが、ケタミン、ミダゾラム、ロクロニウムなどはOCRを減少させる。

c. 術後嘔吐

術後嘔吐（postoperative vomiting：POV）は37～90％に生じ、入院期間の延長や患者満足度の低下の原因となる。小児では、悪心を訴えることが困難であるため嘔吐のみが観

察項目として挙げられることが多い。リスク因子には，術式，3歳以上，30分以上の手術時間，PONV，POVの既往または家族歴，乗り物酔いなどがある。前投薬としてミダゾラム[38]やクロニジン[39]を投与すると，制吐効果があるといわれている。

d. 疼痛管理

オピオイドは強力な鎮痛薬であるが，PONVが問題となる。アセトアミノフェンやNSAIDsでもオピオイドと同様の鎮痛効果が得られるため，できるかぎりオピオイドの使用は減らすべきである[36]。さらに，レミフェンタニルは強力な鎮痛薬であるが，その使用でOCRの徐脈がさらに悪化するともいわれており，投与にあたっては注意が必要である。

e. 覚醒時不穏

覚醒時の不穏（emergence agitation：EA）には，疼痛，環境変化，麻酔導入前の不安や眼帯が関与しているといわれており，セボフルランではEAが多く，プロポフォールはEAが少ない。セボフルランで維持していても，手術終了前にプロポフォールを投与することによりEAの頻度が減少することも示されている[40]。ケタミンも予防効果があるとされており，前投薬としての6 mg/kg経口投与[41]，1 mg/kgの静脈内投与後1 mg/kg/hrの持続投与[42]および手術終了前0.25 mg/kgの静脈投与[43]で，EAが減少したことが報告されている。ミダゾラムも前投薬だけでなく，術中投与やセボフルラン維持後の投与でも有効である。そのほか，クロニジンやデクスメデトミジン，NSAIDs，フェンタニルも予防に有効である。

気道確保

口腔内病変，顔面外傷，甲状腺腫による気管圧迫など，気道確保困難と予測される疾患が多いのも，頭頸部手術の特徴である。マスク換気困難も含め，気道確保困難に関するガイドラインが米国，英国を中心に作成されている。また，現在わが国でも独自のガイドラインが作成されようとしている。英国のガイドライン[44]にはおのおのの局面において使用するデバイスが細かく示されているが，米国[45]および本邦（仮）のガイドラインでは明確に示されておらず，個々の麻酔科医の判断に委ねられている。喉頭鏡やビデオ型喉頭鏡などが広く知られるようになってきたが，喉頭鏡を用いても挿管できない場合や喉頭鏡が口腔内へ挿入できない場合は，ファイバーガイド下挿管が有用なことが多い。特に，マスク換気も困難と予想される症例に関しては，意識下のファイバー挿管が考慮されるべきであり，ここではファイバーを用いた意識下挿管での鎮静，鎮痛などについて述べる。

意識下ファイバー挿管に必要な鎮静レベルについて明確な基準はないが，①自発呼吸が温存されている，②上気道組織の筋緊張が保たれている，③咳・嚥下反射などが温存または抑制されていることが重要である。心血管系の反応は十分抑制すべきであり，鎮静薬・鎮痛薬は個々の患者の反応を確認しながら投与する。鎮静レベル同様，鎮静薬・鎮痛薬の選択についても明確なガイドラインはなく，こちらも個々の麻酔科医の判断によるところ

が大きい．ここでは，短時間作用型の鎮痛薬であるレミフェンタニルとα_2アンタゴニストであるデクスメデトミジンについて記載する．

1 レミフェンタニル

　レミフェンタニルは短時間作用型の麻薬性鎮痛薬であることに加え，鎮静や抗咳反射作用もあり，単独投与の比較ではプロポフォールよりもファイバー時間と挿管時間が有意に短縮した[46]．ミダゾラム・フェンタニル併用群と比較しても優れているという報告[47]もある．しかし，健忘作用がないため注意が必要である．さらに，レミフェンタニル投与により呼吸抑制や循環変動が起こる可能性があり，急速投与による筋硬直も報告されているため，投与にあたって危険性を認識のうえ十分に注意して行う必要がある．このような現状から，target-controlled infusion（TCI）ポンプの使用も勧められている[46,48]．また，意識下ファイバー挿管の際，声門へのリドカイン噴霧が行われることが多いが，これによりアナフィラキシーの誘発，筋緊張喪失，喉頭痙攣などが生じうる．これに代わる選択肢として，レミフェンタニルの使用も勧められている[48]．

2 デクスメデトミジン

　ミダゾラム，プロポフォール，フェンタニルを用いた意識下ファイバー挿管が頻繁に行われてきたが，デクスメデトミジンの有用性が多数報告[49,50]されている．デクスメデトミジンはα_2アンタゴニストであり，交感神経遮断，鎮静，鎮痛，抗不安作用がある．意識下ファイバー挿管にデクスメデトミジンを用いる利点は，呼吸抑制が少なく，挿管後の神経学的評価が容易に行え，唾液分泌抑制作用があり視野が確保されるという点である[49]．しかし，デクスメデトミジンの高用量投与により舌根沈下が起こりうるといった報告や，投与初期の末梢性α_2刺激による血圧上昇，中枢性α_2刺激による徐脈，低血圧には注意が必要である．また本邦では，デクスメデトミジンの麻酔中の使用は保険適用外である点も，十分に留意すべきである．

■参考文献

1) Brott TG, Hobson RW 2nd, Howard G. Stenting versus endarterectomy for treatment of carotid-artery stenosis. N Engl J Med 2010；363：11-23.
2) International Carotid Stenting Study investigators, Ederle J, Dobson J, et al. Carotid artery stenting compared with endarterectomy in patients with symptomatic carotid stenosis(International Carotid Stenting Study)：An interim analysis of a randomised controlled trial. Lancet 2010；375：985-97.
3) GALA Trial Collaborative Group, Lewis SC, Warlow CP, et al. General anaesthesia versus local anaesthesia for carotid surgery（GALA）：A multicentre, randomised controlled trial. Lancet 2008；372：2132-42.
4) Howell SJ. Carotid endarterectomy. Br J Anaesth 2007；99：119-31.
5) Stoneham MD, Thompson JP. Arterial pressure management and carotid endarterectomy. Br J Anaesth 2009；102：442-52.

6) McCulloch TJ, Thompson CL, Turner MJ. A randomized crossover comparison of the effects of propofol and sevoflurane on cerebral hemodynamics during carotid endarterectomy. Anesthesiology 2007;106:56-64.
7) Sekimoto K, Nishikawa K, Ishizeki J, et al. The effects of volatile anesthetics on intraoperative monitoring of myogenic motor-evoked potentials to transcranial electrical stimulation and on partial neuromuscular blockade during propofol/fentanyl/nitrous oxide anesthesia in humans. J Neurosurg Anesthesiol 2006;18:106-11.
8) Moritz S, Kasprzak P, Arlt M, et al. Accuracy of cerebral monitoring in detecting cerebral ischemia during carotid endarterectomy: A comparison of transcranial Doppler sonography, near-infrared spectroscopy, stump pressure, and somatosensory evoked potentials. Anesthesiology 2007;107:563-9.
9) Zhan X, Fahlman CS, Bickler PE. Isoflurane neuroprotection in rat hippocampal slices decreases with aging: Changes in intra-cellular Ca^{2+} regulation and N-methyl-D-aspartate receptor-mediated Ca^{2+} influx. Anesthesiology 2006;104:995-1003.
10) Payne RS, Akca O, Roewer N, et al. Sevoflurane-induced preconditioning protects against cerebral 94 ischemic neuronal damage in rats. Brain Res 2005;1034:147-52.
11) Engelhard K, Werner C, Eberspacher E, et al. Influence of propofol on neuronal damage and apoptotic factors after incomplete cerebral ischemia and reperfusion in rats: A long-term observation. Anesthesiology 2004;101:912-7.
12) Neimark MI, Shmelev VV, Simagin V. Comparative assessment of various general anesthesia methods during reconstructive operations on the carotid arteries. Anesteziol Reanimatology 2010;2:19-23.
13) De Hert S, Vlasselaers D, Barbe R, et al. A comparison of volatile and non volatile agents for cardioprotection during on-pump coronary surgery. Anaesthesia 2009;64:953-60.
14) 本間恵子, 山本達郎. 耳下腺手術. LiSA 2008;15:790-2.
15) Mahmood K, Williams GS, Morgan N. Postparotidectomy facial nerve paralusis peripheral versus proximal identification. B-ENT 2010;6:117-21.
16) Reilly J, Myssiorek D. Facial nerve stimulation and postparotidectomy facial paresis. Otolaryngol Head Neck Surg 2003;128:530-3.
17) Thiede O, Klüsener T, Sielenkämper A, et al. Interference between muscle relaxation and facial nerve monitoring during parotidectomy. Acta Otolaryngol 2006;126:422-8.
18) 神里興太, 垣花 学, 斉川仁子ほか. レミフェンタニル麻酔は鼓室形成術の術中体動を減少させる—フェンタニル麻酔との比較—. 麻酔 2010;59:707-10.
19) Suzuki T, Munakata K, Watanabe N. Augmentation of vecuronium-induced neuromuscular block during sevoflurane anesthesia: Comparison with balanced anaesthesia using propofol or midazolam. Br J Anaesth 1999;83:485-7.
20) Apfel CC, Korttila K, Abdalla M, et al. A factorial trial of six interventions for the prevention of postoperative nausea and vomiting. N Engl J Med 2004;350:2441-51.
21) Ankichetty S, Wong J, Chung F. A systematic review of the effects of sedatives and anesthetics in patients with obstructive sleep apnea. J Anaesthesiol Clin Pharmacol 2011;27:447-58.
22) Michelet D, Andreu-Gallien J, Bensalah T, et al. A meta-analysis of the use of nonsteroidal antiinflammatory drugs for pediatric postoperative pain. Anesth Analg 2012;114:393-406.
23) Akkaya T, Bedirli N, Ceylan T, et al. Comparison of intravenous and peritonsillar infiltration of tramadol for postoperative pain relief in children following adenotonsillectomy. Eur J Anaesthesiol 2009;26:333-7.
24) Kim MK, Lee JW, Kim MG, et al. Analysis of prognostic factors for postoperative bleeding

25) Cox RG. Anesthetic management of pediatric adenotonsillectomy. Can J Anaesth 2007 ; 54 : 1021-5.
26) Nahgasawa I, Tsuruoka M, Inoue T, et al. The influence of simultaneous administration of clonidine and atropine on intraocular pressure under the condition of general anesthesia in the rat. Dental Medicine Research 2008 ; 28 : 13-8.
27) Cote CJ. Pediatric anesthesia. In : Miller RD, editor. Miller's anesthesia. 7th ed. Philadelphia : Churchill Livingstone ; 2009. p.2565-9.
28) Cunningham AJ, Barry P. Intraocular pressure—Physiology and implications for anaesthetic management. Can Anaesth Soc J 1986 ; 33 : 195-208.
29) Nagdeve NG, Yaddanapudi S, Pandav SS. The effect of different doses of ketamine on intraocular pressure in anesthetized children. J Pediatr Ophthalmol Stramus 2006 ; 43 : 219-23.
30) Drayna PC, Estrada C, Wang W, et al. Ketamine sedation is not associated with clinically meaningful elevation of intraocular pressure. Am J Emerg Med 2012 ; 30 : 1215-8.
31) Zeraatian S, Zakeri H, Boroojeny SB, et al. Effect of oral clonidine on acute intraocular pressure rise after phacoemulsification : A prospective double-blind, randomized, clinical trial. J Ocul Pharmacol Ther 2011 ; 27 : 293-7.
32) Mowafi HA, Aldossary N, Isamil SA, et al. Effect of dexmedetomidine premedication on the intraocular pressure changes after succinylcholine and intubation. Br J Anaesth 2008 ; 100 : 485-9.
33) Sator-Katzenschiager SM, Oehmke MJ, Deusch E, et al. Effects of remifentanil and fentanyl on intraocular pressure during the maintenance and recovery of anaesthesia in patient undergoing non-ophthalmic surgery. Eur J Anaesthesiol 2004 ; 21 : 95-100.
34) Sator-Katzenschiager SM, Deusch E, Dolezal S, et al. Sevoflurane and propofol decrease intraocular pressure equally during non-ophtalmic surgery and recovery. Br J Anaesth 2002 ; 89 : 764-6.
35) Schafer R, Auffarth G, Polarz H. Intraocular pressure more reduced during anesthesia with propofol than with sevoflurane : Both combined with remifentanil. Acta Anaesthesiol Scand 2002 ; 46 : 703-6.
36) Rodgers A, Robin G. Anesthetic management for pediatric strabismus surgery : Continuing professional development. Can J Anaesth 2010 ; 57 : 602-17.
37) Hopkins PM. Malignant hyperthermia : Advances in clinical management and diagnosis. Br J Anaesth 2000 ; 85 : 118-28.
38) Riad W, Altaf R, Abdulla A, et al. Effect of midazolam, dexamethasone and their combination on the prevention of nausea and vomiting following strabismus repair in children. Eur J Anaesthesiol 2007 ; 24 : 697-701.
39) Gayer S, Tutiven J. Anesthesia for pediatric ocular surgery. Ophthalmol Clin North Am 2006 ; 19 : 269-78.
40) Aouad MT, Yazbeck-Karam VG, Nsr VG, et al. A single dose of propofol at the end of surgery for the prevention of emergence agitation in children undergoing strabismus surgery during sevoflurane anesthesia. Anesthesiology 2007 ; 107 : 733-8.
41) Kararmaz A, Kaya S, Turhanoglu S, et al. Oral ketamine premedication can prevent emergence agitation in children after desflurane anesthesia. Paediatr Anaesth 2004 ; 14 : 477-82.
42) 瓦口至孝, 宮本善一, 福光一夫ほか. 小児斜視手術におけるセボフルラン麻酔覚醒時興奮に対するケタミンの有用性の検討. 麻酔 2002 ; 51 : 1343-8.
43) Abu-Shahwan I, Chowdary K. Ketamine is effective in decreasing the incidence of emergence

agitation in children undergoing dental repair under sevoflurane general anesthesia. Paediatr Anaesth 2007 ; 17 : 846-50.
44) American Society of Anesthesiologists task force on management of the difficult airway. Practice guide-lines for management of the difficult airway : An updated report by the American Society of Anesthesiologists task force on management of the difficult airway. Anesthesiology 2003 ; 98 : 1269-77.
45) Henderson JJ, Popat MT, Latto IP, et al. Difficult Airway Society guidelines for management of the unanticipated difficult intubation. Anaesthesia 2004 ; 59 : 675-94.
46) Rai MR, Parry TM, Dombrovskis A, et al. Remifentanil target-controlled infusion vs propofol target-controlled infusion for conscious sedation for awake fibreoptic intubation : A double-blinded randomized controlled trial. Br J Anaesth 2008 ; 100 : 125-30.
47) Puchner W, Egger P, Piihringer F, et al. Evaluation of remifentanil as single drug for awake fiberoptic intubation. Acta Anaesthesiol Scand 2002 ; 46 : 350-4.
48) Vennila R, Hall A, Ali M, et al. Remifentanil as single agent to facilitate awake fiberoptic intubation in the absence premedication. Anaethesia 2011 ; 66 : 368-72.
49) Kunisawa T, Nagashima M, Hanada S, et al. Awake intubation under sedation using target-controlled infusion of dexmedetomidine : Five case reports. J Anesth 2010 ; 24 : 789-92.
50) Madhere M, Vangura D, Saidov A. Dexmedetomidine as sole agent for awake fiberoptic intubation in a patient with local anesthetic allergy. J Anesth 2011 ; 25 : 592-4.

〔位田　みつる，川口　昌彦〕

VII. 各科の静脈麻酔法

3 胸部外科手術の麻酔

はじめに

　ヒトの胸腔は陰圧となっており，この陰圧により肺は完全に虚脱することなく呼吸運動を行うことができる。19世紀に麻酔法が普及した後も，いかにして開胸手術を行うかは大きな課題として残っていた。Sauerbruchらは，巨大な陰圧室を用いる方法により開胸手術を行うことに成功したが，普及しなかった。1928年にGuedelらがカフ付きチューブによる調節呼吸を用いた麻酔方法を行うようになり開胸手術が可能となり，1932年にはGaleらが片肺挿管による分離肺換気を実施している。1949年にはCarlensチューブが臨床的に使用されるようになり，完全な分離肺換気が実施されるようになる。この当時の麻酔薬はエーテルやシクロプロパンなど，いずれも可燃性であり，しばしば術中に電気メスなどにより引火する事故が生じたため，不燃性吸入麻酔薬あるいは静脈麻酔法が望まれるようになった。その後，分離肺換気に関する生理学的な研究が進み，低酸素性肺血管収縮（hypoxic pulmonary vasoconstriction：HPV）があり，これがシャント血流を抑制しているが，吸入麻酔薬などの薬物はHPVを抑制するために低酸素状態が代償されないことが明らかにされた[1)2)]。

　現在でも，胸部手術の麻酔管理の最大の特徴は，分離肺換気を用いることにある。近年では，低侵襲な手術が目指されるようになり内視鏡下の手術が多くなったため，常に完全な肺の虚脱を求められる。しかし，ダブルルーメンチューブの位置が適正であっても肺の虚脱が不十分であったり，酸素分圧が低下したりして手術に支障が出る場合もあり，麻酔科医にとってはストレスのかかる麻酔管理である。さらに，体位の問題，術後痛の問題など，解決しなくてはならない課題が多い。

　患者側の問題としては，胸部手術を受ける患者の多くが悪性腫瘍切除手術を受けること，高齢であること，肺機能が低下して低酸素状態を来しやすいことなどが挙げられる。このような分離肺換気を用いた胸部外科手術の麻酔方法として，静脈麻酔薬と吸入麻酔薬のどちらが優れているかについては，議論が続いている。この議論のポイントとしては，3つの要素がある。酸素化の維持（HPVへの影響），悪性腫瘍への影響，臓器保護である。ここではまず，これらの観点から静脈麻酔法，吸入麻酔法の利点・欠点を述べる。続いて，胸部手術の鎮痛方法について取り上げ，最後にわれわれの施設で実施している麻酔方法を紹介する。

分離肺換気には静脈麻酔と吸入麻酔のどちらが適しているか

1 低酸素性肺血管収縮（HPV）に関する比較

　分離肺換気時には生理学的代償が行われなければ，術野側（非換気側）の肺を流れる肺動脈血はすべてシャントとなり，酸素化されることなく左房に還流する。そのため，低酸素血症を来すことになる。しかし，その代償機構としてHPVが働くことにより，非換気により低酸素状態となっている術野側の血流が減少して換気側にシフトし，全体としての動脈血酸素分圧低下が軽減される。このHPVは，心拍出量や二酸化炭素分圧などの生理学的パラメータ以外に薬物の影響も受ける。ハロゲン化吸入麻酔薬もその一つであり，1970年ごろより動物実験ならびに臨床的研究により，吸入麻酔薬がHPVを抑制し，そのため分離肺換気時の酸素化が障害されるとする報告が見られるようになった。同時に，ペントバルビタールやケタミンなどの静脈麻酔薬はHPVに影響を与えないことが示され，分離肺換気時の麻酔方法としては静脈麻酔薬が優れているのではないかと見なされるようになった[3]。

　その後，プロポフォールが臨床的に使用されるようになり，プロポフォールとセボフルラン，イソフルランを比較した研究が増加する。Abeら[4]は，食道悪性腫瘍に対する手術中の分離肺換気時にプロポフォールと吸入麻酔薬を比較して，プロポフォール麻酔への変更によりシャントが減少して動脈血の酸素化が改善したことを報告している。Ozcanら[5]は，硬膜外麻酔を併用する群，しない群でイソフルランとプロポフォールを比較し，プロポフォール麻酔は硬膜外の有無にかかわらずシャント率を減少させて動脈血の酸素化が改善することを報告している。

　一方，Beckら[6]は，肺手術においてプロポフォールとセボフルラン麻酔を比較し，循環動態，酸素化およびシャント率には変化が見られないことを示した。Pruszkowskiら[7]も，プロポフォールとセボフルランを両群ともにbispectral index（BIS）値を40〜60に維持した状態で比較しているが，酸素化には差が見られなかった。動物実験では，吸入麻酔薬がHPVを阻害するとする研究結果が多く報告されているが，臨床的には必ずしも有意な差となって表れてはいない。このことは，HPV以外の要素が大きくかかわっている可能性を示唆している。Bassiら[8]は，この論争に結論をつけるべくメタ分析を試みたが，十分な症例数を集めることができず結論に至っていない。

2 臓器保護作用に関する比較

　別な観点から，吸入麻酔薬と静脈麻酔薬を比較してみよう。分離肺換気が，肺に炎症反応を起こすことが明らかとなってきている[8〜12]。その機序としては，①分離肺換気中は手術側の肺がHPVによる低酸素状態になるが，その後分離肺換気解除後に血流量が復帰し，再灌流傷害を起こすこと，②手術側は手術操作による機械的な刺激を受け続けること，③

換気側の肺は高濃度酸素に曝露されること，④高い気道内圧の機械的換気による炎症が起こること，⑤手術側の肺の再膨張障害，などが考えられている。この炎症反応の程度は，分離肺換気の時間と相関することが知られている[13]。これら炎症反応で中心的役割を果たすのは肺胞内皮細胞であり，刺激に応じてさまざまなメディエータを放出する。これらのメディエータの種類および量は，術後の炎症性呼吸器合併症と関連する[14]。セボフルランなど吸入麻酔薬は，心筋に対してプレコンディショニングと呼ばれる臓器保護作用を示す。近年，吸入麻酔薬の分離肺換気時の炎症に対する臓器保護作用に関する研究は盛んであり，セボフルラン[9]，イソフルラン[11]，デスフルラン[15]など，いずれの吸入麻酔薬もプロポフォールと較べて炎症反応をより抑制し，臓器保護的に働くことが示唆されている。プロポフォールの抗炎症作用のほうが，セボフルランよりも優れているとする研究もある[16]。

3 悪性腫瘍の伸展抑制に関する比較

さらに別な視点としては，悪性腫瘍に対する効果も考慮される必要がある。手術に伴う腫瘍の環境の変化は，悪性腫瘍の血管新生，浸潤，転移を促進する。その促進の因子には，交感神経・視床下部-下垂体-副腎皮質（hypothalamus-pituitary gland-adrenal gland system：HPA）系の賦活，低血圧，低体温，高血糖，輸血などがある。薬物としては，吸入麻酔薬とオピオイドが促進的に作用するとみなされている。吸入麻酔薬ハロタン[17]，イソフルラン[17]，セボフルラン[18]は，ナチュラルキラー（natural killer：NK）細胞の活性を低下させて，悪性腫瘍の転移を抑制する免疫力を低下させる。さらに，吸入麻酔薬の臓器保護作用として注目されているサイトカインなどの放出抑制は，悪性腫瘍への対抗という点ではマイナスに働き，リンパ球の抗腫瘍効果を低下させてしまう[19]。

プロポフォールは，どうであろうか？ 静脈麻酔薬の中でもチオペンタールやケタミンとは異なり，プロポフォールはNK細胞の活性を低下させないことが報告[20]されている。また，in vitroではプロポフォールをセボフルランと併用すると，セボフルランによるリンパ球障害を抑制する効果がある[21]。細胞性免疫の指標としてhelper T cell 1 と helper T cell 2 の比（Th1/Th2：高いほど細胞性免疫が活性化している）が用いられるが，イソフルランではTh1/Th2が低下するのに対してプロポフォール麻酔では維持される[22]。また，プロポフォールには，シクロオキシゲナーゼ（cyclooxygenase：COX）-2を抑制する作用がある。COX-2は多くの腫瘍細胞表面に発現していて，腫瘍の浸潤，転移を促進する因子であると考えられており，この抑制効果は抗腫瘍的に働くと期待される[23]（図[24]）。

4 静脈麻酔薬と吸入麻酔薬の比較のまとめ

以上のように，静脈麻酔薬と吸入麻酔薬のどちらが分離肺換気を伴う悪性腫瘍手術に適しているかは結論が出ていない。酸素化という面では理論的には静脈麻酔薬が有利であると考えられるが，同等であるとする研究も多い。抗炎症作用という面では吸入麻酔薬を支持する研究が多いが，悪性腫瘍の切除という面からはプロポフォールによる静脈麻酔が優れているという研究が多くなる。胸部外科手術の麻酔を担当する麻酔科医は，患者情報と

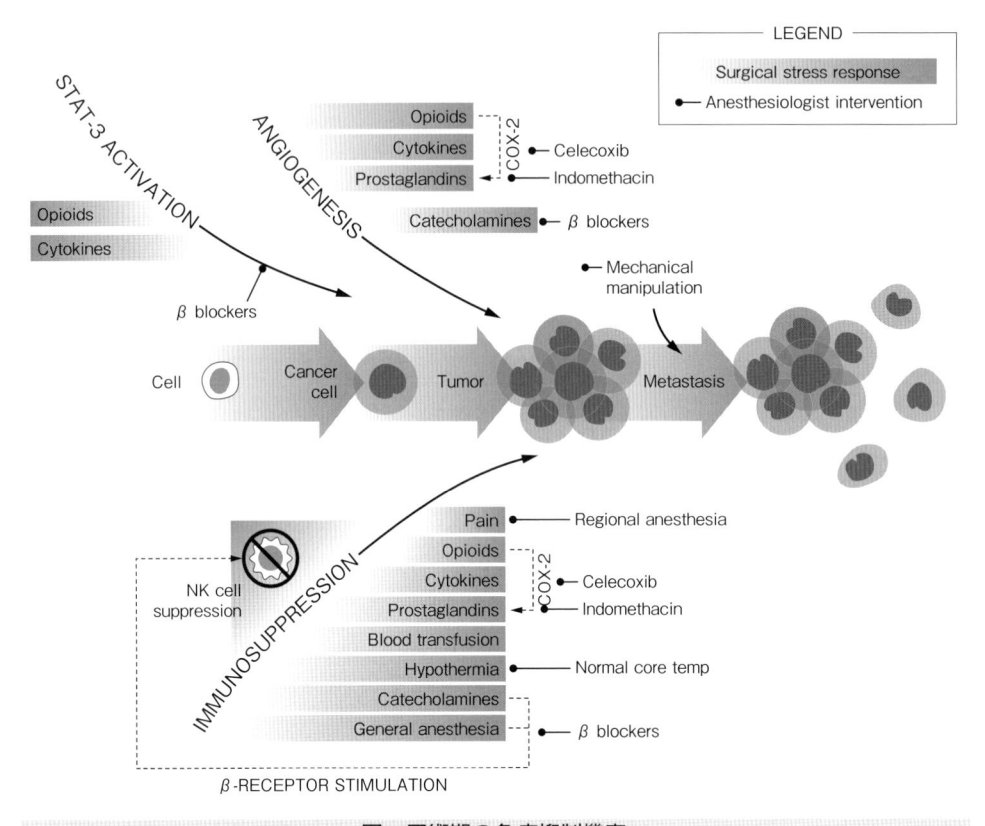

図　周術期の免疫抑制機序

STAT：signal transducer of activation and transcription, COX：cyclooxygenase, NK：natural killer

(Gottschalk A, Sharma S, Ford J, et al. Review article：The role of perioperative period in recurrence after cancer surgery. Anesth Analg 2010；110：1636-43 より引用)

最新の研究結果を照らし合わせて麻酔方法を選択する必要がある。

　Shelly ら[25]は，e-mail によるアンケート調査により，イギリスにおける 2009 年の 7～9 月の胸部外科手術の麻酔方法を調べた。132 名が回答し，イギリスおよびアイルランドで胸部外科手術を実施している施設の 90％以上から少なくとも 1 名以上が回答していた。この結果では，85％の麻酔科医がセボフルラン，イソフルラン，デスフルランを選択していて，静脈麻酔は 15％にすぎなかった。全体の 62％に硬膜外麻酔が，30％に傍脊椎ブロックが併用されていた(日本では利用できるようなデータベースが見つからなかった)。これらの麻酔方法の選択は，各国の医療環境や教育状況などが大きく影響し，純粋にエビデンスに基づいて決定されているわけではないが，その時代の方向性が示されている。

5 静脈麻酔が適している胸部外科手術

　胸部外科領域の手術には，明らかに静脈麻酔法で麻酔管理すべき症例や手術手技も存在する。
　① 気管や気管支の損傷を伴う外傷患者：吸入麻酔薬がリークするため

② 肺容積縮小手術：高度の慢性閉塞性肺疾患（COPD）のため吸入麻酔薬の調節性が悪い
③ 肺移植手術：人工心肺を使用する場合
④ 気管支鏡下手術：気管，気管支ステント留置術
⑤ ジェット換気を用いる麻酔管理
⑥ 筋力低下を伴う神経筋疾患：吸入麻酔薬の筋弛緩作用が残存するため

このような手術では，明らかに吸入麻酔法よりも静脈麻酔法が優れていて，静脈麻酔法が選択される。

鎮痛方法について

胸部外科手術は，術中・術後痛の強い手術として知られている。手術中の強い侵害刺激は交感神経系・HPA系を賦活し，全身性の炎症のトリガーとなる。強い術後痛は，副腎皮質刺激ホルモン（ACTH）の分泌を促進し高血糖をもたらし，高血糖をトリガーとするさまざまな合併症を起こす。また，術後痛による肺活量の減少は，無気肺や肺炎などの呼吸器合併症を引き起こす。したがって，周術期の疼痛管理は，合併症を減少させる意味では大変重要である。

また，胸部手術の術後痛は慢性痛に移行しやすいことが知られている。胸部外科手術を受けた患者の30〜40％が慢性痛に移行し，10％は日常生活に支障を来すような強い慢性痛となる[26]。このような痛みは，post-thoracotomy pain syndrome（PTPS）として知られている。このリスクファクターとしては，①術前から慢性痛がある，②若年の女性，③急性期の術後痛が強い，などが挙げられる。胸腔鏡を用いた手術（video-assisted thoracic surgery：VATS）であっても同様に発生し，肋間神経を切離してしまったほうがむしろ痛みは小さい[27]。

1 鎮痛方法が悪性腫瘍の伸展に与える影響

吸入麻酔薬同様にオピオイドも，悪性腫瘍の伸展を促進するように作用する。特に，モルヒネのようなμ_3受容体に結合するオピオイドは免疫抑制効果が強く[28]，腫瘍の伸展に促進的に働く可能性が高い。フェンタニルなど合成オピオイドに関しては，モルヒネ同様に腫瘍の伸展を促進するとする報告[29]と，フェンタニルは臨床的な濃度では免疫に影響を与えないとする報告[30]がある。レミフェンタニルは，NK細胞の活性に影響を与えない[31,32]。

一方で，硬膜外麻酔や神経ブロックを全身麻酔に併用することは，悪性腫瘍の再発，転移を抑制する効果があることが知られている[24]。これは，これらの局所麻酔法が効果的に侵害刺激を遮断して交感神経・HPA系の活性化を抑制すること，十分な鎮痛により吸入麻酔薬やオピオイドの使用量が減少することによるものと考えられている。そのほか，局所麻酔薬が直接再発を抑制する可能性があることも示唆されている[33]。臨床的には，傍脊柱

ブロックは，乳がんの再発率を 1/4 にすること[34]，硬膜外麻酔が前立腺がんの再発率を 1/2 にすることが報告[35]されている．以上より，悪性腫瘍の切除術には，オピオイドよりも硬膜外麻酔や神経ブロックを中心に鎮痛を行うことが，予後の面からは有利である．

2 術後早期の痛み

レミフェンタニルが，術後に痛覚過敏（opioid-induced hyperalgesia：OIH）を起こすことを示唆する研究が増加している[36]．Singler ら[37]は，ボランティアを用いた研究で，低用量のプロポフォール〔target-controlled infusion（TCI）設定 1.5 μg/ml〕がレミフェンタニルによる OIH を抑制することを報告している．Shin ら[38]は，乳がんの手術においてはレミフェンタニルの高用量（TCI 設定 4 ng/ml）と低用量（同，1 ng/ml），プロポフォール麻酔とセボフルラン麻酔を比較した．この研究では，セボフルラン麻酔と高用量レミフェンタニルの組み合わせでは，術後痛の視覚アナログスケール（visual analogue scale：VAS）が有意に高く，術後鎮痛のモルヒネ消費量が増加していた．また同じ研究の中では，高用量レミフェンタニル群で術後シバリングが増加することも示されている．そのほかにも，ケタミン，クロニジン，βブロッカー，リドカイン，亜酸化窒素など，さまざまな薬物が OIH を抑制するとする研究がある．この OIH が PTPS と関連するかどうかは明らかとなっていないが，Salengros ら[39]は，硬膜外麻酔と併用する場合でも，レミフェンタニルの投与量が少ないほうが PTPS の発生率が少ないことを示している（70％ vs 16.7％）．

併用する神経ブロックとしては，硬膜外麻酔，傍脊椎ブロック，胸腔内ブロック，肋間神経ブロック，創部への局所浸潤麻酔などの方法があるが，胸部手術では比較的広い範囲の鎮痛が必要なこと，片側のみ鎮痛が必要なこと，ドレーンによる痛みを訴えることなどから，硬膜外麻酔もしくは傍脊椎ブロックが選択されることが多い．Joshi ら[40]は，メタ分析によりさまざまな鎮痛法を比較している．この中では，硬膜外麻酔と傍脊椎ブロックは安静時，運動時ともにほぼ同等の鎮痛を示している．一方で，低血圧のイベントは，硬膜外麻酔群で有意に多かった[40]．また，硬膜外麻酔群では，輸液が多くなる傾向を示す．胸部外科手術では，過剰の輸液は術後の酸素化を障害する可能性があり，その点でも傍脊椎ブロックは有用である．Elsayed ら[41]は，硬膜外麻酔と傍脊椎ブロックを後ろ向きに比較して，術後合併症などに差はないものの，入院期間は傍脊椎ブロック群で短かったと報告している．

3 慢性痛への移行

慢性痛への移行の面では，どうであろうか？ Song ら[42]は，硬膜外麻酔を併用した開胸手術を受ける患者を無作為にプロポフォールとレミフェンタニルによる静脈麻酔とセボフルランによる吸入麻酔群に分け，術後痛を比較した．術後 5 日以内の痛みには 2 群間で差を認めなかったが，3 カ月後，6 カ月後に創部に痛みを持っている患者の割合は静脈麻酔群で有意に少なかった（静脈麻酔群 33％ vs 吸入麻酔群 51％）と報告しているが，どちらの群も PTPS を効果的に抑制しているとはいい難い．このような慢性痛は生活の質を低下

させるために，予防が重要であるが，推奨される方法も明らかとなってはいない[27)43)]。

　以上，鎮痛に関しては神経ブロックを併用してレミフェンタニルの使用量を抑制することにより術後痛，特にPTPSの発生率を減少させることが期待される。プロポフォールもOIHを抑制的に作用することから，胸部外科手術の麻酔において静脈麻酔を選択することは意味がある。

実際の麻酔方法について

1 入室から硬膜外麻酔まで

　末梢のルートからプロポフォール，レミフェンタニル，そのほかの薬物を投与することになる。プロポフォールのTCIを使用するときは，できるだけ点滴の流量が保たれるように，太めの静脈留置針を用いて静脈路を確保する。また，これらのシリンジを接続する三方活栓と留置針の間が最短になるようなラインの準備を行う（TCI表示とのタイムラグを最小にするため）。点滴を確保したら，患者を側臥位にして硬膜外麻酔を実施する。体位を変更する前からレミフェンタニル 0.05 μg/kg/min の持続投与を行うと，硬膜外穿刺による痛みが和らぐ。この投与量では，血中濃度が 1 ng/ml 程度なので呼吸が停止することはないが，酸素飽和度が低下するときは酸素マスクをして深呼吸を指示する。硬膜外カテーテルは，切開を加える肋間に合わせて留置する。分離肺換気を実施する場合は，手術側と肺門部操作の有無などに基づき，どのようなチューブを使用するのか術者と協議しておく。

　肺切除術では，モニタリングには，非観血的血圧，心電図，酸素飽和度，観血的血圧，BISモニターを使用している。側臥位での手術となるので，手術側の腕に動脈圧ラインが入っていると低めの値となる。また，静脈路も手術側の腕に留置した場合は，十分な流量を確保できるか確認が必要である。食道手術では，さらに中心静脈圧，混合静脈血酸素飽和度，stroke volume variation などを用いて輸液管理の指標としている。中心静脈カテーテルの穿刺部位が術野とかぶらないように，あらかじめ術式などを確認しておく。

2 麻酔導入

　硬膜外カテーテルを留置後，体位を仰臥位にする。BISモニターを前額部に設置して，モニタリングを開始する。術中覚醒の予防のために，ミダゾラムを 2〜3 mg 程度導入前に投与するのは良い方法である。また，心拍出量が低下している患者では，薬物の分布が遅くなるため導入に時間がかかる。また，時には著しい低血圧を示すことがある。導入前から徐脈の患者にはアトロピン 0.5 mg を予防的に投与しておく。

　レミフェンタニルは，気管挿管時の交感神経刺激を抑制するためには，effect site で 6 ng/ml の濃度が必要である。この濃度を持続投与で達成しようとすると，0.5 μg/kg/min なら 3 分 30 秒，0.30 μg/kg/min だと 10 分近く必要となる。ボーラス投与を併用すると，こ

の問題は解決できる。最初に1 μg/kgのボーラスと0.05 μg/kg/minの持続投与を開始し，1分後に0.5〜1 μg/kgのボーラス投与を追加してから1分後に挿管する方法である。この方法では，レミフェンタニルのeffect site濃度は挿管時に6 ng/mlに到達している。レミフェンタニルの急速静注はときに気道閉塞を伴うことがあるので，注意する（必要なら筋弛緩薬をボーラス投与する）。プロポフォールをTCIで投与するときは，3 μg/mlをターゲットとしてセットするとeffect siteの濃度が3 μg/mlに達するには12分ほどかかってしまう。そこで，最初は6 μg/mlに設定して，TCIポンプに表示されるeffect site濃度が3 μg/mlに近づいたら設定を3 ng/mlに変更するようにして，擬似的にeffect site濃度をターゲットとしたTCIのように投与すると，麻酔の導入は早くなる（この場合は3 μg/mlに達する時間は2分30秒）。

挿管後，硬膜外腔への局所麻酔薬投与もしくは各種神経ブロックを実施する。PTPSを確実に予防する方法は知られていないが，先行鎮痛は有効な方法であろうと考えられている[27]。また，これらのブロックまたはレミフェンタニルの全身投与により分離肺換気時のシャント率は約2倍以上（15％→40％）となるが，鎮痛方法での差は見られない[44]。

3 術中の管理

内視鏡手術では完全な肺の虚脱が求められるが，肺手術や食道手術を受ける患者では喫煙者が多く閉塞性肺障害パターンを示すことが多い。このような患者では，肺を虚脱させることが難しい。チューブの先端位置を気管支ファイバーにより調節して，脱気のための開口部が十分に開存していることを確かめる（あらかじめ肺胞内を純酸素で飽和しておくと，分離肺換気を開始したときに手術側の肺に残っている酸素は血流により吸収され，やがては虚脱・無気肺となる。空気の中の窒素は血液に吸収されない）。時には，気管支の分岐異常（右上葉枝が気管から直接分離している場合など）が虚脱不良の原因となっていることもあるので，あらかじめコンピュータ断層撮影（CT）で確認しておく。

分離肺換気時の換気モードとしては，酸素化の効率の面では差はないが，最高気道内圧を低く抑えて圧外傷のリスクを減らすという観点からpressure-controlled ventilationが優れている[45]。分離肺換気を開始して，手術が始まりポートのための小開胸が加えられると，肺が虚脱し始める。しばらくすると，動脈血酸素飽和度が低下し始める。

分離肺換気時の酸素化を悪化させる因子として，次のようなものがある[46]。

① どちら側の肺の手術か：右肺のほうが大きいので，右肺を換気するほうが有利である。
② 術前の呼吸機能：閉塞性の換気障害患者では，酸素化が保たれやすい。これは，auto PEEP（positive end-expiratory pressure：PEEP）の効果によるものではないかと考えられている。術前あるいは両肺換気時の動脈血酸素分圧は，分離肺換気時の動脈血酸素分圧と相関する。
③ 腫瘍の位置：部分切除＜葉切除＜片肺全摘の順に，手術操作が中枢に及ぶほど手術側への血流が減少して，シャント率が減少する。
④ 体位：仰臥位＜半側臥位＜完全側臥位の順に，酸素化がよくなる。これは，重力の影響により手術側を流れる血流が減少するためである。

⑤ 併用する薬物：一般的に，血管を拡張する薬物はシャント率を増大させ（吸入麻酔薬を含む），血管を収縮させる薬物はシャント血流を減少させ，酸素化を改善する。

低酸素に対処する方法としては，次のような方法が考えられる。

① 分離肺換気のチューブ先端の位置を確認する。
② 吸入気酸素分圧を上げる。
③ 換気側の肺を十分に広げて，無気肺を予防・解消する。このため，①PEEPを併用しない大換気量（10〜12 ml/kg），②PEEPを併用した中換気量（6〜8 ml/kg）が考えられるが，大換気量による肺の圧外傷が起こる可能性がある。適切なPEEPの高さについてもいくつかの研究があるが，5 cmH$_2$Oと10 cmH$_2$Oには効果の差がないとする報告が多い。
④ recruitment maneuverと呼ばれる，換気側の肺をゆっくりと大きく広げる手技を実施する[47]。
⑤ 術野側の肺に少量の酸素を入れて，肺をわずかに膨らませる持続気道陽圧呼吸（CPAP）が推奨されるが，胸腔鏡を用いた手術では視野が悪くなるために実施が困難である。
⑥ 吸入器に5〜40 ppmの一酸化窒素を混入する方法は，臨床的には効果が確認されていない。Almitrineの静脈内投与も有用であるとされているが，本邦では臨床的に使用できない。
⑦ 麻酔の方法としては，理論的にはHPVを抑制しない静脈麻酔法が有利であると考えられているが，セボフルランでも低濃度ではHPVを抑制しないとする報告がある。硬膜外麻酔はHPVに影響を与えない。
⑧ ヘモグロビン濃度が低いとシャント率が上昇して酸素化が悪くなるので，貧血にならないように注意する。

一方，術中の動脈血酸素分圧は，高いほど良いわけではない。不必要な高濃度酸素は無気肺を増加させ[48]，がん患者では生存率を低下させることが示されている[49]。

4 術中から術後の鎮痛について

これまでの知見から，オピオイド主体の麻酔方法は交感神経やHPA系の抑制には有効であるが，悪性腫瘍を伸展させ，術後痛を強めてしまう可能性がある。これらはオピオイドの使用量を減らすことで抑制される可能性がある。さらにプロポフォールもオピオイドによる悪性腫瘍の転移促進や術後痛に対して抑制的に働くことを示唆する報告もあり，胸部の悪性腫瘍手術に対しては，神経ブロックを効果的に使用してオピオイドの使用量を抑え，静脈麻酔法により副作用を抑えて麻酔管理することは理にかなっている。

硬膜外麻酔と傍脊柱ブロックを比較したレビューでは，VASやレスキューのモルヒネ使用量には差ないが，肺合併症（オッズ比0.36），尿閉（オッズ比0.23），悪心・嘔吐（オッズ比0.47），低血圧（オッズ比0.12），ブロックの失敗率（オッズ比0.28）で，いずれも傍脊柱ブロックのほうが優れている[50]。硬膜外鎮痛は，局所麻酔薬主体で行う。これは，胸部外科手術の術後痛が主として体性痛であり，呼吸や咳に伴う痛み，ドレーンによる痛み

を抑えるためには体性痛遮断作用のある局所麻酔薬を使ったほうが有利だからである。

5 覚醒時から術後の管理

　抗コリンエステラーゼを用いた筋弛緩薬の拮抗では，完全な拮抗を得ることができない。残存筋弛緩は気道閉塞や低換気による低酸素血症をもたらす可能性があり，スガマデクスを使用することが推奨される。スガマデクスの臨床使用開始前は，プロポフォールによる静脈麻酔法では覚醒，抜管までの時間が早く，術後の悪心・嘔吐が少ない点で吸入麻酔法よりも優れている[51]が，スガマデクスを使用した場合，プロポフォール群とセボフルラン群に筋弛緩からの回復速度には差はなく，また残存筋弛緩も認められなかった[52]。術後の悪心・嘔吐を抑制する点や認知機能の回復が早い点[53]などが，全静脈麻酔（TIVA）で優れていると考えられる。

おわりに

　近年の低侵襲指向傾向により，胸部領域の手術は内視鏡を用いた手術が主流となりつつある。麻酔科医には手術側の肺の完全な虚脱が求められるが，これは個々の患者の生理学的要件もあり，症例によっては困難である。しかし，麻酔科医はチューブ先端の位置確認などに最善を尽くさなければならない。また，分離肺換気を行う必要から，低酸素症にいかに対処するかが重要となる。胸部外科手術の多くは悪性腫瘍切除術であり，悪性腫瘍の再発まで考慮した，あるいはPTPSにより患者の生活の質が障害されないような麻酔管理を行っていくためには，静脈麻酔法はもっとも有力なオプションであり，麻酔科医はいつでもこのオプションを使えるようにしておく義務がある。

■参考文献

1) Barer GR. Reactivity of the vessels of collapsed and ventilated lungs to drugs and hypoxia. Circ Res 1966；18：366-78.
2) Sykes MK, Loh L, Seed RF, et al. The effect of inhalational anaesthetics on hypoxic pulmonary vasoconstriction and pulmonary vascular resistance in the perfused lungs of the dog and cat. Br J Anaesth 1972；44：776-88.
3) Benumof JL, Wahrenbrock EA. Local effects of anesthetics on regional hypoxic pulmonary vasoconstriction. Anesthesiology 1975；43：525-32.
4) Abe K, Shimizu T, Takashina M, et al. The effects of propofol, isoflurane, and sevoflurane on oxygenation and shunt fraction during one-lung ventilation. Anesth Analg 1998；87：1164-9.
5) Ozcan PE, Senturk M, Sungur Ulke Z, et al. Effects of thoracic epidural anaesthesia on pulmonary venous admixture and oxygenation during one-lung ventilation. Acta Anaesthesiol Scand 2007；51：1117-22.
6) Beck DH, Doepfmer UR, Sinemus C, et al. Effects of sevoflurane and propofol on pulmonary shunt fraction during one-lung ventilation for thoracic surgery. Br J Anaesth 2001；86：38-43.

7) Pruszkowski O, Dalibon N, Moutafis M, et al. Effects of propofol vs sevoflurane on arterial oxygenation during one-lung ventilation. Br J Anaesth 2007 ; 98 : 539-44.
8) Bassi A, Milani WR, El Dib R, et al. Intravenous versus inhalation anaesthesia for one-lung ventilation. Cochrane Database syst Rev 2008 ; CD006313.
9) De Conno E, Steurer MP, Wittlinger M, et al. Anesthetic-induced improvement of the inflammatory response to one-lung ventilation. Anesthesiology 2009 ; 110 : 1316-26.
10) Leite CF, Calixto MC, Toro IF, et al. Characterization of pulmonary and systemic inflammatory responses produced by lung re-expansion after one-lung ventilation. J Cardiothorac Vasc Anesth 2012 ; 26 : 427-32.
11) Mahmoud K, Ammar A. Immunomodulatory effects of anesthetics during thoracic surgery. Anesthesiol Res Pract 2011 ; 2011 : 317410.
12) Sugasawa Y, Yamaguchi K, Kumakura S, et al. The effect of one-lung ventilation upon pulmonary inflammatory responses during lung resection. J Anesth 2011 ; 25 : 170-7.
13) Tekinbas C, Ulusoy H, Yulug E, et al. One-lung ventilation : For how long? J Thorac Cardiovasc Surg 2007 ; 134 : 405-10.
14) Dreyfuss D, Ricard JD, Saumon G. On the physiologic and clinical relevance of lung-borne cytokines during ventilator-induced lung injury. Am J Respir Crit Care Med 2003 ; 167 : 1467-71.
15) Schilling T, Kozian A, Senturk M, et al. Effects of volatile and intravenous anesthesia on the alveolar and systemic inflammatory response in thoracic surgical patients. Anesthesiology 2011 ; 115 : 65-74.
16) Kalimeris K, Christodoulaki K, Karakitsos P, et al. Influence of propofol and volatile anaesthetics on the inflammatory response in the ventilated lung. Acta Anaesthesiol Scand 2011 ; 55 : 740-8.
17) Markovic SN, Knight PR, Murasko DM. Inhibition of interferon stimulation of natural killer cell activity in mice anesthetized with halothane or isoflurane. Anesthesiology 1993 ; 78 : 700-6.
18) Wada H, Seki S, Takahashi T, et al. Combined spinal and general anesthesia attenuates liver metastasis by preserving TH1/TH2 cytokine balance. Anesthesiology 2007 ; 106 : 499-506.
19) Matsuoka H, Kurosawa S, Horinouchi T, et al. Inhalation anesthetics induce apoptosis in normal peripheral lymphocytes in vitro. Anesthesiology 2001 ; 95 : 1467-72.
20) Melamed R, Bar-Yosef S, Shakhar G, et al. Suppression of natural killer cell activity and promotion of tumor metastasis by ketamine, thiopental, and halothane, but not by propofol : Mediating mechanisms and prophylactic measures. Anesth Analg 2003 ; 97 : 1331-9.
21) Zhou Y, Li E, Li Y, et al. Attenuating sevoflurane-induced cellular injury of human peripheral lymphocytes by propofol in a concentration-dependent manner. Arch Pharm Res 2011 ; 34 : 1535-43.
22) Inada T, Yamanouchi Y, Jomura S, et al. Effect of propofol and isoflurane anaesthesia on the immune response to surgery. Anaesthesia 2004 ; 59 : 954-9.
23) Inada T, Kubo K, Shingu K. Possible link between cyclooxygenase-inhibiting and antitumor properties of propofol. J Anesth 2011 ; 25 : 569-75.
24) Gottschalk A, Sharma S, Ford J, et al. Review article : The role of the perioperative period in recurrence after cancer surgery. Anesth Analg 2010 ; 110 : 1636-43.
25) Shelley B, Macfie A, Kinsella J. Anesthesia for thoracic surgery : A survey of UK practice. J Cardiothorac Vasc Anesth 2011 ; 25 : 1014-7.
26) Kehlet H, Jensen TS, Woolf CJ. Persistent postsurgical pain : Risk factors and prevention. Lancet 2006 ; 367 : 1618-25.

27) Wildgaard K, Ravn J, Kehlet H. Chronic post-thoracotomy pain : A critical review of pathogenic mechanisms and strategies for prevention. Eur J Cardiothorac Surg 2009 ; 36 : 170-80.
28) Welters ID, Menzebach A, Goumon Y, et al. Morphine suppresses complement receptor expression, phagocytosis, and respiratory burst in neutrophils by a nitric oxide and mu (3) opiate receptor-dependent mechanism. J Neuroimmunol 2000 ; 111 : 139-45.
29) Shavit Y, Ben-Eliyahu S, Zeidel A, et al. Effects of fentanyl on natural killer cell activity and on resistance to tumor metastasis in rats. Dose and timing study. Neuroimmunomodulation 2004 ; 11 : 255-60.
30) Yeager MP, Procopio MA, DeLeo JA, et al. Intravenous fentanyl increases natural killer cell cytotoxicity and circulating CD16 (+) lymphocytes in humans. Anesth Analg 2002 ; 94 : 94-9, table of contents.
31) Cronin AJ, Aucutt-Walter NM, Budinetz T, et al. Low-dose remifentanil infusion does not impair natural killer cell function in healthy volunteers. Br J Anaesth 2003 ; 91 : 805-9.
32) Sacerdote P, Gaspani L, Rossoni G, et al. Effect of the opioid remifentanil on cellular immune response in the rat. Int Immunopharmacol 2001 ; 1 : 713-9.
33) Piegeler T, Votta-Velis EG, Liu G, et al. Antimetastatic potential of amide-linked local anesthetics : Inhibition of lung adenocarcinoma cell migration and inflammatory Src signaling independent of sodium channel blockade. Anesthesiology 2012 ; 117 : 548-59.
34) Exadaktylos AK, Buggy DJ, Moriarty DC, et al. Can anesthetic technique for primary breast cancer surgery affect recurrence or metastasis? Anesthesiology 2006 ; 105 : 660-4.
35) Biki B, Mascha E, Moriarty DC, et al. Anesthetic technique for radical prostatectomy surgery affects cancer recurrence : A retrospective analysis. Anesthesiology 2008 ; 109 : 180-7.
36) Guignard B, Bossard AE, Coste C, et al. Acute opioid tolerance : Intraoperative remifentanil increases postoperative pain and morphine requirement. Anesthesiology 2000 ; 93 : 409-17.
37) Singler B, Troster A, Manering N, et al. Modulation of remifentanil-induced postinfusion hyperalgesia by propofol. Anesth Analg 2007 ; 104 : 1397-403, table of contents.
38) Shin SW, Cho AR, Lee HJ, et al. Maintenance anaesthetics during remifentanil-based anaesthesia might affect postoperative pain control after breast cancer surgery. Br J Anaesth 2010 ; 105 : 661-7.
39) Salengros JC, Huybrechts I, Ducart A, et al. Different anesthetic techniques associated with different incidences of chronic post-thoracotomy pain : Low-dose remifentanil plus presurgical epidural analgesia is preferable to high-dose remifentanil with postsurgical epidural analgesia. J Cardiothorac Vasc Anesth 2010 ; 24 : 608-16.
40) Joshi GP, Bonnet F, Shah R, et al. A systematic review of randomized trials evaluating regional techniques for postthoracotomy analgesia. Anesth Analg 2008 ; 107 : 1026-40.
41) Elsayed H, McKevith J, McShane J, et al. Thoracic epidural or paravertebral catheter for analgesia after lung resection : Is the outcome different? J Cardiothorac Vasc Anesth 2012 ; 26 : 78-82.
42) Song JG, Shin JW, Lee EH, et al. Incidence of post-thoracotomy pain : A comparison between total intravenous anaesthesia and inhalation anaesthesia. Eur J Cardiothorac Surg 2012 ; 41 : 1078-82.
43) Khelemsky Y, Noto CJ. Preventing post-thoracotomy pain syndrome. Mt Sinai J Med 2012 ; 79 : 133-9.
44) Jung SM, Cho CK, Kim YJ, et al. The effect of thoracic epidural anesthesia on pulmonary shunt fraction and arterial oxygenation during one-lung ventilation. J Cardiothorac Vasc

Anesth 2010 ; 24 : 456-62.
45) Unzueta MC, Casas JI, Moral MV. Pressure-controlled versus volume-controlled ventilation during one-lung ventilation for thoracic surgery. Anesth Analg 2007 ; 104 : 1029-33, tables of contents.
46) Karzai W, Schwarzkopf K. Hypoxemia during one-lung ventilation : Prediction, prevention, and treatment. Anesthesiology 2009 ; 110 : 1402-11.
47) Garutti I, Martinez G, Cruz P, et al. The impact of lung recruitment on hemodynamics during one-lung ventilation. J Cardiothorac Vasc Anesth 2009 ; 23 : 506-8.
48) Staehr AK, Meyhoff CS, Henneberg SW, et al. Influence of perioperative oxygen fraction on pulmonary function after abdominal surgery : A randomized controlled trial. BMC Res Notes 2012 ; 5 : 383.
49) Meyhoff CS, Jorgensen LN, Wetterslev J, et al. Increased long-term mortality after a high perioperative inspiratory oxygen fraction during abdominal surgery : Follow-up of a randomized clinical trial. Anesth Analg 2012 ; 115 : 849-54.
50) Davies RG, Myles PS, Graham JM. A comparison of the analgesic efficacy and side-effects of paravertebral vs epidural blockade for thoracotomy—A systematic review and meta-analysis of randomized trials. Br J Anaesth 2006 ; 96 : 418-26.
51) Gupta A, Stierer T, Zuckerman R, et al. Comparison of recovery profile after ambulatory anesthesia with propofol, isoflurane, sevoflurane and desflurane : A systematic review. Anesth Analg 2004 ; 98 : 632-41, table of contents.
52) Rex C, Wagner S, Spies C, et al. Reversal of neuromuscular blockade by sugammadex after continuous infusion of rocuronium in patients randomized to sevoflurane or propofol maintenance anesthesia. Anesthesiology 2009 ; 111 : 30-5.
53) Larsen B, Seitz A, Larsen R. Recovery of cognitive function after remifentanil-propofol anesthesia : A comparison with desflurane and sevoflurane anesthesia. Anesth Analg 2000 ; 90 : 168-74.

〔坪川　恒久〕

VII. 各科の静脈麻酔法

4 心臓・大血管手術の麻酔

はじめに

　心臓・大血管の手術の最大の特徴は，人工心肺を用いることにある。1953年にGibbonらが人工心肺を用いた心房中隔欠損（atrial septal defect：ASD）閉鎖術に成功して以来適用を広げ，心臓そのものを交換する心移植にまで至った。半面，人工心肺はさまざまな非生理学的変化をもたらし，結果としてさまざまな合併症を起こすことが知られるようになり，これらの非生理学的変化・合併症を抑える方法が検討されている。麻酔にも変化が求められてきた。1969年に，大量のモルヒネを使用することで手術中のストレスを効果的に抑制することができることが明らかになって以来[1]，心臓手術では大量のオピオイドを使用する麻酔方法が用いられている。1980年代は大量フェンタニル麻酔が行われ，患者の覚醒・人工呼吸器からの離脱が翌日になることが多かった。現在では，早期に抜管することで早期の回復を促すfast-trackが主流であり[2]，fast-trackを可能とする麻酔管理が求められる。すなわち，①残存筋弛緩がない，②呼吸抑制がない，③確実な覚醒，④十分な術後鎮痛などが必要である。

　本項では，まず静脈麻酔法は心臓・大血管の麻酔に適しているかについて論じる。次に人工心肺が静脈麻酔法に与える影響について解説し，われわれの施設で行っている麻酔方法を紹介する。

静脈麻酔法は心臓・大血管の麻酔に適しているか

　前述した大量モルヒネ，大量フェンタニルの麻酔では鎮静薬をほとんど使用していなかったため，術中覚醒記憶の発生率が高かった。この麻酔方法は吸入麻酔薬を使用しないことから，広い意味での静脈麻酔法に属している。2000年代になると，手術の低侵襲化に伴い早期に抜管して離床を早めるような術後管理の有用性が強調されるようになり，術中の侵襲の遮断と，術後の早期覚醒の両立が求められるようになってくる。そのため，オピオイドの投与量が制限されるようになり，ほかの方法が模索され始めた。その一つの方策が吸入麻酔法である。短時間の先行虚血により心筋障害が減少する現象プレコンディショニングと同等の作用が吸入麻酔薬でも得られることが分かり（薬理学的プレコンディショ

ニング），吸入麻酔法が心臓手術，特に冠動脈バイパス手術で注目を集めるようになった。一方，静脈麻酔法でもフェンタニルに代わりレミフェンタニルを使用することで術中の侵襲遮断と術後早期回復の両立が容易になったこと，オピオイドにもプレコンディショニング作用があることが示されるようになったことから，心臓・大血管手術の麻酔でも静脈麻酔法が実施されている。

1 吸入麻酔法を支持する研究

De Hert ら[3]は，吸入麻酔薬のプレコンディショニングを追求している研究者で，プレコンディショニング効果を最大限に発揮させるためには，人工心肺中も人工肺の部分に気化器を付けて吸入麻酔薬で維持する麻酔方法を選択すると，心筋保護作用がもっとも強くなることを報告している。心筋以外にも，吸入麻酔薬には脳[4]，脊髄[5]，認知機能[6]，腎臓[7]，呼吸機能[8)9]，肝臓[10]など，さまざまな臓器・機能での保護効果があることが示されている。

2 静脈麻酔法を支持する研究

プレコンディショニングの主要な機序として，mitochondrial permeability transition pore (mPTP) の開口抑制がある。プロポフォールにも吸入麻酔薬同様にこの開口抑制作用があり[11]，プレコンディショニングまたはポストコンディショニング（虚血後に投与しても保護作用を示す）作用が期待される。また，プロポフォールはフェノール類であり，ビタミンEと構造的に類似している。したがって，ラジカルスカベンジャーとしての抗酸化作用があり，人工心肺や低酸素・高酸素により発生するスーパーオキサイドによる障害を軽減することが示されている[12]。そのほかにも，組織の活性酸素耐性を増強する作用[13]，カルシウムチャネルの抑制[14]，ドパミンによる虚血後のアポトーシスの抑制[15]など，さまざまな臓器保護的な作用が存在している。

レミフェンタニルなどオピオイドにもプレコンディショニング効果が存在する。Zhangら[16]は，レミフェンタニルにプレコンディショニングがあり，用量依存性に心筋保護作用が強まることを示している。Wongら[17]は，胸骨切開前に30分間だけレミフェンタニルを投与したところ，術後の心筋障害が少なかったとプレコンディショニングを報告している。フェンタニルでも，同様にプレコンディショニングが証明されている[18]。これらオピオイドのプレコンディショニングはκまたはδ受容体を介していて，鎮痛作用を発揮しているμとは異なっている[19]。

3 吸入麻酔法と静脈麻酔法の比較

Bignamiら[20]は，イタリアの64施設，34,310名の冠動脈バイパス手術の解析を行い，吸入麻酔薬で麻酔を行っている施設の術後30日の死亡率は有意に低く，吸入麻酔薬を投与している時間が長いほど死亡率が低下することを示している。Jakobsenら[21]は，デン

マークの3施設，10,535名の心臓手術を受ける患者のデータを解析した。全体としての術後30日の死亡率には麻酔法の差はないが，状態の不安定な患者ではプロポフォール麻酔の死亡率が低く，そのほかのリスクの比較的低い患者の麻酔ではセボフルラン群のほうが死亡率は低かった。死因としては，セボフルラン群では心臓が原因の死亡が少なくなったが，プロポフォール群では呼吸，感染，腎機能低下による死亡が減少した。術後の心房細動はセボフルラン群で多く約30％に認め，そのほかの不整脈はプロポフォール群で多かったと報告している。

　心筋保護効果に関しては，Yildirimら[22]は人工心肺を用いた冠動脈バイパス手術の患者を対象にして，セボフルラン，イソフルラン，プロポフォールの心筋保護作用を比較検討した。トロポニンIの増加は吸入麻酔薬群で有意に少なく，クランプ解除後の酸化ストレスマーカーはプロポフォール群で少ないと報告[22]しているが，Ballesterら[23]はほかの種類の酸化ストレスマーカーを観察した結果，セボフルラン群のほうが酸化ストレスは抑制されていると報告している。手術の術式の影響もあり，冠動脈疾患を有する患者の僧帽弁手術では両麻酔方法には差はないが（トロポニンIで比較）[24]，大動脈弁置換術では吸入麻酔薬のほうが好ましいという結果が示されている[25]。小児の先天性心疾患に対する手術を対象とした研究では，プロポフォール，ミダゾラム，セボフルランなどの麻酔方法では差がなかった（トロポニンTをマーカーとして）[26]。

4 静脈麻酔薬と吸入麻酔薬の併用

　静脈麻酔薬と吸入麻酔薬が機序の異なる臓器保護作用を持つのならば，併用することにより，よりよい効果が得られないだろうか？　De Hertら[3]は，一貫して吸入麻酔薬を使用することを勧めている。また，吸入麻酔薬によるプレコンディショニングは，ラジカルの発生がトリガーとなっているため，プロポフォールのようなラジカルスカベンジャーの投与は，プレコンディショニングを消失もしくは減弱させる可能性がある[12,27]。一方では，静脈麻酔で管理する場合でも人工心肺前にセボフルランを併用しておくと心筋のダメージが減るとする報告[25]や，吸入麻酔薬で維持して人工心肺開始後にプロポフォール麻酔に変更することにより，イソフルラン単独，プロポフォール単独の麻酔よりも心筋保護効果が増強するとする報告[28]もある。Limら[29]は，ブタを使った実験で，人工心肺中にはプロポフォールを投与していると心筋保護作用がより強いことを報告している。

5 手術侵襲と予後

　人工心肺を開始すると炎症系サイトカインが放出され，全身的な炎症状態へと進行する。このような炎症が過度になると，予後に影響を生じる[30]。人工心肺を用いた冠動脈バイパス術と人工心肺を用いない冠動脈バイパス術の比較では，人工心肺を用いると術後の脳梗塞，呼吸不全，出血のリスクが高くなることが報告[31]されている。また，このような状態では視床下部-下垂体-副腎（hypothalamus-pituitary gland-adrenal gland system：HPA）系が賦活化され，コルチゾールの分泌により高血糖状態となり，バソプレシンの分

表1 人工心肺がもたらす変化と薬理学的影響

血流の変化	
肺循環がなくなる	●肺代謝薬物の代謝抑制
低い灌流圧	●血流依存性代謝薬物の代謝抑制
臓器血流のシフト	●肝，腎，脳の血流量の減少[4]
消化管血流量の低下	●エンドトキシン血症の発生
非拍動流	
血液の性状の変化	
血液希釈，粘性の低下	●薬物濃度の低下[1]
タンパク濃度の低下	●タンパク結合率の低下[2]
全身のヘパリン化	●遊離脂肪酸がアルブミンと薬物の結合を阻害[3]
	●ヘパリンがアルブミンと薬物の結合を阻害[3]
pHの変化	●薬物のイオン化率を変化させる
補体の活性化	●炎症性サイトカインの発生
凝固因子の消費	
血小板の消費	
電解質の変化	
その他の変化	
低体温	●薬物代謝の遷延[5]
	●薬理作用の減弱・増強[6]
カテコールアミンの放出	●血糖値の上昇
	●組織の透過性の亢進

□の番号は本文見出しと対応。

泌により尿量が減少する。高血糖状態も予後を決める重要な因子となる[32]。これら全身的な炎症状態を制御するためには，オピオイドの適切な投与が有用である。レミフェンタニルは，サイトカインおよびHPA系を効果的に制御するのに適している薬物であり[33]，投与量の検討などがなされている。

以上のように麻酔方法の比較では，測定する項目，対象とする患者などにより異なった結果が報告されていて，結論が出ていない。人工心肺を用いる心臓手術の麻酔方法として，静脈麻酔と吸入麻酔のどちらを選択するかについては，併用法も含めて今後もさまざまな研究がなされていくであろう。

人工心肺と静脈麻酔

人工心肺は，心臓へ還流する血液を体外に導出して酸素化したうえで，ポンプにより圧をかけて送血管から大動脈内に送り返す装置である。ポンプ内腔が人体にとっては異物となるため，血液と内腔壁の接触による補体・凝固系の活性化が起こるなど非生理学的な面が多々あり，さまざまな対処が必要となる。麻酔に関しても，人工心肺を使用する手術の麻酔にあたっては，人工心肺の特徴を理解したうえで調節を行っていく必要がある。

人工心肺により生体内に起こる変化と，それらの変化が静脈麻酔薬に与える影響について表1にまとめた。これらは，静脈麻酔薬の薬物動態にもさまざまな影響を与える。静脈

表2 静脈麻酔で用いられる薬物の薬物動態パラメータ

薬物名	報告者	クリアランス	代謝・排泄経路	中心コンパートメント容積	定常時分布容積	タンパク結合率	オクタノール分配係数	pKa
プロポフォール	Marsh	1,623 ml/min	肝臓	13.6 l	214.6 l	97〜99%	水に溶けない	11.05
ミダゾラム	Zomorodi	430 ml/min	肝臓	27 l	325 l	96%	LogP=3.23	5.88
デクスメデトメジン	Dyck	445 ml/min	肝臓	8.1 l	198.9 l	94%	LogP=2.89	7.1
レミフェンタニル	Minto	2,500 ml/min	組織コリンエステラーゼ	4.7 l	19.42 l	80%	LogP=1.25	7.0
フェンタニル	Shafer	521 ml/min	肝臓	6.3 l	271.6 l	85%	LogP=2.96	8.4
ロクロニウム	Saldien	269 ml/min	肝臓	2.1 l	12.0 l	30%	LogP=0.1	7.5

Tivatrainer（ver8.0）で採用されているパラメータを用いた。40歳，男性，身長170 cm，体重60 kgという仮定でパラメータを計算してある。

麻酔で使われる3つの薬物（プロポフォール，フェンタニルもしくはレミフェンタニル，ロクロニウム）は，それぞれ代謝経路，タンパク結合率などが異なっていて，受ける影響もその程度も異なる。

1 希釈による薬物濃度の低下

血液希釈が与える影響としては，希釈による濃度の低下と，タンパク結合率の低下による遊離型薬物の増加（つまり作用の増強）という2つがある。血液の希釈は，人工心肺のプライミングに用いられている充填液によるもので，人工心肺回路によって異なるが1,000〜1,500 ml（われわれの施設では成人用では1,300 ml）くらいの晶質液（場合によっては膠質液・赤血球を含む）が充填される。患者自身の血液量と，このプライミングの量の比により希釈後の濃度が決定される。表2に，静脈麻酔で用いられる薬物の薬物動態学的パラメータを示す。この中で中心コンパートメント容積の小さな薬物は，人工心肺開始直後に希釈されて血中濃度が大きく低下する可能性がある。ロクロニウム，レミフェンタニルなどが該当するが，レミフェンタニルは持続投与されていて投与量が多いことから速やかに濃度が回復する。ロクロニウムは希釈の影響が大きいため，人工心肺を開始し低体温に導かれるまでの間の体動を予防するために，人工心肺開始前にあらかじめロクロニウムを追加投与しておく。

2 タンパク結合率の変化

血液が希釈されることは，タンパク濃度も低下することを意味している。薬物の多くは

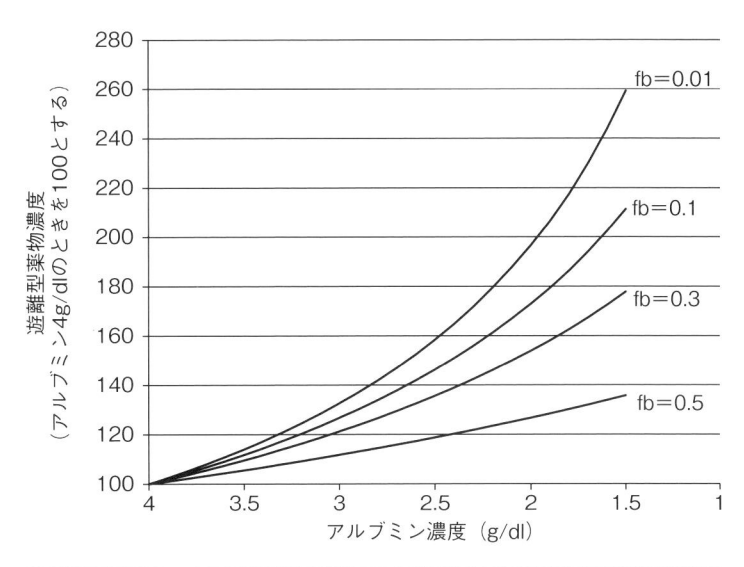

図　アルブミン濃度と遊離型薬物濃度の関係
fb：血中非結合型分率（＝1－タンパク結合率）
fbが小さい薬物（タンパク結合率が高い薬物）ほどアルブミン濃度の変化の影響を強く受ける。

表3　さまざまな薬物のタンパク結合率（%）

薬物	結合率
プロポフォール	97
ミダゾラム	95
ヘパリン	90
ミルリノン	85
フェンタニル	84
レミフェンタニル	80
オルプリノン	80
モルヒネ	35
ベクロニウム	30
ロクロニウム	30
ケタミン	12
パンクロニウム	7
ニトログリセリン	－
ドパミン	－

血液中ではタンパク（アルブミンもしくは α_1 酸性糖タンパク）に一定の割合で結合していて，結合していない薬物（遊離型）が薬理作用を持つ。したがって，タンパク濃度が低下すると，遊離型薬物が増加して，血液中の総薬物濃度は同じでも薬理作用が増強することになる。図に，アルブミンと1：1で結合する薬物でのタンパク濃度と遊離型薬物の濃度（アルブミン濃度4 g/dlのときを100%として計算してある）を示す。このように，もともと結合率の高い，遊離型が少ない薬物ほど強い影響を受ける。表3に麻酔関連薬物のタンパク結合率を示す。人工心肺前から投与している薬物で問題となってくるのは，プロポフォールのようにタンパク結合率の高い薬物である。Hiraokaら[34]は，人工心肺がプロポ

フォールの薬物動態に与える影響を調べた。人工心肺の開始により総プロポフォール濃度は一時低下するが，その後，元の濃度に戻っているのに対し，遊離型の濃度は2倍に上昇している。ただし，人工心肺中は低体温により薬力学的にも大きく変化しているため（鎮静薬なら作用増強，循環作動薬なら作用減弱），濃度以上に作用が強く出る可能性がある。

一般的には，遊離型薬物の増加は薬理作用を増強するが代謝排泄も早くなるため，タンパク濃度が低下したからといって必ずしも遊離薬物濃度が上昇して薬理作用が増強するわけではない。ただし，人工心肺中は代謝排泄が抑制されるので，遊離型薬物の濃度は上昇する可能性が高い。

3 併用薬物の影響

タンパク結合率に関しては，併用薬物の影響もある。置換現象とは，アルブミンには同時に異なったタンパク結合率の薬物が投与されたときに，タンパク結合率の高い薬物がタンパクの結合部位を占拠してしまい，タンパク結合率の低い薬物の遊離が増加することである。心臓・大血管手術ではヘパリンを使用するが，ヘパリンはタンパク結合率の高い薬物であり，上記のような現象を起こす可能性はあるが，タンパクの結合部位を介した相互作用は知られていない。また，ヘパリンには遊離脂肪酸濃度を上昇させる作用があり，この遊離脂肪酸もアルブミンに結合する。一般的には，この置換現象は強い薬理学的な効果をもたらすことは少ないと考えられている。

4 血流のシフト

人工心肺中は，低体温にして臓器保護を図ることが多い。先に挙げた人工心肺回路付加による血行改変以外に，低体温による血流のシフトの影響もある。低体温では皮膚，筋肉の血流は著しく減少して，中枢臓器に血流がシフトする。一方で，心拍出量に相当する還流量は正常時の1/2から1/3に減少している。腎血流量は，27℃では正常時の40～50%に低下する[35]。肝臓でも同様に，血流量が低下する。薬物のクリアランスは，代謝臓器における代謝能力と血流量の積であるから，臓器血流量の低下によりクリアランスが低下すると，持続投与している薬物では濃度が上昇し，ボーラス投与した薬物では濃度低下が遅くなる。

5 代謝酵素の活性低下

酵素の多くは，37℃で最適となるような活性のピークを持っている。この正常体温から外れるほど薬物の代謝は抑制される。レミフェンタニルの場合は，人工心肺導入時に濃度が1.8倍に希釈される。その後は，37℃から1℃離れるごとに代謝が6.37%抑制される（＝6.37%濃度が上昇する）ので，軽度低体温では相殺されてあまり変化がないことになる[36)37]。プロポフォールの場合は肝血流量の影響を受け，34℃低体温では濃度が28%増加する。ロクロニウムではクリアランスが低下して濃度が上昇し，同時に薬力学的な変化に

より閾値が低下して作用が遷延する。この閾値の低下は復温後も続くことが報告[38)39)]されている。

6 薬力学的な変化

低体温により臓器の機能そのものが低下するために，必要な薬理作用を得るための薬物濃度は低下する。bispectral index（BIS）を50に維持するために必要なプロポフォールの投与速度を常温人工心肺下と低体温人工心肺下（28〜30℃）で比較した研究では，常温人工心肺では人工心肺開始前の約40％低下し，低体温の人工心肺下では約70％低下している[40)]。このことは，人工心肺・低体温による薬物動態学的影響以外の薬力学的要素（人工心肺・低体温による直接の中枢神経機能の抑制）も鎮静の増強に大きくかかわっていることを示している。

7 そのほかの影響：人工心肺回路への吸着

プロポフォールは，旧式の人工心肺回路には吸着する[41)]が，現在のタイプのものには吸着しない[42)]。フェンタニルは，人工心肺回路に結合することが知られている[35)]。一方，レミフェンタニルは人工心肺回路の影響は受けない[43)]。

実際の麻酔方法

心臓・大血管手術を受ける患者では，心機能が低下している場合が多い。一方で，胸骨切開や大動脈周囲の手術操作は強い侵襲となり，循環動態を大きく変動させる。手術侵襲を遮断して，かつ循環抑制を来さないような調節性が麻酔には求められる。その点では，調節性の良い静脈麻酔は心臓・大血管手術の麻酔に適している。侵襲を遮断する目的では，オピオイドの十分な投与が必要となる。しかし，ここには落とし穴があり，オピオイドの効果で循環動態が安定しているときに不用意に鎮静薬プロポフォールの投与量を減少させると，術中覚醒を来す可能性がある。心臓・大血管の麻酔は，ほかの領域の手術の麻酔管理よりも術中覚醒記憶を来しやすい[44)]。必要十分なレベルでの麻酔を維持しなくてはならない。

1 導入時

心臓・大血管手術では，麻酔導入後に肺動脈カテーテルの留置や，さまざまな手術の準備などが必要であり，導入から執刀までに時間を有することが多い。この間は十分な補液がなされておらず，低血圧を来しやすい。そのため，血管拡張作用が吸入麻酔薬よりも弱いプロポフォールを用いる静脈麻酔は，導入から執刀までの間に低血圧を来し，対処が必要になることが少ない。現在，静脈麻酔法としてはレミフェンタニル，プロポフォールの

target-controlled infusion（TCI），ロクロニウムを用いる方法が主流であろう。

　レミフェンタニルは，分布容積が小さくクリアランスが大きいため作用の発現，消失の速やかな薬物であるが，挿管に際しては 6 ng/ml の濃度が必要である。この濃度を達成するにはいくつかの方法がある。単純に 0.5 μg/kg/min で持続投与する方法では，効果部位濃度が 6 ng/ml に達するのに 4 分近い時間がかかる。また，挿管後に投与速度を 0.05 μg/kg/min に低下させても，効果部位濃度が 3 ng/ml を超えている時間が 8 分以上継続する。挿管時に 6 ng/ml を達成して，その後速やかに濃度を低下させるためには，ボーラス投与が有用である。

　われわれは，0.05 μg/kg/min の持続投与を入室直後から開始する。挿管にあたっては，まず 0.8 μg/kg のボーラス投与を行い，さらに 1 分後に 1.6 μg/kg のボーラス投与を追加する方法を使っている。この方法では，最初のボーラス投与から 2 分後には効果部位濃度が 6 ng/ml に達し，挿管後には 5 分以内（最初のボーラス投与から）に効果部位濃度が 3 ng/ml より低くなる。レミフェンタニルのボーラス投与は，まれに喉頭痙攣，鉛管現象による換気困難を呈するので，注意する。また，レミフェンタニルは AV node の機能を抑制して，徐脈をもたらす[45]。投与前から徐脈の場合，僧帽弁逆流や大動脈弁逆流症の患者などで徐脈を避けたい場合には，硫酸アトロピン 0.5 mg を先行してボーラス投与する。

　プロポフォールは，TCI により投与する。プロポフォールは吸入麻酔薬よりも心房-心室のカップリングへの影響が少なく，心機能を維持する[46]。プロポフォールは，心筋抑制の少ない薬物であるが前負荷，後負荷を減少させて低血圧を来すことがある。これには，体位を頭低位にする，あるいは足を挙上するなどの方法で対処する[47]。拡張能障害に対してさらに拡張能を低下させることはない[48]が，収縮力が低下した左室の機能不全の患者では心筋抑制を来す可能性もあり，注意が必要である[49]。われわれは，術中覚醒・記憶の抑制の目的で導入前にミダゾラム 3〜4 mg の投与を行っている[50]。ミダゾラムの効果発現を確認して，プロポフォールの TCI を 2 μg/ml に設定する。この濃度では，就眠濃度（1.5 μg/ml）に達するのに 3 分ほど要するが，実際にはレミフェンタニル，ミダゾラムの相乗的作用により速やかな麻酔導入が得られる。BIS により，鎮静レベルを確認する。セボフルランなど吸入麻酔薬には QT 延長作用があるが，プロポフォールでは QT は延長しない[51]。

　ロクロニウムは強い血管痛を有するため，レミフェンタニル，プロポフォールが作用している状態で投与する必要がある[52]。もしくは，リドカイン 20〜40 mg をロクロニウムを投与する点滴ラインから先に投与して血管内を鎮痛する。ロクロニウムの作用発現には用量依存性があり，1.2 mg/kg の投与では作用発現時間は約 1 分である[53]。すなわち，レミフェンタニルの追加ボーラス時にロクロニウムを投与すると，1 分後には挿管の条件が整うこととなる。ただし，レミフェンタニルにより徐脈となるとロクロニウムの作用発現が遅くなることがある[54]（ロクロニウムの作用発現は心拍出量に依存するため）。

　静脈麻酔法では，薬物の体内への移動が確実かつ迅速に行われることが重要であり，流速の十分な点滴路を用いる。また，三方活栓など薬物の投与部位，プロポフォール TCI の点滴ラインへの合流部が患者にできるだけ近く，タイムラグが生じないことが望ましい。また，導入中は点滴の流速を最大にする。

2 導入から人工心肺開始前まで

　導入後には，肺動脈カテーテルの挿入，経食道心エコーの挿入，体位の設定，消毒などの手術の準備が続くが，この間は侵襲が少ないため低血圧を来しやすい．しかし，この低血圧は麻酔薬による血管拡張に伴う前負荷・後負荷の減少が主な原因であり，十分な輸液を行う．ただし，心不全を起こさないような注意が必要である．執刀，胸骨切開，送血管挿入のため大動脈周囲の手術操作などいくつかのポイントで強い侵襲が生じる．これらには，術野をよく観察して，タイミング良くレミフェンタニルのボーラス投与 25〜50 μg を行うことで対処する．刺激に 1 分ほど先行させるとよい．われわれは，BIS 値が 50 以下になるようにプロポフォールの TCI 濃度を設定している．この時期は，薬理学的プレコンディショニングを行う時期でもある．

　人工心肺を開始した直後には，常温であり，人工心肺回路のプライミングによる血液希釈が起こる．この影響を強く受けるのは，中心コンパートメント容積の小さいロクロニウム，レミフェンタニルである．ロクロニウムはタンパク結合率が低く，タンパク結合率の変化や併用薬物の影響は小さいと考えられ，人工心肺開始直後は常温であり，低体温による筋弛緩作用増強も期待できないことから体動が起きる可能性がある．このときの体動は，重要なカニューレの位置のずれ，抜去を起こす可能性があるため，人工心肺開始前に 20 mg 程度を人工心肺回路のリザーバー内に，もしくは静脈内に追加投与する．低体温導入後は，筋収縮力が低下するため原則として復温までは追加する必要はない．

3 人工心肺時

　プロポフォールの薬物動態では中心コンパートメントの容積が増大し，クリアランスも増加するため[55]，総プロポフォール濃度はあまり変化しないが，前述したように遊離型プロポフォールの濃度は増加する[34]．薬力学的変化も加わりプロポフォールの必要投与量が減少するが，プロポフォールの投与速度は原則として変更しない．われわれの施設では，レミフェンタニルの抗炎症作用を期待して，投与量を 0.5〜1.0 μg/kg/min に設定している[33,56]．プロポフォールの投与により，混合静脈血酸素飽和度は上昇する．プロポフォールは，酸素消費を約 30 ml/min 減少させる[57,58]．このことは，臓器保護的に働くと考えられる．レミフェンタニルは肺に蓄積することはない[59]が，フェンタニルでは人工心肺中にも気管支動脈を介して肺に蓄積し，肺血流再開時に全身に再分布する[60]．臨床的に問題となることは少ない．

4 人工心肺からの離脱後

　レミフェンタニルの薬物動態は人工心肺前と変化しないため，人工心肺前の設定に戻す[43]．フェンタニルの半減期は人工心肺前に 69 分であったが，人工心肺後には 423 分に延長している[61]．離脱時に体温が上昇してくると筋の収縮は可能となってくるため，筋弛

緩薬の投与が必要である。ただし，閾値の低下は復温しても回復しないため，fast-track，特に手術室内で抜管を予定している場合は，筋弛緩モニターを使用して残存筋弛緩を把握する必要がある。また，近年増加している経胸壁アプローチの低侵襲心臓手術（da Vinci® 手術を含む）では，片肺換気下に人工心肺からの離脱を達成する必要があり，その点では低酸素性肺血管収縮を抑制しない静脈麻酔法は有利であると考えられる。片肺換気のときは，十分な筋弛緩を投与する[62]。この時期には，手術操作により急に大量の出血を来すことがある。循環動態が保たれていればプロポフォールの血中濃度の変動は大きくは変動しないが，循環抑制を来して低血圧となると肝血流量が減少してプロポフォールの濃度は3倍以上に上昇し，高濃度プロポフォールがさらに循環系を抑制するという悪循環が形成されることがあるので注意する[63]。逆にドパミンの投与などにより心拍出量が増加すると，プロポフォールの血中濃度は低下する[64]。

5 手術終了時

Myles ら[2]が fast-track を提唱して以来，術後1〜6時間で抜管する方法が主流になっている。プロポフォール，レミフェンタニルともに作用消失が速い薬物である。筋弛緩作用の拮抗には，スガマデクスを使用する。ネオスチグミンとアトロピンによる拮抗をすることは，自律神経のバランスを大きく変化させるため，心臓の手術で用いるには適していない。また，筋弛緩作用の拮抗が不完全である[65]。スガマデクスは，確実な筋弛緩作用の消失を達成し，自律神経系への影響が見られない薬物であり，心臓手術での筋弛緩作用拮抗に適している。ただし，動物実験ではロクロニウムとスガマデクスの複合体が，心筋および横隔膜の障害を引き起こす可能性が示唆されている[66]。

心臓手術を受けた患者を手術室内で覚醒させるときには，シバリングを起こさないような注意が必要である。レミフェンタニルの投与量が多い場合には，シバリングを来す可能性が高い[67]。十分な保温，確実な術後鎮痛，術中の少量のケタミン[68]，マグネシウムの投与などを行う。シバリングを確認したら，メペリジン（ペチジン）の投与も考慮する。

手術室内で抜管しない場合は，デクスメデトミジンの持続静注を併用する。小児では，長期間の高投与量ではプロポフォール静注症候群を起こす可能性がある。原因不明の乳酸アシドーシス，発熱，筋融解などが見られないか注意する[69]。

おわりに

心臓・大血管手術の麻酔では，麻酔管理が複雑なうえに経食道心エコーの操作が加わり，麻酔科医は多忙となる。ほかの領域の手術と比べると術中にアクシデントが起きる確率も高く，また術後の合併症も多いため，気の抜けない時間が続く。全静脈麻酔（TIVA）は，吸入麻酔法と比べると循環動態が安定しやすく，また血圧の変動が見られる場合でも調節性が良いのが最大の利点である。臓器保護の観点からは吸入麻酔薬を支持する研究が多く見られるが，今後さまざまな薬物の組み合わせにより，静脈麻酔でも十分な臓器保護，予後の改善をもたらす麻酔方法が構築されることを期待している。

■参考文献

1) Lowenstein E, Hallowell P, Levine FH, et al. Cardiovascular response to large doses of intravenous morphine in man. N Engl J Med 1969 ; 281 : 1389-93.
2) Myles PS, Daly DJ, Djaiani G, et al. A systematic review of the safety and effectiveness of fast-track cardiac anesthesia. Anesthesiology 2003 ; 99 : 982-7.
3) De Hert SG, Van der Linden PJ, Cromheecke S, et al. Cardioprotective properties of sevoflurane in patients undergoing coronary surgery with cardiopulmonary bypass are related to the modalities of its administration. Anesthesiology 2004 ; 101 : 299-310.
4) Lasarzik I, Noppens RR, Wolf T, et al. Dose-dependent influence of sevoflurane anesthesia on neuronal survival and cognitive outcome after transient forebrain ischemia in Sprague-Dawley rats. Neurocrit Care 2011 ; 15 : 577-84.
5) Ding Q, Wang Q, Deng J, et al. Sevoflurane preconditioning induces rapid ischemic tolerance against spinal cord ischemia/reperfusion through activation of extracellular signal-regulated kinase in rabbits. Anesth Analg 2009 ; 109 : 1263-72.
6) Schoen J, Husemann L, Tiemeyer C, et al. Cognitive function after sevoflurane- vs propofol-based anaesthesia for on-pump cardiac surgery : A randomized controlled trial. Br J Anaesth 2011 ; 106 : 840-50.
7) Julier K, da Silva R, Garcia C, et al. Preconditioning by sevoflurane decreases biochemical markers for myocardial and renal dysfunction in coronary artery bypass graft surgery : A double-blinded, placebo-controlled, multicenter study. Anesthesiology 2003 ; 98 : 1315-27.
8) Bedirli N, Demirtas CY, Akkaya T, et al. Volatile anesthetic preconditioning attenuated sepsis induced lung inflammation. J Surg Res 2012 ; 178 : e17-23.
9) Casanova J, Garutti I, Simon C, et al. The effects of anesthetic preconditioning with sevoflurane in an experimental lung autotransplant model in pigs. Anesth Analg 2011 ; 113 : 742-8.
10) Beck-Schimmer B, Breitenstein S, Urech S, et al. A randomized controlled trial on pharmacological preconditioning in liver surgery using a volatile anesthetic. Ann Surg 2008 ; 248 : 909-18.
11) He W, Zhang FJ, Wang SP, et al. Postconditioning of sevoflurane and propofol is associated with mitochondrial permeability transition pore. J Zhejiang Univ Sci B 2008 ; 9 : 100-8.
12) Kevin LG, Novalija E, Stowe DF. Reactive oxygen species as mediators of cardiac injury and protection : The relevance to anesthesia practice. Anesth Analg 2005 ; 101 : 1275-87.
13) Xia Z, Godin DV, Ansley DM. Propofol enhances ischemic tolerance of middle-aged rat hearts : Effects on 15-F (2t)-isoprostane formation and tissue antioxidant capacity. Cardiovasc Res 2003 ; 59 : 113-21.
14) Buljubasic N, Marijic J, Berczi V, et al. Differential effects of etomidate, propofol, and midazolam on calcium and potassium channel currents in canine myocardial cells. Anesthesiology 1996 ; 85 : 1092-9.
15) Roy N, Friehs I, Cowan DB, et al. Dopamine induces postischemic cardiomyocyte apoptosis *in vivo* : An effect ameliorated by propofol. Ann Thorac Surg 2006 ; 82 : 2192-9.
16) Zhang Y, Irwin MG, Wong TM. Remifentanil preconditioning protects against ischemic injury in the intact rat heart. Anesthesiology 2004 ; 101 : 918-23.
17) Wong GT, Huang Z, Ji S, et al. Remifentanil reduces the release of biochemical markers of myocardial damage after coronary artery bypass surgery : A randomized trial. J Cardiothorac Vasc Anesth 2010 ; 24 : 790-6.
18) Kato R, Ross S, Foex P. Fentanyl protects the heart against ischaemic injury via opioid receptors, adenosine A1 receptors and KATP channel linked mechanisms in rats. Br J Anaesth 2000 ; 84 : 204-14.

19) Zhang Y, Irwin MG, Wong TM, et al. Remifentanil preconditioning confers cardioprotection via cardiac kappa- and delta-opioid receptors. Anesthesiology 2005 ; 102 : 371-8.
20) Bignami E, Biondi-Zoccai G, Landoni G, et al. Volatile anesthetics reduce mortality in cardiac surgery. J Cardiothorac Vasc Anesth 2009 ; 23 : 594-9.
21) Jakobsen CJ, Berg H, Hindsholm KB, et al. The influence of propofol versus sevoflurane anesthesia on outcome in 10,535 cardiac surgical procedures. J Cardiothorac Vasc Anesth 2007 ; 21 : 664-71.
22) Yildirim V, Doganci S, Aydin A, et al. Cardioprotective effects of sevoflurane, isoflurane, and propofol in coronary surgery patients : A randomized controlled study. Heart Surg Forum 2009 ; 12 : E1-9.
23) Ballester M, Llorens J, Garcia-de-la-Asuncion J, et al. Myocardial oxidative stress protection by sevoflurane vs propofol : A randomised controlled study in patients undergoing off-pump coronary artery bypass graft surgery. Eur J Anaesthesiol 2011 ; 28 : 874-81.
24) Bignami E, Landoni G, Gerli C, et al. Sevoflurane vs. propofol in patients with coronary disease undergoing mitral surgery : A randomised study. Acta Anaesthesiol Scand 2012 ; 56 : 482-90.
25) Cromheecke S, Pepermans V, Hendrickx E, et al. Cardioprotective properties of sevoflurane in patients undergoing aortic valve replacement with cardiopulmonary bypass. Anesth Analg 2006 ; 103 : 289-96, table of contents.
26) Malagon I, Hogenbirk K, van Pelt J, et al. Effect of three different anaesthetic agents on the postoperative production of cardiac troponin T in paediatric cardiac surgery. Br J Anaesth 2005 ; 94 : 805-9.
27) Smul TM, Stumpner J, Blomeyer C, et al. Propofol inhibits desflurane-induced preconditioning in rabbits. J Cardiothorac Vasc Anesth 2011 ; 25 : 276-81.
28) Li T, Wu W, You Z, et al. Alternative use of isoflurane and propofol confers superior cardioprotection than using one of them alone in a dog model of cardiopulmonary bypass. Eur J Pharmacol 2012 ; 677 : 138-46.
29) Lim KH, Halestrap AP, Angelini GD, et al. Propofol is cardioprotective in a clinically relevant model of normothermic blood cardioplegic arrest and cardiopulmonary bypass. Exp Biol Med 2005 ; 230 : 413-20.
30) Khabar KS, elBarbary MA, Khouqeer F, et al. Circulating endotoxin and cytokines after cardiopulmonary bypass : Differential correlation with duration of bypass and systemic inflammatory response/multiple organ dysfunction syndromes. Clin Immunol Immunopathol 1997 ; 85 : 97-103.
31) Hannan EL, Wu C, Smith CR, et al. Off-pump versus on-pump coronary artery bypass graft surgery : Differences in short-term outcomes and in long-term mortality and need for subsequent revascularization. Circulation 2007 ; 116 : 1145-52.
32) Falciglia M, Freyberg RW, Almenoff PL, et al. Hyperglycemia-related mortality in critically ill patients varies with admission diagnosis. Crit Care Med 2009 ; 37 : 3001-9.
33) Winterhalter M, Brandl K, Rahe-Meyer N, et al. Endocrine stress response and inflammatory activation during CABG surgery. A randomized trial comparing remifentanil infusion to intermittent fentanyl. Eur J Anaesthesiol 2008 ; 25 : 326-35.
34) Hiraoka H, Yamamoto K, Okano N, et al. Changes in drug plasma concentrations of an extensively bound and highly extracted drug, propofol, in response to altered plasma binding. Clin Pharmacol Ther 2004 ; 75 : 324-30.
35) Rosen DA, Rosen KR. Elimination of drugs and toxins during cardiopulmonary bypass. J Cardiothorac Vasc Anesth 1997 ; 11 : 337-40.

36) Russell D, Royston D, Rees PH, et al. Effect of temperature and cardiopulmonary bypass on the pharmacokinetics of remifentanil. Br J Anaesth 1997 ; 79 : 456-9.
37) Michelsen LG, Holford NH, Lu W, et al. The pharmacokinetics of remifentanil in patients undergoing coronary artery bypass grafting with cardiopulmonary bypass. Anesth Analg 2001 ; 93 : 1100-5.
38) Smeulers NJ, Wierda JM, van den Broek L, et al. Effects of hypothermic cardiopulmonary bypass on the pharmacodynamics and pharmacokinetics of rocuronium. J Cardiothorac Vasc Anesth 1995 ; 9 : 700-5.
39) Smeulers NJ, Wierda JM, van den Broek L, et al. Hypothermic cardiopulmonary bypass influences the concentration-response relationship and the biodisposition of rocuronium. Eur J Anaesthesiol Suppl 1995 ; 11 : 91-4.
40) Mathew PJ, Puri GD, Dhaliwal RS. Propofol requirement titrated to bispectral index : A comparison between hypothermic and normothermic cardiopulmonary bypass. Perfusion 2009 ; 24 : 27-32.
41) Hynynen M, Hammaren E, Rosenberg PH. Propofol sequestration within the extracorporeal circuit. Canadian J Anaesth 1994 ; 41 : 583-8.
42) Myers GJ, Voorhees C, Eke B, et al. The effect of Diprivan (propofol) on phosphorylcholine surfaces during cardiopulmonary bypass—An *in vitro* investigation. Perfusion 2009 ; 24 : 349-55.
43) Davis PJ, Wilson AS, Siewers RD, et al. The effects of cardiopulmonary bypass on remifentanil kinetics in children undergoing atrial septal defect repair. Anesth Analg 1999 ; 89 : 904-8.
44) Serfontein L. Awareness in cardiac anesthesia. Curr Opin Anaesthesiol 2010 ; 23 : 103-8.
45) Zaballos M, Jimeno C, Almendral J, et al. Cardiac electrophysiological effects of remifentanil : Study in a closed-chest porcine model. Br J Anaesth 2009 ; 103 : 191-8.
46) Deryck YL, Fonck K, DE Baerdemaeker L, et al. Differential effects of sevoflurane and propofol anesthesia on left ventricular-arterial coupling in dogs. Acta Anaesthesiol Scand 2010 ; 54 : 979-86.
47) Bilotta F, Fiorani L, La Rosa I, et al. Cardiovascular effects of intravenous propofol administered at two infusion rates : A transthoracic echocardiographic study. Anaesthesia 2001 ; 56 : 266-71.
48) Gare M, Parail A, Milosavljevic D, et al. Conscious sedation with midazolam or propofol does not alter left ventricular diastolic performance in patients with preexisting diastolic dysfunction : A transmitral and tissue Doppler transthoracic echocardiography study. Anesth Analg 2001 ; 93 : 865-71.
49) Hebbar L, Dorman BH, Clair MJ, et al. Negative and selective effects of propofol on isolated swine myocyte contractile function in pacing-induced congestive heart failure. Anesthesiology 1997 ; 86 : 649-59.
50) Ranta SO, Herranen P, Hynynen M. Patients' conscious recollections from cardiac anesthesia. J Cardiothorac Vasc Anesth 2002 ; 16 : 426-30.
51) Kleinsasser A, Loeckinger A, Lindner KH, et al. Reversing sevoflurane-associated Q-Tc prolongation by changing to propofol. Anaesthesia 2001 ; 56 : 248-50.
52) Yoon JY, Kim HK, Kwon JY, et al. EC (50) of remifentanil to prevent withdrawal movement associated with injection of rocuronium. J Anesth 2010 ; 24 : 182-6.
53) Perry JJ, Lee JS, Sillberg VA, et al. Rocuronium versus succinylcholine for rapid sequence induction intubation. Cochrane Database Syst Rev 2008 ; CD002788.
54) Na HS, Hwang JW, Park SH, et al. Drug-administration sequence of target-controlled pro-

pofol and remifentanil influences the onset of rocuronium. A double-blind, randomized trial. Acta Anaesthesiol Scand 2012 ; 56 : 558-64.
55) Bailey JM, Mora CT, Shafer SL. Pharmacokinetics of propofol in adult patients undergoing coronary revascularization. The Multicenter Study of Perioperative Ischemia Research Group. Anesthesiology 1996 ; 84 : 1288-97.
56) von Dossow V, Luetz A, Haas A, et al. Effects of remifentanil and fentanyl on the cell-mediated immune response in patients undergoing elective coronary artery bypass graft surgery. J Intern Med Res 2008 ; 36 : 1235-47.
57) Milne SE, James KS, Nimmo S, et al. Oxygen consumption after hypothermic cardiopulmonary bypass : The effect of continuing a propofol infusion postoperatively. J Cardiothorac Vasc Anesth 2002 ; 16 : 32-6.
58) Ederberg S, Westerlind A, Houltz E, et al. The effects of propofol on cerebral blood flow velocity and cerebral oxygen extraction during cardiopulmonary bypass. Anesth Analg 1998 ; 86 : 1201-6.
59) Duthie DJ, Stevens JJ, Doyle AR, et al. Remifentanil and pulmonary extraction during and after cardiac anesthesia. Anesth Analg 1997 ; 84 : 740-4.
60) Bentley JB, Conahan TJ 3rd, Cork RC. Fentanyl sequestration in lungs during cardiopulmonary bypass. Clin Pharmacol Ther 1983 ; 34 : 703-6.
61) Bovill JG, Sebel PS. Pharmacokinetics of high-dose fentanyl. A study in patients undergoing cardiac surgery. Br J Anaesth 1980 ; 52 : 795-801.
62) Hemmerling TM, Russo G, Bracco D. Neuromuscular blockade in cardiac surgery : An update for clinicians. Ann Card Anaesth 2008 ; 11 : 80-90.
63) Kazama T, Kurita T, Morita K, et al. Influence of hemorrhage on propofol pseudo-steady state concentration. Anesthesiology 2002 ; 97 : 1156-61.
64) Takizawa D, Nishikawa K, Sato E, et al. A dopamine infusion decreases propofol concentration during epidural blockade under general anesthesia. Can J Anaesth 2005 ; 52 : 463-6.
65) Murphy GS, Szokol JW, Marymont JH, et al. Residual paralysis at the time of tracheal extubation. Anesth Analg 2005 ; 100 : 1840-5.
66) Kalkan Y, Bostan H, Tumkaya L, et al. The effect of rocuronium, sugammadex, and their combination on cardiac muscle and diaphragmatic skeletal muscle cells. J Anesth 2012 ; 26 : 870-7.
67) Nakasuji M, Nakamura M, Imanaka N, et al. Intraoperative high-dose remifentanil increases post-anaesthetic shivering. Br J Anaesth 2010 ; 105 : 162-7.
68) Nakasuji M, Nakamura M, Imanaka N, et al. An intraoperative small dose of ketamine prevents remifentanil-induced postanesthetic shivering. Anesth Analg 2011 ; 113 : 484-7.
69) Kam PC, Cardone D. Propofol infusion syndrome. Anaesthesia 2007 ; 62 : 690-701.

（坪川　恒久）

VII. 各科の静脈麻酔法

5 腹部外科（骨盤内を含む）手術の麻酔

はじめに

　腹部外科手術は，古くは脊髄くも膜下麻酔で行われていたが，気管挿管による全身麻酔の発達で長時間手術に対応できるようになった。侵襲の大きな手術が行われるようになって，硬膜外麻酔を併用した術中・術後管理の有用性が見出された。21世紀になり内視鏡による低侵襲手術が急速に普及し，麻酔においても調節性の良い鎮静薬，鎮痛薬，筋弛緩薬が用いられるようになった。

　本項では，現代の腹部外科手術における静脈麻酔の利点・欠点を整理し，腹部手術における静脈麻酔の位置づけについて概説する。

腹部手術の特徴

　腹部手術は，開胸手術と並んで疼痛の強い手術の代表である。また，呼吸に伴って完全に安静にすることが不可能な部位であり，術後は安静時痛のみならず，体動時（呼吸や咳嗽時）の疼痛を抑えることが求められる。そして，腹部手術においては，術中十分な筋弛緩が求められる。しかしながら，術中の十分な筋弛緩は，術後の呼吸機能の回復と相反する要件である。

　比較的侵襲の大きい腹部手術においても，最近は速やかな術後の回復が求められるようになってきている。Kehletら[1)2)]により，結腸切除患者を対象として提唱されたenhanced recovery after surgery（ERAS）においては，手術患者の回復力を早めるために集学的なリハビリテーションプログラムの介入を行っている。麻酔に関連した項目としても，術前腸管処置，絶飲食，前投薬，予防的抗生物質投与，麻酔法，術後の悪心・嘔吐対策，体温管理，輸液管理，術後鎮痛，術後イレウス防止，早期の経口摂取，早期離床などの項目がある[3)]。

① 術前腸管処置：結腸切除患者の経口腸管前処置は，脱水や電解質異常を起こす可能性があるので行わない。
② 絶飲食：固形食は麻酔導入6時間前まで，飲水は2時間前までとする。
③ 前投薬：長時間作用の鎮静薬・睡眠薬は使用しない。

表　術後の回復力強化プロトコル〔enhanced recovery after surgery（ERAS）protocol〕

入院前：栄養不良患者の栄養管理を行う。
術前腸管前処置：脱水や電解質異常を防ぐために術前腸管前処置を行わない。
絶飲食：固形食は麻酔導入 6 時間前まで。飲水は 2 時間前まで。
水分・炭水化物負荷：12.5％炭水化物含有飲料水を手術前夜 800 ml，麻酔導入前 400 ml。
前投薬なし：長時間作用の鎮静薬を用いない。
胃管留置なし：日常的胃管留置は行わない。
硬膜外麻酔・鎮痛：胸部硬膜外麻酔を用いる。
短時間作用型麻酔薬：短時間作用性の麻酔を用いる。
輸液・塩分の過剰投与，摂取を避ける：縫合不全，イレウス，心肺合併症を防ぐ。
小切開，ドレーン留置なし：できるだけ短い切開創。低位前方切除では 24 時間以内の短期間
　　ドレナージ留置。
体温管理，温風式保温：創部感染，心合併症，出血量の減少。
離床促進パス：当日 2 時間，翌日 6 時間の離床。
術後鎮痛：術後 2〜3 日は低用量局所麻酔薬（±麻薬）による持続硬膜外麻酔を使用。低血圧
　　による吻合部の低灌流に注意。アセトアミノフェンを併用する。硬膜外抜去後は麻薬を使
　　用せず NSAIDs による鎮痛。
悪心・嘔吐予防
腸動促進：胸部硬膜外鎮痛を用いる。過剰輸液を避ける。消化管蠕動促進薬を使用する。
カテーテル早期抜去：早期の尿道カテーテル抜去。
周術期経口栄養：術当日から経口摂取。ただし，早期経口摂取は腹満，肺合併症と関係。
予後・順守状態の調査：予後やプロトコルの内容を調査，評価する。

〔岩坂日出男．術後の回復力強化プロトコル Enhanced Recovery After Surgery（ERAS）protocol.
Anesthesia 21 Century 2010；12：2333-8 を基に作成〕

④ 標準麻酔法：長時間作用の麻薬は避け，胸部硬膜外麻酔と短時間作用性の麻薬を使用する。
⑤ 術後の悪心・嘔吐対策：リスクの高い患者では予防的対処を行う。
⑥ 経鼻胃管：日常的留置は行わない。
⑦ 体温管理：正常体温の維持により創部感染，心合併症，出血量，輸血必要量の減少が可能である。
⑧ 周術期の輸液管理：過剰な輸液，Na 負荷を避けることで，縫合不全，イレウス，心・肺合併症を減少する。術後はできるだけ早期に点滴を中止し，飲水を開始する。
⑨ 術後鎮痛：術後 2〜3 日は低用量局所麻酔薬による（麻薬併用可）持続硬膜外鎮痛法を用いる。低血圧による吻合部の低灌流に注意し，昇圧薬の使用も考慮する。アセトアミノフェンを基礎併用しておくとよい。硬膜外カテーテル抜去後はできるだけ麻薬は使用せず，非ステロイド性抗炎症薬（nonsteroidal anti-inflammatory drugs：NSAIDs）による鎮痛を行う。
⑩ 術後イレウスの防止：胸部硬膜外麻酔を用い，過剰な輸液を避け，消化管蠕動促進薬を用いる。
⑪ 術後栄養管理：術当日からの経口摂取を推奨する。
⑫ 早期離床：術当日は 2 時間，翌日からは 6 時間の離床ができる環境整備をする。

腹部手術における静脈麻酔法の長所と短所

1 静脈麻酔の特徴

　以前の静脈麻酔は，鎮静薬として用いられるケタミンやジアゼパム，ミダゾラムは作用時間が比較的長く，ベンゾジアゼピン系に関してはフルマゼニルという拮抗薬があるもののいずれも調節性が悪いという欠点があった。鎮痛に関してはモルヒネやフェンタニルが用いられていたが，長時間手術では蓄積性が問題となり，やはり調節性が悪かった。筋弛緩薬としてはベクロニウムが用いられ，筋弛緩からの回復は基本的には自然回復を待ち，拮抗薬を用いる場合は，ある程度，自発呼吸の回復を確認したうえで，ネオスチグミンを用いた。ネオスチグミンは，副交感神経系優位になることによる口腔内分泌物の増加，徐脈，気管支喘息の誘発などの副作用が見られた。ネオスチグミンの副作用に拮抗するために同時にアトロピンを投与することが多かったが，アトロピンは逆に頻脈などの副作用を来すこともある。しかし，最近の静脈麻酔では鎮静薬としてはプロポフォールが用いられ，鎮静度の客観的モニターとして bispectral index（BIS）が用いられる。また，プロポフォールは吸入麻酔薬濃度のようにリアルタイム測定はできないが，血中濃度や効果部位濃度予測が可能で，target-controlled infusion（TCI）による投与が一般に行われている。鎮痛薬としてはフェンタニルに加えて，短時間作用で調節性の良いレミフェンタニルが用いられるようになり，術後の呼吸抑制を気にすることなく，手術中に十分な量のオピオイドが使用できるようになった。また，筋弛緩薬としてロクロニウムを用いるようになり，長時間手術での持続投与でもあまり蓄積を気にせず使用できるようになった。仮に筋弛緩が残存していても，拮抗薬のスガマデクスを使用することにより，速やかな筋弛緩の拮抗が可能となった。以前は必ずしも良いといえなかった静脈麻酔の調節性が，現在は鎮静，鎮痛，筋弛緩のすべてにおいて良くなってきた。

　現在残されている課題としては，術後鎮痛である。比較的疼痛の強い開腹による腹部手術では，術後鎮痛としては安静時だけでなく，体動時の痛みを抑える局所麻酔薬による硬膜外麻酔やそのほかのブロックが有用である。麻薬を主体とした術後鎮痛では，今のところ十分な鎮痛を目指すと，呼吸抑制や嘔気・嘔吐といった副作用が出現してしまう。アセトアミノフェンやNSAIDsは有用ではあるが，単独では術後鎮痛薬として効果が不十分である。

2 神経ブロックを必要としないメリット

　腹部手術において非常によく用いられている硬膜外麻酔は，術中・術後の鎮痛のためには大変有効な麻酔法である。しかしながら，患者にとっては，自分には見えない背中のほうから鎮痛のための痛い注射をされるというのは最大のデメリットではないだろうか。また手技としても，根拠に基づく医療（evidence-based medicine）の時代に抵抗消失法とい

うexperience basedな方法で刺入するのが通常なのはいかがなものであろうか。それに比べると，静脈麻酔は理論に基づいた投与が可能で，ある意味，研修医でも指導医でも同じ麻酔が可能である。BIS値などに基づいたプロポフォールやレミフェンタニル，筋弛緩薬のclosed-loop control投与法についても研究されており[4)〜8)]，確実な静脈ラインさえあれば将来的には麻酔の自動化も可能かもしれない。

また最近は，心臓や脳の合併症で周術期の抗凝固，抗血小板療法が必要とされる患者が増えており，このような患者では神経幹やその近傍の神経ブロックは用いにくい。そのような場合でも，静脈麻酔はその威力を発揮する。

3 麻酔の覚醒について

吸入麻酔薬と比較すると，以前よく用いられていたイソフルランに比べ，セボフルランやプロポフォールによる麻酔のほうが覚醒が早い[9)]。現在使用されるセボフルランや日本でも使用されるようになったデスフルラン，静脈麻酔薬プロポフォールは麻酔からの覚醒に注目すると，どれも覚醒が早く，臨床的に十分満足できる。

ただし，肥満指数（BMI）35 kg/m^{2}以上の肥満患者の胃のバンディング手術でデスフルラン，イソフルラン，プロポフォールを比較した研究では，プロポフォールやイソフルランと比べてデスフルランのほうが覚醒が早く，酸素飽和度が保たれ，postanesthesia care unit（PACU）での鎮静レベルが浅かった[10)]。肥満患者においては，プロポフォールのTCIによる投与は，実際の血中濃度や効果部位濃度との差が生じ，覚醒遅延を生じやすい。また，長時間手術においても，薬物の蓄積によりプロポフォールを用いた麻酔では覚醒遅延を生じやすい[11)]。婦人科腹腔鏡手術においてプロポフォール麻酔，イソフルラン麻酔，プロポフォールとイソフルラン麻酔併用の3群を比較し，3群で覚醒や抜管，PACU滞在時間に差はなかったという報告[12)]もある。婦人科手術患者でプロポフォールにレミフェンタニルを併用すると，レミフェンタニルの作用で心拍出量が減り，プロポフォールの肝臓でのクリアランスが減ってプロポフォール濃度が上がるが，BISには影響を与えなかった[13)]という報告がある。プロポフォールとレミフェンタニルを用いた長時間手術で，BISを見ながらプロポフォールを調整しても，予想以上にプロポフォール濃度が高くなる可能性がある。現在のところ，肥満患者の手術や長時間手術においては，プロポフォールによる麻酔と比べて，セボフルランやデスフルランを用いた吸入麻酔のほうが覚醒遅延を生じにくいといえよう。

4 麻薬との相乗作用

プロポフォールは，レミフェンタニルとの相乗作用により喉頭展開，気管挿管や腹部手術刺激といった周術期の刺激に対するレミフェンタニル必要量を減らす[14)]。セボフルランとレミフェンタニルも圧刺激，電気刺激，熱刺激に対して相乗作用を表す[15)]。つまり，適度な量のレミフェンタニルを用いることにより，麻酔維持のための静脈麻酔薬プロポフォール血中濃度や吸入麻酔薬セボフルラン濃度を減らすことができる。低い濃度で麻酔

維持できれば，手術終了後プロポフォールやセボフルランといった麻酔薬を投与中止してからの覚醒も早くなる。

5 術後痛について

　開腹の子宮全摘術において，イソフルランとフェンタニル，プロポフォールとフェンタニルの麻酔を比較したデータでは，プロポフォール群のほうが術後痛が軽度で，術後1日のモルヒネ使用量が少なかった[16]。婦人科の診断目的の腹腔鏡手術（検査）でセボフルラン麻酔とプロポフォール麻酔を比較したデータでは，プロポフォール麻酔のほうが術後痛が軽度であった[17]。この研究では，セボフルラン麻酔とプロポフォール麻酔で嘔気・嘔吐に差はなかった。また，有意差はないものの，セボフルラン麻酔のほうが予期しない入院が多かった。開腹の子宮全摘あるいは子宮筋腫切除手術において，セボフルラン，デスフルランとプロポフォールを比較したデータでは，麻酔法による術後痛の差やモルヒネの使用量には有意差がなかった[18]。

6 内分泌反応について

　腹式子宮全摘術において，プロポフォールとレミフェンタニル，プロポフォールとアルフェンタニルを使用した静脈麻酔を比較したデータでは，レミフェンタニルのほうが平均血圧や脈拍数が少なかったが，血漿コルチゾールの変化やインスリン，血糖には両者で有意差はなかった[19]。

　開腹の半結腸切除において，プロポフォールとレミフェンタニル麻酔と，デスフルランとフェンタニル麻酔を比較したデータでは，プロポフォールとレミフェンタニルによる全静脈麻酔のほうがカテコールアミンレベルが低かった[20]。しかしながら，全静脈麻酔のほうが術後のオピオイドの使用が有意に多く，硬膜外麻酔の使用も多い傾向にあった。レミフェンタニルは術中の侵襲コントロールには有用であるが，いかに術後の適切な疼痛管理に移行するかが重要であると思われる。

7 悪心・嘔吐が少ない

　整形外科や婦人科手術を主体とした142名の患者を2群に分け，キセノンによる麻酔とプロポフォールによる麻酔を比較したデータでは，プロポフォール群のほうが嘔気・嘔吐ともに少なかった[21]。婦人科腹腔鏡の日帰り手術において，プロポフォールとフェンタニル/アルフェンタニルによる麻酔とプロポフォールとレミフェンタニルによる麻酔を比較したデータでは，レミフェンタニルを使用したほうが嘔気が少なかった[22]。一般的には，プロポフォールを用いた静脈麻酔は嘔気・嘔吐が少ないと考えられる。しかしながら，婦人科腹腔鏡手術においてプロポフォールを嘔吐防止目的に1 mg/kg/hrで使用しても，嘔吐を防げなかったという報告[23]もある。

8 レミフェンタニルによる痛覚過敏

レミフェンタニルの高用量での投与では，オピオイドに対する急性耐性が生じるという考えがある．オピオイドに対する急性耐性に関しては，存在するという報告や存在しないという報告もある．静脈麻酔を主たる麻酔として行った場合，レミフェンタニルのみを鎮痛薬として使用したときは投与終了後，急速に血中濃度が下がり，急に強い疼痛に曝される危険がある．いずれにせよ，静脈麻酔から術後鎮痛へのスムーズな移行は，重要である．腹式子宮全摘術においてレミフェンタニルによる痛覚過敏にはケタミンやパラセタモールが有効であるという報告[24]や，甲状腺手術において硫酸マグネシウムがレミフェンタニルによる痛覚過敏を抑えるという報告[25]，ロボット支援腹腔鏡下前立腺全摘術において硫酸マグネシウムが術後のオピオイド使用量を抑え，オピオイドによる痛覚過敏を抑えるという報告[26]がある．

9 認知機能について

整形外科の関節鏡や抜釘などの手術において，プロポフォールとレミフェンタニルによる静脈麻酔とデスフルラン，セボフルランによる吸入麻酔を比較した報告では，trigger dot testやdigit symbol substitution testで表される認知機能が，プロポフォールとレミフェンタニルによる静脈麻酔のほうが回復が早かった[27]．口腔外科手術において，プロポフォールとレミフェンタニル，プロポフォールとフェンタニルの静脈麻酔で認知機能を比較した報告では，レミフェンタニルのほうが認知機能の回復は早かった[28]．752名の術後患者で，リカバリールーム内と術後1日のせん妄発症率を術中使用したオピオイドで比較した報告[29]では，レミフェンタニル使用群のほうがフェンタニル使用群よりもリカバリールーム内と術後1日のせん妄発症率が低かった．吸入麻酔に比べるとプロポフォールが，そして麻薬としてはフェンタニルよりもレミフェンタニルが，術後の認知機能回復やせん妄防止に有効である．

10 尿量について

河合ら[30]の報告で，さまざまの手術に対する全身麻酔症例についてレミフェンタニルの使用の有無で分けた場合，レミフェンタニル使用群のほうが尿量が多かった．レミフェンタニルがストレス反応を抑制し，抗利尿ホルモン（antidiuretic hormone：ADH）やレニン，アルドステロンなどの尿量を減少させるストレスホルモンが減少したためではないかと考察している．矢郷ら[31]の報告では，婦人科腹腔鏡手術においてレミフェンタニル使用群のほうが尿量が多かった．腹腔鏡手術は，気腹や頭低位の影響でADH分泌が増えたり，腎血流が減り，尿量が減少してしまう要素があるが，レミフェンタニルによる交感神経の緊張抑制や神経内分泌反応の抑制が尿量低下を抑えたのではないかと考察している．

11 シバリングについて

　婦人科開腹手術において，硬膜外にロピバカインを使用しプロポフォールとレミフェンタニルを用いた患者を，低用量レミフェンタニル 0.1 μg/kg/min と高用量レミフェンタニル 0.25 μg/kg/min で術後のシバリングを比較した報告[32]では，高用量群のほうがシバリングが3倍多かった。高用量と低用量で抜管時の直腸温や手掌温には有意差がないことから，高用量のレミフェンタニルの急激な中止は，オピオイド耐性による痛覚過敏と同じような機序でシバリングを起こしているのではないかと推論している。腹腔鏡下結腸切除術において，プロポフォール，フェンタニル，レミフェンタニルによる全静脈麻酔を行った症例でシバリングが起きた患者と起きなかった患者を比較した報告[33]では，手術麻酔時間の延長と覚醒時のフェンタニルの予測血中濃度，予測効果部位濃度の低下がシバリングと関係していた。覚醒時のフェンタニル予想効果部位濃度が鎮痛効果を表す 1.0 ng/ml よりも低い濃度では，フェンタニルによるシバリング抑制効果も不十分なのではないかと考察している。

12 腸間膜牽引症候群について

　腹部手術でレミフェンタニルを使用したほうが腸間膜牽引症候群が発症しやすい[34]という報告がある。硬膜外麻酔とセボフルラン吸入麻酔に，麻薬をフェンタニルのみ使用する群とフェンタニルとレミフェンタニルを使用する群に分けて検討し，開腹術ではレミフェンタニル使用群が約5倍の腸間膜牽引症候群を発症している。

13 肺機能について

　腰椎椎間板手術でプロポフォールとレミフェンタニルによる全静脈麻酔とセボフルラン，亜酸化窒素，フェンタニルによるバランス麻酔を比較した研究で，プロポフォール，レミフェンタニルによる全静脈麻酔のほうが努力肺活量（forced vital capacity：FVC）の減少が大きかったという報告[35]がある。ただし，全静脈麻酔群で FVC が 4.7 l から 4.4 l に減少，吸入麻酔群で 5.1 l から 4.9 l に減少で有意差はあったものの，臨床的には大きな差異はないといえるだろう。むしろ，両群とも術後の FVC の減少は軽度であるといえよう。
　虫垂切除と胆嚢摘出術の患者で，プロポフォールとレミフェンタニルを用いた全身麻酔とセボフルランとレミフェンタニルを用いた全身麻酔を比較し，気管支粘液移動速度がセボフルラン群のほうで減少していた[36]。全静脈麻酔と比べてセボフルラン吸入麻酔のほうが気管支のクリアランスが低下し，肺合併症のリスクの高い患者では注意が必要と結論している。静脈麻酔と吸入麻酔で呼吸機能検査には極端な差はないようであるが，気管支粘液移動速度は吸入麻酔で低下しており，誤嚥などを起こしやすい消化器手術などでは静脈麻酔が有利かもしれない。

14 コストについて

　婦人科腹腔鏡手術においてプロポフォールとレミフェンタニルによる静脈麻酔，イソフルランとフェンタニルによる吸入麻酔，イソフルランとプロポフォールとレミフェンタニルによる静脈麻酔と吸入麻酔の併用の3種類の麻酔法を比較した報告がある。静脈麻酔と吸入麻酔併用で術後の嘔気・嘔吐が多く，静脈麻酔でシバリングと術後の鎮痛薬の必要量が多かった。吸入麻酔がもっともコストが低かった[12]。吸入麻酔と比較すると，静脈麻酔のほうがコストは高い。

静脈麻酔による管理が有用な腹部手術にはどのようなものがあるか

手術別の麻酔法

　一口に腹部手術といっても，切開の大きな手術・小さな手術，侵襲の大きな手術・小さな手術がある。麻酔や術後鎮痛も，手術侵襲に合わせて行うべきである。www.postoppain.org では，9の手術別の麻酔や術後鎮痛法について示している。このうち腹式単純子宮全摘術では，全身麻酔あるいは脊髄くも膜下麻酔を勧めており，ルーチンの硬膜外麻酔は推奨していない。手術直後の強い痛みを抑えるためには，強オピオイドを推奨している。術中の1回注入の硬膜外麻酔は推奨しないとしている。創部の浸潤麻酔は，術後8時間の痛みを減らすとして推奨している。手術手技としては，腹式子宮全摘術よりも腹腔鏡補助下腟式子宮全摘術や腟式子宮全摘術のほうが痛みが少ない。開腹あるいは腹腔鏡下の結腸切除術では，禁忌がなければ硬膜外の併用が推奨される。術後鎮痛は，硬膜外を使用している患者では術後2～3日局所麻酔と強オピオイドの併用が推奨される。硬膜外カテーテル抜去後は強オピオイドの投与は痛みのレスキューにかぎることが推奨される。痔核の手術では，麻酔は局所麻酔，脊髄くも膜下麻酔＋局所麻酔あるいは神経ブロック，全身麻酔＋局所麻酔あるいは神経ブロックが推奨される。術後鎮痛はNSAIDsあるいはシクロオキシゲナーゼ（cyclooxygenase：COX）-2阻害薬とパラセタモールが推奨され，痛みが強いときのみオピオイドを用いる。鼠径ヘルニアの手術では，局所麻酔あるいは局所麻酔と全身麻酔の組み合わせが推奨される。局所麻酔は作用時間の長いものが推奨される。術後はNSAIDsあるいはCOX-2阻害薬とパラセタモールが推奨され，オピオイドを使用するのは疼痛が強いときのみで，疼痛の程度によって弱オピオイドと強オピオイドを使い分ける。脊髄くも膜下麻酔や硬膜外麻酔は推奨されない。腹腔鏡下胆嚢摘出術の麻酔は，基本は全身麻酔で行う。肺合併症のリスクの高い患者では，硬膜外麻酔を併用し，以下の手技を考慮する。短時間作用の強オピオイドを用い，手術終了前にNSAIDsあるいはCOX-2阻害薬を用いる。長時間作用の局所麻酔薬を創に浸潤する。腹腔内に局所麻酔薬を使用する。術後は，NSAIDsあるいはCOX-2阻害薬，パラセタモールを用い，痛みが強いとき

はオピオイドを用いる。

　近年，腹部手術における内視鏡手術の適用が消化器外科手術，婦人科手術，泌尿器科手術などすべての領域において拡大してきており，手術の低侵襲化が進んでいる。現在のところ腹腔鏡下胃切除術や結腸切除術では切除，吻合時は小開腹を行っていることが多く，硬膜外麻酔のメリットがまだ多いと思われる。ほぼ内視鏡のポートのみでできる手術や皮膚切開創が下腹部の小範囲のみの手術においては，硬膜外麻酔は行わず，静脈麻酔＋局所浸潤麻酔，あるいは静脈麻酔のみでの管理が可能である。

≪静脈麻酔のみでの管理が可能と思われる手術の例≫

　消化器外科手術：腹腔鏡下胆嚢摘出術，虫垂切除術，鼠径ヘルニア根治術など
　婦人科腹腔鏡手術：卵巣嚢腫，子宮外妊娠手術，腹腔鏡下子宮筋腫核出術，腹腔鏡下腟式子宮全摘術など
　泌尿器科手術：da Vinci®によるロボット支援前立腺全摘手術，膀胱腫瘍に対する経尿道的膀胱腫瘍手術（TUR-Bt），前立腺肥大に対する経尿道的前立腺切除術（TUR-P），経尿道的ホルミウムレーザー前立腺核出術（Holep）など

静脈麻酔による腹部手術の麻酔管理上のポイント

　腹部手術においては，侵襲の大きな手術術式では硬膜外麻酔のメリットは大きい。静脈麻酔をスムーズに行うためには，十分な鎮痛が図られていることが重要である。静脈麻酔では鎮痛は主に麻薬が担うことになるが，フェンタニルは用量が多くなると術後に呼吸抑制や嘔気・嘔吐を起こす可能性がある。レミフェンタニルは手術中の十分な鎮痛には有用であるが，効果がすぐに消失してしまうのがデメリットでもある。

1 静脈麻酔のみで行う場合

　プロポフォールは，意識消失時と意識回復時の濃度はほぼ同じ濃度とされる。入眠時のプロポフォール効果部位濃度に0.5～1.0 μg/mlを加えたプロポフォール濃度で手術中の鎮静を維持することで，適切な術中の鎮静を保ちながら術後の速やかな覚醒を達成できる。ただし，プロポフォールの必要濃度は鎮痛の状態に左右されるので，十分な鎮痛を確保することが術中覚醒を防ぐうえで重要である[37]。

　鎮痛薬としてフェンタニルのみを用いた場合は，手術中の十分な鎮痛を目指すと術後に呼吸抑制を残す可能性が高くなる。レミフェンタニルのみを用いた場合は，速やかに呼吸抑制は消失するが，同時に鎮痛作用も消失してしまう。

　レミフェンタニルを術中の鎮痛の主体として0.25～0.5 μg/kg/minで投与し，手術中の強い侵襲に対処する。そして，フェンタニルも同時に術中から投与し，手術終了時の血中濃度が1～1.5 ng/ml（自発呼吸と鎮痛がともに得られる濃度）を目指して投与する[38]。context-sensitive half-time（CSHT）の長いフェンタニルを用いることで，術後もしばら

く鎮痛が保たれる。レミフェンタニルとフェンタニルの併用により，速やかな覚醒と術後の鎮痛の継続が達成される。比較的術後痛が軽度であると考えられる内視鏡手術では，このような方法が有用であると考えられる。

2 硬膜外麻酔を併用する場合

比較的侵襲の大きい胃がんや大腸がんなどでは，静脈麻酔のみに頼った鎮痛では術後痛に対して不十分であると考えられる。このような手術では，硬膜外麻酔の意義はまだまだ大きいものと考えられる。

硬膜外麻酔は体動時痛の抑制に関しては麻薬以上に効果があるが，麻酔科医であっても100％の成功率は不可能であり，実際には効果が不十分な場合もある。そのため，硬膜外麻酔を行う場合でも静脈麻酔（麻薬）を併用することは，より確実な麻酔のためには有用である。

硬膜外麻酔と静脈麻酔を併用する場合，両方を十分な量投与すると循環抑制が強くなるデメリットがある。硬膜外麻酔として運動麻痺を起こさない程度の比較的低濃度の局所麻酔薬（0.2％ロピバカインや0.25％レボブピバカイン）と0.1〜0.2 μg/kg/min 程度のレミフェンタニルを併用すれば，極端な循環抑制を起こすことなく腹部手術の鎮痛が可能である。

■参考文献

1) Kehlet H, Mogensen T. Hospital stay of 2 days after open sigmoidectomy with a multimodal rehabilitation programme. Br J Surg 1999；86：227-30.
2) Kehlet H, Dahl JB. Anaesthesia, surgery, and challenges in postoperative recovery. Lancet 2003；362：1921-8.
3) 岩坂日出男．術後の回復力強化プロトコル enhanced recovery after surgery（ERAS）protocol．Anesthesia 21 Century 2010；12：2333-8.
4) Reboso JA, Méndez JA, Reboso HJ, et al. Design and implementation of a closed-loop control system for infusion of propofol guided by bispectral index（BIS）. Acta Anaesthesiol Scand 2012；56：1032-41.
5) De Smet T, Struys MM, Neckebroek MM, et al. The accuracy and clinical feasibility of a new bayesian-based closed-loop control system for propofol administration using the bispectral index as a controlled variable. Anesth Analg 2008；107：1200-10.
6) Janda M, Simanski O, Bajorat J, et al. Clinical evaluation of a simultaneous closed-loop anaesthesia control system for depth of anaesthesia and neuromuscular blockade. Anaesthesia 2011；66：1112-20.
7) Liu N, Le Guen M, Benabbes-Lambert F, et al. Feasibility of closed-loop titration of propofol and remifentanil guided by the spectral M-Entropy monitor. Anesthesiology 2012；116：286-95.
8) Milne SE, Kenny GN, Schraag S. Propofol sparing effect of remifentanil using closed-loop anaesthesia. Br J Anaesth 2003；90：623-9.
9) Ebert TJ, Robinson BJ, Uhrich TD, et al. Recovery from sevoflurane anesthesia：A comparison to isoflurane and propofol anesthesia. Anesthesiology 1998；89：1524-31.
10) Juvin P, Vadam C, Malek L, et al. Postoperative recovery after desflurane, propofol, or

isoflurane anesthesia among morbidly obese patients : A prospective, randomized study. Anesth Analg 2000 ; 91 : 714-9.

11) Röhm KD, Piper SN, Suttner S, et al. Early recovery, cognitive function and costs of a desflurane inhalational vs. a total intravenous anaesthesia regimen in long-term surgery. Acta Anaesthesiol Scand 2006 ; 50 : 14-8.

12) Chi X, Chen Y, Liao M, et al. Comparative cost analysis of three different anesthesia methods in gynecological laparoscopic surgery. Front Med 2012 ; 6 : 311-6.

13) Yufune S, Takamatsu I, Masui K, et al. Effect of remifentanil on plasma propofol concentration and bispectral index during propofol anaesthesia. Br J Anaesth 2011 ; 106 : 208-14.

14) Mertens MJ, Olofsen E, Engbers FH, et al. Propofol reduces perioperative remifentanil requirements in a synergistic manner : Response surface modeling of perioperative remifentanil-propofol interactions. Anesthesiology 2003 ; 99 : 347-59.

15) Manyam SC, Gupta DK, Johnson KB, et al. Opioid-volatile anesthetic synergy : A response surface model with remifentanil and sevoflurane as prototypes. Anesthesiology 2006 ; 105 : 267-78.

16) Cheng SS, Yeh J, Flood P. Anesthesia matters : Patients anesthetized with propofol have less postoperative pain than those anesthetized with isoflurane. Anesth Analg 2008 ; 106 : 264-9.

17) Tan T, Bhinder R, Carey M, et al. Day-surgery patients anesthetized with propofol have less postoperative pain than those anesthetized with sevoflurane. Anesth Analg 2010 ; 111 : 83-5.

18) Fassoulaki A, Melemeni A, Paraskeva A, et al. Postoperative pain and analgesic requirements after anesthesia with sevoflurane, desflurane or propofol. Anesth Analg 2008 ; 107 : 1715-9.

19) Demirbilek S, Ganidağli S, Aksoy N, et al. The effects of remifentanil and alfentanil-based total intravenous anesthesia (TIVA) on the endocrine response to abdominal hysterectomy. J Clin Anesth 2004 ; 16 : 358-63.

20) Lendvay V, Draegni T, Rostrup M, et al. Propofol/remifentanil vs desflurane/fentanyl in open hemicolectomy surgery. J Anesth Clin Res 2010 ; 1 : 1-5.

21) Coburn M, Kunitz O, Apfel CC, et al. Incidence of postoperative nausea and emetic episodes after xenon anaesthesia compared with propofol-based anaesthesia. Br J Anaesth 2008 ; 100 : 787-91.

22) Rognås LK, Elkjaer P. Anaesthesia in day case laparoscopic female sterilization : A comparison of two anaesthetic methods. Acta Anaesthesiol Scand 2004 ; 48 : 899-902.

23) Scuderi PE, D'Angelo R, Harris L, et al. Small-dose propofol by continuous infusion does not prevent postoperative vomiting in females undergoing outpatient laparoscopy. Anesth Analg 1997 ; 84 : 71-5.

24) Yalcin N, Uzun ST, Reisli R, et al. A comparison of ketamine and paracetamol for preventing remifentanil induced hyperalgesia in patients undergoing total abdominal hysterectomy. Int J Med Sci 2012 ; 9 : 327-33.

25) Song JW, Lee YW, Yoon KB, et al. Magnesium sulfate prevents remifentanil-induced postoperative hyperalgesia in patients undergoing thyroidectomy. Anesth Analg 2011 ; 113 : 390-7.

26) Lee C, Song YK, Jeong HM, et al. The effects of magnesium sulfate infiltration on perioperative opioid consumption and opioid-induced hyperalgesia in patients undergoing robot-assisted laparoscopic prostatectomy with remifentanil-based anesthesia. Korean J Anesthesiol 2011 ; 61 : 244-50.

27) Larsen B, Seitz A, Larsen R. Recovery of cognitive function after remifentanil-propofol anesthesia：A comparison with desflurane and sevoflurane anesthesia. Anesth Analg 2000；90：168-74.
28) Takayama A, Yamaguchi S, Ishikawa K, et al. Recovery of psychomotor function after total intravenous anesthesia with remifentanil-propofol or fentanyl-propofol. J Anesth 2012；26：34-8.
29) Radtke FM, Franck M, Lorenz M, et al. Remifentanil reduces the incidence of post-operative delirium. J Int Med Res 2010；38：1225-32.
30) 河合未来, 中田　純, 川口道子ほか. レミフェンタニル投与群と非投与群における麻酔中尿量の比較検討. 麻酔 2010；59：179-82.
31) 矢郷泰子, 田尻　治, 伊藤宏之ほか. 婦人科腹腔鏡手術中の尿量に対するレミフェンタニルの影響. 麻酔 2009；58：613-5.
32) Nakasuji M, Nakamura M, Imanaka N, et al. Intraoperative high-dose remifentanil increases post-anaesthetic shivering. Br J Anaesth 2010；105：162-7.
33) 岡　雅行, 澤井俊幸, 梶田一郎ほか. 腹腔鏡下結腸切除術におけるシバリング発生原因の検討. 麻酔 2010；59：451-4.
34) Nomura Y, Funai Y, Fujimoto Y, et al. Remifentanil increases the incidence of mesenteric traction syndrome：Preliminary randomized controlled trial. J Anesth 2010；24：669-74.
35) Tiefenthaler W, Pehboeck D, Hammerle E, et al. Lung function after total intravenous anaesthesia or balanced anaesthesia with sevoflurane. Br J Anaesth 2011；106：272-6.
36) Ledowski T, Paech MJ, Patel B, et al. Bronchial mucus transport velocity in patients receiving propofol and remifentanil versus sevoflurane and remifentanil anesthesia. Anesth Analg 2006；102：1427-30.
37) 長田　理. レミフェンタニルによる全身麻酔と効果的な術後鎮痛. 臨床麻酔 2009；33：1013-24.
38) 木山秀哉. レミフェンタニル麻酔の術後疼痛管理. 麻酔 2007；56：1306-11.

（坂本　成司, 稲垣　喜三）

VII. 各科の静脈麻酔法

6 整形外科・形成外科手術の麻酔

はじめに

　脊椎手術では脊髄機能のモニタリングで体性感覚誘発電位や運動誘発電位を記録するので，潜時や電位への影響が軽微であるプロポフォールを使用した全静脈麻酔（total intravenous anesthesia：TIVA）が麻酔法として優れている．四肢・関節手術でのターニケットの使用は，使用前後で投与薬物の薬物動態学（pharmacokinetics：PK）と薬力学（pharmacodynamics：PD）を一時的に変化させるが，投与された薬物のPKとPDは使用前に投与するほうがその変化は小さい．熱傷の手術では，薬物の生体内分布容量とクリアランスが増加するため，通常よりも多い投与量を必要とし，効果持続時間も短縮する．

整形外科の麻酔

　整形外科の手術は，脊椎手術と四肢・関節の手術に大別される．本項では，静脈麻酔による麻酔管理の方法と注意点を，脊椎手術と四肢・関節手術に分けて解説する．

1 脊椎手術

　脊椎椎間板ヘルニアや脊柱管狭窄症，脊椎側彎症，脊髄腫瘍に代表される脊椎・脊髄疾患は，その実施に支障がないかぎり全身麻酔が適用となる．腰椎領域の手術では，仙骨硬膜外ブロックなどの区域麻酔が併用されることもある[1]．脊椎の手術では，患者の体位と術者の位置関係から，麻酔器や周辺機器が患者から離れた位置に移動することがあるので，輸液ラインや観血的動脈圧測定ラインを延長し，長い呼吸回路を準備することも忘れてはならない．

a．頸椎手術

　頸椎手術では，頸椎の可動域制限のために，気管挿管困難症に遭遇する機会がほかの部位の手術と比較して多い．開口が可能な症例では，エアウェイスコープ®やトラキライト®，スタイレットスコープ®などの気管挿管器具を使用して，通常の麻酔導入後に気管

表1 意識下挿管に用いる薬物の投与量

分類	薬物	投与量	備考
鎮静薬	ミダゾラム	0.02 mg/kg ずつ	順行性健忘作用があり，挿管時の記憶は希薄。フルマゼニル（2 μg/kg）で拮抗可能
	ジアゼパム	0.05 mg/kg ずつ	
	プロポフォール	TCIで2〜2.5 μg/mlに設定し，鎮静状態を見ながら，0.5 μg/mlずつ増減 あるいは，4〜6 mg/kg/hrで投与して，1 mg/kg/hrずつ増減	
	ドロペリドール	0.05〜0.1 mg/kg	フェンタニルとの併用
	デクスメデトミジン	3〜6 μg/kg/hrで10分以上持続投与し，その後0.2〜0.7 μg/kg/hrで維持	徐脈と低血圧に注意。喉咽頭反射は残る
鎮痛薬	フェンタニル	0.5 μg/kg ずつ投与	
	レミフェンタニル	0.25〜0.5 μg/kg/min で投与 ミダゾラム，プロポフォール併用で0.05〜0.1 μg/kg/min	単独投与ではプロポフォールよりも容易

（西川精宣．意識下挿管．稲田英一編．麻酔科研修ノート．東京：診断と治療社；2010．p.333-5 より改変引用）

挿管が可能である。一方で，顎関節の障害により開口が困難なリウマチ患者やマスク換気困難が予想される患者では，自発呼吸を温存させた状態で気管挿管操作を実施しなければならない。患者を軽く鎮静させた状態で自発呼吸を温存するためには，表1に示す投与量が目安となる。

後方からのアプローチによる手術術式では，頭部をピン固定するために，気管挿管後に鎮痛薬の血中濃度を減少させることなく，維持することが大切である。この操作では，レミフェンタニルを用いるのがもっとも簡便で，気管挿管刺激を有効に減弱する血中濃度（5〜7 ng/ml）を目標にするとよい[2]。体位変換後仰臥位から伏臥位への体位変換と頭部の固定が終了した時点で，速やかにレミフェンタニル濃度を減少させて，低血圧や徐脈の発現を最小限にとどめる。

b. 胸椎・腰椎手術

区域麻酔を併用すると，bispectral index（BIS）を一定範囲内に維持するために必要な鎮静薬の血中濃度は，約30％減少する[3]。また，レミフェンタニルの濃度を4あるいは8 ng/mlに維持すると，手術中の適切な鎮静に必要なプロポフォールの血中濃度は，レミフェンタニル2 ng/mlのときの5.0 μg/mlから3.5 μg/mlと3.0 μg/mlへと30〜40％減少する[4]。これらの知識を利用して過剰な鎮静薬の投与を回避することで，速やかな麻酔覚醒と手術後の機能障害の早期発見を促進することができる。

c. 脊椎側彎症矯正術

インプラントの挿入後あるいは挿入中に，脊髄機能障害の有無を確認するために患者を覚醒させることを要求されることもあるので，速やかに血中濃度を減少させることが可能な TIVA を選択することが多い．重要な点は，覚醒中の患者の不快感を軽減するために，血中フェンタニル（あるいはレミフェンタニル）濃度を 1.0 ng/ml 以上に維持することである．レミフェンタニル単独では急速に血中濃度が低下するために，蓄積効果の高いフェンタニルを術中覚醒試験以前から効果的投与して，レミフェンタニルの濃度低下を代償しなければならない．同時に，プロポフォールも従命可能な濃度（約 1.0～1.5 μg/ml）になるように調節する必要がある．覚醒濃度を予測するためには，target-controlled infusion (TCI) で導入する際の就眠時の効果部位濃度を把握しておくことが大切である．しかし，TCI 機能搭載のシリンジポンプの薬物動態予測ソフトウェアは，急速静注時の薬物動態には対応していないので注意を要する．時間を要するが，1 μg/ml から開始して 30 秒ごとに 1 μg/ml ずつ漸増させる方法を用いれば，より覚醒濃度に近似した就眠時の効果部位濃度を知ることができる．この術中覚醒試験の手順を除けば，胸椎・腰椎手術の TIVA に準じた麻酔管理で対応可能である．

あるいは，手術開始後からデクスメデトミジンを術中覚醒に向けて，血中濃度 0.6 ng/ml を目標に持続投与することも有用である[5]．術中覚醒試験を実施するタイミングに合わせて，プロポフォールとレミフェンタニルを中止し，デクスメデトミジン単独（あるいはフェンタニルとの併用）で術中覚醒中の不快感を軽減することが可能となる．

d. 脊髄腫瘍（髄内・髄外腫瘍）

脊髄腫瘍摘出術や前項の脊椎側彎矯正術でもっとも注意を払うべきことは，脊髄機能の温存である．そのためには，脊髄機能をモニタリングして，脊髄機能を経時的に評価することで脊髄機能障害を発見し，早期に治療を開始し脊髄機能の維持を図ることが大切である．脊髄機能評価には，感覚神経系を評価する体性感覚誘発電位（somatosensory-evoked potential：SEP）と運動神経系を評価する経頭蓋運動誘発電位（transcranial electric motor-evoked potential：MEP）がある．これらの誘発電位は，潜時（latency）や電位（amplitude）に揮発性吸入麻酔薬の影響を大きく受ける[6]．したがって，正確に誘発電位を評価するために，TIVA で麻酔管理をするのが一般的である．プロポフォールやフェンタニル，レミフェンタニルは，通常使用濃度では誘発電位には影響を与えないが，高濃度になれば誘発電位を抑制することもある．MEP 測定では筋弛緩薬を使用できないので，術中の体動予防には比較的高濃度のレミフェンタニルやフェンタニルを使用することがあるので，注意を要する．側彎症矯正手術でも，術中覚醒試験を省略するために SEP や MEP のモニタリングが実施されている．そのときのデクスメデトミジンの MEP の潜時や電位に及ぼす影響については，議論の余地がある．呼気終末濃度 4.0％のデスフルランとレミフェンタニルで維持した麻酔管理では，血中濃度 0.6 ng/ml までのデクスメデトミジンの使用は，SEP と MEP の潜時や電位に影響を与えなかった[7]とする報告と，血中濃度 0.6～0.8 ng/ml でのデクスメデトミジンの使用は，プロポフォールを使用した TIVA 中では MEP の電

位を有意に低下させた[8)]とする報告がある．効果部位濃度で，デクスメデトミジン 0.4 ng/ml とプロポフォール 2.5 μg/ml の条件下では，MEP への影響は最小となる[8)]．

e. 脊椎手術の合併症

伏臥位で実施する脊椎手術（特に脊椎固定術）における合併症では，眼合併症，特に虚血性視神経障害（ischemic optic neuropathy：ION）の発生頻度がほかの手術と比較して，有意に増加している[9)]．この合併症の発症は，術後の視覚障害（失明）を惹起させるので注意深い管理が必要である．頭蓋内のうっ血を避けるために心臓の位置より眼球の位置を高くすること，出血に対してはコロイドを 5％以上使用して循環血液量を増加させて低血圧と浮腫を回避すること，が予防策として提案されている[10)]．ION 発症の危険因子は，肥満〔オッズ比（odds ratio：OR）＝2.83〕，男性（OR＝2.53），Wilson frame の使用（OR＝4.30），大量出血（OR/l＝1.34），麻酔時間（OR/hr＝1.39）であり，循環血液量増加の目的で用いるコロイドの使用（OR/5％＝0.67）は，危険頻度を低下させる[10)]．頸椎前方固定術では，頸部の軟部組織に手術操作で浮腫が生じて，それによる咽喉頭の外部からの圧迫で上気道を閉塞することがある．頸椎側面の単純撮影あるいは頸部軟部組織撮影から，浮腫の程度を知ることができるので，抜管前に確認しておくことが大切である．

2 四肢・関節手術

a. ターニケット薬物動態に及ぼす影響

四肢・関節領域の手術では，手術創部の視野確保と出血量の低減を目的として，手術部位の血流を遮断するためにターニケット（pneumatic tourniquet）を使用する．ターニケット使用による PK や PD の変化に関する報告は少ないが，いずれの報告においても，ターニケット解除後 60 分以内に一過性の血中濃度の上昇が見られることを指摘している[11)～13)]．しかし，臨床的にはターニケットの使用は，その使用前後で投与された薬物の PK と PD を一時的に変化させる．筋弛緩薬のベクロニウムでは，その薬物の固有の PK と PD は，ターニケット使用以前に投与したほうがその変化は小さい[13)]．

b. 全身麻酔管理

全身麻酔管理には，区域麻酔（脊髄くも膜下麻酔や硬膜外麻酔，腕神経叢ブロック，大腿神経ブロックなど）を併用する症例と全身麻酔のみで対応する症例に分けられる．さらに，手術部位によっては，自発呼吸を温存して，区域麻酔の併用なしに全身麻酔を実施することもある．気道確保を必要としない区域麻酔併用の麻酔管理は，次項の monitored anesthesia care で解説する．

気管挿管あるいは声門上気道確保器具を用いて，調節呼吸下に全身麻酔を実施する場合には，通常の TCI を用いた TIVA の適用となる．プロポフォールとレミフェンタニルを用いた TIVA の持つ質の高い覚醒状態と制吐作用は，術直後の手術部位の機能確認や術後の食事の早期摂取に対して有利に働く．整形外科や形成外科の手術においては，経口摂取の

早期再開を念頭に置いた麻酔管理が大切である。区域麻酔の併用は，術後悪心・嘔吐(postoperative nausea and vomiting：PONV)の危険因子である術中・術後のオピオイド使用量を減少させるので，PONVの発生頻度を減少させる[14]。同時に，鎮静薬の使用量も約30％減少させるので，速やかな覚醒を促進する。

一方，自発呼吸を温存したうえで気道確保器具を用いる場合には，鎮静薬と鎮痛薬の血中濃度調節が必要である。TCIを用いてプロポフォールの就眠濃度を確認し，その濃度を基準値としてBIS値を参考に滴定する必要がある。クラシックラリンジアルマスク〔Classic laryngeal mask airway (LMA)〕とProSeal®挿入に必要なプロポフォールのCp_{50}は，それぞれ3.14 ± 0.33 μg/mlと4.32 ± 0.67 μg/mlであり[15]，挿入後速やかに効果部位濃度を減少させる。一方，小児では，LMA挿入に必要なプロポフォールのEC_{50}は5.18 μg/mlであり，5.0 ng/mlのレミフェンタニルを併用すると4.36 μg/mlに減少する[16]。自発呼吸を温存するためには，成人では2.0〜2.5 μg/mlを上限に維持する必要がある。オピオイドは，フェンタニル濃度として1.0〜2.0 ng/mlの間で調節するが，プロポフォールとの相乗効果を考慮すると，1.5 ng/ml以下にとどめておけば自発呼吸の温存が容易となる。オピオイドとの併用では，プロポフォールの効果部位濃度は1.0〜1.5 μg/mlに減少させることができる。区域麻酔を併用すると，鎮痛に求められるオピオイドの必要量が著減するため，自発呼吸の温存は鎮静薬の効果部位濃度に依存する。意識下挿管に求められる鎮静薬濃度を基準に，鎮静薬の投与量あるいは効果部位濃度を決定するのがよい。自発呼吸を温存した全身麻酔では，BISとカプノグラム，呼吸数，換気量が有用なモニタリングとなる。

c. monitored anesthesia care (MAC)

MACとは，麻酔科医が全身管理をするうえで必要十分なモニタリング下に，自発呼吸を温存して鎮静と鎮痛を担保する麻酔法である。大部分の症例では局所麻酔や区域麻酔を併用するが，表面麻酔や無麻酔の症例で実施することもある。

通常の鎮静レベルは，麻酔科医の呼名あるいは軽い刺激（前額部や肩のタッピング）で覚醒する程度に維持する。鎮静の程度は，observer's assessment of alertness/sedation (OAA/S) scaleやRamsay sedation scale (RS)，Richmond agitation-sedation scale (RASS)を用いて評価し，OAA/S scaleとRSでは3〜4を，RASSでは−1〜−2を目標とする（表2）。鎮静薬は，意識下挿管に用いる薬物が対象となるが，現在ではプロポフォールとデクスメデトミジンが主に使用されている。プロポフォールは，TCIでは効果部位を1.5〜2.0 μg/mlで，あるいはマニュアルでは3.0〜4.0 mg/kg/hrで導入して，上記の鎮静レベルを目標に調節する。デクスメデトミジンでは，3〜6 μg/kg/hrで10分間の初期負荷投与後に，0.5〜0.7 μg/kg/hrで維持する（図1）。高濃度での初期負荷投与中には，一過性の血圧上昇や徐脈が出現することがある。導入に時間的余裕があるときには，中等度の濃度で15〜20分の初期負荷投与を行うほうが血圧上昇や徐脈，引き続く低血圧の出現を少なくすることができる。デクスメデトミジンの脊髄くも膜下麻酔時の併用は，感覚神経遮断時間と運動神経遮断時間を延長させ，術後の最初の鎮痛薬投与時間も延長させるが，麻酔高や低血圧の発生頻度，術後の過鎮静は増加させない[17]。

鎮痛薬は，併用する局所麻酔や区域麻酔が十分に効果を発揮しているときには不要であ

表2 意識レベルの評価方法

(a) observer's assessment of alertness/sedation scale

反応性	話し方	顔の表情	目の状態	複合スコア
通常口調の呼名に反応	正常	正常	明瞭 眼瞼下垂なし	5
通常口調の呼名に無気力に反応	やや遅い，あるいは不明瞭	軽度の弛緩	生気がない，あるいは軽度の眼瞼下垂（眼裂の1/2未満）	4
大声での，あるいは連続した呼名に反応	ろれつが回らない，あるいはきわめて遅い	顕著な弛緩（顎が弛んでいる）	生気がない，あるいは顕著な眼瞼下垂（眼裂の1/2以上）	3
軽くつつくあるいは揺すって反応	言葉はほぼ聞き取れない			2
軽くつついても揺すっても無反応				1

(b) Ramsay sedation scale

スコア	患者の状態
1	不安そうである，イライラしている，落ち着きがない
2	協力的，静穏，見当識がある
3	言葉による指示に反応
4	眉間への軽い叩打に素早く反応
5	眉間への軽い叩打に緩慢に反応
6	眉間への軽い叩打に対しても反応せず

(c) Richmond agitation-sedation scale

スコア	用語	説明
+4	闘争的な状態	あからさまに闘争的または暴力的，医療スタッフに危険が差し迫る
+3	高度興奮状態	チューブまたはカテーテルを引っ張るまたは取り除く，または医療スタッフに対して攻撃的な行動をする
+2	興奮状態	頻繁に意味なく動く，または人工呼吸器に同調しない
+1	落ち着きがない状態	不安または心配そうであるが，動きは攻撃的でないまたは活発ではない
0	覚醒し静穏な状態	
−1	眠くうとうとした状態	完全に覚醒していないが，声に反応し，視線を合わせて持続的に（10秒以上）覚醒する
−2	軽度鎮静状態	声に反応し，視線を合わせて一時的に（10秒以内）覚醒する
−3	中等度鎮静状態	声に反応して動くが，視線を合わせない
−4	深い鎮静状態	声に反応しないが，物理的刺激に反応し動く
−5	覚醒不能状態	声または物理的刺激に反応しない

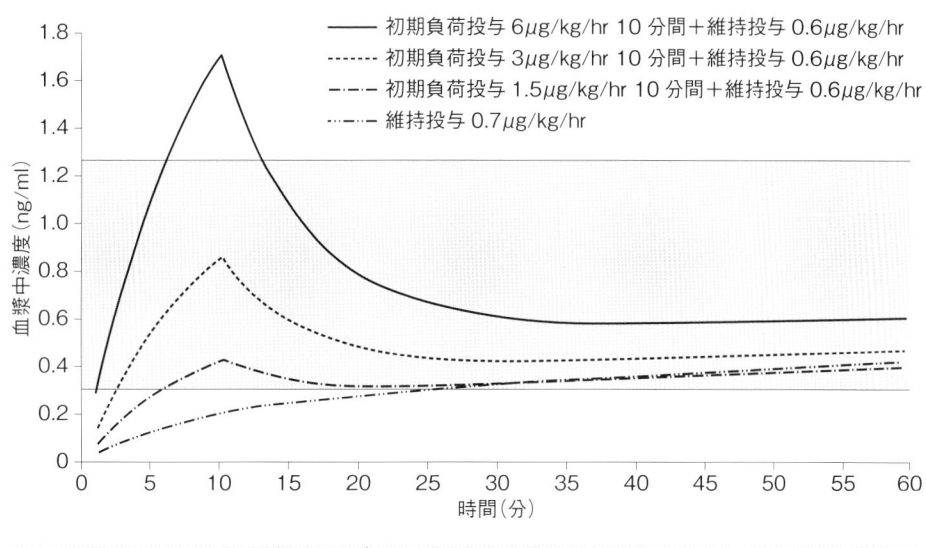

図1 デクスメデトミジンの血中濃度シミュレーション

るが,不十分な麻酔効果のときには鎮痛薬の使用が必要となる.フェンタニル濃度で1.0～1.5 ng/mlの効果部位濃度を目標に投与すると効果的であるが,薬物動態シミュレーションが必要である.臨床的には,術後のintravenous patient-controlled analgesia (IV-PCA)の1回投与量を参考に,25～30 μgを15分間隔で投与して鎮痛状態を滴定するのがよい.

形成外科の麻酔

形成外科領域手術は,体表の手術から顎顔面や頭蓋の形成まで広範囲に及ぶ.体表の手術や顎顔面の手術の麻酔は,他の領域の麻酔法と大同小異である.この項目では,静脈麻酔法において術中に薬物動態が大きく変化することが予想される熱傷の麻酔について述べる.

広範囲熱傷における焼痂除去とデブリードメント,それに引き続く植皮術では,減少した循環血液量や非機能的細胞外液量の増加,体表面からの不感蒸泄による体水分量の減少,止血に用いられるアドレナリンによる末梢循環の障害が加わって,生体内の薬物分布容量が大きく変化する.

重症熱傷では,プロポフォールの分布容量とクリアランスが増加しており,目標とする効果部位濃度あるいは血中濃度を達成するためには,より多くの単回投与量か高用量の持続投与量を必要とする(図2)[18)19)].同時に,鎮静指標であるBIS値は,プロポフォールの効果部位濃度が増加するにつれて,熱傷患者では値が増加する2相性の変化を示す(図3)[20)].筋弛緩薬のロクロニウムも,熱傷患者では非熱傷患者と比較して95%筋弛緩を得るまでの時間が40～85%延長し,筋弛緩効果が消失する時間は約20%速くなる[21)].年少児(1～3歳)でも,central compartmentの容量とsystemic clearanceが年長児や成人と比較して有意に増加している[22)].これらのクリアランスの速さには,貧血による心係数の増加

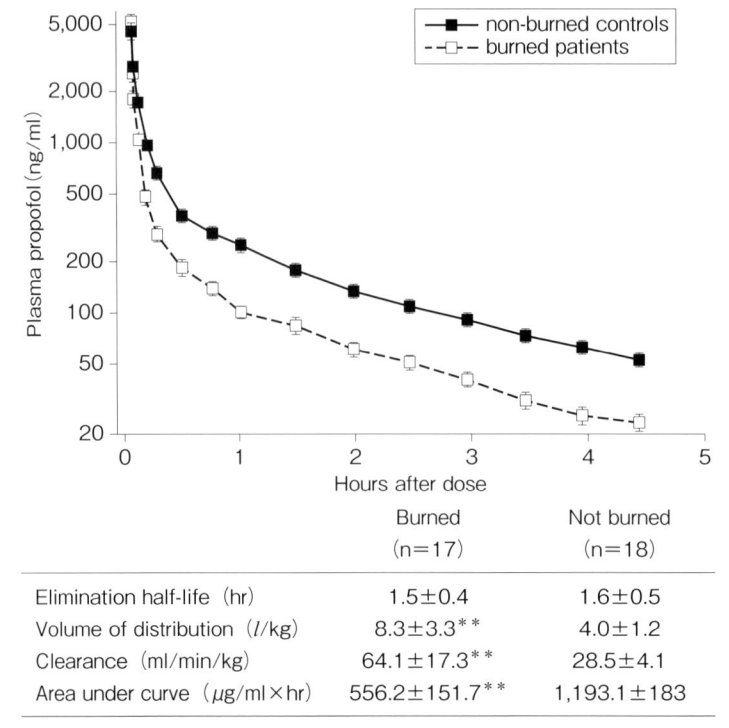

	Burned (n=17)	Not burned (n=18)
Elimination half-life (hr)	1.5±0.4	1.6±0.5
Volume of distribution (l/kg)	8.3±3.3**	4.0±1.2
Clearance (ml/min/kg)	64.1±17.3**	28.5±4.1
Area under curve (μg/ml×hr)	556.2±151.7**	1,193.1±183

Data are expressed as mean±SD
**：P＜0.001, Wilcoxon 2-sample test

図2 重症熱傷患者におけるプロポフォールの血中濃度の推移と薬物動態パラメータ

(Han TH, Greenblatt DJ, Martyn JA. Propofol clearance and volume of distribution are increased in patients with major burns. J Clin Pharmacol 2009；49：768-72 より引用)

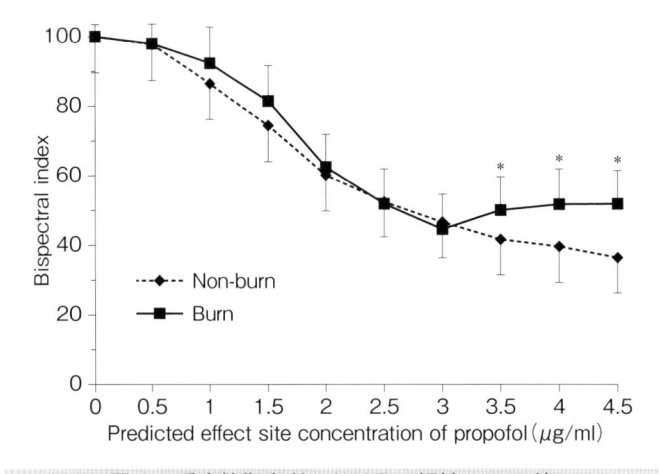

図3 重症熱傷患者における二相性のBIS値

(Han TH, Lee JH, Kwak IS, et al. The relationship between bispectral index and targeted propofol concentration is biphasic in patients with major burns. Acta Anaesthesiol Scand 2005；49：85-91 より引用)

や低アルブミン血症が関係している。

　重症熱傷患者の受傷1週間以内の麻酔管理では，その分布容量とクリアランスの増加から，鎮静薬や鎮痛薬の必要量は非熱傷患者のそれと比較して増加し，血中からの消失が速やかであることを念頭に置いて，適切な麻酔深度を維持して術中覚醒を防止する必要がある。

■参考文献

1) Kiribayashi M, Inagaki Y, Nishimura Y, et al. Caudal blockade shortens the time to walking exercise in elderly patients following low back surgery. J Anesth 2010；24：192-6.
2) Kern SE, Xie G, White J, et al. A response analysis of propofol-remifentanil pharmacodynamic interaction in volunteers. Anesthesiology 2004；100：1373-81.
3) 稲垣喜三．硬膜外麻酔併用腹部手術でのDiprifusor TCIの使用方法を教えてください．瀬尾憲正監．実践Diprifusor TCI Q & A．大阪：MEDICUS；2002．p.40-6.
4) Milne SE, Kenny GNC, Schraag S. Propofol sparing effect of remifentanil using closed-loop anaesthesia. Br J Anaesth 2003；90：623-9.
5) Farag E, Argalious M, Sessler DI, et al. Use of α2-agonists in neuroanesthesia：An overview. Ochsner J 2011；11：57-69.
6) Kawaguchi M, Furuya H. Intraoperative spinal cord monitoring of motor function with myogenic motor evoked potentials：A consideration in anesthesia. J Anesth 2004；18：18-28.
7) Bala E, Sessler DI, Nair DR, et al. Motor and somatosensory evoked potentials are well maintained in patients given dexmedetomidine during spine surgery. Anesthesiology 2008；109：417-25.
8) Mahmoud M, Sadhasivam S, Salisbury S, et al. Susceptibility of transcranial electric motor-evoked potentials to varying targeted blood levels of dexmedetomidine during surgery. Anesthesiology 2010；112：1364-73.
9) Lee LA, Roth S, Posner KL, et al. The american society of anesthesiologists postoperative visual loss registry. Analysis of 93 spine surgery cases with postoperative visual loss. Anesthesiology 2006；105：652-9.
10) The postoperative visual loss study group. Risk factors associated with ischemic optic neuropathy after spinal fusion surgery. Anesthesiology 2012；116：15-24.
11) Okum GS, Hauser AC, Keykhah MM, et al. Sufentanil plasma concentrations following lower extremity tourniquet release. J Clin Anesth 1996；8：210-5.
12) Estebe JP, Le Corre P, Levron JC, et al. Pilot study on the effect of tourniquet use on sufentanil pharmacokinetics. J Clin Anesth 2002；14：578-83.
13) Barnette RE, Eriksson LI, Cooney GF, et al. Sequestration of vecuronium bromide during extremity surgery involving use of a pneumatic tourniquet. Acta Anaesthesiol Scand 1997；41：49-54.
14) Morio R, Ozaki M, Nagata O, et al. Incidence of and risk factors for postoperative nausea and vomiting at a Japanese Cancer Center：First large-scale study in Japan. J Anesth 2013；27：18-24.
15) Kodaka M, Okamoto Y, Koyama K, et al. Predicted values of propofol EC_{50} and sevoflurane concentration for insertion of laryngeal mask Classic™ and ProSeal™. Br J Anaesth 2004；92：242-5.
16) Kim HS, Park HJ, Kim CS, et al. Combination of propofol and remifentanil target-controlled infusion for laryngeal mask airway insertion in children. Minerva Anestesiol 2011；77：

687-92.
17) Abdallah FW, Abrishami A, Brull R. The facilitatory effects of intravenous dexmedetomidine on the duration of spinal anesthesia : A systematic review and meta-analysis. Anesth Analg 2013 ; 117 : 271-8.
18) Han TH, Greenblatt DJ, Martyn JA. Propofol clearance and volume of distribution are increased in patients with major burns. J Clin Pharmacol 2009 ; 49 : 768-72.
19) Yamashita S, Kaneda K, Han TH. Population pharmacokinetics of a propofol bolus administered in patients with major burns. Burns 2010 ; 36 : 1215-21.
20) Han TH, Lee JH, Kwak IS, et al. The relationship between bispectral index and targeted propofol concentration is biphasic in patients with major burns. Acta Anaesthesiol Scand 2005 ; 49 : 85-91.
21) Han TH, Kim HS, Bae JY, et al. Neuromuscular pharmacodynamics of rocuronium in patients with major burns. Anesth Analg 2004 ; 99 : 386-92.
22) Murat I, Billard V, Vernois J, et al. Pharmacokinetics of propofol after a single dose in children aged 1-3 years with minor burns. Anesthesiology 1996 ; 84 : 526-32.

（稲垣　喜三）

VII. 各科の静脈麻酔法

7 妊婦および帝王切開の麻酔

はじめに

　静脈麻酔法を行うにあたっては，妊娠中は母体，胎盤，胎児について考慮する必要があり，産褥期は麻酔薬の母乳への移行も考慮すべきである．妊産婦の薬物動態は，妊娠によって生じる生理学的変化の結果，非妊娠時とは大きく異なっている．また，薬物が子宮胎盤血流に及ぼす変化，胎盤を介して通過した薬物が胎児に及ぼす影響などを考慮する必要がある．特に帝王切開においては，母体に投与した薬物が出生後の新生児へ及ぼす影響について，薬物の胎盤移行性を含めて理解することが大切である．さらに帝王切開後に術後鎮痛を行うのであれば，鎮痛薬の母乳への移行性などから使用薬物や投与量を検討する必要がある．

妊娠中の薬物動態[1〜3]

　静脈麻酔薬の薬物動態について考えるとき分布・代謝・排泄が基本となるが，母体と胎児・新生児の薬物応答では特に2つの因子が重要である．第一に，妊娠による母体の薬物動態の変化，第二に胎児・胎盤である．胎児・胎盤では多くの薬物が胎盤を容易に通過し，胎盤や胎児肝臓で一部代謝された後，胎児側に分布し，排泄，ときとして蓄積される．

1 分　布

　妊娠中の循環血漿量は妊娠初期から徐々に増加し，妊娠末期には非妊娠時の約1.5倍となる．血管外の水分量も増加するため，薬物の分布容積は増加し，それに伴って理論的には薬物の最高血中濃度は減少する．
　血漿中のアルブミン濃度は妊娠中期から減少し，その後の妊娠期間を通じて減少を続け，出産時には平常時の70〜80％となる．その結果，タンパクに結合していない遊離型薬物が増加するため薬物の効果が増強される．フェンタニル，ミダゾラムなどが，これにあたる．実際には，遊離型薬物も分布容積の増加に伴って広く分布し，代謝，排泄されるため，臨床的に大きな影響は見られないことが多い．

2 代　謝

　肝クリアランスは，代謝酵素の活性，肝血流，タンパク結合によって規定される。一般的な薬物の代謝酵素として，チトクローム P450（cytochrome P450：CYP），UDP-グルクロン酸転移酵素（uridine diphosphate glucuronosyltransferase：UGT）などが挙げられるが，妊娠中はエストロゲン，プロゲステロンの影響によって，CYP3A4，CYP2D6，CYP2C9，CYP2A6，UGT1A4，UGT2B7 の活性が増加し，CYP1A2，CYP2C19 の活性は減少する。このように代謝酵素ごとに妊娠中の活性変化が異なるため，肝臓で代謝を受ける薬物の妊娠中の代謝は増加，減少，不変とさまざまである。

　肝血流は妊娠 28 週以降に著明に増加し，同時にタンパク結合が低下するため肝クリアランスが増加する。結果として，肝除去率の高い薬物の血中濃度は低下する。

　そのほか肝臓以外で働く酵素としては，妊娠初期からコリンエステラーゼの活性が 25% 低下する。

3 排　泄

　妊娠中は心拍出量の増加に伴い，腎血流量が 60〜80%，糸球体濾過率は 50% 増加している。その結果，腎臓での薬物排泄は増え，薬物によっては血中濃度が減少したり排泄半減期が短縮したりする。最終的には，各薬物について個々に検討する必要がある。

4 胎盤通過性と胎児への蓄積

　脂溶性の高い薬物は胎盤を通過しやすく，イオン化したものやタンパク結合した薬物，分子量の大きい薬物（ヘパリン，インスリンなど）は，胎盤を通過しにくい。具体的には，分子量が 500 Da 以下では胎盤を容易に通過し，1,000 Da 以上では胎盤を通過しない。表に，麻酔中に使用される薬物の胎盤通過性をまとめた。

　胎児への薬物蓄積の機序に，ion-trapping がある。胎児血の pH が母体血の pH よりもやや酸性に傾いていることによるもので，脂溶性の弱塩基（主に非イオン）薬物が胎盤を通過し，胎児側でイオン化することによって，母体側から胎児側への一方通行が起こる。麻酔に関連する薬物では，局所麻酔薬の ion-trapping がよく知られており，母体に投与した薬物が予想以上に胎児に蓄積することがあるため，注意が必要である。

　胎児の未熟な肝臓や胎盤でも代謝は行われるが，代謝酵素の活性は母体と比較して低い。加えて，臍帯静脈から供給される胎児の循環血液量の約半分は肝臓を通過しない。このため，胎児循環に入った薬物は一部が代謝されるにとどまる。また，胎児からの排泄は主に胎盤を介しての母体側への再分布によるが，胎児側で代謝された薬物代謝物の多くはイオン化しており，代謝される前と比べて胎盤を通過しづらい。そのため，胎児側での代謝物の蓄積が問題となる。胎児の腎臓が発達するとともに，代謝物は羊水中に排泄され，蓄積される。

表　麻酔関連薬物の胎盤通過性

胎盤通過性の高い薬物	静脈麻酔薬	プロポフォール
		チオペンタール
		ジアゼパム
		ミダゾラム
	オピオイド	レミフェンタニル
		フェンタニル
		モルヒネ
	吸入麻酔薬	
	局所麻酔薬	
	抗コリン作動薬	アトロピン
	昇圧薬	エフェドリン
	降圧薬	β受容体作動薬
		ニトロプルシド
		ニトログリセリン
胎盤通過性の低い薬物	筋弛緩薬	スキサメトニウム
		非脱分極性筋弛緩薬
	筋弛緩拮抗薬	スガマデクス
	抗凝固薬	ヘパリン
		プロタミン

胎児・新生児への影響（催奇形性など）

　妊娠期間を3期に分け，順に第1三半期，第2三半期，第3三半期と称するが，器官形成期である妊娠初期（第1三半期）に麻酔を行う場合，使用する薬物の催奇形性が問題となる。現在一般的に使用されている静脈麻酔薬で，ヒトにおける催奇形性が明らかになっているものはない。しかしながら，マウスやラットなどでの動物実験において，発達途上の神経系へ麻酔薬（ベンゾジアゼピン，プロポフォール，ケタミン，バルビツレート）を投与することにより，神経細胞のアポトーシスが観察されるなど，麻酔薬が少なからず影響を与えるという報告[4]が相次いでいる。新生児のサルにケタミンを投与した研究において，長期的な学習障害をもたらすという報告[5]もあり，妊婦に対する麻酔薬の使用には慎重になるべきである。同じくサルを用いた研究では，ケタミンを9時間投与すると神経細胞のアポトーシスが観察された[6]が，3時間では観察されなかった[7]。このことから，麻酔薬の影響は，用量とともに曝露時間にも依存する可能性が示唆されるため，麻酔時間を最短にする努力も必要である。

　また催奇形性とは別に，作用機序に基づく薬物特有の影響も重要である。例えば，非ステロイド性抗炎症薬（nonsteroidal anti-inflammatory drugs：NSAIDs）の長期投与は，羊水過少を引き起こすことがあり，妊娠30週以降に使用した場合，胎児の動脈管閉塞や新生児の肺高血圧症を引き起こす可能性がある[8]。

各 論

1 鎮静薬

a. チオペンタール

チオペンタールは脂溶性であり，タンパク結合率は85％と高い．胎盤では速やかに移行するが〔umbilical vein（UV）/maternal vein（MV）比＝1.08〕[9]，通常の麻酔導入量4 mg/kgでは出生後の新生児への影響は認められない[10]．チオペンタールの導入必要量は妊娠が進むにつれて減少することが知られており，非妊娠女性と比較して第1三半期で18％[11]，満期では35％減少する．妊娠中は半減期が延長し，非妊娠時では11.5時間のところ，妊娠中は26.1時間となる．これは，妊娠に伴い分布容積が増加するためと考えられている．

b. プロポフォール

プロポフォールは脂溶性で，タンパク結合率は97％と高い．妊娠初期の妊婦半数が就眠するプロポフォール血中濃度（C_{50}）は，非妊娠女性と同等である[12]．基本的な薬物動態は非妊娠時と同じであるが，クリアランスは妊娠中のほうが大きい．非イオンで分子量が小さいため，胎盤を速やかに通過する（UV/MV比＝約0.7）[13]．

帝王切開の麻酔で導入量2.8 mg/kgを使用した場合，チオペンタール5 mg/kgと比較して新生児のアプガースコアが低くなるという報告[14]がある．一方で，導入量2.5 mg/kgもしくは維持量6 mg/kg/hr以下であれば新生児への影響はなく[15]，高用量（9 mg/kg/hr）では新生児の神経学的適応能力スコア（neurologic and adaptive capacity score：NACS）が低くなる[16]との報告もある．

チオペンタールと比較して循環抑制が起こりやすく[15]，子宮胎盤血流を減少させる可能性がある．高用量では子宮筋の弛緩作用を有するが，通常の臨床使用量では子宮弛緩作用はほとんど認めず[17]，プロポフォール使用により術中出血量は増加しない[18]．帝王切開時の導入薬としては，チオペンタールと比較してプロポフォールが勝る点はないものの，比較的安全に使用できる導入薬として定着しつつある．

就眠を得る予測効果部位濃度（Ce）が，妊娠初期では非妊娠女性と比較して低い（4.59±0.72 μg/ml vs. 5.01±0.64 μg/ml）[19]ため，妊婦の最適な予測血中濃度は通常より低い可能性がある．しかしながら，妊婦においてTCIの予測血中濃度と実際の血中濃度の相関についてほとんど検討されていないため，TCIを用いてプロポフォールを投与する場合は，bispectral index（BIS）により投与量を調整することが望ましい．

c. ケタミン

ケタミンは交感神経刺激作用を有し，麻酔導入量1 mg/kgで投与直後から血圧が上昇し，挿管時も血圧上昇を来す．そのため出血性ショックなどでは有用であるが，高血圧疾

患など，特に血圧上昇が好ましくない症例では使用を控える．また，ケタミンは用量依存性に子宮筋収縮作用を有するが，通常の麻酔導入量の単回投与 1 mg/kg であれば臨床的には問題とならないことが多い[20]．胎盤を速やかに移行するものの，帝王切開の導入時，1 mg/kg 以下の使用であれば新生児への影響はなく，それ以上の高用量では低アプガースコア，新生児の呼吸抑制などが見られる[21]．単剤では術中覚醒や幻覚を来すため，ベンゾジアゼピンなどの併用が必要である．

ケタミン 1 mg/kg で麻酔導入した群では，チオペンタール 4 mg/kg で導入した群と比べて，術後鎮痛薬の必要量が少なかったという報告[22]もある．

d. ミダゾラム

ミダゾラムは水溶性のベンゾジアゼピンであり，麻酔導入時の血行動態の変動が少ないのが特徴である．胎盤通過性は高いものの，ミダゾラム 0.3 mg/kg の使用はチオペンタール 4 mg/kg と比較して母体の血行動態，アプガースコアにおいて有意差はなかったという報告[23]がある．一方，0.2 mg/kg の使用によりアプガースコアの低値や自発呼吸の発現に時間を要したという報告[24]もある．ほかの導入薬を用いることができない場合において，選択されるべき薬物である．

2 オピオイド

a. レミフェンタニル

レミフェンタニルは胎盤を速やかに通過するが〔UV/maternal artery (MA) 比＝0.88〕，umbilical artery (UA)/UV 比は 0.29 と低く，胎児での代謝や再分布が起こっていることが示唆される[25]．帝王切開の導入時にレミフェンタニルを投与した報告（執刀 15 分前から 0.1 μg/kg/min で開始）[25]では，新生児のアプガースコア 5 分値には影響を認めなかったものの，アプガースコア 1 分値 7 点未満の症例が 17 人中 3 人に上った．また，導入時にレミフェンタニル 1 μg/kg を単回投与した研究では，20 症例中 2 症例の新生児に呼吸抑制を認め，ナロキソン投与が必要となった[26]．

レミフェンタニルは，気管挿管時や執刀時の母体の血行動態安定には有用であるが，母体への適用をよく検討し，新生児の呼吸管理を適正に行える準備を十分に整えたうえで使用すべきである．

b. フェンタニル

フェンタニルは脂溶性が高く，タンパク結合率も高い．フェンタニルが母体の硬膜外腔に投与された場合，胎盤での通過性の指標である UV/MV 比は 0.37〜0.57 であるため，母体静脈投与の場合も同程度の胎盤通過性を示すと予想される．妊娠初期（妊娠 6〜16 週）に母体に投与されたフェンタニル（1.5〜2 μg/kg）は，胎児血のみならず，胎児脳でも検出される（1.5 ng/g）[27][28]．

帝王切開の導入時にフェンタニル 1 μg/kg を単回静注しても，新生児のアプガースコア

や神経学的所見に影響を認めない[29)30)]。

3 筋弛緩薬

筋弛緩薬はイオン化率が高く，脂溶性が低いので胎盤をほとんど通過せず，このため臨床使用量では正常胎児への影響はそれほど問題とならない。妊婦の気管挿管時には，誤嚥のリスクを最小限に抑えるため迅速導入が選択される。

a. スキサメトニウム

スキサメトニウムは，迅速導入の際に使用される。水溶性でイオン化率が高く，胎盤通過性は非常に低い。通常の麻酔導入量 1〜1.5 mg/kg であれば，新生児への影響は認められない。

スキサメトニウムは，血中のコリンエステラーゼにより代謝される。妊婦ではこのコリンエステラーゼ活性が低いことが知られている[3)]が，妊娠中は分布容積も増加しているため，スキサメトニウムの作用増強は認められない。

b. ロクロニウム

ロクロニウムは非脱分極性の筋弛緩薬で，迅速導入においてスキサメトニウムに代わる筋弛緩薬として用いられる。胎盤通過性は低く UV/MV 比は 0.16 で，投与による新生児のアプガースコアへの影響は認められなかった[31)]。

チオペンタール 6 mg/kg とロクロニウム 0.6 mg/kg で麻酔導入した患者の 90％で，気管挿管に適した筋弛緩作用を約 80 秒で得ることができ，四連刺激（train-of-four：TOF）モニターによる T2 出現までの時間は 32.7 分であった[31)]。また，ほかのアミノステロイド系非脱分極性筋弛緩薬（パンクロニウム，ベクロニウム）と同様に，妊娠に伴って筋弛緩作用が遷延する。出産後 4 日以内の産褥患者でも，非妊娠群と比較してロクロニウムの筋弛緩作用が約 25％遷延している[32)]。

切迫早産の治療薬として硫酸マグネシウムが投与されていた症例で，麻酔導入時にロクロニウム 1 mg/kg を使用し，筋弛緩薬からの回復に 215 分を要したという報告もあることから，術前に硫酸マグネシウムを使用していた症例では慎重な投与が求められる[33)]。

4 筋弛緩拮抗薬

妊婦では非脱分極性筋弛緩薬の作用が延長しているにもかかわらず，帝王切開は短時間で終了することが多いため，筋弛緩作用遷延のリスクがより高いと予想される。したがって，筋弛緩モニターにより筋弛緩薬からの回復の程度を評価したうえで，筋弛緩拮抗薬の投与量を決定することが望ましい。

a. スガマデクス

スガマデクスの胎児・新生児への影響は不明であるが，胎盤通過性はほとんどなく，妊

娠中においても安全に使用できると考えられている[34]。帝王切開でスガマデクスを使用した6症例で,筋弛緩薬からの回復に要する時間は非妊娠時と同等であった[35]。

b. ネオスチグミン

妊娠中のコリンエステラーゼ阻害薬の使用は,急速投与によるアセチルコリンの放出に伴う子宮収縮から早産を引き起こす可能性が示唆されているが,明らかに証明されたものはない。なかでも,ネオスチグミンは少量ではあるが胎盤を通過し,胎児徐脈を引き起こす。一方で,硫酸アトロピンも胎盤通過性を擁し,胎児頻脈と胎児心拍数基線細変動の減少を引き起こす。したがって,妊娠中期以降でのコリンエステラーゼ阻害薬による筋弛緩薬の拮抗は,胎児心拍をモニタリングしながら緩徐に行うべきである[36]。

母乳への移行

母体に投与された薬物は,乳房の傍細胞経路と経細胞経路の2つの経路によって母乳へ移行する。分娩直後は傍細胞経路が主体で,薬物は拡散によって母乳中へ移行し,比較的大きな分子が通過できる。産後2~3日すると腺房細胞から産生される成乳となり,薬物の移行も経細胞経路へと変化する。薬物が母体の血中から母乳中へ移行する方法は,受動拡散と能動輸送があり,能動輸送によって移行する薬物は,血中濃度よりも母乳中の濃度のほうが高くなることがある。

出産後数日間はごく少量の初乳が分泌されるだけであり,母乳中に移行する薬物の総量は少ない。加えて新生児が経口摂取した薬物は,その生物学的利用度に従って新生児の血中に取り込まれるため,母乳からの摂取量は限られている。したがって,帝王切開中・術後や分娩後に使用する麻酔薬は,おおむね安全に使用できる。

1 鎮静薬

臨床的に用いられている鎮静薬を,全身麻酔の導入時に単回投与するかぎりにおいては,母乳を介しての乳児への影響はほとんどない。

実際にプロポフォールを麻酔導入・維持に用いた場合,4時間後に採取した母乳から0.04~0.74 ng/ml のプロポフォールが検出されたが,新生児への副作用(鎮静など)は見られなかった[13]。

2 オピオイド

オピオイドは周術期の鎮痛薬として欠かせないものであるが,母乳中の濃度が高ければ新生児の鎮静や呼吸抑制などを引き起こす。また,神経行動など長期的予後に影響を及ぼす可能性があるため注意を要する。

モルヒネは術後鎮痛として一般的であるが,新生児では肝臓や酵素の未熟性ゆえに代謝

能が低く，半減期が非常に長い．しかしながら，経静脈的自己調節鎮痛（intravenous patient-controlled analgesia：IV-PCA）によるモルヒネ投与（基本持続投与なし，要求時単回投与 1～1.5 mg，ロックアウト時間 6 分）を行い，母乳を飲ませた群と，人工乳を飲ませた群の比較では，新生児の神経学的所見に差を認めなかった[37]．

フェンタニルはモルヒネと比べて脂溶性が高く，母乳へ移行するものの，児の消化管から吸収されないため安全に使用できる．フェンタニル 50～400 μg の間歇静注では，母乳からほとんど検出されない[38]．

3 筋弛緩薬と拮抗薬

筋弛緩薬はイオン化率が高く，脂溶性が低いため，母乳へ移行しない．また，消化管からも吸収されないので，安全に使用できると考えられている．スガマデクスは，動物実験において乳汁への分泌が確認されている．ヒトにおける報告はなく，スガマデクスの母乳を介した新生児への影響は不明である．

妊娠中の全身麻酔

妊娠中の全身麻酔の要点は，母体の誤嚥予防と，胎児の低酸素の予防である．母体の誤嚥予防のために，全身麻酔は迅速導入とし，気管挿管を基本とする．妊娠，分娩に伴う気管浮腫の存在のため，非妊婦より細い気管チューブを用いる．胎児の低酸素予防のためには，母体血圧や酸素化を維持し，呼吸性アルカローシスや貧血を補正し，酸素運搬能を維持することが大切である．母体血圧の維持には，子宮左方転位はもちろん，輸液負荷や昇圧薬を適宜組み合わせて用いる．昇圧薬の選択として，エフェドリン，フェニレフリンどちらも使用可能であるが，帝王切開時にはエフェドリン投与症例で，フェニレフリン投与症例と比較して新生児の臍帯動脈血 pH が低いとの報告が相次いでおり，フェニレフリン（ネオシネジン®）のほうが好ましいかもしれない．また，妊婦は低酸素に陥りやすいため，術中は通常より吸入酸素濃度を高め（50％程度）に設定する．妊娠中は動脈血二酸化炭素分圧が非妊娠時より低下しているため，呼気終末二酸化炭素分圧（Et_{CO_2}）は 32 mmHg 前後を目標に調節する．ただし，母体の呼吸性アルカローシスは酸素解離曲線の左方移動により，胎盤での酸素供給を低下させるため，過度の過換気は避ける．麻酔中，可能であれば胎児心拍を連続的にモニタリングすることが望ましいが，麻酔薬による胎児心拍数基線細変動の減少などが起きることを念頭においた評価が必要である．

1 静脈麻酔法による妊娠中の麻酔

妊娠中に全身麻酔が必要となるのは，流産などに伴う子宮内容除去術や，卵巣嚢腫，急性虫垂炎，胆石胆嚢炎，外傷など，産科または非産科的手術である．

a. 子宮内容除去術

妊娠初期の流産や，出産直後の胎盤や卵膜の遺残などに対して行われる手術である。妊娠初期の全身麻酔では，術前の禁飲食が守られていれば，フルストマック扱いとしなくてよい。麻酔管理の要点は，適切な気道の確保と子宮収縮を妨げないことである。吸入麻酔薬は用量依存性に子宮筋弛緩作用を有するため，静脈麻酔薬が好まれる。

麻酔導入には，チオペンタール5 mg/kgもしくはプロポフォール2 mg/kgが使用されることが多い。妊娠初期においてチオペンタールの必要量は18％減少するが，プロポフォールでは変わらない。麻酔維持にもプロポフォールを使用することができる。併用薬としての鎮痛薬はフェンタニルが一般的であるが，プロポフォール2 mg/kgとレミフェンタニル単回投与（1.5 μg/kg）で麻酔導入した後，50％の亜酸化窒素で維持すると，適切な麻酔深度と速やかな覚醒が得られるという報告[39]もある。

b. 産科/非産科的手術

手術が施行可能であれば，禁忌でないかぎり区域麻酔が第一選択となる。ただし，母体にかかるストレスは子宮収縮を引き起こし，胎児への影響も危惧されるので，区域麻酔に固執するべきではない。

妊娠中期以降の全身麻酔では，術前の禁飲食が守られていても，フルストマックとして迅速導入にて気管挿管を行う。麻酔導入薬は，チオペンタール4～5 mg/kgかプロポフォール2～2.5 mg/kgを用いる。出血性ショックの際などは，ケタミン1～1.5 mg/kgの使用も考慮する。麻酔導入時の筋弛緩薬はスキサメトニウムかロクロニウムを用い，術中は非脱分極性筋弛緩薬（ロクロニウム）を用いる。麻酔中は，BISを用いて鎮静深度を調整する。術中の鎮痛薬としてオピオイドを使用する場合は，フェンタニルかレミフェンタニルを用いる。術中，術後の鎮痛方法として，硬膜外麻酔を併用してもよい。硬膜外麻酔を併用しない場合は，術後にオピオイドを用いたIV-PCAを考慮する。非脱分極性筋弛緩薬の拮抗薬は，筋弛緩モニターで筋弛緩薬の残存効果を確認したうえで投与量を決定する。

2 静脈麻酔法による帝王切開の麻酔

帝王切開の麻酔では誤嚥のリスクが高いことなどから，区域麻酔が第一選択であり，区域麻酔を施行する時間的余裕がない場合や，区域麻酔が禁忌の場合にのみ全身麻酔が選択される。全身麻酔が選択された場合でも，新生児への影響を極力避けるために，児の娩出までは亜酸化窒素・低用量の吸入麻酔薬を使用し，児娩出後に静脈麻酔薬へ変更するのが一般的である。しかし，この方法では挿管時や執刀時の刺激に対して十分な麻酔深度を得られず，母体の循環動態の変動が激しくなる。母体の状態によってはこうした交感神経優位の状態が望ましくないため，導入時からのオピオイド投与を考慮する必要がある。ただし，児娩出前から全静脈麻酔（total intravenous anesthesia：TIVA）が選択されるのはまれで，なんらかの理由で吸入麻酔薬使用が好ましくない場合に限られる。帝王切開の麻酔をTIVAで行った報告では，出生直後に新生児の呼吸抑制，鎮静などを高率に認めている

ため[40]，新生児蘇生のバックアップが重要である．特に術前から胎児の状態が悪い場合には，注意を要する．

具体的には，フルストマックとして迅速導入で気管挿管を行う．麻酔導入薬としては，チオペンタール4〜5 mg/kgもしくはプロポフォール2〜2.5 mg/kgを用いる．大量出血時などには，ケタミン1〜1.5 mg/kgも選択肢の一つとなる．麻酔維持（鎮静）は，児娩出まではプロポフォールを6 mg/kg/hr前後とする．妊婦におけるTCIでの至適投与量は検討されていないため，非妊娠時の麻酔に準じて開始し，BISの値に応じて鎮静深度を調整する．

迅速導入時の筋弛緩薬は，スキサメトニウム1〜1.5 mg/kgかロクロニウム0.6〜1.0 mg/kgを用い，術中は非脱分極性筋弛緩薬（ロクロニウム）を使用する．

児娩出までのオピオイド使用については，麻酔導入時のフェンタニル1 μg/kg単回投与，レミフェンタニル1 μg/kg単回投与，もしくは手術開始15分前からのレミフェンタニル0.1 μg/kg/min持続投与のいずれかが，新生児への影響が比較的少ない．レミフェンタニル0.5 μg/kgをボーラス投与した後，TCIによりプロポフォール予測血中濃度5 μg/mlで麻酔導入し，その後プロポフォール2.5 μg/ml，レミフェンタニル0.2 μg/kg/minで維持した報告では，半数の新生児でアプガースコア（1分値）が7点未満となり，出生直後にマスク換気が必要となっている[40]．

術後鎮痛としては，フェンタニル，モルヒネ，NSAIDsいずれも比較的安全に使用できる．術後にオピオイドによるIV-PCAを用いる場合，フェンタニル，モルヒネともに通常量の投与では新生児のNACSへは影響を及ぼさない．

まとめ

妊娠中の薬物動態の変化は複雑で，一律に論じることはできない．個々の薬物について細かい検討が必要であるものの，麻酔薬が母体内でどのように振る舞い，結果として胎児・新生児へどのような影響を及ぼすのか，不明な部分も多い．可能なかぎりの議論を尽くしたうえで，理論上最善と考えられる薬物を選択し，投与薬物の種類・用量を最小限とするよう努力する．また，どのような麻酔薬を用いるにせよ，慎重な術中管理を行い，麻酔による胎児・新生児への影響を最小限にすることが重要である．

■参考文献

1) Anderson GD. Pregnancy-induced changes in pharmacokinetics. Clin Pharmacokinet 2005；44：989-1008.
2) Cox PB, Marcus MA, Bos H. Pharmacological considerations during pregnancy. Curr Opin Anaesthesiol 2001；14：311-6.
3) Dawes M. Pharmacokinetics in pregnancy. Best Pract Res Clin Obstet Gynecol 2001；15：819-26.
4) Hudson AE, Hemmings HC Jr. Are anaesthetics toxic to the brain? Br J Anaesth 2011；107：30-7.
5) Paule MG, Li M, Allen RR, et al. Ketamine anesthesia during the first week of life can cause

long-lasting cognitive deficits in rhesus monkeys. Neurotoxicol Teratol 2011 ; 33 : 220-30.
6) Zou X, Patterson TA, Divine RL, et al. Prolonged exposure to ketamine increases neurodegeneration in the developing monkey brain. Int J Dev Neurosci 2009 ; 27 : 727-31.
7) Slikker W Jr, Zou X, Hotchkiss CE, et al. Ketamine-induced neuronal cell death in the perinatal rhesus monkey. Toxicol Sci 2007 ; 98 : 145-58.
8) 柳沼 忞. 妊娠・授乳女性の薬ハンドブック. 東京：メディカル・サイエンス・インターナショナル；2008. p.267-70.
9) Morgan DJ, Black man GL, Paull JD, et al. Pharmacokinetics and plasma binding of thiopental. II : Studies at cesarean section. Anesthesiology 1981 ; 54 : 474-80.
10) Kosaka Y, Takahashi T, Mark LC. Intravenous thiobarbiturate anesthesia for cesarean section. Anesthesiology 1969 ; 31 : 489-506.
11) Gin T, Mainland P, Chan MT, et al. Decreased thiopental requirements in early pregnancy. Anesthesiology 1997 ; 86 : 73-8.
12) Higuchi H, Adachi Y, Arimura S. Early pregnancy does not reduce the C50 of propofol for loss of consciousness. Anesth Anal 2001 ; 93 : 1565-9.
13) Dailland P, Cockshott I, Lirzin JD, et al. Intravenous propofol during cesarean section : Placental transfer, concentrations in breast milk, and neonatal effects. A preliminary study. Anesthesiology 1989 ; 71 : 827-34.
14) Celleno D, Capogna G, Emanuelli M, et al. Neurobehavioural effects of propofol on the neonate following elective caesarean section. Br J Anaesth 1989 ; 62 : 649-54.
15) Yau G, Gin T, Ewart MC, et al. Propofol for induction and maintenance of anaestesia at caesarean section. A comparison with thiopentaone/enflurane. Anaesthesia 1991 ; 46 : 20-3.
16) Gregory MA, Gin T, Yau G, et al. Propofol infusion anaesthesia for caesarean section. Can J Anaesth 1990 ; 87 : 514-20.
17) Shin YK, Kim YD, Collea JV. The effect of propofol on isolated human pregnant uterine muscle. Anesthesiology 1998 ; 89 : 105-9.
18) Abboud TK, Zhu J, Richardson M, et al. Intravenous propofol vs thiamylal-isoflurane for caesarean section, comparative maternal and neonatal effects. Acta Anaesthesiol Scand 1995 ; 39 : 205-9.
19) Mongardon N, Servin F, Perrin M, et al. Predicted propofol effect-site concentration for induction and emergence of anesthesia during early pregnancy. Anesth Analg 2009 ; 109 : 90-5.
20) Oats JN, Vasey DP, Waldron BA. Effects of ketamine on the pregnant uterus. Br J Anaeth 1979 ; 51 : 1163-6.
21) Tsen LC. Anesthesia for cesarean delivery. In : Chestnut DH, editor. Chestnut's obstetric anesthesia : Principles and practice. 4th ed. Philadelphia : Mosby Elsevier ; 2009. p.547.
22) Ngan Kee WD, Khaw KS, Ma ML, et al. Postoperative analgesic requirement after cesarean section : A comparison of anesthetic induction with ketamine or thiopental. Anesth Analg 1997 ; 85 : 1294-8.
23) Bach V, Carl P, Ravlo O, et al. A randomized comparison between midazolam and thiopental for elective cesarean section anesthesia : 3. Placental transfer and elimination in neonates. Anesth Analg 1989 ; 68 : 238-42.
24) Bland BA, Lawes EG, Duncan ME, et al. Comparison of midazolam and thiopental for rapid sequence anesthetic induction for elective cesarean section. Anesth Analg 1987 ; 66 : 1165-8.
25) Kan RE, Hughes SC, Rosen MA, et al. Intravenous remifentanil : Placental transfer, maternal and neonatal effects. Anesthesiology 1998 ; 88 : 1467-4.

26) Ngan Kee WD, Khaw KS, Ma KC, et al. Maternal and neonatal effects of remifentanil at induction of general anesthesia for cesarean delivery : A randomized, double-blind, controlled trial. Anesthesiology 2006 ; 104 : 14-20.
27) Shannon C, Jauniaux E, Gulbis B, et al. Placental transfer of fentanyl in early human pregnancy. Hum Peprod 1998 ; 13 : 2317-20.
28) Cooper J, Jauniaux E, Gulbis B, et al. Placental transfer of fentanyl in early pregnancy and its detection in fetal brain. Br J Anaesth 1999 ; 82 : 929-31.
29) Maghsoudloo M, Eftekhar N, Ashraf MA, et al. Does intravenous fentanyl affect Apgar scores and umbilical vessel bood gas parameters in cesarean section under general anesthesia? Acta Med Iran 2011 ; 49 : 517-22.
30) Frolich MA, Burchfield DJ, Eulino TY, et al. A single dose of fentanyl and midazolam prior to Cesarean section have no adverse neonatal effects. Can J Anaesth 2006 ; 53 : 79-85.
31) Abouleish E, Abboud T, Lechevalier T, et al. Rocuronium (Org9426) for caesarean section. Br J Anaesth 1994 ; 73 : 336-41.
32) Puhringer FK, Sparr HJ, Mitterschiffthaler G, et al. Extended duration of action of rocuronium in postpartum patients. Anesth Analg 1997 ; 84 : 352-4.
33) Gaiser RR, Seem EH. Use of rocuronium in a pregnant patient with an open eye injury, receiving magnesium medication, for preterm labour. Br J Anaesth 1996 ; 77 : 669-71.
34) 鈴木孝浩. Q & A 妊婦での使用と胎児の影響は？ 武田純三編. スガマデクスの基礎と使い方. 東京：真興交易医書出版部；2010.
35) Puhringer FK, Kristen P, Rex C. Sugammadex reversal of rocuronium induced neuromuscular block in caesarean section patients : A series of seven cases. Br J Anaesh 2010 ; 105 : 657-60.
36) Van de Velde M. Nonobstetric surgery during pregnancy. In : Chestnut DH, editor. Chestnut's obstetric anesthesia : Principles and practice. 4th ed. Philadelphia : Mosby Elsevier ; 2009. p.348.
37) Willels B, Scott DT, Sinatra RS. Exogenous opioids in human breast milk and acute neonatal neurobehavior : A preliminary study. Anesthesiology 1990 ; 73 : 864-9.
38) Leuschen MP, Wolf IJ, Rayburn WE. Fentanyl excretion in breast milk. Clin Pharm 1990 ; 9 : 336-7.
39) Castillo T, Avellanal M, Garcia de Lucas E. Bolus application of remifentanil with propofol for dilatation and curettage. Eur J Anaesthesiol 2004 ; 21 : 408-11.
40) Van de Velde M, Teunkens A, Kuypers M, et al. General anaesthesia with target controlled infusion of propofol for planned caesarean section : Maternal and neonatal effects of a remifentanil-based technique. Int J Obstet Anesth 2004 ; 13 : 153-8.

（細川　幸希，奥富　俊之，加藤　里絵）

VII. 各科の静脈麻酔法

8 小児手術の麻酔

はじめに

　プロポフォールとレミフェンタニルが使用できるようになり，小児麻酔においても全静脈麻酔が広く用いられるようになってきた．しかし成人に比べ，その使用は限られ，今なお吸入麻酔薬が好んで用いられていると推測される．それぞれの年齢層における各静脈麻酔薬の薬物動態の特徴を把握し，吸入麻酔薬と静脈麻酔薬の利点と欠点を理解したうえで，症例により麻酔方法を選択することによって，より良い小児麻酔へとつながることが期待される．

小児患者への静脈麻酔

　手術を受ける子どもたちの多くは，周術期に不安を感じている．両親から分離された環境の中で，物々しい麻酔器や手術機器，見知らぬ人に囲まれた状況に置かれることが理由の一つである．そのような状況下で，覚醒下での静脈路確保は子どもたちにとっては大きな恐怖となり，それが度重なるとその恐怖は計り知れないと推測できる．小児の麻酔導入は，伝統的に吸入麻酔のほうが子どもたちにとってより侵襲が少ないと考えられてきた[1]．一方で，小児麻酔の経験が豊富な麻酔科医ならば，子どもたちの中にはマスクを恐れ，嫌うことも少なくないと認識している．顔の上に物が乗ることを嫌がり，顔の近くにマスクが来ると嫌がる．たとえマスクが受け入れられても，吸入麻酔ガスの濃度が上がるにつれ嫌になり，マスクを払いのけようとする．頻回の麻酔を受けている小児では，その傾向が強い．

　本邦でもプロポフォール，レミフェンタニルが使用できるようになり，小児麻酔においても全静脈麻酔（total intravenous anesthesia：TIVA）が注目されるようになった．しかし，現時点での小児麻酔領域におけるTIVAの普及は成人に比べ限られたものと推測される．その理由として，TIVAで用いる薬物の一部には小児において使用制限があったり，薬理学が十分解明されておらず，患児にどのような不利益や危険が及ぶかが明らかにされていない点が挙げられる．また，さまざまな年齢を対象とする小児麻酔では，すべての年齢の患児においてTIVAによる麻酔深度を的確に評価できるモニターがないことも問題の

一つである．さらに，TIVAが普及するには，数多くの微量輸注ポンプが必要ともなる．

小児におけるTIVAは，吸入麻酔よりも安定した循環，より適切な麻酔深度，そしてより早い麻酔からの覚醒が期待できるといわれている[2]が，現時点ではまだその根拠が乏しいと考えられている．しかし，小児領域でのTIVAの有用性が徐々に明らかにされてきているのも確かである[3]．

小児麻酔領域では，麻酔導入，維持，麻酔からの覚醒，術後経過など，さまざまな面から吸入麻酔と静脈麻酔の長所，短所が検討されてきた．どちらの麻酔が小児麻酔により適切かと結論できるものではなく，それぞれの麻酔の長所と短所を知ることで小児麻酔方法の幅が広がり，患児にとってより良い麻酔が可能になると期待される．

小児における吸入麻酔と静脈麻酔の利点と欠点

小児麻酔領域では，吸入麻酔による管理と，静脈麻酔による管理とは小児ゆえの長所と短所がそれぞれにあり，一概にその優劣を決めることはできない[1)4)]．小児に対する静脈麻酔と吸入麻酔の利点および欠点を表1に示した．

1 覚醒時興奮

患児自身はいうまでもなく，保護者や看護スタッフにとって覚醒時興奮は大きな問題である．術後急性期痛は覚醒時興奮を誘発すると考えられるが，痛み以外の要因，例えば術前の不安や，麻酔薬との関係も指摘されている[5]．覚醒時興奮は10～20分間続くことが多い[1]が，手術前に保護者に覚醒時興奮の可能性を話しておいても，実際にわが子の錯乱，興奮ぶりを目の当たりするとその行動を心配する保護者は多い[5]．近年小児麻酔で使用される吸入麻酔薬はセボフルランが主流であるが，セボフルランはこの覚醒時興奮の発生頻度が高く[6]，就学前の小児においては覚醒時興奮の程度が特に強い．しかし，覚醒時興奮

表1　静脈麻酔と吸入麻酔の利点と欠点

	利点	欠点
吸入麻酔	麻酔導入時に痛みを伴わない 緩徐な麻酔導入が可能（上気道閉塞が予想されるとき） マスク換気困難時など再覚醒が容易（特にセボフルラン） 呼気終末麻酔ガス分圧を測定観察できる	マスクを嫌がる場合がある 吸入麻酔薬の匂いを嫌がる場合がある 吸入麻酔薬による気道刺激 覚醒時興奮が強い 術後嘔気・嘔吐が多い
静脈麻酔	換気とは無関係に速い麻酔導入・維持が可能 覚醒時興奮が少ない 術後嘔気・嘔吐が少ない 環境汚染がない 吸入麻酔薬が禁忌となる症例に適用	静脈ルート確保時の穿刺痛 静注薬投与時痛がある 徐脈や血圧低下の可能性 麻酔深度モニターが不十分

の発生を予防するための明確な対策は不明である。セボフルランで麻酔導入後にプロポフォールに変更し麻酔を維持した場合，覚醒時興奮の発生が少なかった報告[7]や，セボフルランによる麻酔症例において，手術終了時に1 mg/kgのプロポフォール投与により覚醒時興奮が予防できたとの報告[8]があり，興奮予防にはTIVAを選択する，あるいは麻酔導入は吸入麻酔であっても麻酔維持を静脈麻酔へ変更することが有効と考えられる。頻回の手術が必要であり，過去の術後覚醒時興奮が強かった患児においては，TIVAによる麻酔管理が望ましいと思われる。

麻酔導入中の不安を静脈麻酔による導入症例と吸入麻酔による導入症例で比較すると，静脈麻酔症例群のほうがより不安が強かった。しかし，術後の行動変化は静脈麻酔による導入群と吸入麻酔による導入群に有意差はなかったとする報告[9]もある。

2 術後嘔吐

術後の嘔吐は，子どもにとって術後不快と感じる大きな要因であり，日帰り手術で入院となる主たる原因でもある。保護者は，手術および麻酔が満足いくものであるかどうかの判断として，術後嘔吐の有無を考えることが多い。2～3歳以上の小児に術後嘔吐は多く見られ，年齢や手術部位，術式，麻酔時間，患児の過去の術後嘔吐歴などが，その危険因子として挙げられる。さらに，吸入麻酔の使用は，術後嘔吐を誘発する。TIVAは，この術後嘔吐を減少させることが明らかとなっている[1)10)11]。プロポフォールは非常に少量であっても制吐作用があり[12)13]，術後早期の嘔気・嘔吐予防に効果的である。したがって，過去の麻酔歴において，術後嘔吐が頻回にあった症例や，術後嘔吐で辛かったと記憶している患児では，プロポフォールを用いた静脈麻酔を選択するのがよいであろう。特に小児では，扁桃摘出手術や斜視の手術で術後嘔吐の頻度が高く，静脈麻酔が推奨されている。

3 静脈麻酔が推奨される疾患，病態 (表2)

小児に限らず，以下の症例では静脈麻酔の選択が推奨されている。悪性高熱症発症の危険が高い症例，セントラルコア病を含んだ先天性ミオパチー，デュシェンヌ型筋ジストロフィ，ウェルドニッヒ・ホフマン病など[1]が挙げられる。デュシェンヌ型筋ジストロフィ症例では，吸入麻酔薬と横紋筋融解との関連性や悪性高熱症との関連性も指摘されている[14]。

小児麻酔において，自発呼吸を温存した麻酔管理が望ましいとされる手術や病態がある。代表的な手術として，気道異物摘出術が挙げられる（現在では，自発呼吸を温存することが最良かどうか議論中である）。これら自発呼吸温存下での小児直達鏡手術や気管支鏡検査時には，適切な麻酔深度と呼吸管理が必要となる。プロポフォールの投与により十分な鎮静が得られると同時に，喉頭痙攣の発生も抑制される。レミフェンタニルの投与により咳嗽反射が抑制され，より安全な麻酔管理が可能となる。ただし，小児ではレミフェンタニルの投与により容易に自発呼吸が抑制されるので，その投与量には注意を要する。直達鏡手術では，手術操作時に換気が中断される。吸入麻酔薬による管理では，その間，

8. 小児手術の麻酔

表2 静脈麻酔が推奨される症例

- 静脈麻酔を推奨
  - 迅速導入が必要な症例（フルストマック，緊急手術など）
  - 悪性高熱症の高リスク症例
  - マスクを怖がる症例
  - 恐怖心が強い精神発達障害児
  - 中枢神経系の虚血のリスクが高い脳外科手術症例
  - 行動異常のある症例
  - 痙攣を有する症例
  - すでに静脈ルートがある症例
  - 静脈麻酔導入を自ら希望する症例
  - 術後嘔吐歴がある症例
- 吸入麻酔を推奨
  - 好んでこの方法を選択する児
  - マスク換気困難が予想される児
  - 静脈穿刺を怖がる児
  - 静脈ルート確保困難な児

麻酔が中断することになるが，TIVA では，換気とは関係なく安定した麻酔深度を得ることができる[15]。

そのほか，手術室以外での麻酔，磁気共鳴画像（MRI）やコンピュータ断層撮影（CT）時の麻酔では，TIVA による麻酔が適切であると考えられている。投与が容易であり，調節性に富み，麻酔からの早い回復と副作用が少ないことが，手術室以外での麻酔に好まれる理由である。また，小児側彎症手術などで脊髄機能モニタリングのために術中 wake up test を行う場合にも，TIVA による管理によって速やかで質の高い覚醒と，正確な神経学的評価が可能であったと報告[16]されている。

4 麻酔導入により上気道閉塞が予想される症例

吸入麻酔によるマスク導入は，自発呼吸を温存しながら緩徐に麻酔深度を深めていくことが可能である。小児麻酔では，麻酔導入により上気道閉塞が予想される症例では吸入麻酔薬，特に気道刺激の少ないセボフルランによる緩徐導入が好まれる傾向にある[17]。マスク換気困難な場合は容易に吸入麻酔薬を中止し，覚醒させることが可能である。筋弛緩拮抗薬スガマデクスが使用可能となり，静脈麻酔薬と筋弛緩薬による急速導入も適用しやすくはなったが，挿管困難が予想される小児への麻酔導入は吸入麻酔による緩徐導入がよいであろう。

5 小児静脈麻酔の欠点

小児静脈麻酔の欠点を表1に示したが，これらの欠点はなんらかの方法で回避できるか，最小限に食い止めることができると考えられている。

a. 静脈ルート確保時痛

静脈ルート穿刺前の局所麻酔（EMLA クリーム®，LAT gel®，Ametop®，ペンレス® など）を用いることで穿刺痛を軽減，回避できる[4]。ただし，小児では頻回に麻酔を受ける症例が多く，最初の静脈ルート穿刺時の痛み除去に失敗すると，その後の静脈麻酔時の協力は困難となる可能性が高い。

b. 投薬時痛

麻酔薬投与時の痛みは，特にプロポフォール投与時に認める。プロポフォール投与直前にフェンタニルを投与したり，プロポフォールのシリンジにリドカインを混ぜておくことは有効である。さらに，リドカイン含有のプロポフォールを投与する前に，50％亜酸化窒素を吸入させておくと投与時痛が軽減するとの報告[18]もある。

c. 血圧低下，徐脈

成人症例と同様に，血圧低下や徐脈は，静脈麻酔による導入時に起こりやすい。徐脈に対しては硫酸アトロピンの投与を，血圧の低下を避けたい症例ではケタミンを使用することによって予防できる。麻酔導入に限らず，プロポフォールとオピオイドを用いた TIVA による麻酔維持中でも，徐脈になることがある。特に，斜視手術の外眼筋を強く牽引したときに生じやすい眼球心臓反射には注意が必要であり，この際も硫酸アトロピンの投与で対応できる。

d. 静脈ルート

術中での出血などに対し，急速に輸液や輸血を負荷する必要があると予測される場合は，静脈麻酔用の点滴ルートとは別に輸液・輸血負荷用のルートを確保しておくべきである。さらに，小児では，術中点滴部位が清潔ドレープの下に入り観察できないことが多い。小児症例では術中の輸液管理は輸液ポンプで行うのが一般的であり，点滴漏れの発見が遅れることが多い。当然のことながら，TIVA による麻酔時には点滴漏れによって浅麻酔となる可能性があり，確実な静脈ルートの確保と点滴漏れの早期発見は重要である。

e. 麻酔深度モニター

吸入麻酔では最小肺胞濃度（minimum alveolar concentration：MAC）を用いて麻酔深度をモニターできるが，小児を対象とした TIVA では適切な麻酔深度の評価が困難である[1]。成人では bispectral index（BIS）モニターに従った麻酔管理によって，麻酔薬の減量や麻酔からの速やかな覚醒が可能となるが，小児では静脈麻酔時の BIS モニターの有用性が明らかではない[19]。特に 5 歳未満の小児では，その値が信頼できない[20]。さまざまな年齢を対象とする小児麻酔では，静脈麻酔の場合，吸入麻酔と比較してその麻酔深度の個人差が大きいと考えられる。術中覚醒は吸入麻酔よりも TIVA で多いといわれており，小児であっても術中覚醒がないよう細心の注意が必要である。

小児静脈麻酔各論

もっとも頻繁に使用されるプロポフォールとレミフェンタニルについて記述する。

1 プロポフォール

年齢にもよるが，一般的に小児での体重あたりのプロポフォール投与量は，成人の50％増しの量が必要となる。プロポフォールの血中濃度を3 μg/mlに維持するには，2.5 mg/kgのボーラス投与後15 mg/kg/hrで持続投与を開始し，約15分後に13 mg/kg/hr，その後9 mg/kg/hrまで漸減していくことで達成できる（成人では10 mg/kg/hrで開始後，8 mg/kg/hrから6 mg/kg/hrへと漸減）。小児で高用量の投与が必要になるのは，その分布容積が大きいからであり[21]，5歳以下の小児では特に顕著である。しかし，実際にはプロポフォールと同時にレミフェンタニルなどのオピオイドを併用することが多いので，その相乗効果からプロポフォールの投与量はもう少し減量した量で麻酔管理が可能である。

プロポフォールの薬効は再分布することによって消失するが，小児ではcontext-sensitive half-time（薬物を中止後に，その血中濃度が半減するまでの時間）が長いため（成人の約2倍，図），小児におけるプロポフォールからの回復は成人より遅くなる。したがって，プロポフォールの投与速度の調整が不適切であるとプロポフォールが蓄積し，覚醒も遅延することになる[3]。成人においてプロポフォールの特徴の一つである速やかな覚醒は，小児においては当てはまらない。また，新生児や乳児早期児では肝酵素システムが未熟なために，プロポフォールのクリアランスは低下している。このように，薬物動態が小児の

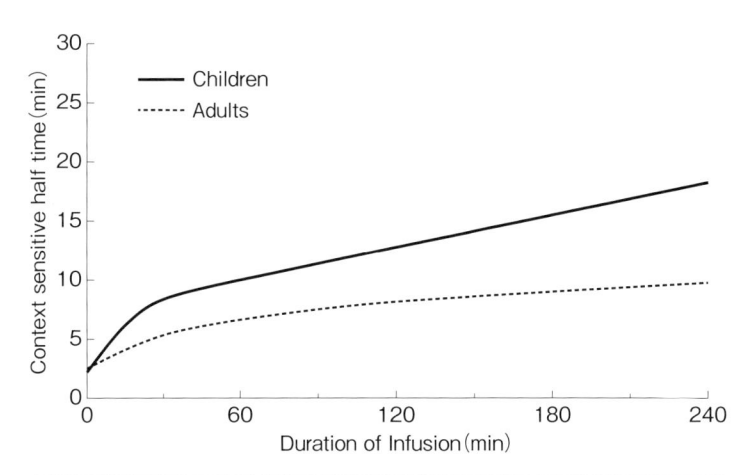

図 プロポフォール持続投与時間とcontext-sensitive half-timeの関係：成人と小児との比較

小児ではcontext-sensitive half-timeが長く（成人の約2倍），小児におけるプロポフォールからの回復は成人より遅くなる。
（Mcfarlan CS, Anderson BJ, Short TG. The use of propofol infusions in paediatric anaesthesia：A practical guide. Paediatr Anaesth 1999；9：209-16より引用）

年齢によって大きく異なることも，麻酔を管理するうえで重要となる[22]。

プロポフォールには，精製卵黄レシチンや大豆油が添加物として含まれている。しかし，卵アレルギーの小児がプロポフォールにアレルギー反応を示しやすいということはないようである[23]。小児におけるプロポフォール投与においては，propofol infusion syndrome (PRIS) の問題がある[24)~26)]。プロポフォールの長期使用で，横紋筋融解，代謝性アシドーシス，心筋障害，治療困難な徐脈性不整脈，肝機能障害が発生し，死亡症例が報告されている。48時間以上，4 mg/kg/hr 以上で投与されると，PRISを起こす可能性が高くなる。また，PRISは長期間の投与症例にかぎらず，短時間の使用症例でも報告[27]されており，総投与量が少なくなるようにすべきである。3時間を超える投与症例では，血液ガスと乳酸値を調べることを推奨している[1]。

2 レミフェンタニル

a．小児におけるレミフェンタニルの特徴

レミフェンタニルの context-sensitive half-time は短く，変動しないので，TIVA としては理想的な薬物である。小児においても同様で，年齢によらず context-sensitive half-time が短いのがレミフェンタニルの特徴といえる。

小児では，成人と比較して高用量の投与が必要である。小児では皮膚切開時の侵襲に対して，レミフェンタニルは成人の2倍量を必要としたとの報告[28]がある。また，レミフェンタニルは，年齢によってその薬物動態が異なる特徴がある。乳児早期は分布容積が大きいが，クリアランスは年長児よりも大きいため，結果として半減期は年齢にかかわらず一定となる[29]。

b．早期産児，新生児，乳児早期への投与

セボフルランとレミフェンタニルを用いた麻酔管理では，循環動態を一定に維持するために，レミフェンタニルの投与量は年長児ではその投与量が増量されていくのに対して，早期産児や満期産の新生児では手術の間に徐々に減量されていく[30]。新生児および乳児早期を対象にレミフェンタニルを高用量で持続静脈内投与したところ，徐脈，血圧低下を認めたと報告[31]している。

未熟児も痛みや侵襲に対するストレスを感じ，さまざまなストレスホルモンが放出される。このカテコールアミンが放出された状況は，患児の予後を悪化させるともいわれている[32]。周術期の十分な鎮痛は非常に重要であり，ときに多量のオピオイドが投与されることとなる。一方で，オピオイドによる鎮痛により，術後の無呼吸発作や人工呼吸期間の長期化も問題となる。低出生体重児（早期産児）に対するレミフェンタニルの使用報告[33]は多くはない。0.1~0.25 μg/kg/min の投与で循環に影響なく術中管理ができ，術後の無呼吸なく早期に呼吸器離脱が可能であったという報告[34]や，呼吸窮迫症候群症例の気管挿管，肺サーファクタント投与などの処置時に安全に使用できたという報告[35]がある。また，帝王切開時に母体にレミフェンタニルを 0.1 μg/kg/min の投与速度で投与した研究では，レ

ミフェンタニルは胎盤を通過するが，娩出された児に悪影響を認めなかった[36]。

肝機能，腎機能が未熟な新生児においても，手術の時間にかかわらず使用でき，かつ術後の無呼吸が発生する可能性も低いと考えられる。超低出生体重児はその臓器の未熟性にもかかわらず，日々の処置においても痛みに対する感受性が高い。そのため早期産児への痛みを伴う処置は，少量（0.03 μg/kg/min）のレミフェンタニル投与下に行われるようになるかもしれない[37]。人工呼吸器下の新生児や早期産児を対象にレミフェンタニルを用いた鎮静では，副作用もなく良好な鎮痛・鎮静が得られ，レミフェンタニル中止後の抜管までの時間も短かったとの報告[38]が散見される。低出生体重児や新生児に広くレミフェンタニルが安全に用いられるには，さらなる臨床研究が必要と考えられる。

c. 副作用

小児を対象とした研究では，レミフェンタニルの副交感神経刺激と直接的な陰性変時作用により心拍数を低下させる可能性が示されている。また，眼科手術時の眼球心臓反射による心拍数低下の発生頻度も，レミフェンタニルによって増す[39)40]。国内市販直後調査で10歳代前半の症例において，レミフェンタニル投与下の迷走神経刺激による心停止の報告があり，小児においては気管挿管後に投与を開始することを推奨している[41]。しかし，レミフェンタニルによる心拍数の低下は，硫酸アトロピンの投与により速やかに回復する。

レミフェンタニル投与による心拍数の低下によって，心拍出量が低下する可能性がある。硫酸アトロピン投与により心拍数は上昇し，心拍出量低下の改善が期待できる[42]。

術後の小児集中治療室（PICU）における鎮静・鎮痛

解剖学的に痛みを感じるのに必要な神経経路は，在胎21〜28週くらいまでに形成され，在胎28〜30週ごろには痛みを感じるようになると考えられている。新生児に対して麻酔薬を使用しない，あるいは浅い麻酔下で行われた外科手術によってストレス反応が増強し，術中・術後の合併症や死亡率が上昇すると報告[43]されている。また，新生児期に繰り返される，あるいは長時間に及ぶ痛み刺激は，その後の痛みに対する感受性や，痛みへの反応を変化させてしまうことも明らかになっている[44]。このように，胎児や新生児においても，疼痛やストレスなどの侵襲を適切に管理しなければ，術後経過だけでなく長期的な発達にも悪影響を及ぼす可能性がある。小児集中治療室（pediatric intensive care unit：PICU）においても，術後急性期の症例や，人工呼吸器による管理が必要である患児では，鎮静・鎮痛が適切に行われることは非常に重要である。

PICUで鎮静・鎮痛目的に広く使用されている静脈麻酔薬の種類と投与量を表3に示した。対象が小児であっても鎮静・鎮痛の評価は重要[45]であり，不適切な鎮静は患児予後に悪影響を及ぼす可能性がある。鎮静・鎮痛の評価方法として，comfort scale や state behavioral scale[46]などが小児では一般的に用いられている。

本項では，近年小児においても広く用いられるようになってきたデクスメデトミジンについて記載する。小児におけるデクスメデトミジンの薬物動態の特徴は，①分布容積が大

表3 鎮痛・鎮静に使用される静脈麻酔薬の持続投与量

ミダゾラム	1〜5 μg/kg/min
フェンタニル	1〜3 μg/kg/hr
モルヒネ	0.5〜3 μg/kg/min
チアミラール	2〜4 mg/kg/hr

きく有効な血中濃度を得るには多い量のローディング投与が必要である，②生後1歳までは排泄が遅れる，③1歳まではクリアランスが成人の85％程度であり，単心室症例ではクリアランスが大きい，④患児間で薬物動態に個人差がある可能性が報告[47]されている。

小児を対象として，術後急性期のみならず長期使用に関してもその鎮静・鎮痛作用が有用であり，安全に使用できたと報告されている。肺高血圧症例に安全に使用できた報告[48]や，先天性心疾患症例の開心術後症例への投与報告[47)49)50]が多く見られる。デクスメデトミジンの投与により，ほかの鎮静・鎮痛薬（例えばフェンタニルやミダゾラムなど）の減量が可能となる。そのほか，フェンタニルやミダゾラムを減量する際の退薬症状出現の予防としても有用である。さらに，先天性心疾患術後症例へのデクスメデトミジンの周術期投与により，心室性や上室性の頻脈性不整脈の発生を抑制すると報告[51]され，その抗不整脈作用が注目されている。

一方，デクスメデトミジン投与時の有害事象は，血圧低下と徐脈がもっとも多い。そのほか，房室ブロックや洞機能不全などの発生にも注意を要する。

デクスメデトミジンの長期投与や高用量投与を要した症例では，デクスメデトミジンの突然の中止により，頻脈，血圧上昇，熱発，嘔吐などの退薬症状が出現することがあるので，ほかの鎮痛・鎮静薬同様に段階を踏んだ減量が必要である[52]。

■参考文献

1) Lerman J, Johr M. Inhalational anesthesia vs total intravenous anesthesia (TIVA) for pediatric anesthesia. Paediatr Anaesth 2009 ; 19 : 521-34.
2) Eyres R. Update on TIVA. Paediatr Anaesth 2004 ; 14 : 374-9.
3) Lerman J. TIVA, TCI, and pediatrics : Where are we and where are we going? Paediatr Anaesth 2010 ; 20 : 273-8.
4) Wolf A. Pro-con debate : Intravenous vs inhalation induction of anesthesia in children. Paediatr Anaesth 2011 ; 21 : 159-68.
5) Johr M. Postanaesthesia excitation. Paediatr Anaesth 2002 ; 12 : 293-5.
6) Cravero J, Surgenor S, Whalen K. Emergence agitation in paediatric patients after sevoflurane anaesthesia and no surgery : A comparison with halothane. Paediatr Anaesth 2000 ; 10 : 419-24.
7) Uezono S, Goto T, Terui K, et al. Emergence agitation after sevoflurane versus propofol in pediatric patients. Anesth Analg 2000 ; 91 : 563-6.
8) Aouad MT, Yazbeck-Karam VG, Nasr VG, et al. A single dose of propofol at the end of surgery for the prevention of emergence agitation in children undergoing strabismus surgery during sevoflurane anesthesia. Anesthesiology 2007 ; 107 : 733-8.

9) Aguilera IM, Patel D, Meakin GH, et al. Perioperative anxiety and postoperative behavioural disturbances in children undergoing intravenous or inhalation induction of anaesthesia. Paediatr Anaesth 2003；13：501-7.
10) Mani V, Morton NS. Overview of total intravenous anesthesia in children. Paediatr Anaesth 2010；20：211-22.
11) Tramer M, Moore A, McQuay H. Propofol anaesthesia and postoperative nausea and vomiting：Quantitative systematic review of randomized controlled studies. Br J Anaesth 1997；78：247-55.
12) Gan TG, El-Molem H, Ray J, et al. Patient-controlled antiemesis. Anesthesiology 1999；90：1564-70.
13) Gan TJ, Glass PS, Howell ST, et al. Determination of plasma concentrations of propofol associated with 50％ reduction in postoperative nausea. Anesthesiology 1997；87：779-84.
14) Hayes J, Veyckemans F, Bissonnette B. Duchenne muscular dystrophy：An old anesthesia problem revisited. Paediatr Anaesth 2008；18：100-6.
15) 橘　一也, 木内恵子, 竹内宗之. 気道異物症例の周術期管理. 日臨麻会誌 2011；31：946-51.
16) 山口恭子, 住友正和. 全静脈麻酔で術中 wake up test を行った小児側彎症手術の1症例. 麻酔 2010；59：1522-5.
17) 木内恵子. 挿管困難症および CICV に対するアプローチ：小児編. 麻酔 2006；55：24-32.
18) Beh T, Splinter W, Kim J. In children, nitrous oxide decreases pain on injection of propofol mixed with lidocaine. Can J Anaesth 2002；49：1061-3.
19) Bhardwaj N, Yaddanapudi S. A randomized trial of propofol consumption and recovery profile with BIS-guided anesthesia compared to standard practice in children. Paediatr Anaesth 2010；20：160-7.
20) Wallenborn J, Kluba K, Olthoff D. Comparative evaluation of bispectral index and narcotrend index in children below 5 years of age. Paediatr Anaesth 2007；17：140-7.
21) Mcfarlan CS, Anderson BJ, Short TG. The use of propofol infusions in paediatric anaesthesia：A practical guide. Paediatr Anaesth 1999；9：209-16.
22) Rigby-Jones AE, Nolan JA, Priston MJ, et al. Pharmacokinetics of propofol infusions in critically ill neonates, infants, and children in an intensive care unit. Anesthesiology 2002；97：1393-400.
23) Murphy A, Campbell DE, Baines D, et al. Allergic reactions to propofol in egg-allergic children. Anesth Analg 2011；113：140-4.
24) Kam PC, Cardone D. Propofol infusion syndrome. Anaesthesia 2007；62：690-701.
25) Parke TJ, Stevens JE, Rice AS, et al. Metabolic acidosis and fatal myocardial failure after propofol infusion in children：Five case reports. BMJ 1992；305：613-6.
26) 木内恵子. プロポフォールによる小児の鎮静の問題点. 日集中医誌 2005；12：5-7.
27) Kill C, Leonhardt A, Wulf H. Lacticacidosis after short-term infusion of propofol for anaesthesia in a child with osteogenesis imperfecta. Paediatr Anaesth 2003；13：823-6.
28) Munoz HR, Cortinez LI, Altermatt FR, et al. Remifentanil requirements during sevoflurane administration to block somatic and cardiovascular responses to skin incision in children and adults. Anesthesiology 2002；97：1142-5.
29) Ross AK, Davis PJ, Dear Gd GL, et al. Pharmacokinetics of remifentanil in anesthetized pediatric patients undergoing elective surgery or diagnostic procedures. Anesth Analg 2001；93：1393-401.
30) Michel F, Lando A, Aubry C, et al. Experience with remifentanil-sevoflurane balanced anesthesia for abdominal surgery in neonates and children less than 2 years. Paediatr Anaesth

2008 ; 18 : 532-8.

31) Wee LH, Moriarty A, Cranston A, et al. Remifentanil infusion for major abdominal surgery in small infants. Paediatr Anaesth 1999 ; 9 : 415-8.

32) Anand KS. Relationships between stress responses and clinical outcome in newborns, infants, and children. Crit Care Med 1993 ; 21 : S358-9.

33) Sammartino M, Bocci MG, Ferro G, et al. Efficacy and safety of continuous intravenous infusion of remifentanil in preterm infants undergoing laser therapy in retinopathy of prematurity : Clinical experience. Paediatr Anaesth 2003 ; 13 : 596-602.

34) Sommer M, Riedel J, Fusch C, et al. Intravenous anaesthesia with remifentanil in a preterm infant. Paediatr Anaesth 2001 ; 11 : 252-4.

35) Pereira e Silva Y, Gomez RS, Barbosa RF, et al. Remifentanil for sedation and analgesia in a preterm neonate with respiratory distress syndrome. Paediatr Anaesth 2005 ; 15 : 993-6.

36) Kan RE, Hughes SC, Rosen MA, et al. Intravenous remifentanil. Placentral transfer, maternal and neonatal effects. Anesthesiology 1998 ; 88 : 1467-74.

37) Lago P, Tiozzo C, Boccuzzo G, et al. Remifentanil for percutaneous intravenous central catheter placement in preterm infant : A randomized controlled trial. Paediatr Anaesth 2008 ; 18 : 736-44.

38) e Silva YP, Gomez RS, Marcatto Jde O, et al. Early awakening and extubation with remifentanil in ventilated premature neonates. Paediatr Anaesth 2008 ; 18 : 176-83.

39) Tirel O, Chanavaz C, Bansard JY, et al. Effect of remifentanil with and without atropine on heart rate variability and RR interval in children. Anaesthesia 2005 ; 60 : 982-9.

40) Chung CJ, Lee JM, Choi SR, et al. Effect of remifentanil on oculocardiac reflex in paediatric strabismus surgery. Acta Anaesthesiol Scand 2008 ; 52 : 1273-7.

41) 脇坂マリコ, 吉澤佐也, 大西広泰ほか. 小児におけるレミフェンタニルの使用経験. 日小児麻酔会誌 2008 ; 14 : 81-5.

42) Chanavaz C, Tirel O, Wodey E, et al. Haemodynamic effects of remifentanil in children with and without intravenous atropine. An echocardiographic study. Br J Anaesth 2005 ; 94 : 74-9.

43) Anand KJ, Hickey PR. Halothane-morphine compared with high-dose sufentanil for anesthesia and postoperative analgesia in neonatal cardiac surgery. N Engl J Med 1992 ; 326 : 1-9.

44) Anand KJ, Hickey PR. Pain and its effects in the human neonate and fetus. N Engl J Med 1987 ; 317 : 1321-9.

45) De Jonghe B, Cook D, Appere-De-Vecchi C, et al. Using and understanding sedation scoring systems : A systematic review. Intensive Care Med 2000 ; 26 : 275-85.

46) Curley MA, Harris SK, Fraser KA, et al. State behavioral scale : A sedation assessment instrument for infants and young children supported on mechanical ventilation. Pediatr Crit Care Med 2006 ; 7 : 107-14.

47) Tobias JD, Gupta P, Naguib A, et al. Dexmedetomidine : Applications for the pediatric patient with congenital heart disease. Pediatr Cardiol 2011 ; 32 : 1075-87.

48) Nathan AT, Marino BS, Hanna B, et al. Novel use of dexmedetomidine in a patient with pulmonary hypertension. Paediatr Anaesth 2008 ; 18 : 782-4.

49) Gupta P, Whiteside W, Sabati A, et al. Safety and efficacy of prolonged dexmedetomidine use in critically ill children with heart disease. Pediatr Crit Care Med 2012 ; 13 : 660-6.

50) Lin YY, He B, Chen J, et al. Can dexmedetomidine be a safe and efficacious sedative agent in post-cardiac surgery patients? A meta-analysis. Crit Care 2012 ; 16 : R169.

51) Chrysostomou C, Sanchez-de-Toledo J, Wearden P, et al. Perioperative use of dexmedetomidine is associated with decreased incidence of ventricular and supraventricular tachyar-

rhythmias after congenital cardiac operations. Ann Thorac Surg 2011 ; 92 : 964-72.
52) Darnell C, Steiner J, Szmuk P, et al. Withdrawal from multiple sedative agent therapy in an infant : Is dexmedetomidine the cause or the cure? Pediatr Crit Care Med 2010 ; 11 : e1-3.

(橘　一也, 木内　恵子)

VIII

特殊な病態や状態下での麻酔・鎮静

VIII. 特殊な病態や状態下での麻酔・鎮静

1 肝機能・腎機能障害を有する患者の麻酔

はじめに

　肝障害，腎障害を有する症例では十分な術前評価のもと，それぞれの肝機能，腎機能に適した薬物を選択し，さまざまな合併症に留意した麻酔管理をしなければならない。

肝機能障害を有する症例の麻酔

1 術前評価

　周術期には，一般的な母集団における術前検査で無症候性に肝逸脱酵素であるアスパラギン酸トランスアミナーゼ（aspartate aminotransferase：AST）やアラニンアミノトランスフェラーゼ（alanine aminotransferase：ALT）が正常上限値の2倍までの上昇を認めた割合は0.1〜4％で，その中で実際に肝機能障害とされるのは1％未満とされる[1)2)]。術前の肝機能の評価には逸脱酵素だけではなく，血清アルブミンやコリンエステラーゼなどの肝合成能の指標となる数値の評価が重要であり，これらの数値が正常であれば術後肝不全に至る可能性は低い[3)]。表1に，慢性的な肝酵素上昇の原因となりうる病態を示す。

　一方，術前から慢性肝炎や肝硬変を合併した患者では，周術期の侵襲，低血圧，薬物投与などにより肝機能が急激に悪化することがある。肝硬変患者の周術期死亡危険因子として，Child-Turcotte-Pugh（CTP）classification[4)]でスコアが高い，男性，血清クレアチニン上昇，慢性閉塞性肺疾患の合併などがあり[5)]，近年は手術や麻酔の進歩によってその頻度は低下したものの，依然として肝障害を合併した患者の周術期管理には注意を要する。

2 予後予測

　慢性肝障害を合併した症例の予後の予測のために，CTPスコアとmodel for end-stage liver disease（MELD）スコア[6)]がある。CTPスコアは，古くから肝硬変の重症度判定スコアとして，予後予測のみならず治療法の選択や手術や肝移植適用の判断などに用いられ

表1 慢性的な肝酵素上昇の原因

- 肝臓要因
  - アルコール乱用
  - 薬物
  - B型C型慢性肝炎
  - 脂肪肝，非アルコール性脂肪性肝炎
  - 自己免疫性肝炎
  - ヘモクロマトーシス
  - ウィルソン病（40歳以下）
  - α_1-アンチトリプシン欠損症
- 非肝臓要因
  - セリアック病
  - 遺伝性筋代謝異常
  - 後天性筋疾患
  - 過激な運動

(Pratt DS. Evaluation of abnormal liver-enzyme results in asymptomatic patients. N Engl J Med 2000；342：1266-71より改変引用)

てきた．MELDスコアは，総ビリルビン値や血清クレアチニン値といった検査値のみから算出するもので，肝硬変の短期予後評価としてCTPスコアよりも優れているとされ，米国の臓器ネットワークであるUnited Network for Organ Sharing（UNOS）の基準にも採用されている．手術可否の判断としては，MELDスコアが10未満なら可能，15以上では予定手術の適用外と判断される[7]．

3 肝障害による術中の問題点と対策

a. 凝固能低下

肝障害では，ビタミンK吸収障害，凝固因子合成障害，血小板機能低下などにより凝固能が低下するため，硬膜外麻酔の適用は厳密にすべきで，特に広範な肝切除術や出血を伴う大手術では避けるべきである．出血に対しては十分な血液製剤を準備し，プロトロンビン時間（prothrombin time：PT）が30％以上またはPT-INR（international normalized ratio）2.0以下，血小板は50,000〜100,000/μlとなるように，手術開始前からビタミンK投与や新鮮凍結血漿，血小板輸血を行い補正しておく必要がある[8]．

b. 肝性脳症

術前にラクツロースなどの低吸収性合成二糖類投与と，低カリウム血症やアルカローシスの補正を行う．

c. 腹水，低アルブミン血症

多量の腹水貯留により全身麻酔下では急激に循環動態が悪化するおそれがあり，必要に

応じてドレナージが必要となる。その際，Na含有量の高い輸液で補充すると腹水の再貯留を招くため，アルブミン製剤で補充する。

d. 門脈圧亢進症

術前に食道静脈瘤の評価を行い，出血の可能性が高ければ内視鏡的治療を先行させる必要がある。

e. 心合併症

血管拡張や血管内容量増加に伴い高心拍出量状態となっていることが多いが，体血管抵抗低下と心拍数増加により血圧は低下し，麻酔導入時は特に血行動態が不安定となりやすい。

f. 肝肺症候群

肝硬変により肺内血管の拡張し低酸素血症を来した病態であり，動脈血酸素分圧が60 mmHg未満であれば周術期死亡率がきわめて高いため手術適用はない。

g. 肝腎症候群

肝硬変の非代償期になり中等度の門脈圧亢進を呈するとさらに多臓器の動脈は拡張し，Na保持や血管収縮などの機構が破綻するため，心拍出量は十分であるにもかかわらず糸球体濾過率（glomerular filtration rate：GFR）は低下し，腹水貯留が起こり始める。この状態で，腎での血管収縮と全身の血管拡張が起こり尿細管壊死を来した病態が肝腎症候群であり，予後改善のためには肝移植しか方法がない。

このような肝障害を有する症例では，周術期の肝保護も考慮する必要がある。これまでに，肝虚血の動物モデルにおいてセボフルランとプロポフォールを比較した報告ではセボフルランのほうが再灌流後の肝酵素上昇を抑制できるとされた[9]ものの，臨床的には吸入麻酔薬と静脈麻酔薬による具体的な予後の相違は報告されていない。もっとも問題となるのは，静脈麻酔による心拍出量に伴う肝灌流低下のほうであろう。明確なエビデンスのある肝保護薬はないため，術中の管理で適切な肝血流量と酸素化を維持することが現時点ではもっとも効果的な肝保護療法である。

腎機能障害を有する症例の麻酔

1 術前評価

急性腎不全の評価方法には長らく統一された基準がなかったため，それぞれの施設基準などによって判断されてきたが，2002年にrisk, injury, failure, loss, end stage renal failure（RIFLE）分類[10]，続いて2005年にacute kidney injury network（AKIN）分類[11]が提

表2 AKIの診断とRIFLE, AKINステージ分類（両分類ともステージの決定は発症から7日以内に行う）

(a) RIFLE分類

分類	GFR基準	尿量基準
risk	血清Cr値の1.5倍以上の上昇またはGFRの25％を超える低下	0.5 ml/kg/hr未満が6時間持続
injury	血清Cr値の2倍以上の上昇またはGFRの50％を超える低下	0.5 ml/kg/hr未満が12時間持続
failure	血清Cr値の3倍以上の上昇, またはGFRの27％を超える低下, または血清Cr値4 mg/dl以上	0.5 ml/kg/hr未満が24時間持続または無尿が12時間持続
loss	急性腎不全の持続, 4週間以上の完全な腎機能喪失, 腎代替療法施行	
ESRD	末期腎不全, 3カ月以上の完全な腎機能喪失, 腎代替療法施行	

(b) AKIN分類

分類	血清Cr値基準	尿量基準
Stage 1	血清Cr値0.3 mg/dl以上の上昇または1.5～2倍の上昇	0.5 ml/kg/hr未満が6時間以上
Stage 2	血清Cr値が2～3倍までの上昇	0.5 ml/kg/hr未満が12時間以上
Stage 3	血清Cr値が3倍を超える上昇または血清Cr値4 mg/dl以上（0.5 mg/dl以上の急激な上昇を伴う）	0.5 ml/kg/hr未満が24時間持続または無尿が12時間持続
	腎代替療法施行	

〔(a)：Annecke T, Kubitz JC, Kahr S, et al. Effects of sevoflurane and propofol on ischaemia-reperfusion injury after thoracic-aortic occlusion in pigs. Br J Anaesth 2007；98：581-90より改変引用／(b)：Bellomo R, Ronco C, Kellum J, et al. Acute renal failure—Definition, outcome measures, animal models, fluid therapy and information technology needs：The Second International Consensus Conference of the Acute Dialysis Quality Initiative（ADQI）Group. Crit Care 2004；8：R204-12より改変引用〕

唱されてacute kidney injury（AKI）という概念が明確になってきた。近年はどのような病態のAKIでも，これらの病期分類に沿って評価することがゴールドスタンダードとなっている。それぞれの診断基準を表2に示す。

2 予後予測

非心臓手術における術後AKI発症率は約1％と報告[12]されており，術前から腎障害を合併していた場合にはさらに発症率が高くなる。また，この報告では，術後AKIと関連の高かった年齢や性別，腎機能などの術前因子9項目からスコアリングシステムを構築し，術後AKI危険度を5段階に分けて評価する方法を提唱している。一方，心臓手術においては術後AKI発症率が19～45％[13]と非常に高率であるため，その予後予測のためにCleveland score[14]やMehta score[15]という評価方法が確立している。非心臓手術と同様に術前の腎障

害が評価項目に挙げられており，術前に腎障害を有する症例では，すべての手術において術後 AKI 発症の危険度が高いことに注意して，腎前性脱水，低血圧とならないよう管理する。

3 腎障害による術中の問題点と対策

a. 凝固能低下

末期腎不全患者では PT，活性化部分トロンボプラスチン時間（activated partial thromboplastin time：APTT）などの凝固系パラメータが正常であっても，尿毒症物質の蓄積による血小板自体の異常および血小板と血管内皮細胞の相互関係異常による血小板機能不全が起こっている。その原因として，血管内皮細胞のフォンウィルブランド因子（vWF）と結合する GP Ⅱb/Ⅲa という血小板の表面糖タンパクの異常による粘着能および凝集能の障害[16]が報告されている。末期腎不全患者では同時に腎性貧血を伴っていることが多く，出血傾向に対する治療として透析による尿毒症の改善だけでなく，赤血球輸血やエリスロポエチンの投与も効果がある[17]ことから，出血の多い手術では早期に輸血を考慮する。硬膜外カテーテル留置は，メリットがデメリットを大きく上回る場合にのみ行う。

b. 心血管疾患，脳血管疾患の合併

末期腎不全患者は，心血管疾患や脳血管障害，末梢動脈疾患，血圧異常の有病率が高く，冠動脈病変については透析導入患者で胸部症状のある患者の約 75％に有意冠動脈狭窄を認め，胸部症状のない患者でも 50％以上に冠動脈狭窄を認めたという報告[18]がある。麻酔導入に際しては，特に冠血流，脳血流を維持するため厳密な血圧を管理する。

c. 電解質異常

クレアチニンクリアランスが 15 ml/min 以下，またはⅣ型尿細管アシドーシスでは，高カリウム血症となりうる。末期腎不全患者の予定手術では術前日に透析を行い過剰のカリウムイオンは除去されるが，術前の絶食によりインスリン分泌が不足し細胞内からカリウムイオンが移動しやすくなるため，術前の絶飲食時間にはインスリンとブドウ糖を補う必要がある。具体的には，ブドウ糖 5 g に対し，レギュラーインスリン 1 単位の割合で混注した 10％ブドウ糖液を 50 ml/hr 程度の速度で投与する。

d. 腎保護

AKI 予防のためには循環血漿量を保つ必要があるが，一方で輸液過剰が直接またはうっ血性心不全を惹起することにより中心静脈圧を上昇させて腎うっ血となり，腎機能や生命予後を増悪させると報告[19)20)]されており，適切な量の輸液療法のみが腎保護に有用とされる。また，血圧維持，酸素化，腎毒性物質を避けるなどの一般的な対処も合わせて重要である。

腎保護として，確固たるエビデンスのある薬物はない。代表的であったドパミンは，そ

の効果を近年さまざまな報告[21)22)]で否定されている。フロセミドやマンニトールなどの利尿薬もうっ血を改善するためには有効であるが，明確な腎保護効果は証明されていない。特に，ループ利尿薬は持続的腎代替療法（continuous renal replacement therapy：CRRT）を要したAKIの症例において，透析回数や腎機能回復の割合，生命予後などのアウトカムを変えないだけでなく，強制利尿によりAKIを悪化させ生命予後を不良にする可能性があると報告[23)]され，腎保護作用は否定されている。カルペリチドについては，心臓手術や移植術を対象に調査したメタアナリシス[24)]において，高用量の投与を行った群で死亡率が高く血圧低下などの副作用が多く見られ治療では無効とされたが，予防としては特に心臓手術後のAKIに対しCRRTの必要性を50％減少させる効果があり，腎保護効果が期待されている。

肝機能・腎機能障害における静脈麻酔薬使用のポイント

1 肝臓における薬物代謝の機序

　肝臓の微小血管において，血液が終末肝動脈枝，終末門脈枝と細胆管からなる門脈域（グリソン鞘）から類洞を経由して中心静脈に流れ込む一つのまとまりを肝細葉と呼び，これは門脈周囲域（zone 1），中間域（zone 2），中心静脈周囲域（zone 3）の3つのzoneに分けられる。zone 1の肝細胞は，ミトコンドリアが豊富で好気性代謝やグリコーゲン合成に関与し，zone 3の肝細胞は，滑面小胞体やシトクロムP-450が豊富で嫌気性代謝や薬物などの生体内代謝に関与する。

　肝臓で代謝される薬物の大部分は，シトクロムP-450による酸化・還元・加水分解と抱合を受け，肝代謝率が高い（肝臓を1回通過すればすぐに代謝されるような）薬物は肝血流のみに依存するため，心不全や開腹手術などで肝血流が減少するとクリアランスが低下する。一方，肝代謝率が低い（何度も通過しないと代謝されない）薬物の血中濃度は代謝酵素活性に依存し，同じ代謝酵素で代謝される薬物が複数存在すると競合して血中濃度が上昇し，クリアランス低下の原因となりうる。

2 腎臓における薬物排泄の機序

　吸収された薬物は，アルブミンなどの血漿タンパクと結合する結合型と，そのままの非結合型に分けられるが，タンパクと結合率の高い薬物は尿中へ排泄されにくく，腎臓からは非結合型が排泄される。さらに糸球体からの排泄量は，①糸球体濾過，②尿細管再吸収，③尿細管分泌により規定され，分子量約5,000以下の物質は糸球体から自由に濾過されるが，脂溶性が高く分子型で存在する割合が高いほど，受動輸送を受けやすい。

3 各薬物で注意すべきポイント

　高度な肝障害，末期腎不全，腹膜透析を受けている患者では，体液貯留により分布容積が増加することが多いが，血液透析を受けている患者では分布容積がドライウェイトの設定によって大きく異なってくる。これらの分布容積の変化は，各薬物の初回投与量にもっとも影響する。特に末期腎不全患者では分布容積の個人差のみならず，麻酔導入時には術前からの β 遮断薬の投与，静脈麻酔薬の副作用による血圧低下や徐脈などの相乗作用で，心拍出量が高度に低下するため，標準的な年齢と体重で設定した導入時の薬物必要量とは大きく乖離することになる。静脈麻酔薬は吸入麻酔薬と比較して，心拍出量低下の影響を受けやすく作用発現時間，作用時間の遷延が起こりやすい。そのため特に導入時には，麻酔深度の調節不良による低血圧や術中覚醒に注意する必要がある。特にプロポフォールとレミフェンタニルを target-controlled infusion（TCI）で投与する際には，設定濃度により大きな乖離が生じうる。また導入直後には，高度の血圧低下が起こりうると想定して循環作動薬を準備しておくとよい。

　また，肝障害，腎障害とも進行すると低アルブミン血症を合併するが，特に肝不全では高度の低アルブミン血症によってすべての薬物で遊離型が増加し，特にタンパク結合率の高い薬物は作用が遷延，増強することも忘れてはならない。

　麻酔導入に使用する代表的な薬物について，肝機能・腎機能障害を有する際の注意点について以下にまとめる。

a. プロポフォール

　主に肝臓において，グルクロン酸抱合により速やかに代謝され，水溶性の代謝産物は腎臓から排泄される。正常肝機能と肝硬変の症例で比較しても薬物動態の差は認められず[25]，肝障害でも安全に使用できる。また，未変化体のまま尿中に排泄されるプロポフォールは 1％未満，便中に排泄されるのはわずか 2％であり[26]，代謝産物に活性がないことから腎障害があっても薬物動態は変化しない[27]。

　プロポフォールには交感神経系活動の低下[28]，平滑筋細胞内カルシウム動員に対する直接弛緩作用[29]などがあり心血管疾患がなくとも血圧が低下する。また，圧受容体反射をリセットまたは抑制し，低血圧に伴う頻脈反応も減弱させる[28]。特に腎不全で透析を受けている患者では β 遮断薬の投与を受けている症例も多く，麻酔導入に際して，高度の低血圧と徐脈を惹起する可能性が高い。これまでに，プロポフォールによる肝障害，腎障害の報告はないため，循環動態に注意すれば安全に使用可能である。

b. ミダゾラム

　主に肝臓で代謝を受けるが，肝ミクロソームにおける急速な酸化を受けるためクリアランスは 6〜11 ml/kg/min とかなり速く[30]，プロポフォールと比較して循環抑制も軽度で，少量であれば肝障害でも腎障害でも比較的安全に使用できる。しかし，長時間投与ではミダゾラムの 20〜30％の活性を有する代謝産物である 1-ヒドロキシミダゾラムが蓄積する

ため, 肝障害だけでなく腎障害の症例においても作用が遷延するおそれがある[31]。

c. ドロペリドール

強力な鎮静効果と制吐作用を併せ持つため, 補助鎮静薬として用いられることが多い薬物であるが, その代謝・排泄経路は完全には解明されていない。主に肝臓で代謝され胆汁と尿中に排泄されるが, 投与量の10％が未変化のまま尿中に排泄されるため, 肝障害, 腎障害どちらでも作用が遷延する。

d. フェンタニル

ほとんどが肝臓で代謝を受け, 腎から排泄されるのは6％のみである。肝硬変の患者でも薬物動態は変化しない[32]が, ショックなどによる肝血流低下ではクリアランスと各コンパートメントの分布容積が減少するため, 作用時間は遷延する[33]。腎不全ではクリアランスが変化しない[34]ため, 原則として健常人と同等の量を用いてよい。

e. レミフェンタニル

血液内, 組織内の非特異的エステラーゼにより, 半減期約5分で速やかに代謝される薬物である。そのため, 肝機能障害, 腎機能障害があっても薬物動態は大きく変化せず[35,36], さらに代謝産物のレミフェンタニル酸も薬理活性を持たないため, 長時間投与でも比較的安全に使用できる。しかしながら, 肝機能, 腎機能障害では, ほかの麻酔薬と同様に感受性の亢進により少量で効果が増強することがあるため注意する。また, 分布容積は肥満と痩身を比較しても, ほとんどない差がないことも知られており[37], 標準体重と大差がある症例において実際の体重に対応した投与量を設定すると, 必要量と大きく乖離してしまうことに注意が必要である。肝不全や腎不全の症例では, うっ血などによる体液貯留や透析による過度の除水, さらに感受性亢進などにより適度な量を設定するのが難しいため, 循環動態に合わせた増減も重要となる。

レミフェンタニルは最近, 動物モデルにおいて肝臓の虚血再灌流傷害を軽減する作用があると報告[38]され, 臓器保護効果も期待されており, 肝機能・腎機能障害を有する症例の静脈麻酔において中心的な役割を担うと考えられる。

f. ベクロニウム臭化物

約50％が胆汁中に排泄されるため, 肝障害が高度であればクリアランスが低下し, 作用持続時間は延長する[39]。腎疾患でも総投与量が多くなると, クリアランス, 排泄半減期が延長する[40,41]ため, 大手術や長時間手術ではモニタリングしながらの投与が望ましい。各病態における薬物動態を表3に示した。

g. ロクロニウム臭化物

70％以上が肝臓を介して胆汁排泄され, 残りの30％以下が腎臓から排泄され[42], 代謝産物に活性はない。表3のようにロクロニウムも肝障害や腎障害があると, クリアランスは低下し作用時間が延長する。また, アシドーシスやフロセミドは作用を増強させる。さら

表3　ベクロニウムとロクロニウムの薬物動態

薬物	患者背景	排泄相半減期 (min)	定常時分布容積 (ml/kg)	クリアランス (ml/kg/min)
ベクロニウム	健常人	108	413	4.6
	腎障害	149	471	2.6
	肝障害	80	250	2.7
ロクロニウム	健常人	131	267	4
	腎障害	70	220	2.7
	肝障害	96	333	2.4

(Lynam DP, Cronnelly R, Castagnoli KP, et al. The pharmacodynamics and pharmacokinetics of vecuronium in patients anesthetized with isoflurane with normal renal function or with renal failure. Anesthesiology 1988；69：227-31 より改変引用)

にベクロニウムと比較して，特に作用持続時間の個人差が大きいことにも注意が必要である。

h. スガマデクス

スガマデクスは尿細管で分泌，再吸収されずに尿中排泄される物質であるため[43]，クレアチニンクリアランスが低下すると，スガマデクスの血漿クリアランスも低下し，腎不全患者では排泄半減期が健常者の15倍以上に遷延したと報告[44]されている。スガマデクスは血液透析でも除去されないため，過剰投与は避けるべきである。一方，肝臓では代謝されないため肝機能障害でも安全に健常成人と同様の量で使用できると考えられるが，これまでに末期肝不全症例での検討はされていないため，必要量のみの投与にとどめておくべきであろう。

■参考文献

1) Bates B. The yield of multiphasic screening. JAMA 1972；222：74-8.
2) Kamath PS. Clinical approach to the patient with abnormal liver test results. Mayo Clin Proc 1996；71：1089-95.
3) Pratt DS. Evaluation of abnormal liver-enzyme results in asymptomatic patients. N Engl J Med 2000；342：1266-71.
4) Pugh RN, Murray Lyon IM, Dawson JL, et al. Transection of the oesophagus for bleeding oesophageal varices. Br J Surg 1973；60：646-9.
5) Ziser A, Plevak DJ, Wiesner RH, et al. Morbidity and mortality in cirrhotic patients undergoing anesthesia and surgery. Anesthesiology 1999；90：42-53.
6) Kamath PS, Wiesner RH, Malinchoc M, et al. A model to predict survival in patients with end-stage liver disease. Hepatology 2001；33：464-70.
7) Hanje AJ, Patel T. Preoperative evaluation of patients with liver disease. Nat Clin Pract Gastroenterol Hepatol 2007；4：266-76.
8) 厚生労働省．「血液製剤の使用指針」(改定版)．2005.
9) Annecke T, Kubitz JC, Kahr S, et al. Effects of sevoflurane and propofol on ischaemia-reperfusion injury after thoracic-aortic occlusion in pigs. Br J Anaesth 2007；98：581-90.

10) Bellomo R, Ronco C, Kellum J, et al. Acute renal failure―Definition, outcome measures, animal models, fluid therapy and information technology needs：The Second International Consensus Conference of the Acute Dialysis Quality Initiative（ADQI）Group. Crit Care 2004；8：R204-12.
11) Mehta R, Kellum J, Shah S, et al. Acute Kidney Injury Network：Report of an initiative to improve outcomes in acute kidney injury. Crit Care 2007；11：R31.
12) Kheterpal S, Tremper K, Heung M, et al. Development and validation of an acute kidney injury risk index for patients undergoing general surgery：Results from a national data set. Anesthesiology 2009；110：505-15.
13) Haase M, Bellomo R, Matalanis G, et al. A comparison of the RIFLE and Acute Kidney Injury Network classifications for cardiac surgery-associated acute kidney injury：A prospective cohort study. J Thorac Cardiovasc Surg 2009；138：1370-6.
14) Thakar C, Arrigain S, Worley S, et al. A clinical score to predict acute renal failure after cardiac surgery. J Am Soc Nephrol 2005；16：162-8.
15) Mehta R, Grab J, O'Brien S, et al. Bedside tool for predicting the risk of postoperative dialysis in patients undergoing cardiac surgery. Circulation 2006；114：2208-16.
16) Escolar G, Cases A, Bastida E, et al. Uremic platelets have a functional defect affecting the interaction of von Willebrand factor with glycoprotein Ⅱb-Ⅲa. Blood 1990；76：1336-40.
17) Hedges S, Dehoney S, Hooper J, et al. Evidence-based treatment recommendations for uremic bleeding. Nat Clin Pract Nephrol 2007；3：138-53.
18) Joki N, Hase H, Nakamura R, et al. Onset of coronary artery disease prior to initiation of haemodialysis in patients with end-stage renal disease. Nephrol Dial Transplant 1997；12：718-23.
19) Payen D, de Pont A-CJM, Sakr Y, et al. A positive fluid balance is associated with a worse outcome in patients with acute renal failure. Crit Care 2008；12：R74.
20) Mullens W, Abrahams Z, Francis G, et al. Importance of venous congestion for worsening of renal function in advanced decompensated heart failure. J Am Coll Cardiol 2009；53：589-96.
21) Bellomo R, Chapman M, Finfer S, et al. Low-dose dopamine in patients with early renal dysfunction：A placebo-controlled randomised trial. Australian and New Zealand Intensive Care Society（ANZICS）Clinical Trials Group. Lancet 2000；356：2139-43.
22) Friedrich J, Adhikari N, Herridge M, et al. Meta-analysis：Low-dose dopamine increases urine output but does not prevent renal dysfunction or death. Ann Intern Med 2005；142：510-24.
23) Mehta RL. Diuretics, mortality, and nonrecovery of renal function in acute renal failure. JAMA 2002；288：2547-53.
24) Nigwekar S, Navaneethan S, Parikh C, et al. Atrial natriuretic peptide for management of acute kidney injury：A systematic review and meta-analysis. Clin J Am Soc Nephrol 2009；4：261-72.
25) Servin F, Cockshott ID, Farinotti R, et al. Pharmacokinetics of propofol infusions in patients with cirrhosis. Br J Anaesth 1990；65：177-83.
26) Simons PJ, Cockshott ID, Douglas EJ, et al. Disposition in male volunteers of a subanaesthetic intravenous dose of an oil in water emulsion of 14C-propofol. Xenobiotica 1988；18：429-40.
27) Morcos WE, Payne JP. The induction of anaesthesia with propofol（'Diprivan'）compared in normal and renal failure patients. Postgrad Med J 1985；61 Suppl 3：62-3.
28) Ebert TJ, Muzi M, Berens R, et al. Sympathetic responses to induction of anesthesia in

humans with propofol or etomidate. Anesthesiology 1992 ; 76 : 725-33.
29) Chang KS, Davis RF. Propofol produces endothelium-independent vasodilation and may act as a Ca2+ channel blocker. Anesth Analg 1993 ; 76 : 24-32.
30) Reves JG, Fragen RJ, Vinik HR, et al. Midazolam : Pharmacology and uses. Anesthesiology 1985 ; 62 : 310-24.
31) Mandema JW, Tuk B, van Steveninck AL, et al. Pharmacokinetic-pharmacodynamic modeling of the central nervous system effects of midazolam and its main metabolite alpha-hydroxy-midazolam in healthy volunteers. Clin Pharmacol Ther 1992 ; 51 : 715-28.
32) Haberer JP, Schoeffler P, Couderc E, et al. Fentanyl pharmacokinetics in anaesthetized patients with cirrhosis. Br J Anaesth 1982 ; 54 : 1267-70.
33) Egan TD, Kuramkote S, Gong G, et al. Fentanyl pharmacokinetics in hemorrhagic shock : A porcine model. Anesthesiology 1999 ; 91 : 156-66.
34) Davies G, Kingswood C, Street M. Pharmacokinetics of opioids in renal dysfunction. Clin Pharmacokinet 1996 ; 31 : 410-22.
35) Dershwitz M, Hoke JF, Rosow CE, et al. Pharmacokinetics and pharmacodynamics of remifentanil in volunteer subjects with severe liver disease. Anesthesiology 1996 ; 84 : 812-20.
36) Hoke JF, Shlugman D, Dershwitz M, et al. Pharmacokinetics and pharmacodynamics of remifentanil in persons with renal failure compared with healthy volunteers. Anesthesiology 1997 ; 87 : 533-41.
37) Egan TD, Huizinga B, Gupta SK, et al. Remifentanil pharmacokinetics in obese versus lean patients. Anesthesiology 1998 ; 89 : 562-73.
38) Yang L-Q, Tao K-M, Liu Y-T, et al. Remifentanil preconditioning reduces hepatic ischemia-reperfusion injury in rats via inducible nitric oxide synthase expression. Anesthesiology 2011 ; 114 : 1036-47.
39) Lebrault C, Berger JL, D'Hollander AA, et al. Pharmacokinetics and pharmacodynamics of vecuronium (ORG NC 45) in patients with cirrhosis. Anesthesiology 1985 ; 62 : 601-5.
40) Lynam DP, Cronnelly R, Castagnoli KP, et al. The pharmacodynamics and pharmacokinetics of vecuronium in patients anesthetized with isoflurane with normal renal function or with renal failure. Anesthesiology 1988 ; 69 : 227-31.
41) Agoston S, Vandenbrom RH, Wierda JM. Clinical pharmacokinetics of neuromuscular blocking drugs. Clin Pharmacokinet 1992 ; 22 : 94-115.
42) Khuenl Brady K, Castagnoli KP, Canfell PC, et al. The neuromuscular blocking effects and pharmacokinetics of ORG 9426 and ORG 9616 in the cat. Anesthesiology 1990 ; 72 : 669-74.
43) Gijsenbergh F, Ramael S, Houwing N, et al. First human exposure of Org 25969, a novel agent to reverse the action of rocuronium bromide. Anesthesiology 2005 ; 103 : 695-703.
44) Staals LM, Snoeck MMJ, Driessen JJ, et al. Reduced clearance of rocuronium and sugammadex in patients with severe to end-stage renal failure : A pharmacokinetic study. Br J Anaesth 2010 ; 104 : 31-9.

（公平　順子，尾﨑　眞）

VIII. 特殊な病態や状態下での麻酔・鎮静

2 移植術のレシピエントの麻酔

はじめに

移植術レシピエントは，多臓器障害を合併していることがあり，麻酔管理の際には循環動態への対処，輸液・輸血や薬物の選択などさまざまな点に注意する必要がある。

肝移植術レシピエントの麻酔

1 術前評価

末期肝障害の中で肝移植の適用となりえない症例は，一般的に重篤な冠動脈疾患や非可逆性の心不全，中等度から高度の肺高血圧症の合併，Ⅲ度以上の肝性脳症，コントロールされていない感染症などである。肝硬変に伴う合併症であれば，比較的重症でも各施設の基準によって手術適用となりうるため，麻酔計画と併せて予後の評価も重要となる。一般的に肝移植の予後予測には，総ビリルビン値や血清クレアチニン値といった検査値のみからスコアを算出するmodel for end-stage liver disease(MELD)[1]スコアが用いられており，肝移植の適用となるような症例のスコアは11～20となる。スコアが18以上の患者では，術後平均期間が3カ月以下とも報告[2]されている。

特に肝移植の術前に注意すべき病態として，肝腎症候群や肝肺症候群がある。肝腎症候群は，高窒素血症，高浸透圧尿，10 mEq/l 未満の尿中ナトリウム排泄を特徴とする腎不全状態であり[3]，腹水貯留を伴う肝硬変症例の約40％に合併する[4]とされる。術前の腎不全の合併は，術後の合併症発生率や死亡率の独立した危険因子でもある[5]。病態が進行性であるため，手術の際には過剰輸液・輸血を避ける，高カリウム血症を予防するなどの末期腎不全症例と同様に対処する。肝移植術は長時間手術であり，さらに多量の出血や輸血が予想されるため，症例によっては術中の持続的血液濾過や透析が必要となることもある。

肝肺症候群は門脈圧亢進以外にチアノーゼや体位性の低酸素血症などを伴う病態で，治療には肝移植しか方法がないが，動脈血酸素分圧が60 mmHg未満では周術期死亡率の危険性もきわめて高いため，術前のエコーやカテーテル検査の結果で手術の可否を見極める

必要がある。このような症例の周術期には，肺動脈カテーテルや経食道心エコーなどの心肺系モニタリングが重要となるだろう。

また，末期肝不全ではさまざまな止血異常が見られ，プロトンビンをはじめとする凝固因子，プロテインCなどの抗凝固因子の両方が減少している[6]。また脾機能亢進による血小板減少と機能不全もあり，術中の出血によって，さらなる出血の危険性が増大する。一方では血栓性合併症も見られ，心肺系に血栓を形成したという報告[7]もある。手術開始前から基準[8]に沿ってビタミンK投与や新鮮凍結血漿，血小板輸血による補正を実施し，止血機構破綻の予防に努める。

2 麻酔薬の選択と術中管理

肝移植術は大きく剥離期，無肝期，再灌流期の3段階に分けられるが，特に無肝期以降の薬物動態の把握は難しい。一般的な肝不全による代謝障害に加えて，体液貯留，無肝期，再灌流，低体温，長時間手術，多量の出血と輸液・輸血による希釈などさまざまな要因により，使用する薬物の薬物動態が複雑になるからである。しかし，手術直後の抜管を考慮する必要はなく，また再灌流期には蓄積した薬物の代謝も期待できるため，多少の麻酔薬の残存は問題とならない。術中から術後にかけて安定した麻酔管理を行うためには，使用する各薬物の薬物動態と手術の進行状況に伴う分布容積の変化などを理解する必要がある。その点で，静脈麻酔薬による肝移植の麻酔管理は，吸入麻酔薬よりもはるかに難しいといえるであろう。

フェンタニルは脂溶性であり，そのほとんどが肝臓で代謝を受けるため肝移植術では遷延する可能性が高い。プロポフォールも脂溶性で，速やかな再分布により正常肝機能と肝硬変の症例で比較しても薬物動態の差は認められなかったという報告[9]があるが，ショックなどによる肝血流低下ではクリアランスと各コンパートメント分布容積の減少により作用時間は遷延するため[10]，肝移植術における大量投与では注意が必要であろう。また，肝移植においては無肝期に肝外代謝が増加する[11]ものの，クリアランスは42%低下したという報告[12]もある。再灌流期には移植された肝臓によって代謝が再開されるが，蓄積量によっては作用効果時間が遷延する可能性が高い。レミフェンタニルは水溶性でクリアランスが大きく，投与量や持続静注時間によらず，肝移植症例でも安全に使用できる[13]。ベクロニウムやロクロニウムは前項で示したように肝臓で代謝を受ける薬物であり，肝移植では作用時間が遷延する。

肝移植レシピエントでは，体液貯留によってレミフェンタニルなどの水溶性薬物の分布容積が増加する。そのため静脈麻酔薬による麻酔導入では，就眠までに時間を要することがある。肝不全患者の気管挿管では，腹水や胃内容停滞時間の延長のためにフルストマックとして対応しなければならず，必ず静脈麻酔での導入が必要となる。麻酔導入前から血圧のモニタリングと循環作動薬も準備しておく。

肝移植術において target-controlled infusions（TCI）による麻酔管理を行う場合は，麻酔薬感受性の亢進や低アルブミン血症，低体温などによる薬物の作用の遷延，増強などに加えて，出血による分布容積の減少，大量の輸液・輸血による分布容積の増大，無肝期の

代謝低下，さらには再灌流による分布容積の大きな変動など，手術の進行状況に合わせて薬物動態を把握し厳密な濃度設定をしていかなければならない。

腎移植術レシピエントの麻酔

1 術前評価

末期腎不全の患者は，心血管疾患や脳血管障害，血圧異常の有病率が高い。冠動脈病変は透析導入患者で胸部症状のある患者の約75％に認め，症状のない患者でも50％以上に冠動脈狭窄があったという報告[14]，また左室や右室肥大，心膜炎が透析患者の剖検症例で60％に見られたという報告[15]がある。

不整脈の合併率は報告により7～27％と幅があるが，年齢だけでなく透析歴も合併率の上昇に関与するとされる[16)～18]。脳血管障害は，既往のない透析患者の約50％に無症候性脳虚血病変を認めたという報告[19]があり，術中は心筋虚血とともに脳動脈の虚血にも注意した高めの血圧管理と二酸化炭素分圧を下げない呼吸設定が重要となる。血圧については透析患者の約75％が高血圧と診断されている一方で，収縮期血圧が100 mmHg以下の低血圧の症例も1.3％存在している[20]。低血圧の症例はもちろん，透析患者の高血圧の多くが体液依存性であるとされており，麻酔薬投与時には血管拡張に伴い血圧が大きく低下するため注意が必要である。

2 麻酔薬の選択と術中管理

腎移植レシピエントにおいても，体液の増加により特に水溶性薬物の分布容積が増大する。その程度はドライウェイトの設定や透析の種類によっても異なるため，個人差が生じる原因の一つとなっている。さらに，麻酔導入後には術前からのβ遮断薬の投与，静脈麻酔薬の副作用による過度の血管拡張や徐脈などの相乗作用によって，拍出量が高度に低下するため，それによっても作用発現時間の遷延が起こりうる。一方，末期腎不全では低アルブミン血症による血漿タンパク結合率の低下，さらにアルブミンそのものの結合率の低下[21]などがあり，プロポフォールなど結合率が高い薬物では効果が増強，作用時間が遷延する。このように複雑な病態が入眠までのタイムラグを作り，適切な麻酔深度の維持を困難にしている。腎移植術を静脈麻酔で管理する際にも，bispectral index（BIS）モニターが必要になるだろう。

腎移植術での気管挿管については肝移植術と同様に胃内容停滞が起こるため，静脈麻酔での急速導入が原則となる。特に糖尿病合併腎不全症例では，50％の症例で胃内容停滞があったとされる[22]。また，末期腎不全の経過が長いほど，透析性脊椎症合併の割合が高く，頸椎の骨破壊病変が進行しているため愛護的な挿管が必要である。

麻酔導入後には，術前からの降圧薬投与や糖尿病合併による自律神経機能障害などで，

症例によっては高度の低血圧を来すことがある．心血管・脳血管疾患を合併した重症症例では，特に麻酔導入前からの観血的動脈圧をモニタリングし，ノルアドレナリンなど強力な循環作動薬も準備して対処する．

腎移植レシピエントの呼吸器設定では，麻酔導入直後，血管内脱水，徐脈による低心拍出量などにより二酸化炭素の排出が非常に少なくなっているため，二酸化炭素分圧低下による心筋虚血や脳血管障害を起こさないよう最初の分時換気量は少なめでよい．

腎移植術においてTCIによる麻酔管理を行う場合は，肝移植術と同様に麻酔薬感受性の亢進や低アルブミン血症，大量の輸液や輸血による分布容積の増大，再灌流による分布容積の大きな変動などに注意する．

移植術中に注意すべき点と対処法

1 輸 血

移植術では輸血の機会が多いため，ドナーとの血液型の相違によって投与すべき血液型が血液製剤によって異なることにも留意する．近年，免疫抑制薬の進歩により，血液型不適合移植は血液型一致と比較しても遜色ない生着率となっており，不適合移植の機会が多くなってきている．肝移植ではしばしば大量の輸血を必要とするため，輸血製剤のトラブルを避けるためにも血液製剤投与の原則を理解しておかなければならない．表1に示すように，ドナーとレシピエントのABO血液型の関係には一致，不一致，不適合の3パターンが存在するが，原則として血球成分である赤血球製剤はレシピエント血液型と同じもの，血漿成分（新鮮凍結血漿と血小板）のほうは，ドナー血液型に対応したものを投与する．特に不適合症例における血漿成分の輸血では，ドナー以外の血液型を投与した際には，異形輸血が起こりうるが，確認が煩雑で誤投与の原因となる．そのため，血漿成分を使用する際にはドナー側の血液型にかかわらず全症例でAB型の製剤を選択している施設も多い．

2 低・高カリウム血症

体内の総カリウム（K）イオン量は3,000〜3,500 mEqであるが，その98％が細胞内に

表1 ドナー・レシピエントのABO血液型の関係

		レシピエント血液型			
		A型	B型	AB型	O型
ドナー血液型	A型	一致	不適合	不一致	不適合
	B型	不適合	一致	不一致	不適合
	AB型	不適合	不適合	一致	不適合
	O型	不一致	不一致	不一致	一致

存在しており，細胞外液には 80 mEq 程度しか存在しない．移植術中に大きく血清 K イオン濃度を上昇させる要因は出血や再灌流であり，輸液や輸血で投与される K イオンはほとんど影響ないと考えてよい．しかし，透析回路を組み込まないかぎり術中の高 K 血症に対してはグルコース・インスリン（glucose-insulin：GI）療法以外の有効な手段がないため，赤血球輸血の際には洗浄赤血球を使用する，K イオン吸着フィルタを使用するなどして，不必要な K イオン投与を避けるべきである．ただし，カリウム吸着フィルタは滴下速度が遅く，使用前の生理食塩液灌流が必要であること，4 単位ごとにフィルタの交換の必要があること，使用後のフィルタに電解質輸液を流すと K イオンの大量流出が起こりうるなどの危険があり，大出血の際の急速輸血には煩雑で不向きである．

　腎不全患者における軽度の高 K 血症は，異常というよりも，K 排泄や細胞内シフトを促進させるための生体の適応と考えられている[23]．ほかに細胞外から細胞内へ K イオンの移動を促す因子として，インスリンや内因性カテコールアミン，β_2 アドレナリン刺激薬などがあり，逆に細胞内から細胞外へ移動させる因子としてアシドーシスや β ブロッカーなどがある．特にアシドーシスでは，pH が 0.1 低下するごとに血清 K 濃度が 0.2〜1.7 mEq/l 上昇し，アルカローシスにすると pH が 0.1 上昇するごとに血清 K 濃度が 0.4 mEq/l 低下するといわれる[24]が，手術中に認められるような呼吸性，または乳酸やケト酸などの有機酸アシドーシスでは重篤な高 K 血症を認めないことが多い．これは，陰イオンを伴って H^+ イオンが細胞内に取り込まれるため，K^+ イオンを細胞外にシフトさせないためである．

　末期腎不全患者では高 K 血症に伴う心電図変化もさまざまで，K イオン濃度の判断材料とはならないため[25]，K イオン濃度が変動しやすい手術中は頻回に測定して早期発見することが重要となる．手術中の高 K 血症の治療については明確な開始基準がなく，グルコン酸カルシウム投与などの一般的な治療戦略の有効性を明らかにするエビデンスも現時点で報告されていない[26]．手術中は出血や輸血による K の急激な変化が起こりうることから，K 濃度が 5.5 mEq/l を超えたら，積極的に行うべきと考える．表 2 に，それぞれの治療法について示す．

　実際の手術中のインスリン投与は，皮下注ではなく静注を基本として行う．インスリンは点滴ルート内腔表面などに吸着されやすいため，なるべく身体に近い部位から投与する．単回静注と持続静注の比較では，大血管・末梢血管手術の患者で 2 つの方法によるインスリン投与を行ったところ，持続静注のほうが血糖値や心血管イベントを抑制できたという報告[27]があり，血糖値の急激な変動を抑制するためにも持続静注のほうが望ましい．しかし，腎移植術や肝移植術のレシピエントではもともとインスリン抵抗性の個人差が大きく，手術侵襲やステロイド投与による反応性の高血糖などが起こりうる．特に腎不全ではインスリンの排泄遅延が起こる[28]ため，持続静注では逆に安全なコントロールが難しい．そのため，GI 療法として高用量のインスリンを必要とする際は単回静注とし，投与後は必ず 2 時間以上の経過観察をすべきである．

　一方，低 K 血症は通常 3.5 mEq/l 以下を指し，このとき約 100 mEq/l の欠乏があるとされるが，通常は高 K 血症のほうが問題となりやすいため，軽度であれば K イオンの補充をしないのが原則である．しかし，ジギタリス服用中や肝不全などでは不整脈や肝性脳症の悪化のリスクがあるため，早めの緩徐な補正が必要である．

表2　高カリウム血症に対する薬物治療

治療法	効果	投与方法	発現時間	持続時間
ループ利尿薬	Kの除去	ラシックス® を 60 mg 静注	30分	2～3時間
グルコース・インスリン療法	Kの細胞内移動	ヒューマリン®を10単位/ブドウ糖50 g/500 ml を1時間で静注	30分～1時間	4～6時間
重炭酸ナトリウム	Kの細胞内移動	7%メイロン® 40 ml を5分で静注	10分	1～2時間
グルコン酸カルシウム	心筋細胞膜の安定化	カルチコール® 10～20 ml を5分で静注	5分以内	30分～1時間

3 低ナトリウム血症

　腎移植のほとんどの症例では十分な透析と日常的な栄養管理によって，血清ナトリウム（Na）イオン濃度が正常範囲内にあるため，周術期の輸液により低Na血症が進行しても軽度である．肝移植術では術前からの低Na血症に加えて，術中は大量の輸液や輸血による希釈，手術侵襲による血管透過性の亢進などにより，さらに血清Naイオン濃度が低下することが多い．どちらの機序も細胞外液量増加による希釈性低ナトリウム血症であるため，治療は利尿薬による自由水の排泄が原則である．水を排出させることができない腎不全の症例では，輸液はすべてNaイオン濃度の高いものを選択，低アルブミン血症を積極的に是正，新鮮凍結血漿を適切に投与するなどにより，低Naイオン血症の進行を予防することがもっとも重要となる．

　血清Naイオン濃度が120mE/l以下となる進行性の低Na血症ではNaイオンの補充も考慮すべきであるが，急激な補正は橋中心髄鞘崩壊症（central pontine myelinolysis：CPM）を引き起こす可能性があり[29]，脳浮腫とのリスクバランスを考慮し決定される．透析による低Na血症の急激な改善は，脳細胞中の尿素が血液中に比べて透析後も高くとどまることなどにより，腎不全患者ではNaイオン補正による橋融解を起こしにくいという報告[30]もある．

　輸液による低Na血症の改善の程度を予測する式[31]として
　$\Delta Na = \{輸液（Na+K）－血清Na\} / (TBW+1)$
　　TBW：total body weight（体重×0.6）
　があり，補正は 0.5～1 mEq/l/hr を目安に行うとよい．

■参考文献

1) Kamath PS, Wiesner RH, Malinchoc M, et al. A model to predict survival in patients with end-stage liver disease. Hepatology 2001；33：464-70.
2) Figueiredo F, Dickson ER, Pasha T, et al. Impact of nutritional status on outcomes after liver transplantation. Transplantation 2000；70：1347-52.

3) Epstein M. Hepatorenal syndrome：Emerging perspectives of pathophysiology and therapy. J Am Soc Nephrol 1994；4：1735-53.
4) Ginàs P, Guevara M, Arroyo V, et al. Hepatorenal syndrome. Lancet 2003；362：1819-27.
5) Davis C, Gonwa T, Wilkinson A. Pathophysiology of renal disease associated with liver disorders：Implications for liver transplantation. Part I. Liver Transpl 2002；8：91-109.
6) Peck-Radosavljevic M. Review article：Coagulation disorders in chronic liver disease. Aliment Pharmacol Ther 2007；26 Suppl 1：21-8.
7) Gologorsky E, De Wolf AM, Scott V, et al. Intracardiac thrombus formation and pulmonary thromboembolism immediately after graft reperfusion in 7 patients undergoing liver transplantation. Liver Transpl 2001；7：783-9.
8) 厚生労働省.「血液製剤の使用指針」(改定版). 2005.
9) Servin F, Cockshott ID, Farinotti R, et al. Pharmacokinetics of propofol infusions in patients with cirrhosis. Br J Anaesth 1990；65：177-83.
10) Egan TD, Kuramkote S, Gong G, et al. Fentanyl pharmacokinetics in hemorrhagic shock：A porcine model. Anesthesiology 1999；91：156-66.
11) Veroli P, O'Kelly B, Bertrand F, et al. Extrahepatic metabolism of propofol in man during the anhepatic phase of orthotopic liver transplantation. Br J Anaesth 1992；68：183-6.
12) Takizawa D, Sato E, Hiraoka H, et al. Changes in apparent systemic clearance of propofol during transplantation of living related donor liver. Br J Anaesth 2005；95：643-7.
13) Navapurkar VU, Archer S, Gupta SK, et al. Metabolism of remifentanil during liver transplantation. Br J Anaesth 1998；81：881-6.
14) Joki N, Hase H, Nakamura R, et al. Onset of coronary artery disease prior to initiation of haemodialysis in patients with end-stage renal disease. Nephrol Dial Transplant 1997；12：718-23.
15) Ansari A, Kaupke CJ, Vaziri ND, et al. Cardiac pathology in patients with end-stage renal disease maintained on hemodialysis. Int J Artif Organs 1993；16：31-6.
16) Abe S, Yoshizawa M, Nakanishi N, et al. Electrocardiographic abnormalities in patients receiving hemodialysis. Am Heart J 1996；131：1137-44.
17) Vázquez E, Sánchez Perales C, Borrego F, et al. Influence of atrial fibrillation on the morbido-mortality of patients on hemodialysis. Am Heart J 2000；140：886-90.
18) Genovesi S, Pogliani D, Faini A, et al. Prevalence of atrial fibrillation and associated factors in a population of long-term hemodialysis patients. Am J Kidney Dis 2005；46：897-902.
19) Naganuma T, Uchida J, Tsuchida K, et al. Silent cerebral infarction predicts vascular events in hemodialysis patients. Kidney Int 2005；67：2434-9.
20) 日本透析医学会統計調査委員会. わが国の透析療法の現況報告. 2005.
21) Koch Weser J, Sellers EM. Binding of drugs to serum albumin (first of two parts). N Engl J Med 1976；294：311-6.
22) Reissell E, Taskinen MR, Orko R, et al. Increased volume of gastric contents in diabetic patients undergoing renal transplantation：Lack of effect with cisapride. Acta Anaesthesiol Scand 1992；36：736-40.
23) Clausen T, Everts ME. Regulation of the Na, K-pump in skeletal muscle. Kidney Int 1989；35：1-3.
24) Adrogué HJ, Madias NE. Changes in plasma potassium concentration during acute acid-base disturbances. Am J Med 1981；71：456-67.
25) Aslam S, Friedman E, Ifudu O. Electrocardiography is unreliable in detecting potentially lethal hyperkalaemia in haemodialysis patients. Nephrol Dial Transplant 2002；17：1639-42.

26) Acker CG, Johnson JP, Palevsky PM, et al. Hyperkalemia in hospitalized patients : Causes, adequacy of treatment, and results of an attempt to improve physician compliance with published therapy guidelines. Arch Intern Med 1998 ; 158 : 917-24.
27) Subramaniam B, Panzica P, Novack V, et al. Continuous perioperative insulin infusion decreases major cardiovascular events in patients undergoing vascular surgery : A prospective, randomized trial. Anesthesiology 2009 ; 110 : 970-7.
28) Mak RH. Impact of end-stage renal disease and dialysis on glycemic control. Semin Dial 2000 ; 13 : 4-8.
29) Gross P, Reimann D, Henschkowski J, et al. Treatment of severe hyponatremia : Conventional and novel aspects. J Am Soc Nephrol 2001 ; 12 Suppl 17 : S10-4.
30) Oo T, Smith C, Swan S. Does uremia protect against the demyelination associated with correction of hyponatremia during hemodialysis ? A case report and literature review. Semin Dial 2003 ; 16 : 68-71.
31) Sterns R, Hix J, Silver S. Treatment of hyponatremia. Curr Opin Nephrol Hypertens 2010 ; 19 : 493-8.

〔公平　順子, 尾崎　眞〕

VIII. 特殊な病態や状態下での麻酔・鎮静

3 大量出血を伴う手術や長時間手術の麻酔

はじめに

　プロポフォール，レミフェンタニル，フェンタニルを全身麻酔で使用するときには，薬物動態モデルに基づいた予測濃度が利用され，予測濃度は薬力の評価や薬効の調節に用いられる。予測濃度の計算には，ボランティアもしくは全身状態の落ち着いている患者を対象として作成された薬物動態モデルが用いられるため，大量出血時や10時間を超えるような長時間の投与の際に，その予測精度が許容範囲内にとどまるか，また薬力に変化は生じないかという疑問が生じる。

大量出血時の静脈麻酔薬の薬物動態力学と麻酔管理

　プロポフォールやレミフェンタニルを持続投与している最中に出血した際，持続投与している薬物の濃度が大きく変化するのか否かは，日常臨床を行ううえでの素朴で重要な疑問である。

　また，大量出血時には急速に輸液や輸血を行うので，これらの処置を行った場合の静脈麻酔薬の薬物動態力学も広義では大量出血時の薬物動態力学といえよう。大量出血時の薬物動態力学についてはすでに研究で明らかにされている部分もあるが，ここではまず，理論的に大量出血時の薬物動態の変化の可能性について考えてみたい。次に，大量出血に関連するいくつかの研究結果を学び，次いで，どのような麻酔管理をすればよいか考えてみる。

1 大量出血時の薬物動態を考えてみる

　出血すると，薬物は血液とともに血管内から体外に出てしまう。体内の薬物量が減るので，薬物濃度は減少するのではと考えるかもしれない。しかし，血管内にある血液が薬物といっしょに単純に減るだけなら，薬物濃度はほとんど変化しないはずである。

　出血により減った血管内容量を補うために，急速に輸血や膠質液を輸液している最中には，薬物濃度は下がるかもしれない。なぜなら，薬物濃度は初回通過時（first pass）の薬

物濃度と初回通過時の薬物を除いた recirculation の薬物濃度の和と考えることができる[1]が，急速投与している輸血製剤もしくは輸液に薬物が含まれない場合，first pass の薬物濃度は減少するからである．一方，急速輸液もしくは急速輸液中の recirculation の薬物濃度は，薬物の代謝や排泄が減少していない状況であれば，増加しない．

急速輸血もしくは輸液後，血管内容量の不足が解消され，投与速度を緩徐にすれば薬物濃度は徐々に上昇するかもしれない．プロポフォールを麻酔開始時から麻酔維持に使っている場合を考えると，通常，大量出血するころまでには血管外の組織に薬物が蓄積されている．その後で血管内の薬物濃度が徐々に減少すれば，それまで血管外に蓄積されていた薬物は血管外から血管内に少し戻ってくるようになるはずである．

血管外へ薬物が蓄積しているイメージをつかみたいのであれば，コンパートメントモデルでのコンパートメント内の薬物濃度を表示できる薬物動態シミュレーションソフト（TIVA trainer® など）[2]を用いるとよい．3 コンパートメントモデル[3]における末梢コンパートメントに存在する薬物が血管外にある薬物と見なせば，薬物が体内に蓄積するイメージをつかみやすい．ただし，末梢コンパートメントの総薬物量は，実際に体内に蓄積している薬物量ではないので注意が必要である．

2 出血時の薬物動態力学に関する研究

Johnson ら[4]は，出血性ショックの非代償期におけるレミフェンタニルの薬物動態および薬力への影響を，25 kg 前後のブタを用いて調べた．非代償期の定義は次のとおりである．この研究では，初めは徐々に出血をさせていくが，平均血圧 40 mmHg を維持できなくなったら出血させた血液を体内に戻す．血液を体内に戻さなければ平均血圧を 40 mmHg に維持できない時期を出血性ショックの非代償期と定義した．レミフェンタニルは，10 μg/kg/min で 10 分間静脈内投与され，採血はレミフェンタニル投与開始から 75 分間行われた．最終的な母集団薬物動態モデルに組み込まれる可能性のあるパラメータとして，平均動脈圧，出血量，心拍出量が挙げられた．このうち，最終モデルの薬物動態パラメータに組み込まれた共変数（covariate）は出血量で，3 コンパートメントモデルの V_1 と CL_1 に含まれた．言い換えると速度定数の k_{10}，k_{12}，k_{13} に出血量が影響する 3 コンパートメントモデルが最終モデルとなった．spectral edge frequency 95％（SEF_{95}）と sigmoid E_{max} モデルを用いた薬力解析によれば，E_0（薬の効果がないときの SEF_{95}）は出血群で 20.3±1.2 Hz，コントロール群で 22.5±0.8 Hz（P=0.12），E_{max}（薬の効果が最大であるときの SEF_{95}）は出血群で 11.1±1.1 Hz，コントロール群で 13.8±1.5 Hz（P=0.13）と，出血群で徐波の傾向にあった（mean±SE）．しかし，EC_{50}（SEF_{95} が E_0 と E_{max} の平均値となるときのレミフェンタニル濃度）は出血群で 23±4 ng/ml，コントロール群で 25±3 ng/ml で同程度であった．作成された母集団薬物動態モデルによるシミュレーションでは，1 μg/ml のボーラス時のピークレミフェンタニル濃度は，出血群で 28 ng/ml，コントロール群で 15 ng/ml，0.5 μg/kg/min の持続投与時のピークレミフェンタニル濃度は出血群で 9 ng/ml，コントロール群で 6 ng/ml であった．また，出血群とコントロール群で EC_{50} の濃度である 24 ng/ml を保つような target-controlled infusion（TCI）を 60 分行い，投与を中止した場合，

血漿濃度の減少曲線は同様であった。

　本論文を解釈すると，出血性ショックの非代償期に，ある血漿濃度のレミフェンタニルを投与したいとき，ショックでないときと比べてボーラス投与量や投与速度を 2/3 ないし半分程度に減少させる必要があるが，薬力の変化はほとんど考えなくてよい，ということになる。

　Kazama ら[5]は，プロポフォールを一定速度で投与したときのプロポフォール血漿濃度は，出血性ショックの代償期と非代償期でプロポフォール血漿濃度がどの程度変化するかを調べた。30 kg 前後のブタにイソフルランを用いて全身麻酔をしている状態で，2 mg/kg/hr でプロポフォールを持続投与した。投与開始 2 時間後から 30 分ごとに最初の 1 時間は 200 ml ずつ出血させ，その後は 30 分ごとに 100 ml ずつ，循環虚脱（収縮期血圧 30 mmHg 以下）になるまで出血させた。実験中，乳酸リンゲル液を 5 ml/kg/hr で投与した。プロポフォール投与開始 120 分後には疑似定常状態（pseudo steady state）となり，血漿濃度はおよそ一定になっていた。出血開始後，全末梢血管抵抗（systemic vascular resistance：SVR）と心拍数が増加していくが，ある時点で SVR，心拍数ともに減少を始めた。プロポフォール血漿濃度の変化は，SVR，心拍数が最大となったとき，それぞれ出血開始前と比べて 19％ および 38％ の上昇であった。非代償期にはプロポフォール血漿濃度はさらに上昇し，循環虚脱時（収縮期血圧 30 mmHg）には出血させていない状態よりも 3.75 倍の血漿濃度となった。

　本論文の結果をまとめると，出血性ショック時に輸血を行わない場合でも，代償期にはプロポフォール濃度の上昇は，SVR のピーク時で平均 1.2 倍，心拍数のピーク時でも平均で 1.4 倍程度であった。しかし，出血性ショックの非代償期に輸血を行わない状態では，プロポフォール濃度は出血とともに上昇し循環虚脱時には平均で 3.75 倍にもなっていた，ということになる。

　Johnson ら[6]は，プロポフォールの薬物動態と薬力に対する出血の影響を，27 kg 前後のブタを用いて調べた。プロポフォールの薬効を最大に近いレベルまで到達させるため，平均動脈圧を 50 mmHg に保てるよう 30 ml/kg まで出血させてから，プロポフォールを 200 μg/kg/min で 10 分間投与した。投与開始後から 180 分間のプロポフォール血漿濃度と bispectral index（BIS）を用いて，薬物動態力学解析を行った。中等度の出血性ショックは，プロポフォールの薬物動態を変化させ血漿濃度を増加させた。また，薬力も変化させ，EC_{50} はコントロール群で 4.6 μg/ml であったのに対し，出血群では 1.7 μg/ml であった。作成した薬物動態力学モデルによれば，EC_{50} を 60 分間維持するために必要なプロポフォールは，コントロール群で 35.0 mg/kg，出血群では 6.4 mg/kg で，5.4 倍の差があった。

　Kurita ら[7]は，プロポフォールを一定速度で投与したときのプロポフォール血漿濃度が，出血性に応じて輸液を行った場合にどのように変化するかを調べた。30 kg 前後のブタにイソフルランを用いて全身麻酔をしている状態で，2 mg/kg/hr でプロポフォールを持続投与した。投与開始 3 時間後から 30 分ごとに 4 分間で 400 ml ずつ出血させ，800 ml の出血の後は 30 分ごとに 2 分間で 200 ml ずつ出血させ，出血の直後にヒドロキシエチルデンプンもしくは乳酸リンゲル液を出血量と同量もしくは出血量の 3 倍の乳酸リンゲル液をおよそ 5 分で 200 ml の速度で輸液した。プロポフォールの濃度測定は，それぞれの出血の直前

に行った．ヒドロキシエチルデンプン群では，出血と輸液を追加するごとにプロポフォール血漿濃度が減少し，1,400 ml 出血させた時点で出血前より約 45％血漿濃度が減少した．3 倍の乳酸リンゲル液を輸液した群では，1,000 ml 出血させるまではプロポフォール濃度が減少し，減少の程度はヒドロキシエチルデンプン群と同様であったが，その後 1,200，1,400 ml 出血させたときにはプロポフォール濃度は 1,000 ml 出血させたときよりも高かった．上記 2 群でのプロポフォール濃度の減少は，ヘマトクリットの減少とおよそ比例していた．一方，出血量と同量の乳酸リンゲルを輸液した群では，出血量が増えるごとにプロポフォール濃度が増加した．ただし，出血量 800 ml までは濃度の増加は 10％程度で，出血量 1,000 ml のときは平均で 40％のプロポフォール血漿濃度の増加が見られた．結果をまとめると，出血量が多くなっても輸液量が十分である場合はプロポフォール血漿濃度は，ヘマトクリットに比例して減少する，といえる．

Kurita ら[8]は，プロポフォールとレミフェンタニルを同時に持続投与しているときに，代償期および非代償期の出血が両薬物濃度にどのように影響するかを調べた．26 kg 前後のブタにイソフルランを用いて全身麻酔を開始し，その後，プロポフォールを 2 mg/kg のボーラス投与後 6 mg/kg/hr で，レミフェンタニルを 0.5 μg/kg/min で投与した．イソフルランの投与は，静脈麻酔薬の投与開始後に終了した．投与開始後 60 分より，30 分ごとに計算上の全血液量〔70（ml/kg）×体重（kg）〕の 10％を出血させ，出血量が 30％を超えたら 30 分ごとに全血液量の 5％を出血させた．プロポフォール，レミフェンタニルとも出血が進むにつれて濃度が上昇し，代償期と比べて非代償期には著しく濃度が上昇した．プロポフォールに比べ，レミフェンタニルの血漿濃度の上昇は，出血性ショックのステージにかかわらず 3 倍程度であった．

Takizawa ら[9]は，予定手術においてプロポフォール，フェンタニル，亜酸化窒素による全身麻酔を行い，0，10，20，30 ml/kg の出血があったときの全血プロポフォール濃度，血中の非結合型プロポフォール濃度，BIS 値などを測定し，出血の影響を調べた．プロポフォールは導入時に 2 mg/kg，その後 8 mg/kg/hr で投与した．出血に対しては，出血前の平均動脈圧の 80〜120％に保つように，乳酸リンゲル液が投与された．出血時の平均動脈圧と心拍出量は出血前と同程度であった．全血プロポフォール濃度は，出血前，出血時 3 回の計 4 回の測定点でほぼ同程度であったが，非結合型プロポフォール濃度は非出血時 0.10±0.04 μg/ml から 30 ml/kg の出血時に 0.17±0.04 μg/ml と有意に上昇し，BIS 値は 47±6 から 39±4 に減少，burst suppression ratio は平均で 5％以上増加した．

3 大量出血時の麻酔管理の考え方

大量出血時には，出血していないときと比べプロポフォール，レミフェンタニルの血漿濃度は上昇することが分かった．フェンタニルも同様であった[10]．段階的に出血量を増加させた場合，出血が進むにつれて薬物濃度が代償期には緩徐に上昇し，非代償期には急激に上昇した．しかし，（血圧を保つようにではなく）血管内容量を維持するような輸液を行えば，薬物濃度はむしろ減少した．

大量出血時の薬効であるが，レミフェンタニルでは非代償期と出血していないときでほ

ぼ同様であったが，プロポフォールでは中等度の出血でも出血していないときと比べてEC$_{50}$がおよそ1/3になった。臨床では平均動脈圧を保つよう乳酸リンゲル液を輸液していたとき，全血プロポフォール濃度は出血によってほとんど変化しないが，30 ml/kgの出血時には非出血時と比べて，非結合型プロポフォール濃度は2倍弱に増加し，全血濃度が同程度であったにもかかわらず薬効が強くなった。

　これらの研究結果から，まず臨床での大量出血時のプロポフォール投与について考えてみる。出血が始まっていて輸液をそれほど行わない状態で代償期であれば，プロポフォールの血漿濃度はそれほど変化しないが，出血量に対して同量のヒドロキシエチルデンプンを輸液するような処置をすれば，投与中にはプロポフォールの血漿濃度は減少する可能性がある。すなわち，出血量が1,000～1,500 ml程度であれば，通常の臨床では輸液や輸血で対処を行うため，血漿濃度は輸液の状況しだいでは減少する可能性がある。しかし，1,500 ml程度の出血では非結合型プロポフォール濃度が上昇し，プロポフォールの薬効が強く発揮される可能性もある。しかし，アルブミン製剤を輸液すれば，薬効にそれほどの変化はないと予想される。代償期に出血量を補う量の輸血を行った場合に，プロポフォール濃度にどのような変化があるかを調べた研究は見当たらないが，少なくともプロポフォール血漿濃度が上昇する可能性は考えにくい。一方，出血性ショックの非代償期では，プロポフォールの血漿濃度が減少し，同じ投与条件では非出血時に比べて薬効が強く発揮されるので，適切な投与濃度を維持し，副作用の可能性を減らすためには投与速度（もしくはTCIの設定濃度）を減少させる必要があると考えられる。しかし，投与速度の減少は覚醒の危険を伴う可能性があるので，大量出血の非代償期に適切なプロポフォール投与を続けるためには，脳波モニタリングによる薬効の評価が重要になる。

　次に，臨床における大量出血時のレミフェンタニル投与について考えてみる。Kuritaらの研究結果の繰り返しになるが，プロポフォールと同様にレミフェンタニルの濃度は出血により上昇し，非代償期よりも代償期の濃度上昇のほうが緩徐である。しかし，レミフェンタニルの濃度は出血性ショックのステージにかかわらずプロポフォールの約3倍上昇し，ブタの研究では循環血液量の30％の出血で平均60％ほどの濃度上昇が見られる。ただし，この研究は，血管内容量の減少を補うような輸液を行っていない。前段落でも記載したが，通常の臨床では大量出血時に輸液や輸血を行う。したがって，レミフェンタニルの血漿濃度は変化しないか，もしくは特に急速な輸液・輸血中には減少するかもしれない。レミフェンタニルの薬効が，出血性ショックのときと非出血時で変わらないとするならば，輸液や輸血が追いつかないような状況や非代償性出血性ショックのケースでは投与速度の減少を考慮し，それ以外の状況では非出血時と大きく変わらない投与でよいと考えられる。

長時間手術における静脈麻酔薬の薬物動態力学と麻酔管理

　予測濃度を用いて長時間の麻酔を行うときには，投与開始後数時間での薬物動態モデルの予測精度と，投与を開始してから10時間後や15時間後のモデルの予測精度が異なり，

予測濃度の数値の意味が麻酔中に変化してしまう可能性がある。長時間の麻酔時に，ほかに考える必要のあることは，薬物の効果が時間経過とともに変化する可能性である。この2点について，薬物動態力学的な背景を紹介してから，麻酔管理時の考え方を提示する。

1 薬物動態モデルは長時間の予測をきちんと行えるか

まず，プロポフォールの薬物動態モデルの長時間予測についてであるが，日本でよく使われている Marsh の薬物動態モデル[11]（Diprifusor®に組み込まれている）は，持続投与2時間以上と投与中止後8時間の計10時間以上にわたる Gepts ら[12]が集めた血漿濃度のデータから作られている。open TCI が行えるシリンジポンプに組み込まれており，ヨーロッパでよく使われる Schnider の薬物動態モデルは，ボーラス投与後1時間，持続投与1時間とその後8時間の計10時間にわたって集めた血漿濃度のデータから作成されている。しかし，長時間の持続投与を行った場合に，薬物動態モデルが妥当に濃度を予測するかどうかの検証はなされていない。成人のプロポフォール薬物動態モデルの外的妥当性を検討した研究では，4時間程度の TCI では Marsh モデル，Schnider モデルともおおよそ妥当な予測をするという結論を得られている[13]。

レミフェンタニルの場合は，プロポフォールとは少し事情が異なる。Minto ら[14]の薬物動態モデルは，レミフェンタニルを 1～8 μg/kg/min で 20 分間投与し，その後最大約 180 分間集めた血漿濃度のデータから作成されている。したがって，やはり長時間の血漿濃度を予測できないだろう，と考えるかもしれない。しかし，レミフェンタニルは血液内の非特異性エステラーゼにより代謝されるため，血管内に投与された瞬間から代謝が開始され，臨床濃度での投与であれば，投与終了後 60～90 分程度ではほとんどすべてのレミフェンタニルが代謝される。このことから考えると，レミフェンタニルの適切な濃度予測を 120 分間程度できる薬物動態モデルであれば，長時間の予測も適切に行える，と考えられる。

2 長時間投与後に薬物濃度を十分に下げられるか

薬物濃度を十分に下げたいのは，手術終了後である。したがって，薬物濃度が十分に下がることを，次のような表現に変えることができる。

"プロポフォールでは，覚醒する濃度までプロポフォールの効果部位濃度が下がること"
"レミフェンタニルでは，呼吸抑制が出ないレベルまで効果部位濃度が下がること"

図[15)16)]に TCI でプロポフォールまたはレミフェンタニルを投与し，投与中止後に効果部位濃度がどのように減少するかを示した。縦軸の数値は別の数値として読み替えることもできる。例えば，左の図をプロポフォールを TCI 2 μg/ml で投与した場合の濃度減少曲線として見たいときは，左の図の縦軸の数値をすべて 2/3 とすればよい。

このグラフを見ると，プロポフォールを長時間投与しても，維持濃度を覚醒する濃度から大きくかけ離れて高い濃度にしなければ，投与中止から覚醒までの時間は，プロポフォールの投与時間にあまり影響されないことが分かる。例えば，プロポフォールを 3

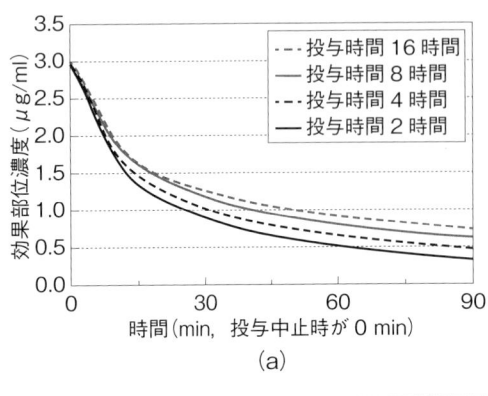

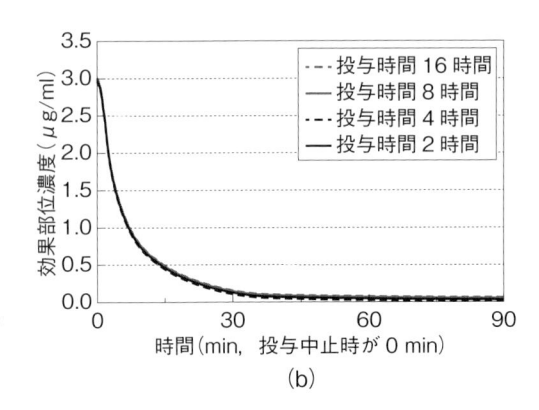

3. 大量出血を伴う手術や長時間手術の麻酔

図 プロポフォールとレミフェンタニルの効果部位濃度減少曲線

(a) プロポフォールをTCI 3 μg/mlで2, 4, 8, 16時間投与した場合の投与中止後の効果部位濃度減少曲線

(b) レミフェンタニルをTCI 3 ng/mlで2, 4, 8, 16時間投与した場合の投与中止後の効果部位濃度減少曲線

〔(a)：増井健一. 第3章 総論Ⅱ Good risk症例におけるTIVAの実際. 木山秀哉編. 今日から実践できるTIVA. 東京：真興交易医書出版部；2006. p.47-63より引用／(b)：増井健一, 風間富栄. レミフェンタニル投与の血中濃度シミュレーション. 麻酔 2007；56：1287-95より引用〕

μg/mlで投与していて，覚醒する濃度が2 μg/mlであった場合，投与時間2時間と16時間での覚醒時間（投与中止から覚醒までの時間）の差はせいぜい数分である．ところが，プロポフォールを3 μg/mlで投与していて，覚醒する濃度が1 μg/mlであった場合，投与時間2時間と16時間での覚醒時間（投与中止から覚醒までの時間）の差は，Marshモデルを用いて計算すると約25分となる．

一方，レミフェンタニルの場合は，濃度減少曲線は投与時間にほとんど影響されず，投与濃度のみが薬物濃度を十分に下げるための時間を決めることとなる．例えば，0.2 μg/kg/minでレミフェンタニルを投与したときに効果部位濃度が4.5 ng/mlになっていて，呼吸が十分に回復する濃度が1.5 ng/mlであったとする．図の右のグラフの縦軸の数値を1.5倍してグラフを眺めると，1.5 ng/mlまでに効果部位濃度が減少する時間は約7分であることが分かる．

長時間手術後に薬物濃度を十分に下げられるかどうかを考えてみると，レミフェンタニルでは，投与を中止さえすれば常識的な時間で濃度を十分に下げられることが分かる．しかし，プロポフォールの場合は投与時間の影響があるため，長時間手術時には短時間手術のときよりもより厳密な投与濃度の調整，つまり全身麻酔としてちょうど適切となる濃度での投与が必要になると考えられる（逆に短時間の手術では，ちょうど良い投与濃度より高い濃度で投与しても，覚醒時間が極端に延長する可能性は低い，ということである）．

3 長時間手術時に薬効は変化しないのか

長時間にわたって全身麻酔をされている患者は，継続的にプロポフォールやレミフェンタニルといった麻酔薬を投与される．長時間投与は，ネガティブフィードバックに起因す

る急性耐性（acute tolerance）を引き起こし，全身麻酔の最中に薬効が変化するかもしれない。Gómez de Seguraら[17]は，ラットにセボフルラン麻酔下にレミフェンタニルを120もしくは240 μg/kg/hrで投与し，セボフルランの最小肺胞濃度（minimum alveolar concentration：MAC）を調べた。そして，わずか3時間程度のレミフェンタニル持続投与中にMACが上昇して，レミフェンタニルには急性耐性の可能性があることを示した。ヒトへの3時間程度の短時間投与でのレミフェンタニルの急性耐性は否定されている[18)19)]が，高用量のレミフェンタニル投与後の重篤な急性耐性の症例報告[20]もある。

　プロポフォールでも急性耐性が示唆されている。Larssonら[21]は，高齢のラットではプロポフォール投与により中枢神経細胞のプロポフォールへの感受性が変化して急性耐性を起こす可能性を示唆し，若いラットでは急性耐性が起きる可能性は低そうであるとした。

4 長時間手術時の麻酔管理の考え方

　基本的には，適切な鎮静レベルの濃度でプロポフォールを投与していれば，長時間手術後においても，十分覚醒するレベルまでプロポフォールの濃度を減少させるのにそれほど長い時間はかからない。筆者の経験ではあるが，24時間を超える手術で静脈麻酔を行っても，40〜60歳の比較的若い患者では，覚醒のために無理にプロポフォール濃度を減少させなくても20分前後で覚醒させることができる。問題は，適切な鎮静レベルの濃度をどのように探すかということである。この点については，"第V章モニタリング"を参照されたい。

　レミフェンタニルについては，手術終了後に濃度を減少させるという観点では，手術時間が長時間であることの影響はない。しかし，急性耐性の可能性を否定できない。ラットの実験ではガバペンチンがセボフルラン麻酔下でのレミフェンタニルの急性耐性を抑える可能性が示唆されている[22]が，ヒトでの研究が期待される。

■ 参考文献

1) Upton RN. The two-compartment recirculatory pharmacokinetic model—An introduction to recirculatory pharmacokinetic concepts. Br J Anaesth 2004；92：475-84.
2) 内田　整，中尾正和編著．静脈麻酔/TCIソフトウェアガイドブック．東京：克誠堂出版；2003.
3) 増井健一，風間富栄．薬物動態シミュレーションと薬物動態モデル．臨床麻酔 2010；34：445-55.
4) Johnson KB, Kern SE, Hamber EA, et al. Influence of hemorrhagic shock on remifentanil：A pharmacokinetic and pharmacodynamic analysis. Anesthesiology 2001；94：322-32.
5) Kazama T, Kurita T, Morita K, et al. Influence of hemorrhage on propofol pseudo-steady state concentration. Anesthesiology 2002；97：1156-61.
6) Johnson KB, Egan TD, Kern SE, et al. The influence of hemorrhagic shock on propofol：A pharmacokinetic and pharmacodynamic analysis. Anesthesiology 2003；99：409-20.
7) Kurita T, Kazama T, Morita K, et al. Influence of fluid infusion associated with high-volume blood loss on plasma propofol concentrations. Anesthesiology 2004；100：871-8；discussion 5A-6A.

8) Kurita T, Uraoka M, Morita K, et al. Influence of haemorrhage on the pseudo-steady-state remifentanil concentration in a swine model : A comparison with propofol and the effect of haemorrhagic shock stage. Br J Anaesth 2011 ; 107 : 719-25.
9) Takizawa E, Takizawa D, Hiraoka H, et al. Disposition and pharmacodynamics of propofol during isovolaemic haemorrhage followed by crystalloid resuscitation in humans. Br J Clin Pharmacol 2006 ; 61 : 256-61.
10) Egan TD, Kuramkote S, Gong G, et al. Fentanyl pharmacokinetics in hemorrhagic shock : A porcine model. Anesthesiology 1999 ; 91 : 156-66.
11) Marsh B, White M, Morton N, et al. Pharmacokinetic model driven infusion of propofol in children. Br J Anaesth 1991 ; 67 : 41-8.
12) Gepts E, Camu F, Cockshott ID, et al. Disposition of propofol administered as constant rate intravenous infusions in humans. Anesth Analg 1987 ; 66 : 1256-63.
13) Masui K, Upton RN, Doufas AG, et al. The performance of compartmental and physiologically based recirculatory pharmacokinetic models for propofol : A comparison using bolus, continuous, and target-controlled infusion data. Anesth Analg 2010 ; 111 : 368-79.
14) Minto CF, Schnider TW, Egan TD, et al. Influence of age and gender on the pharmacokinetics and pharmacodynamics of remifentanil. I. Model development. Anesthesiology 1997 ; 86 : 10-23.
15) 増井健一. 第3章 総論Ⅱ Good risk 症例における TIVA の実際. 木山秀哉編. 今日から実践できる TIVA. 東京：真興交易医書出版部；2006. p.47-63.
16) 増井健一, 風間富栄. レミフェンタニル投与の血中濃度シミュレーション. 麻酔 2007；56：1287-95.
17) Gomez de Segura IA, de la Vibora JB, Aguado D. Opioid tolerance blunts the reduction in the sevoflurane minimum alveolar concentration produced by remifentanil in the rat. Anesthesiology 2009 ; 110 : 1133-8.
18) Gustorff B, Nahlik G, Hoerauf KH, et al. The absence of acute tolerance during remifentanil infusion in volunteers. Anesth Analg 2002 ; 94 : 1223-8, table of contents.
19) Angst MS, Chu LF, Tingle MS, et al. No evidence for the development of acute tolerance to analgesic, respiratory depressant and sedative opioid effects in humans. Pain 2009 ; 142 : 17-26.
20) Stricker PA, Kraemer FW, Ganesh A. Severe remifentanil-induced acute opioid tolerance following awake craniotomy in an adolescent. J Clin Anesth 2009 ; 21 : 124-6.
21) Larsson JE, Wahlstrom G. Age-dependent development of acute tolerance to propofol and its distribution in a pharmacokinetic compartment-independent rat model. Acta Anaesthesiol Scand 1996 ; 40 : 734-40.
22) Aguado D, Abreu M, Benito J, et al. The effects of gabapentin on acute opioid tolerance to remifentanil under sevoflurane anesthesia in rats. Anesth Analg 2012 ; 115 : 40-5.

（増井　健一）

VIII. 特殊な病態や状態下での麻酔・鎮静

4 脂質代謝異常を伴う患者の麻酔

はじめに

　脂質異常症を合併する患者は，脂質代謝異常以外にも生活習慣に起因した全身性疾患を合併していることが多い。脂質代謝治療薬のヒドロキシメチルグルタリールCoA還元酵素 (hydroxymethylglutaryl CoA reductase：HMG-CoA) 阻害薬のスタチン系薬物やフィブラートは，横紋筋融解症や肝機能障害を引き起こしやすい。このような患者でのプロポフォールを使用した全静脈麻酔 (TIVA) では，プロポフォール静注症候群 (propofol infusion syndrom：PRIS) の発症に注意が必要である。また，肥満患者では，実体重あるいは除脂肪体重のいずれを基準とするのかを，薬物特性を理解したうえで選択することが重要である。

脂質異常症（dyslipidemia）

　脂質異常症とは，血中の脂質が過剰に増加あるいは減少した病態を指す。診断基準から，高コレステロール血症，高低密度リポタンパク質 (low-density lipoprotein：LDL) コレステロール血症，低高密度リポタンパク質 (high-density lipoprotein：HDL) コレステロール血症，高トリグリセリド血症に分類される。特に，高LDLコレステロール血症は，冠動脈疾患や脳梗塞などの種々の血管性病変を惹起する重要な危険因子の一つに挙げられている。

　また，発症原因から，喫煙や運動不足，食生活の乱れ，糖尿病などの生活習慣を起因とする脂質異常症，LDLの代謝異常など先天的な要因による脂質代謝異常である家族性脂質異常症，甲状腺機能低下症やネフローゼ症候群，神経性食思不振症が原因となる二次性脂質異常症に分類される。

　高LDLコレステロール血症の治療には，HMG-CoA阻害薬であるスタチン系薬物が第一選択となる。重大な副作用としては，肝障害と骨格筋障害が知られている。筋肉痛が出現することが多く，筋炎や横紋筋融解症はきわめてまれである。筋疾患や甲状腺機能低下症が認められる場合は，横紋筋融解症のリスクが高まるため注意が必要である。高齢者や肝機能障害，腎機能障害がある場合も，注意が必要である。高トリグリセリド血症の治療

にはフィブラートが用いられるが，フィブラートは肝機能障害や横紋筋融解症を引き起こすことがある。その危険性は，腎機能障害が存在しているときに高まる。さらに，フィブラートとスタチン系薬物の併用は横紋筋融解症の危険性を増加させるため，腎機能障害患者では禁忌となる。

脂質異常症と静脈麻酔薬

治療薬としてフィブラートやスタチン系薬物を使用している患者では，肝機能障害や横紋筋融解症を念頭に置いて，麻酔薬を選択する必要がある。肝機能障害では，対象となる薬物の代謝が遅延するため，薬効が長時間継続する。このため，麻酔覚醒や筋弛緩状態の回復，自発呼吸の再開などが遅延する。腎機能障害も同様に，薬物の体外への排泄が遅延されるために，対象となる薬物あるいは代謝産物が血中に長時間とどまることになる。これにより，予想以上に麻酔効果が延長し，麻酔状態からの回復が遅延する。これ以外にも，脂質異常症を合併する患者には，肥満を伴っていることが多い。このため，体脂肪率が高く，脂溶性薬物や分布容量の大きい薬物（フェンタニルなど）は，脂肪に吸収されるために薬効が長時間継続する。肥満を伴わない患者では，肝機能障害や腎機能障害を合併していなければ，健康人と同様の薬物動態と効果を示すため，脂質異常症を合併していても通常の投与量と投与方法が可能である。

脂質異常症の治療薬の重篤な合併症として，横紋筋融解症が挙げられる。プロポフォールを高用量で長時間連続投与（5 mg/kg/hr で 48 時間以上）する[1]と，心静止に至る薬物治療に抵抗する急性の徐脈，脂質異常症，増大する脂肪肝，代謝性アシドーシス，横紋筋融

表　心徴候を伴わない PRIS の発症症例

	診断	投与量 (mg/kg/hr)	投与期間 (hr)	乳酸アシドーシス	横紋筋融解症	急性腎不全	予後
小児							
1	脳動静脈奇形	15	6	Yes	No		生存
2	骨形成不全症	13.5	2.5	Yes	No		生存
3	てんかん	4.7	130	No		No	生存
4	頭蓋骨早期癒合	6.1	1	Yes			生存
成人							
1	喘息重責発作		12	Yes			生存
2	慢性心房細動	5.0	6.5	Yes			生存
3	前立腺がん	7.8	4.5	Yes	No		生存
4	頸椎骨折	3.0	72	Yes	Yes		生存
5	静脈洞血管腫	2.3-9.0	28.5	Yes	Yes	No	生存
6	ARDS	1.5-6.2	144	No	Yes	No	生存

ARDS : acute respiratory distress syndrome
（Fudicker A, Bein B, Tonner PH. Propofol infusion syndrome in anaesthesia and intensive care medicine. Curr Opin Anaesthesiol 2006 ; 19 : 404-10 より改変引用）

解症あるいはミオグロビン尿を特徴とするPRISを惹起することがある[2]。しかし，表に示すように，小児や成人でプロポフォールの8時間以内の投与でも心徴候を示さないPRIS様の症状を発症していることから，麻酔管理中においてもPRISの発症を念頭に置く必要がある。特に，脂質異常症の治療でフィブラートやスタチン系薬物を長期服用している患者では，酸塩基平衡状態や血糖値，乳酸値などをPRIS発症の有無を確認するうえで，麻酔中にモニタリングすることが勧められる。もし，強くPRISが疑われるときには，クレアチンキナーゼ（creatine kinase：CK）を測定することが望ましい。

　PRISの危険因子の一つに，脂質異常症が挙げられている[3]。また，PRISを惹起しやすい患者層や疾病では，多量の血管作動薬を使用している19歳以下の男性若年患者で，中枢神経系障害（頭部外傷，てんかん，脳神経外科手術）を合併していることが知られている[3]。PRIS発症のもっとも重要な危険因子として，不十分な酸素供給，敗血症，重篤な中枢神経系の外傷，高用量のプロポフォールが指摘されている。これらに加えて，不十分な酸素供給と低血糖に由来する肝臓における脂質代謝異常を伴う高脂質血症が，脂肪層へのプロポフォールの取り込みを促進させ，低い血中プロポフォール濃度とプロポフォールへの明らかな感受性低下を招来している[4]。病理学的所見では，骨格筋と心筋の細胞融解が見られる[5]。プロポフォールは，心筋や骨格筋のミトコンドリアの呼吸鎖とは結合しない[6]ことが指摘されているので，PRISは，中鎖acyl-CoA脱水素酵素機能不全に似た遺伝的なミトコンドリアの脂肪酸が代謝障害を引き起こす結果，惹起されると考えられている[7]。プロポフォールの薬理作用も，PRISの心臓合併症に大きく関与している。分子レベルでは，プロポフォールは心臓のβ受容体の結合とカルシウムチャネルタンパク機能を阻害する[8]。また，交感神経活動と圧受容体反射を抑制する[2]。

　PRISの治療は，通常の集中治療で実施される治療法を用いて，呼吸や循環の安定を目指す。カテコールアミンや体外ペーシングに抵抗する徐脈に対しては，carbonhydrate substitutionを6〜8 mg/kg/hrで投与することが推奨されている。体外式膜型人工肺（extracorporeal membrane oxygenation：ECMO）の使用や，人工透析によるプロポフォールやその活性代謝産物の除去は，PRISの治療手段に含まれている[9]。

肥満と静脈麻酔薬

　静脈麻酔薬の投与量は，実体重（total body weight：TBW）で決定するのか，あるいは理想体重や除脂肪体重（lean body weight：LBW）で決定するのかが問題となる。レミフェンタニルのような分布容量の小さい薬物では，LBWを基に投与するのがよいとされている。一方，プロポフォールは，以前は実体重で投与するのが望ましいとされていたが，議論の分かれるところであった。Ingrandeら[10]は，病的肥満患者を対象に，全身麻酔の導入で意識消失までのプロポフォール投与量を対照群である健康正常体重成人のそれと比較したところ，LBWで投与したほうがTBWで投与するよりも対照群に類似することを示した。プロポフォールをtarget-controlled infusion（TCI）で投与する際に，使用するパラメータによって意識消失に必要な効果部位濃度が異なるのか否かについても興味のある点

$$\text{LBW (male)} = \frac{9.27 \times 10^3 \times \text{TBW}}{6.68 \times 10^3 + 216 \times \text{BMI}}$$

$$\text{LBW (female)} = \frac{9.27 \times 10^3 \times \text{TBW}}{8.78 \times 10^3 + 244 \times \text{BMI}}$$

図 LBW算出のためのJanmahasatian equation

である。Echevarriaら[11]は, 病的肥満患者を対象にTBWを基にしたTCIで, MarshモデルとSchniderモデルを使用したときの意識消失に必要な効果部位濃度を検討した。その結果, 意識消失に必要な効果部位濃度（ECe 50とECe 95）は, Marshモデルで3.4 μg/mlと4.2 μg/mlであり, Schniderモデルで4.5 μg/mlと5.5 μg/mlであった。使用する薬物動態パラメータにより異なる効果部位濃度となるため, bispectral index（BIS）などの脳波解析モニターを使用しないで麻酔導入や維持を行う場合には, 組み込まれた薬物動態モデルを把握したうえでTCIの効果部位濃度を設定することが肝要である。

オピオイドでは, アルフェンタニル（alfentanil）をMaitreらのモデルとTBWを用いてTCIで病的肥満患者に投与すると, その効果部位濃度が過小評価される[12]。レミフェンタニルに関して, Mintoモデルを用いたTCIでLBWを算出する公式（James equationとJanmahasatian equation, 図）を比較したところ, Jamesの公式を用いた場合の予測血中濃度と実測血中濃度の較差は大きくて臨床的な合理性を持たないことが示された[13]。LBWを算出するときには, Janmahasatianの公式[14]を用いることを推奨している。

■参考文献

1) Bray RJ. Propofol infusion syndrome in children. Paediatr Anaesth 1998 ; 8 : 491-9.
2) Motsch J, Roggenbach J. Propofol infusion syndrome. Anaesthetist 2004 ; 53 : 1009-22.
3) Fong JJ, Sylvia I, Ruthazer R, et al. Predictors of mortality in patients with suspected propofol infusion syndrome. Crit Care Med 2008 ; 36 : 2281-7.
4) Ahlen K, Buckley CJ, Goodale DB, et al. The propofol infusion syndrome : The facts, their interpretation and implications for patient care. Eur J Anaesthesiol 2006 ; 23 : 990-8.
5) Stelow EB, Johari VP, Smith SA, et al. Propofol-associated rhabdomyolysis with cardiac involvement in adults : Chemical and anatomic findings. Clin Chem 2000 ; 46 : 577-81.
6) Branca D, Roberti MS, Vincenti E, et al. Uncoupling effect of the general anesthetic 2,6-diisopropylphenol in isolated rat liver mitochondria. Arch Biochem Biophys 1991 ; 290 : 517-21.
7) Fudickar A, Bein B. Propofol infusion syndrome : Update of clinical manifestation and pathophysiology. Minerva Anestesiol 2009 ; 75 : 339-44.
8) Zhou W, Fontenot HJ, Liu S, et al. Modulation of cardiac calcium channels by propofol. Anesthesiology 1997 ; 86 : 670-5.
9) Fudicker A, Bein B, Tonner PH. Propofol infusion syndrome in anaesthesia and intensive care medicine. Curr Opin Aaesthesiol 2006 ; 19 : 404-10.
10) Ingrande J, Brodsky JB, Lemmens HJM. Lean body weight scalar for the anesthetic induction dose of propofol in morbidly obese subjects. Anesth Analg 2011 ; 113 : 57-62.

11) Echevarria GC, Elgueta MF, Donoso MT, et al. The effective effect-site propofol concentration for induction and intubation with two pharmacokinetic models in morbidly obese patients using total body weight. Anesth Analg 2012 ; 115 : 823-9.
12) Perus O, Marsot A, Ramain E, et al. Performance of alfentanil target-controlled infusion in normal and morbidly obese female patients. Br J Anaesth 2012 ; 109 : 551-60.
13) La Colla L, Albertin A, La Colla G, et al. Predictive performance of the 'Minto' remifentanil pharmacokinetic parameter set in morbidly obese patients ensuing from a new method for calculating lean body mass. Clin Pharmacokinet 2010 ; 49 : 131-9.
14) Janmahasatian S, Duffull SB, Ash S, et al. Quantification of lean bodyweight. Clin Pharmacokinet 2005 ; 44 : 1051-65.

〔稲垣　喜三〕

VIII. 特殊な病態や状態下での麻酔・鎮静

5 手術室外での麻酔と鎮静

はじめに

　画像診断機器の開発や技術的な進歩により、また、放射線科的な検査・治療法の発達や侵襲の非常に小さな手術法の開発により、手術室外で行われる種々の検査や小手術を受ける患者が増加している[1]。そして、それらに対する麻酔や鎮静の需要が増加してきている。麻酔科医は患者管理の技術や薬理学的知識に習熟しており、鎮静や鎮痛が必要とされる手術室外での業務を要請されることも少なくない。しかし、手術室から離れた場所で安全に患者管理を行うことは、設備、装備、医療スタッフなどの面から手術室と同じに行うことができない難しさがあり、その特殊性について理解が必要である。

麻酔と鎮静

　一般に用いられている"鎮静"という用語はその意味が曖昧であり、"麻酔"の延長のように用いられることが多い。これは、麻酔に用いられる薬物がしばしば鎮静にも用いられ、その理解が不十分なためである。実際の医療現場では、鎮静状態の定義が曖昧のまま、患者が言葉を発しなくなれば鎮静されていると考える医療従事者も多い。表1に鎮静の定義を示した[2]。行われる検査や手術の種類、患者状態により、目標とする麻酔や鎮静のレベルは異なるため、術者とあらかじめ相談しておく必要がある。

静脈麻酔と吸入麻酔

　手術室外で鎮静や鎮痛を行う場合、静脈麻酔薬または吸入麻酔薬を用いる方法があり、目的に合致すればいずれの方法を用いてもよい。それぞれの特徴を図1に示した。ただし、手術室外では余剰ガス排出設備が整っていない場合が多いことや、吸入麻酔薬での術後悪心・嘔吐の頻度が高いなどの理由により、静脈麻酔薬が選択される場合が多い。

表1 鎮静の定義

	Minimal sedation	Moderate sedation	Deep sedation	General anesthesia
反応性	呼びかけに正常に反応	呼びかけや接触刺激に合目的的に反応	繰り返し,または有痛性刺激に合目的的に反応	有痛性刺激でも未覚醒
気道	影響されない	介入不要	介入が必要なことがある	しばしば介入が必要
自発呼吸	影響されない	適切	不適切なことがある	頻繁に不適切
心血管機能	影響されない	通常は維持	通常は維持	障害されることがある

〔American Society of Anesthesiologists. Continuum of depth of sedation : Definition of general anesthesia and levels of sedation/analgesia, 2009（http://www.asahq.org/For-Members/Standards-Guidelines-and-Statements.aspx）より改変引用〕

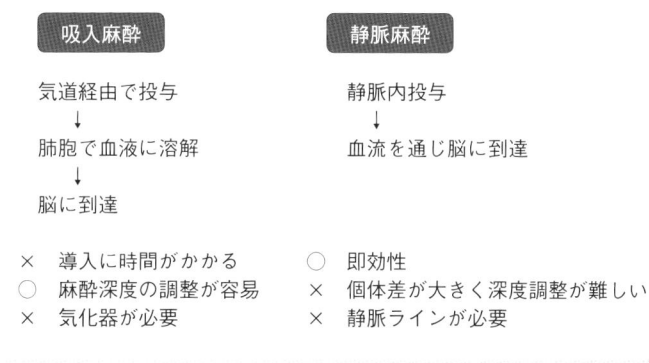

```
吸入麻酔                          静脈麻酔

気道経由で投与                    静脈内投与
    ↓                              ↓
肺胞で血液に溶解                  血流を通じ脳に到達
    ↓
脳に到達

× 導入に時間がかかる      ○ 即効性
○ 麻酔深度の調整が容易    × 個体差が大きく深度調整が難しい
× 気化器が必要            × 静脈ラインが必要
```

図1 吸入麻酔と静脈麻酔の特徴

安全な麻酔・鎮静のために

米国麻酔科学会[3]では,非麻酔科医向けに鎮静・鎮痛のガイドラインが作成されている。しかし,静脈麻酔薬に対する感受性は患者によって大きく異なる。そのため,画一化されたいわゆる"標準的な投与量"をすべての患者に適用してしまうと,不適当な鎮静レベルとなる。時には過度の投与量により混迷や見当識喪失状態となり,それを鎮静不十分と誤解釈して,より過投与状態を作ってしまうことさえある。また,表1に示した鎮静レベルは覚醒状態から全身麻酔状態まで途切れなく連続し,意図的にまたは非意図的に変化しうる。誤嚥や上気道閉塞,低酸素血症や循環抑制のリスクと常に隣り合わせであり,全身麻酔へ転換する準備と能力を有する必要がある[4]。

かつて,麻酔科医は"スタンバイお願いします"という形で,手術室外での麻酔や鎮静の補助を依頼されてきた。しかし,スタンバイは待機状態を意味し,麻酔科医が積極的に介入する状態ではない。診断や治療に伴う医療行為で生じる患者の血圧変動や呼吸抑制などを適切に管理・ケアすることは monitored anesthesia care（MAC）と呼ばれ,医療の安全と質の向上のために重要である[5]。米国麻酔科学会[6]ではMACを診断や治療処置のため

の特有な麻酔業務と位置づけ，非麻酔科医による鎮静とは区別されるべきものとしている。これらの現況を踏まえ，手術室外で麻酔や鎮静を行う際の留意点や手順について述べる。

手術室外で麻酔や鎮静を行う際の手順と留意点

1 依頼内容を確認する

① 手術や検査の部位
② 麻酔や鎮静の時間
③ 目標とされる鎮静レベル
④ 鎮痛を必要とする手技か
⑤ 完全な不動化が必要か

手術・検査部位が頭頸部に及ぶ場合には，呼吸抑制が生じた際にただちに呼吸補助が行えない可能性がある。場合によっては，あらかじめ気管挿管などによる気道確保を考慮したほうがよいこともある。また，上部消化管内視鏡検査などでは，口腔内からカメラを挿入するため，吸入麻酔薬の投与は難しい。

2 患者の評価・問診

① 重要臓器の機能異常
② 以前の麻酔や鎮静・鎮痛時の合併症の有無
③ 現在服用中の薬物と薬物アレルギーの有無
④ 最終経口摂取の時間とその性状
⑤ タバコ・アルコールの既往

手術麻酔に準じる。患者の状態をよく把握し，待機的な場合には胃内容物が残存しないように十分な時間の絶飲食を行う。緊急時やなんらかの事情でそれができない場合には，誤嚥の可能性を考慮して，麻酔や鎮静の施行そのものの是非や，程度と方法に注意が必要である。確実な気道確保を行わずに，鎮静を行うことが困難あるいは禁忌となる状態を表2に示す[1]。

3 周辺環境の確認

① 施行場所の広さや，器材の配置位置
② 酸素や亜酸化窒素の配管，余剰ガス排出設備の有無
③ 救急カートや除細動器〔または自動体外式除細動器（automated external defibrillator：AED)〕の有無

VIII. 特殊な病態や状態下での麻酔・鎮静

表2　鎮静が困難・禁忌となる症例

1. 気道閉塞の可能性のある患者
   - 既往歴
     - 以前の麻酔や鎮静時のトラブル
     - 喘鳴，いびき，睡眠時無呼吸
     - 顔面異形成症（例：ピエールロバン症候群，21トリソミー）
     - 関節リウマチの進行型
   - 身体所見
     - 体型
     - 著明な肥満
   - 頭頸部
     - 短頸，頸部の伸展制限，頤舌骨間の短縮（成人で3 cm未満），頸部の腫脹，頸椎の疾患や外傷，気管の変位
   - 口腔
     - 開口障害（成人で3 cm未満），歯無，前突した前歯，動揺歯，高い口蓋，巨舌症，肥大した扁桃，視認できない口蓋垂
   - 頤部
     - 小下顎症，下顎後退症，咬瘡，極端な不正咬合
2. 呼吸中枢に障害のある患者
   - 脳幹部腫瘍など器質的疾患
   - 慢性呼吸不全など呼吸中枢のCO_2感受性が低下している場合
3. 肝・腎機能異常により薬物の代謝異常が予想される患者
4. Pa_{CO_2}上昇による頭蓋内圧の上昇を避けたほうがよい患者
5. 誤嚥の可能性がある患者

④ スタッフの人数と役割

　一般的に手術室外では麻酔や鎮静を行うことが想定されていないため，十分なスペースが確保されていないことが多い。検査や処置に必要な器材の配置位置や，麻酔器や呼吸器を搬入し，使用することが可能か事前に確認しておく。薬物や器具は持参するが，周囲に救急カートや除細動器（またはAED）があれば，内容や作動を確認し，それらを必要に応じて使用してもよい。スタッフは手術麻酔業務に不慣れな場合が多く，それぞれの役割を確認しておく。緊急時にはただちに応援を呼びに行けるか，来られるかなど，人数も確認しておく。

4 麻酔や鎮静法の決定と準備

　上記1～3からリスクとベネフィットを考慮し，もっとも適切な麻酔または鎮静法を決定し準備する。物品チェックリストを表3に示した。麻酔や鎮静を行うときはいつでも，気道を確保し，酸素を供給しながら陽圧換気ができるように，適切なサイズの緊急用器具ならびに薬理学的拮抗薬を常備すべきである。それ以上の気道を確保する特殊な用具や蘇生用薬物も，すぐ使用できるようにしておくべきである。スタッフ全員の準備が整ったことを確認した後，麻酔や鎮静を開始する。

表3　物品チェックリスト

呼吸補助器具
- ☐ 麻酔器，呼吸器，ジャクソンリース（酸素供給必要）
- ☐ （弁付き）バッグマスク（酸素供給不要）
- ☐ フェイスマスク各種
- ☐ 鼻カニューレ，酸素マスク，リザーバーマスク
- ☐ 酸素ボンベ（残量確認）
- ☐ 上記は MRI 対応？　長い蛇管や酸素ホースの延長は必要？

喉頭展開器具
- ☐ 喉頭鏡
- ☐ エアウェイスコープ®，気管支ファイバースコープ
- ☐ 上記の電池・充電は十分？

気道確保器具
- ☐ エアウェイ，バイトブロック
- ☐ ラリンジアルマスク，i-gel
- ☐ 気管チューブ，スタイレット
- ☐ ガムエラスティックブジー，輪状甲状膜穿刺キット
- ☐ 上記のサイズや種類は用途に合っている？

点滴など
- ☐ 細胞外液，3 号液，膠質液，血液製剤
- ☐ 点滴用回路，輸血用回路，三方活栓，延長チューブ
- ☐ シリンジ，針
- ☐ 駆血帯，静脈留置針，固定用テープ
- ☐ 動脈ライン用回路，ヘパリン，加圧バッグなど

薬物
- ☐ 鎮静薬（プロポフォール，ミダゾラム　など）
- ☐ 鎮痛薬（フェンタニル，ブプレノルフィン，ペンタゾシン，NSAIDs など）
- ☐ 筋弛緩薬（ロクロニウム，スキサメトニウム　など）
- ☐ 昇圧薬（エフェドリン，フェニレフリン，アドレナリン　など）
- ☐ 降圧薬（ニカルジピン，ジルチアゼム　など）
- ☐ 抗不整脈薬（アトロピン，リドカイン，ベラパミル，ランジオロール　など）
- ☐ 電解質補正薬（グルコン酸カルシウム，塩化カリウム　など）
- ☐ 制吐薬（ナロキソン，ドロペリドール　など）
- ☐ 拮抗薬（ナロキソン，フルマゼニル，スガマデクス　など）
- ☐ 生理食塩液，ブドウ糖
- ☐ そのほか，喘息治療薬や利尿薬，ステロイド，局所麻酔薬など

そのほか
- ☐ モニター（心電図，血圧計，パルスオキシメータ，呼気二酸化炭素モニター，体温計　など）
- ☐ サクション器具
- ☐ 胃管，胃管用シリンジ
- ☐ シリンジポンプ，TCI ポンプ
- ☐ 手袋，マスク，帽子
- ☐ 酒精綿，ゼリー，滅菌オリーブ油
- ☐ ペアン，マジック
- ☐ 各種テープ類
- ☐ 記録用紙，筆記具

5 バイタルサインの確認および静脈路確保

手術麻酔に準じ,導入前に初期バイタルサインを確認する。薬物投与は,筋注や皮下注では効果発現が不安定になるため,静脈内投与を原則とする。静脈路は確実に留置されていることを確認した後に使用し,麻酔や鎮静を行っている間,さらにその後も呼吸・循環抑制の心配がなくなるまで確保しておく。

6 酸素投与

原則的には,麻酔や鎮静中には酸素投与が勧められる。これは,空気下で呼吸している患者と比較して,酸素を投与しているほうが低酸素血症になる頻度も重症度も軽減するからである。しかし,酸素投与を行っていると低酸素血症になり始めるのが遅いため,パルスオキシメータによる"無呼吸"の感知が遅れることにつながることを認識していなければならない。

7 鎮静・鎮痛薬投与

鎮静・鎮痛薬の投与は,目標とする鎮静や鎮痛が得られるまで少量の投与から増量していく方法が,患者の体型や体重および年齢によって決められた単一投与量の投与よりも,安全性,患者の満足度ならびにコストの面からも望ましい。追加投与の際には,効果部位濃度を調節することを心がけ,過量投与にならないように注意する。鎮静薬と鎮痛薬は,単剤よりもいくつかの薬物を組み合わせて使うほうが効果的であるとされているが,換気の抑制や低酸素血症など合併症の可能性が高まることも示唆されている。理想的には,鎮静薬は意識や不安を低減させるために,鎮痛薬は鎮痛のために,というように,それぞれ目的とした効果が現れるように投与する。

8 モニタリング

① 意識レベル〔患者の応答,bispectral index(BIS)モニター〕
② 換気状態(胸郭運動,カプノメータ)
③ 酸素化(パルスオキシメータ)
④ 循環動態(心電図,血圧計)
⑤ 体温(深部体温計,鼓膜音)

鎮静中には,小児や精神疾患患者など適切に返答することができない場合を除き,常に口頭の指示に対しての患者の反応を観察する。口腔の手術や上部消化管内視鏡など返答ができない場合には,親指を挙げてもらうなどして,患者の気道が確保され,必要時に深呼吸をすることができることを示してもらう。患者が疼痛刺激に対して逃避反応を示すだけのときには,かなり深い鎮静・鎮痛状態にあることを認識すべきである。鎮静レベルの指

標として，BIS モニターが有効である場合もある．換気状態は，継続的な観察あるいは聴診により行う．患者の換気が直接観察できない場合には，呼気の二酸化炭素をモニター（カプノメータ）することが有用な補助手段となる．パルスオキシメータは酸素化の指標になるものであって，換気のモニターに代わるものではない．血圧は麻酔や鎮静中はもちろん，その後の回復期も含めて定期的に測定する．検査室や処置室においては十分な空調設備が整っていない場合も多く，麻酔や鎮静が長時間に及ぶ場合には，輸液の加温やブランケットの使用などにより体温の保持に努める．現況では，種々の事情により使用できるモニターに制限がある場合が少なくない．モニターに頼るのではなく，常に患者の傍にいて皮膚の色や胸郭運動を観察し，脈拍を触れ，体温を感じるという視触診が重要になる場面が数多くある．

9 麻酔や鎮静終了後の観察

麻酔や鎮静終了後は，呼吸・循環抑制が起きる可能性がなくなるまで患者を観察する．拮抗薬が必要となった場合，再抑制に十分な注意が必要である．バイタルサインと呼吸状態は，患者が退院できるようになるまで定期的に観察する．

手術室外での麻酔や鎮静の例

表4に，手術室外での麻酔や鎮静を必要とする検査・手術の代表的な例を示した[7]．

表4　麻酔や鎮静を必要とする検査・小手術

電気的除細動
脱臼整復
CT スキャン
MRI
心血管造影
動脈血管，冠血管に対するバルーン拡張やステント留置
ペースメーカ植え込み術
内視鏡検査
放射線治療
脳血管内塞栓術（intravascular radiotherapy：IVR）
体外式ショック波砕石術（extracorporeal shock wave lithotripsy：ESWL）
電気痙攣治療（electroconvulsive therapy：ECT）
歯科治療
そのほか

（長田　理．静脈麻酔と救急疾患．救急医学 2007；31：19-23 より引用）

1 電気的除細動や脱臼整復など

 きわめて短時間ではあるが，確実に鎮静作用を得たい場合には，チアミラール（3～5 mg/kg）やプロポフォール（1～2 mg/kg）を単回投与する．この場合，呼吸停止が必発であり，循環動態の変動も予測されるため，弁付きバッグマスク呼吸器や昇圧薬などの用意が必須である．

2 閉所恐怖症患者の放射線検査など

 鎮痛は必要ないが，不安や恐怖が強く，短時間の鎮静を得たい場合には，効果発現が早く，拮抗薬の存在するベンゾジアゼピン系薬が使用しやすい．ミダゾラム（0.02～0.1 mg/kg）やジアゼパム（0.05～0.2 mg/kg）を単回投与，必要時には少量ずつ反復投与で使用する．過量投与時にはフルマゼニル（1分間隔で0.1 mgずつ，最大1.0 mgまで）で鎮静作用を拮抗可能であるが，拮抗時間は短く一時的なものであることに注意が必要である．

3 意思の疎通が図れない患者の放射線検査など

 鎮痛は必要ないが，意思の疎通が図れない，精神的理由による痙縮が生じるなどの状況で，安定した鎮静を得たい場合には，プロポフォール〔1～4 mg/kg/hr，target-controlled infusion（TCI）使用時は0.5～1.5 μg/ml〕が鎮静レベルの調整も容易で使用しやすい．プロポフォールの投与が禁忌になるような症例では，ミダゾラム（5～40 μg/kg/hr）の持続投与なども考慮する．

4 ペースメーカ挿入や中心静脈ポート留置など

 一時的ではあるが強い侵襲が及ぶ場合は，鎮静薬のみでは侵害刺激を遮断することができないため，局所麻酔薬を併用しながらフェンタニル（1～4 μg/kg）やペンタゾシン（0.3～0.6 mg/kg）などの短時間作用型鎮痛薬を分割投与する．鎮痛薬単独でも軽度の鎮静作用があるため，まず鎮痛薬を投与し，さらに鎮静が必要な場合にかぎって鎮静薬を投与するのがよい．

5 脳血管内手術や大動脈ステント留置など

 手術操作中の穿孔を防ぐなど，完全な不動化が要求される場合は，筋弛緩薬を用いた全身麻酔を選択することが多い．方法は手術室での麻酔に準じるが，緊急手術の場合は特に患者の意識レベルや呼吸・循環動態が不安定であることに注意が必要である．鎮静はプロポフォール（1～5 mg/kg/hr，TCI使用時は2～4 μg/ml），鎮痛はレミフェンタニル（0.05～0.25 μg/ml/min）の持続投与が術中維持管理しやすい．

6 投与薬物に制限がある場合

なんらかの理由でプロポフォールやベンゾゼジアゼピン系薬物などが使用できない場合，デクスメデトミジン（0.2〜0.7 μg/kg/hr）の使用を考慮する。呼吸抑制作用は弱く，抗不安作用および軽度の鎮痛作用が期待でき，さまざまな検査や処置に対して協調性を示すが，鎮静レベルの調整は難しい。高用量投与での血圧上昇（末梢平滑筋の α_{2B} アドレナリン受容体が関与），維持量における血圧低下（交感神経系の抑制）を来す場合があることや，半減期が長く十分な覚醒までに時間がかかるなどの欠点がある。また，オピオイドとの併用により中枢性の呼吸抑制を生じる可能性も示されており，併用投与には注意が必要である。

7 特別なケース

なんらかの明らかな疾患を持つ，特に気道系のトラブルが予想されるような症例では，迅速な対応が可能な手術室や集中治療室で導入を行い，静脈麻酔薬を用いての維持が安定したところで，目的の検査室や処置室にモニタリングを行いながら移動，検査や処置終了後に再度手術室または集中治療室に戻り覚醒を待つ，というのも一法である。移動時の緊急事態への対応は遅れてしまうリスクはあるが，もっともイベントが生じやすい導入や覚醒時には，慣れた環境，慣れたスタッフのもとで対応が可能になる。

磁気共鳴画像（MRI）検査の特殊性

磁気共鳴画像（magnetic resonance imaging：MRI）検査は小児に対しても行われることが多く，坐剤や内服薬による鎮静下に行われるのが一般的である。しかし，患者の動きによるアーチファクトが生じやすく長い静止時間が必要，機械音が大きく十分な鎮静レベルを保てない，などの理由で麻酔や鎮静を依頼されることが少なくない。一方，強磁場のため電子機器のほとんどが使用できないことや，狭いトンネル内であり検査中に患者へのアクセスが難しいなどの制限も多く，薬物の選択や投与法に頭を悩ませる。MRI対応の機器の一例を図2に紹介する。これらの機器が用意できず，持続静注を行いたい場合も多くあると考えられる。以下に，MRI室での静脈麻酔薬投与法の例を挙げる。

1 手押し

患者の様子を見ながら，1分間に○mlというような目標を定め，手押しできわめて緩徐に薬物を静注する。本法は薬物の選択に制限はなく，調整も容易であるが，正確さに欠ける。また，1人では記録などのほかの作業をすることが難しくなる。

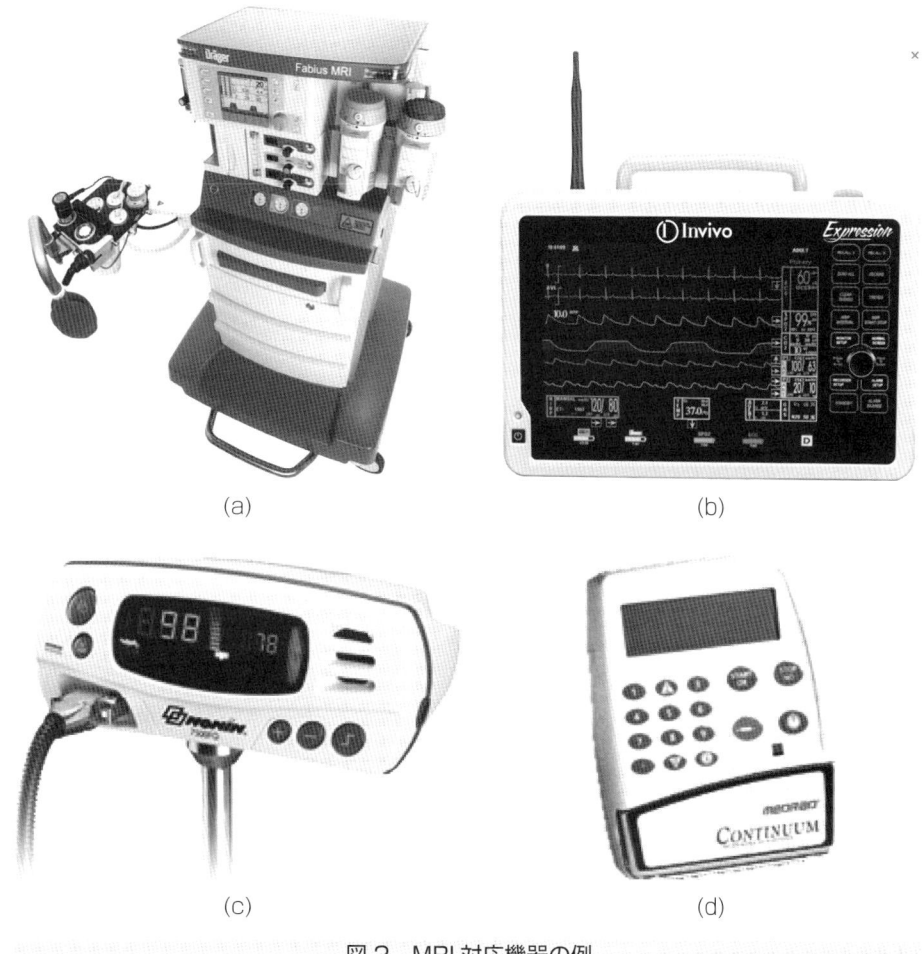

図2 MRI 対応機器の例
(a) 麻酔器：Fabius MRI（Dräger 製，ドイツ）
(b) 生体モニター：Invivo Expression（Philips 製，オランダ）
(c) パルスオキシメータ：Model 7500FO（Nonin 製，アメリカ）
(d) 輸液ポンプ：Continuum MRI（MEDRAD 製，アメリカ）

2 シリンジポンプ

　薬液シリンジに延長チューブ（6〜7 m）を接続し，MRI 室の外にシリンジポンプを置く．扉は半分閉鎖した状態で持続投与を行う．本法は，流量変更のために患者の傍から室外までの移動が必要，延長チューブが絡まりやすい，扉が半閉鎖のため画像にノイズが入るなどの欠点がある．しかし，使い慣れたシリンジポンプを使用できるため，もっとも一般的な方法といえる．

3 シリンジェクタ

　真空陰圧式の加圧式医薬品注入器（シリンジェクター®など）を使用する。これらの製品には流量可変式（例：2, 4, 6 ml/hr）もあるが，細かな設定はできないため，目的の投与量を達成できるように薬物濃度調整したものを充填し使用する。本法は脂肪乳剤を含有する製剤を使用するとひび割れを生じ，必要投与量が確保できなくなる可能性がある。また，流量に制限があり鎮静レベルの調整は難しい。

まとめ

　手術室外の麻酔や鎮静においてもっとも重要な点は，侵襲の小さい検査や処置であっても十分に患者状態を把握し入念な準備を行うこと，片手間に行わずに専属の医療関係者によって行うことである。

■参考文献

1) 並木昭義, 表　圭一編. 検査・小手術の鎮静法と鎮痛法. 東京：真興交易医書出版部；2001.
2) American Society of Anesthesiologists. Continuum of depth of sedation：Definition of general anesthesia and levels of sedation/analgesia, 2009（http://www.asahq.org/For-Members/Standards-Guidelines-and-Statements.aspx）
3) American Society of Anesthesiologists task force on sedation and analgesia by non-anesthesiologists. Practice guidelines for sedation and analgesia by non-anesthesiologists. Anesthesiology 2002；96：1004-17.
4) 横田美幸, 関　誠, 大島　勉. MAC（monitored anesthesia care）の概念と日本への導入. 日臨麻会誌 2011；31：580-7.
5) 白神豪太郎. Monitored anesthesia care. 臨床麻酔 2009；33：1569-77.
6) American Society of Anesthesiologists. Position on monitored anesthesia care, 2008（http://www.asahq.org/For-Members/Standards-Guidelines-and-Statements.aspx）
7) 長田　理. 静脈麻酔と救急疾患. 救急医学 2007；31：19-23.

（佐々木　英昭, 山蔭　道明）

VIII. 特殊な病態や状態下での麻酔・鎮静

6 集中治療部での鎮静

はじめに

　従来，集中治療室（intensive care unit：ICU）での治療は呼吸・循環・体液管理が強調されてきた。現在ではそれだけでは不十分で，身体的な疼痛による苦痛と，精神的な不安・恐怖に対する適切な鎮静・鎮痛管理が不可欠とされている。2002年の米国集中治療医学会[1]による"鎮静・鎮痛薬投与の臨床ガイドライン"，2007年の日本呼吸療法医学会[2]による"人工呼吸中の鎮静のためのガイドライン"の策定は，集中治療における鎮静・鎮痛が全身管理の一環として位置づけられたことを意味する。これらを参考に，ICUでの鎮静について述べる。

集中治療室での鎮静の目的

《患者の快適性・安全の確保》
① 不安を和らげる
② 気管チューブ留置の不快感の減少
③ 動揺・興奮を抑え安静を促進する
④ 睡眠の促進
⑤ 自己抜去の防止
⑥ 気管内吸引の苦痛を緩和
⑦ 処置・治療の際の意識消失（麻酔）
⑧ 筋弛緩薬投与中の記憶消失

《酸素消費量・基礎代謝量の減少》

《換気の改善と圧外傷の減少》
① 人工呼吸器との同調性の改善
② 呼吸ドライブの抑制

　鎮静（sedation）の語源は"sedare"であり，和らげる，安定させるという意味である。鎮静の目的を示したが，重要なのは患者の不安感を和らげ，快適さを確保することであり，"眠らせる"ことではない。適切な鎮静は，人工呼吸器装着日数やICU在室期間，入院期

間の短縮が得られ，気管切開の頻度も減少するとの報告[3]もあり，医療費の軽減にもつながる。

興奮・不穏状態（agitation）

患者が興奮・不穏状態を呈する場合，以下に示すような重篤な合併症が原因のことがあるため注意を要する[3]。
① 疼痛
② せん妄
③ 強度の不安
④ 薬物の離脱（禁断）症状
⑤ 低酸素血症，高二酸化炭素血症，アシドーシス
⑥ 頭蓋内損傷
⑦ 電解質異常，低血糖，尿毒症，感染
⑧ 気胸，気管チューブの位置異常
⑨ 精神疾患，薬物中毒
⑩ 循環不全

集中治療室での鎮静・鎮痛の手順

米国集中治療医学会の"鎮静・鎮痛薬投与の臨床ガイドライン"では，まず患者が快適に過ごしているかどうかを評価する。快適に過ごしていない場合には，原因を除外して適正化する方法をアルゴリズム（図1）によって説明している。適正化の最初の手段として，非薬物療法を挙げている。そして，次の適正化の手段がスケールを用いて痛みや興奮・不安の状態を評価することである。鎮静を開始する際には，個々の患者で目標とする鎮静レベルを事前に決定する。

1 非薬物療法

鎮静薬それ自体に，呼吸・循環抑制や腸管麻痺などを引き起こすリスクがあり，まずは鎮静薬を用いないで解決できる問題がないかを検討する。
① 状況をしっかり説明する
② 安心させる
③ 家族の面会を増やす
④ 騒音を減らす
⑤ 夜間の干渉を減らす
⑥ 睡眠のサイクルを確立する

```
                患者は快適で目標に達しているか
                   No              YES
                    ↓                ↓
        ┌──→ 原因を除外し適正化する
        │  1
        ├──→ 非薬物療法，環境改善            ──→
        │  2
        ├──→ スケールを用いた疼痛の評価       ──→
        │  3
        ├──→ スケールを用いた興奮・不安の評価  ──→
        │  4
        └──→ スケールを用いたせん妄の評価     ──→
```

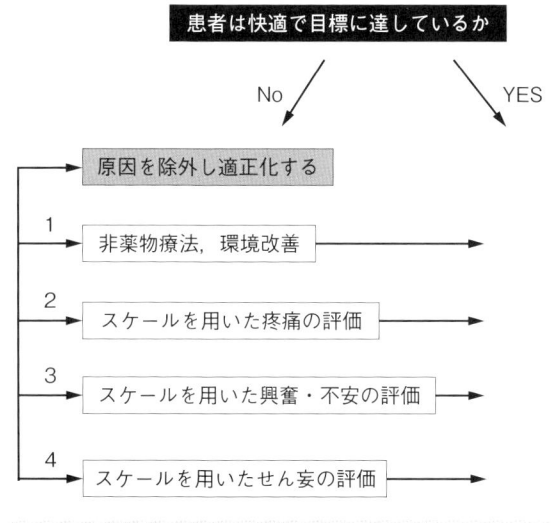

図1　鎮静・鎮痛のアルゴリズム
(Jacobi J, Fraser GL, Coursin DB, et al. Critical practice guidelines for the sustained use of sedatives and analgesics in the critically ill adult. Crit Care Med 2002；30：119-41 より改変引用)

⑦　呼吸器条件を適切に設定する
⑧　ICUでの疼痛の評価

ICUの患者では，創部痛，留置ドレーン，気管チューブなどに伴う疼痛により快適性が得られないことも多い。このような患者に鎮静を行う際には，まず鎮痛を図る。疼痛の評価法として，視覚アナログスケール（visual analogue scale：VAS），数値評価スケール（numeric rating scale：NRS）があるが，コミュニケーションが取れない場合の評価は難しい。体動，表情，姿勢などの患者の行動と，心拍数，血圧，呼吸数などの生理学的パラメータで，疼痛レベルと鎮痛薬の効果を評価しているのが実状であるが，ほかの評価法として表情，上肢の屈曲状態，人工呼吸器との同調性をスコア化したbehavioral pain scale（BPS[4]，表1）がある。

2 集中治療室での興奮・不安の評価

ICUでの鎮静の評価は，30年以上前に発表されたRamsey scaleの後，さまざまなものが登場し臨床使用されている。このなかで，"人工呼吸中の鎮静のためのガイドライン"では，もっとも有用性の検証が進んでいるとしてRichmond agitation-sedation scale（RASS[5]，表2）の使用が推奨されている。鎮静評価の際には，興奮・不穏（RASSの＋1～＋4）の原因の一つに疼痛が関与していないか注意する。施設により鎮静の評価法は異なるであろうが，統一した方法で定期的に評価・見直しすることが重要である。

表1 behavioral pain scale (BPS)

項目	説明	スコア
表情	穏やかな	1
	一部硬い（例；まゆが下がっている）	2
	まったく硬い（例；まぶたを閉じている）	3
	しかめ面	4
上肢の動き	まったく動かない	1
	一部曲げている	2
	指を曲げて完全に曲げている	3
	ずっと引っ込めている	4
人工呼吸器との同調性	同調している	1
	ときに咳嗽	2
	呼吸器とファイティング	3
	呼吸の調節がきかない	4

（Payen J-F, Bru O, Bosson J-L, et al. Assessing pain in critically ill sedated patients by using a behavioral pain scale. Crit Care Med 2001；29：2258-63 より改変引用）

表2 Richmond agitation-sedation scale (RASS)

スコア	用語	説明	
+4	好戦的な	明らかに好戦的な，暴力的な，スタッフに対する差し迫った危険	
+3	非常に興奮した	チューブ類またはカテーテル類を自己抜去；攻撃的な	
+2	興奮した	頻繁な非意図的な運動，人工呼吸器ファイティング	
+1	落ち着きのない	不安で絶えずそわそわしている，しかし動きは攻撃的でも活発でもない	
0	意識清明 落ち着いている		
−1	傾眠状態	完全に清明ではないが，呼びかけに10秒以上の開眼およびアイコンタクトで応答する	呼びかけ刺激
−2	軽い鎮静状態	呼びかけに10秒未満のアイコンタクトで応答	呼びかけ刺激
−3	中等度鎮静	呼びかけに動きまたは開眼で応答するがアイコンタクトなし	呼びかけ刺激
−4	深い鎮静状態	呼びかけに無反応，しかし，身体刺激で動きまたは開眼	身体刺激
−5	昏睡	呼びかけにも身体刺激にも無反応	身体刺激

ステップ1：30秒間，患者を観察する。これ（視診のみ）によりスコア0〜+4を判定する。
ステップ2：1）大声で名前を呼ぶか，開眼するように言う。
　　　　　 2）10秒以上アイコンタクトができなければ繰り返す。以上2項目（呼びかけ刺激）によりスコア−1〜−3を判定する。
　　　　　 3）動きが見られなければ，肩を揺するか，胸骨を摩擦する。これ（身体刺激）によりスコア−4，−5を判定する。

（Kress JP, Hall JB. Sedation in the mechanically ventilated patient. Crit Care Med 2006；34：2541-6 より改変引用）

集中治療室で鎮静・鎮痛に使用される代表的薬物 (表3)

　詳細は他項に譲るが，おのおのの薬物をICUで使用する際の特徴につき簡単に紹介する。鎮静・鎮痛薬は単剤投与の場合と組み合わせ投与の場合，間歇投与する場合と持続投与する場合がある。人工呼吸中には，筋弛緩薬はできるだけ使用しない。しかし，体動により呼吸・循環動態が悪化する場合や，患者の安全が確保できないと判断された場合，また通常とは異なる換気様式を用いる場合（例：低1回換気量戦略，高二酸化炭素許容換気，高頻度振動換気時など）にかぎっては，適切な鎮静薬を併用したうえで筋弛緩薬の使用を考慮してもよい。そのほかの適用としては，低体温療法時にシバリングによる熱産生の抑制を目的として投与する場合や，脳波検査時に筋電図の混入を防ぐ，コンピュータ断層撮影（CT）や磁気共鳴画像（MRI）の撮影時に呼吸を完全にコントロールして胸腹部の検査を行いたい場合などである[6]。

1 鎮静薬

a. ミダゾラム

　作用発現は速やかで（0.5〜5分），脂溶性が高いため速やかに脂肪組織などに再分布し作用時間は短い（2時間未満）。48〜72時間以上の持続投与を行うと，蓄積した代謝産物（1-hydroxylmethylmidazolam）の作用や，脂肪組織から薬物が血中に再動員され覚醒が遷延する場合がある。

b. プロポフォール

　脂肪移行性が高く，長時間の持続静注を行うと半減期は延長して300〜700分に達する。呼吸・循環抑制は強いが，肝・腎機能の低下した症例に対しても比較的安全に使用できる。副作用として，筋融解や代謝性アシドーシス，心不全，不整脈などの全身症状（propofol

表3　ICUで鎮静・鎮痛に用いられる代表的薬物

	間歇投与	持続投与
鎮静薬		
ミダゾラム	0.02〜0.08 mg/kg	0.04〜0.2 mg/kg/hr
プロポフォール		0.3〜2.4 mg/kg/hr
デクスメデトミジン		0.2〜0.7 µg/kg/hr
鎮痛薬		
フェンタニル	0.35〜1.5 µg/kg	0.7〜10 µg/kg/hr
モルヒネ	0.01〜0.15 mg/kg	0.07〜0.5 mg/kg/hr
ケタミン		0.5〜2 mg/kg/hr
筋弛緩薬		
ロクロニウム	0.1〜0.6 mg/kg	0.42 mg/kg/hr

infusion syndrome）が知られている。脂肪製剤であるため細菌汚染のリスクがあり、12時間ごとの交換が必要である。

c. デクスメデトミジン

記憶や認知機能を障害しない唯一の鎮静薬である。せん妄予防効果の報告もある。呼吸抑制はほとんどないが、循環系の副作用は多く報告されている。単剤での臨床使用量では深い鎮静レベルの維持が一般に困難で、他薬物と併用して用いられることが多い。

d. チアミラール

痙攣重積や頭蓋内圧亢進の際に用いられることがあるが、循環抑制や易感染性などの問題があり、ICUで鎮静単独の目的で使用されるものではない。

2 鎮痛薬

a. フェンタニル

速効性があり、最適とされる。鎮痛効果はモルヒネの50～100倍であるが、持続時間が短いため持続静脈内投与で使用する。心筋収縮力抑制作用や血管拡張作用が少ないため、循環状態が不安定な場合はモルヒネよりフェンタニルの使用が推奨される。フェンタニルはパッチによる剤形もあるが、皮膚吸収にはばらつきが大きく効果が一定ではないので推奨されない。

b. モルヒネ

作用時間が長いため、持続静脈内投与より間歇的投与がよい。血管拡張作用、ヒスタミン遊離作用があるため低血圧が起こりやすい。腎障害がある場合は、モルヒネ代謝産物が蓄積しやすく作用が遷延する。

c. ブプレノルフィン

拮抗性麻薬である。鎮痛効果はモルヒネの25～40倍であるとされ、持続時間は6～9時間と長い。天井効果があり、依存性は少ないとされている。

d. ペンタゾシン

拮抗性麻薬である。3～4時間の鎮痛が得られる。呼吸抑制があるほか、末梢血管収縮作用により血圧・肺動脈圧を上昇し、心筋酸素消費量を増加させるので、心疾患のある患者に投与する場合は注意が必要である。習慣性、依存性が出現することがある。

e. ケタミン

解離性麻酔薬である。オピオイドに比較して、呼吸・循環・腸管運動の抑制が少ない。体表面の体性痛に対して強い鎮痛作用を持ち、主にICUでは熱傷患者に対して使用され

る。鎮静作用も併せ持つが，ほかの薬物と異なり眼振や体動を示し，さらに覚醒時には精神症状の出現，興奮状態を呈することがある。したがって，単剤ではなくほかの薬物と併用して用いられることが多い。唾液の分泌亢進も時として厄介な副作用となる。

f. 非ステロイド性抗炎症薬（nonsteroidal anti-inflammatory drugs：NSAIDs）

ジクロフェナク，アスピリン，インドメタシン，フルルビプロフェンなどNSAIDsは，麻薬などほかの鎮痛薬の使用量を減少させるなどの利点がある。しかし，低血圧，腎障害，消化管出血，血小板機能抑制など重大な副作用の危険性があり，使用対象症例は限定される。

3 筋弛緩薬

ロクロニウム

短時間作用型の非脱分極性筋弛緩薬である。代謝産物がほとんどなく，また代謝産物に作用がない。このため，反復投与しても蓄積性がなく，作用持続時間の延長も見られない。循環器系，自律神経系への影響も少なく，ヒスタミン遊離作用もない。拮抗薬として，スガマデクスが存在する。

集中治療室における鎮静の実際

すべての患者に共通の"至適鎮静レベル""至適薬物"というものはないため，症例に応じた目標を設定し，薬物を投与・調整しながら定期的に見直す必要がある。ここでは，ICUにおける鎮静の例を紹介する。

例1：心臓血管手術後（図2）
例2：外傷（図3）
例3：肺炎（図4）
例4：熱傷（図5）
例5：小児低体温療法（図6）

鎮静の合併症

1 過剰鎮静

① 廃用萎縮
　骨格筋：筋萎縮，骨粗鬆症，関節拘縮，尖足

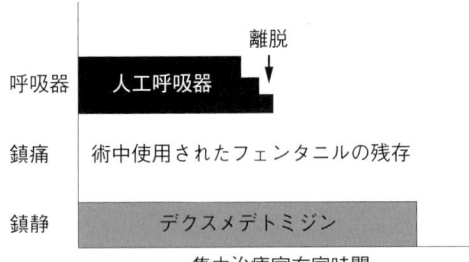

図2 【例1】心臓血管手術後

70歳，男性，身長165 cm，体重65 kg。大動脈弁と僧帽弁の逆流症に対して，置換術が施行された。既往歴として，高血圧と糖尿病がある。術中の鎮静はプロポフォール，鎮痛はフェンタニルを用いて麻酔管理された。プロポフォールはBISモニターを指標にTCIポンプで投与され，手術終了直後の目標血中濃度は2 μg/mlで維持されていた。フェンタニルは人工心肺前までに15 μg/kg，離脱後に5 μg/kg投与されていた。

麻酔時間6時間45分でICU入室後，プロポフォールを中止しデクスメデトミジン0.2 μg/kg/hrの投与を開始した。ICU入室5時間後に覚醒し意思疎通可能となったが，疼痛や不快感を訴えることはなく抜管した。鎮痛作用や術後せん妄予防効果を期待して，抜管後もデクスメデトミジンは同量で継続した。ICU入室中はデクスメデトミジン以外の薬物の追加投与は必要としなかった。

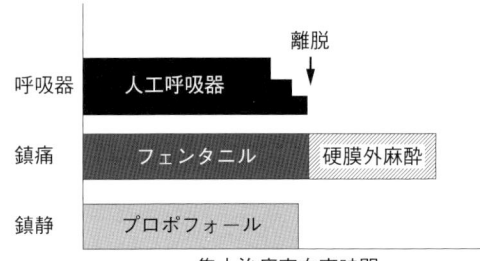

図3 【例2】外傷

48歳，男性，身長175 cm，体重74 kg。高所での作業中に誤って転落，救急搬送された。意識レベルは清明であったが，多発肋骨骨折，動揺胸郭，左血気胸，肺挫傷を認めた。胸腔ドレーンを挿入したが出血が止まらず，緊急開胸止血術が施行され，術後ICUに入室した。

入室直後は肺挫傷のため酸素化が不良であり，鎮痛はフェンタニル1.5 μg/kg/hr，鎮静はプロポフォール2 mg/kg/hrの投与を開始し適宜増減，人工呼吸管理下にガス交換能の改善を待った。

第6病日より呼吸器の離脱を開始，第7病日にプロポフォールを中止し抜管した。動揺胸郭であり，フェンタニルの蓄積性，呼吸抑制などを懸念し，鎮痛を硬膜外カテーテルからの局所麻酔薬投与に変更した。硬膜外穿刺前には，血液凝固能異常がないことを確認した。

　　　循環系：運動能力の低下，起立性低血圧，めまい，浮腫
　　　呼吸器系：低換気，下側肺障害
　　　代謝系：異化作用の亢進
　　　そのほか：尿閉，腎結石，便秘，褥創，無力
② 褥創・深部静脈血栓症・肺梗塞
③ 下側肺傷害
④ 呼吸筋の萎縮や筋力低下・人工呼吸器離脱困難
⑤ 人工呼吸器関連肺炎（VAP）
⑥ 免疫機能の低下による易感染状態
⑦ ICU退室後の抑うつ状態

2 過小鎮静

① ストレスによる消化管出血
② 各種チューブの自己抜去
③ 血圧上昇，頻脈，頻呼吸
④ 呼吸器とのファイティングによる低酸素血症，圧外傷

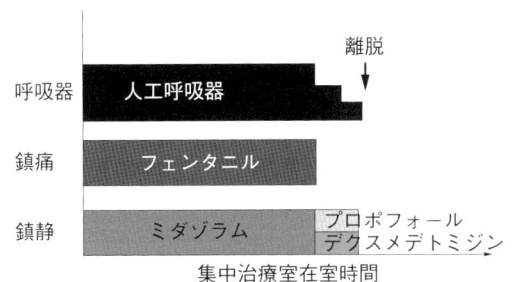

図4 【例3】肺炎

78歳，男性，身長160 cm，体重52 kg。呼吸困難を主訴に来院，肺炎の診断で内科入院となっていた。抗生物質投与にもかかわらず肺の浸潤影は拡大，十分な酸素化が得られず意識レベルも低下したため，人工呼吸管理の治療が必要と判断，挿管し重症肺炎の診断でICU入室とした。

まず，気管チューブの刺激軽減を目的にフェンタニルを0.5 μg/kg/hrで開始した。炎症反応が強く，交感神経過緊張状態での鎮静は血圧の低下を招きやすいため，鎮静薬には循環抑制作用の少ないミダゾラムを選択し，0.04 mg/kg/hrで開始した。RASSスケールや血圧，呼吸回数などで鎮痛・鎮静の評価を行い，適宜フェンタニルとミダゾラムの量を調整した。

治療は長期に及んだが，徐々に全身状態は改善した。呼吸器の離脱を進めていく段階で，蓄積性の強いフェンタニルとミダゾラムはプロポフォールとデクスメデトミジンの併用に変更，呼吸器を離脱した。

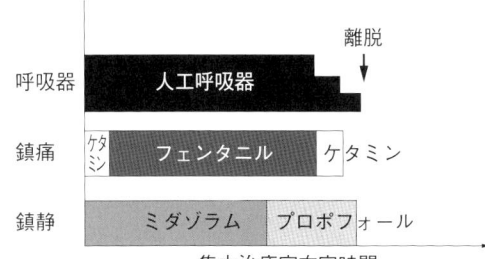

図5 【例4】熱傷

42歳，女性，身長158 cm，体重55 kg。灯油をかぶり，自ら火を点け救急搬送された。主な受傷部位は頭部，上半身であり，熱傷面積は30%と広範囲であった。気道熱傷は認めなかったが，体液管理のため人工呼吸管理を余儀なくされた。

体表面の疼痛であり，鎮痛にはケタミンを1 mg/kg/hrで持続投与した。鎮静はミダゾラムを0.04 mg/kg/hrで投与開始し，適宜増減した。頻脈が続き，ケタミン投与の影響が否定できなかったため，鎮痛薬をフェンタニルの持続静注に変更，3 μg/kg/hrで開始し増減した。

ミダゾラムは耐性を形成するため徐々に効果が乏しくなり，鎮静薬をプロポフォールに変更した。フェンタニルも蓄積が考えられたため，呼吸器離脱の際に再度鎮痛薬をケタミン0.5 mg/kg/hrの持続投与に変更し，第15病日に抜管した。

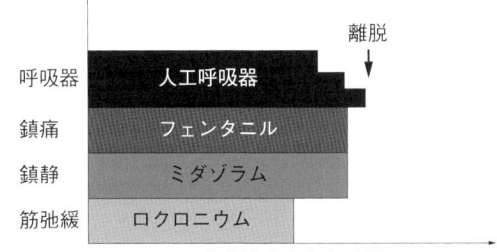

図6 【例5】小児低体温療法

4歳，男性，身長100 cm，体重15 kg。発熱を主訴に受診，インフルエンザA型と診断され入院した。入院後，全身性の強直間代性発作が出現，CTで脳室の狭小化，皮髄境界の不明瞭化を認めインフルエンザ脳症の発症が疑われ，低体温療法と全身状態管理目的にICUに入室となった。

挿管後，鎮痛目的にフェンタニルを1.3 μg/kg/hr，鎮静および痙攣の抑制目的にミダゾラムを0.08 mg/kg/hr，低体温に伴うシバリングの抑制目的にロクロニウムを0.4 mg/kg/hrで持続投与開始した。34℃の低体温療法を72時間継続し，徐々に復温していった。復温に伴いロクロニウムは中止したが，酸素化能が悪化してきたため，フェンタニル，ミダゾラム投与のもと人工呼吸管理は継続した。

入室8日目までにガス交換能は改善し，フェンタニル，ミダゾラムを中止したところ覚醒したため抜管，翌日後遺症を残すことなくICUを退室した。

これまで主にICUでの鎮静の方法と有益性について述べてきたが，不適切な鎮静が行われ継続された場合，上記に示したようなさまざまな合併症が発生する可能性があることに留意する。

まとめ

米国集中治療医学会による"鎮静・鎮痛薬投与の臨床ガイドライン"，日本呼吸療法医学会による"人工呼吸中の鎮静のためのガイドライン"のいずれも，積極的に鎮痛薬を使い，患者の意識レベルを保ち，コミュニケーションを取ることと，自発呼吸を残すことを基本方針としている。患者にとって最適な鎮静状態を得るためにもっとも重要なことは，"鎮痛なくして鎮静なし"ということを肝に銘じておく必要がある。

■参考文献

1) Jacobi J, Fraser GL, Coursin DB, et al. Clinical practice guidelines for the sustained use of sedatives and analgesics in the critically ill adult. Crit Care Med 2002；30：119-41.
2) 日本呼吸療法医学会 URL（http://square.umin.ac.jp/jrcm/）
3) 行岡秀和．ICUでの鎮静・鎮痛のオーバービュー：鎮静・鎮痛の評価法．ICUとCCU 2006；30：903-10.
4) Payen J-F, Bru O, Bosson J-L, et al. Assessing pain in critically ill sedated patients by using a behavioral pain scale. Crit Care Med 2001；29：2258-63.
5) Kress JP, Hall JB. Sedation in the mechanically ventilated patient. Crit Care Med 2006；34：2541-6.
6) 七戸康夫．人工呼吸中の鎮静対策．並木昭義，氏家良人編．よくわかる人工呼吸管理テキスト．改訂第4版．東京：南江堂；2007.

（佐々木　英昭，山蔭　道明）

IX

術後鎮痛法

IX. 術後鎮痛法

1 持続静脈内投与法

はじめに

　術後鎮痛は患者の精神的・身体的ストレスの軽減のみならず，合併症予防，離床促進など周術期管理において重要な役割を担う。レミフェンタニルの普及により静脈内麻酔での術中疼痛管理が容易となった一方，それに連続した術後鎮痛をいかに行うかも課題となっている。本項では，術後鎮痛のための持続静脈内投与について述べるが，オピオイドによる静脈内鎮痛法は調節性の問題から，原則的に患者管理鎮痛法（patient-controlled analgesia：PCA）や医療従事者による追加投与の併用が望ましい。

術後痛管理の変遷

　本邦では歴史的に術後痛管理法として硬膜外鎮痛が第一選択とされる傾向があり，硬膜外カテーテルが留置できない症例や，疼痛管理が不十分な患者に対する術後痛管理は，鎮痛，鎮静薬の間歇的投与にとどまることが多かった。持続静脈内鎮痛が普及しなかった背景としては，医療従事者間の術後痛への意識が現在ほど高くはなかったことや，麻酔科医の視点としては，自身の監視下外となる病棟でのオピオイド使用による呼吸抑制などの医療事故回避のため，静脈内オピオイド使用を避ける傾向にあったこと，などが挙げられる。

　しかし，術後痛を適切に管理することで患者の苦痛を軽減するのみならず，早期離床や在院日数の短縮につながることなどから，積極的な術後痛管理に対する意識が医療従事者間にも高まるようになった。また，PCA 機器の登場により，一人一人に応じた術後オピオイド必要量の調整が簡便となり，静脈内オピオイド投与に対する安全性の認識にも変化が生じた。

　手術を取り巻く環境の変化も，静脈内 PCA（intravenous PCA：IV-PCA）の使用の普及を促進させる結果となっている。一つには，周術期深部静脈血栓・肺塞栓予防が積極的に行われるようになり，抗凝固療法が適用される症例では，抗凝固療法の開始時期にもよるが，出血リスクから硬膜外麻酔などの神経ブロックは回避され，代替の鎮痛法が必須となった。また，術中管理の変化も，術後鎮痛法へ影響を及ぼし始めている。硬膜外鎮痛は麻酔覚醒への影響の少ない術中鎮痛法として重宝されてきた一面を持つが，術中鎮痛薬と

して短時間作用性の強オピオイドであるレミフェンタニルが登場したことにより，術中管理においては，必ずしも硬膜外麻酔がなくてはならない存在ではなくなった。ただし，硬膜外鎮痛と IV-PCA の鎮痛効果を比較すると，安静時痛では大きな差異を認めないが，動作時痛では硬膜外鎮痛の効果が高いため，手術部位，手術範囲など手術侵襲に応じての鎮痛法選択は，なおも重要である。

術後痛について

痛みはその発生様式によって，侵害受容性疼痛（内臓痛および体性痛），神経障害性疼痛，心因性疼痛に分類される。術後痛は，手術による組織傷害に伴う侵害受容性疼痛が主と考えられるが，それに引き続く炎症反応による痛みや神経障害性の痛み，周術期ストレスにより生じる心因性の痛みなどが複雑に混在する形となる。また，一般に術後痛は急性痛の一つに分類されるが，幻肢痛や開胸術後疼痛症候群，脊椎術後疼痛症候群，乳房切除後疼痛症候群のように，術後急性期を過ぎても慢性痛が残存し，疼痛コントロールが必要となるケースもある。

術後痛は患者にとって精神的・身体的ストレスとなるばかりでなく，体動制限による呼吸機能の低下（喀痰排出困難，末梢気道閉塞による換気低下）や，離床遅延による身体機能の低下など，さまざまな悪影響を生じるため，術後痛管理は患者の回復促進のために非常に重要となる[1]（表1）。

効果的な鎮痛を行うためには，痛みの評価，鎮痛薬の選択，投与経路の選択が必要となる。

1 痛みの評価

国際疼痛学会（International Association for the Study of Pain：IASP）は，痛みを"実質的あるいは潜在的な組織損傷に起因するか，もしくはそれらから派生する不快な感覚的および情動的体験"であると定義している。感覚的，情動的体験を客観的に的確に評価することは難しいが，その体験の一部を汲み取るツールとして以下のような痛みの評価法がある。

a. 視覚アナログスケール（visual analogue scale：VAS）

100 mm のスケールを患者に示し，左端を 0（痛みはない），右端を 10（想像できる最大の痛み）として，そのときの痛みの程度をスケール上で指し示してもらい，その地点を検者が 0〜100 mm の単位で測定する（図1）。

b. numerical rating scale（NRS）

痛みがないのを 0，想像できる最大の痛みを 10 とし，11 段階で痛みの程度を答えてもらう方法である。一般に 1〜4 を軽い痛み，4〜6 を中等度の痛み，7〜10 を強い痛みとと

表1　術後痛による人体への影響

- 患者自身の苦痛
  - 身体的，精神的ストレスとなり，不眠，不安，術後せん妄の原因となる
- 呼吸器系への影響
  - 痛みによる体動制限により，反射的な咳嗽や深呼吸が阻害され，分泌物貯留，末梢気道閉塞による無気肺，低酸素，肺炎の危険性の増加につながる
- 循環器系への影響
  - 交感神経が刺激され，頻脈，高血圧，心仕事量増加，心筋酸素消費量の増加や不整脈といった循環器系への負荷が高まる
  - 離床の遅れは下肢静脈血栓のリスクともなる
- 消化器系への影響
  - 交感神経の刺激や離床の遅れなどにより消化管運動低下につながる
- 代謝への影響
  - 交感神経刺激によりコルチゾールなどの異化ホルモンの分泌が亢進し術後の消耗につながる
- 免疫機能の抑制

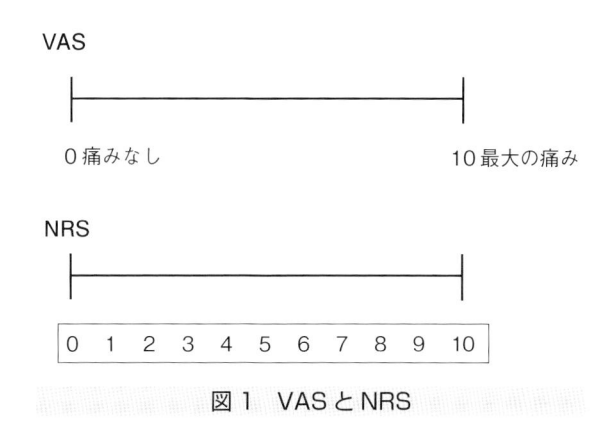

VAS

0 痛みなし　　　　10 最大の痛み

NRS

| 0 | 1 | 2 | 3 | 4 | 5 | 6 | 7 | 8 | 9 | 10 |

図1　VASとNRS

らえるが，個人個人で表現の差があるため，患者本人への問診と，痛みの日常生活動作能力（ADL）への影響度などを加味しながら鎮痛薬の調整を行う。問診のみで答えやすく，かつ数値での変化が客観的にとらえやすい本法が痛みの評価に広く使用されている（図1）。

c. verbal rating scale（VRS）

あらかじめ決めておいた痛みの強さを口頭で伝えてもらう方法（表2）。

d. face pain rating scale

元来，痛みを適切に伝えることが難しい小児のために作られたものだが，術直後でNRSによる問診がしにくい時期や，高齢者，意識障害の患者にも使用される（図2）。

e. Prince Henry pain scale

術後痛のスケールとして使用されるもので，安静時痛と体動時痛を総合的に判断する（表3）。

表2 VRS

0	痛くない
1	少し痛い
2	かなり痛い
3	耐えられないくらい痛い

0	2	4	6	8	10
痛みはない	わずかに痛い	少し痛い	かなり痛い	ひどく痛い	耐えられないほど痛い
No Hurt	Hurts Little Bit	Hurts Little More	Hurts Even More	Hurts Whole Lot	Hurts Worst

©1983 Wong-Baker FACES™ Foundation. Used with permission.

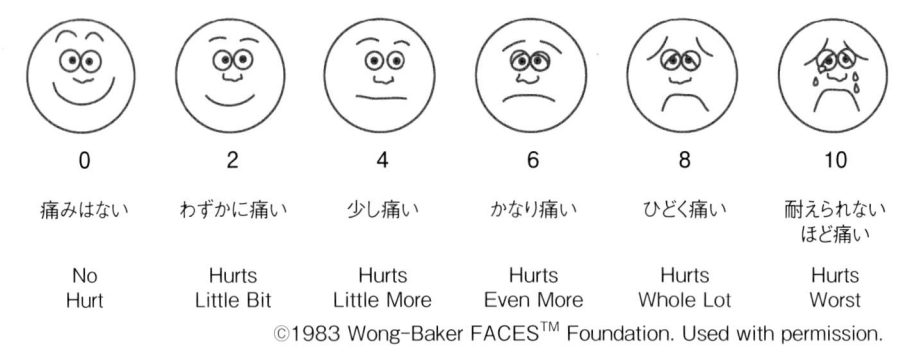

図2 face pain rating scale (Wong-Baker FACES™)
(www.wongbakerFACES.org より引用)

表3 Prince Henry pain scale (PHPS)

0	咳をしても痛まない
1	咳をすると痛むが深呼吸では痛まない
2	深呼吸をすると痛むが安静にしていれば痛まない
3	多少安静時の痛みはあるが鎮痛薬は必要ない
4	安静時も痛みがあり鎮痛薬が必要

2 鎮痛薬の選択

比較的軽い痛みであれば非ステロイド性抗炎症薬（nonsteroidal anti-inflammatory drugs：NSAIDs）などの非オピオイドを選択し，中等～強度の痛みにはこれに加えてオピオイドの使用を考慮する．神経障害性疼痛が疑われる場合には，オピオイドに加え鎮痛補助薬（ケタミン，リドカインなど）を併用することもある．

3 投与経路の選択

鎮痛薬の投与経路には，硬膜外，静脈，経口，経直腸，皮下，くも膜下，末梢神経があるが，術後急性期は経口以外の投与経路が考慮される．静脈内オピオイドは手術部位を選ばず，すでに確保されている点滴から投与できるという点で患者への負担が少なく，術後急性期には有用である．筋肉注射は，患者に頻回の痛みを与え，血中濃度の管理も難しいため推奨できない．

オピオイドの持続静脈内鎮痛法について

　オピオイドの投与量もしくは血中濃度と鎮痛効果の関係は直線的でなく，オピオイドを投与しても初めは鎮痛効果がなく，ある投与量に到達すると鎮痛効果が出現する。この鎮痛効果が現れる最小の血中オピオイド濃度を，minimum effective anesthetic concentration (MEAC) という。MEACは，同じ術式であっても4～5倍の個人差があるとの報告がある。このことから，個々の患者に必要なオピオイド投与量の予測は，非常に難しいといえる。鎮痛に必要なオピオイド量やMEACは個人差が大きい一方で，患者が強い痛みを感じる際の血中オピオイド濃度の最大値（maximum concentration of pain：MCP）とMEACの差は個人差が少ないことが知られている。このことは，個人差の大きいMEACまでオピオイド濃度を到達させた後に，その血中濃度を維持するような投与法を用いれば理想的な鎮痛が得られる可能性があることを示している。MEACに到達する方法がタイトレーション，MEAC付近の血中濃度を維持する方法が持続静脈内投与およびIV-PCAである[2)～4)]。

　オピオイドの持続静脈内鎮痛法は，持続静脈内投与法とIV-PCAに大別される。

　このうち，持続静脈内投与法は，オピオイドの血中濃度を一定に維持する目的で行われるが，実際には血中濃度は患者の体液分布や肝，腎機能，選択薬物の特性に影響を受け，時に過量，過少投与となる可能性がある。また前述のように，鎮痛に適した血中濃度に個人差があることや，術後痛の程度も時間経過により大きく変化すること，ボーラス投与なしでは体動時突出痛への対応が困難なこと（逆に突出痛を持続投与でカバーしようとすると過量投与となる可能性がある）などから，持続静脈内投与のみでの術後痛管理には限界がある。

　以上より，オピオイドを静脈内持続投与する場合は，IV-PCAの使用が推奨される。専用機器が使用できない場合には，シリンジポンプを用いて医療従事者によるボーラス使用が行える状態での管理が望ましい。

使用薬物

1 オピオイド

a. フェンタニル

　効果発現が早く，短時間作用性で，モルヒネに比較して持続静脈内持続投与法に使用しやすい。また，眠気，嘔気，便秘などの副作用も，モルヒネに比較して少ない。代謝産物に薬理活性がなく，腎機能低下患者にも使用しやすい。術中ローディングを行い，覚醒後も疼痛に合わせてタイトレーションを行った後，使用することが望ましい。

　術後鎮痛に必要なフェンタニルの予測効果部位濃度は症例により異なるものの，少なく

とも1ng/ml程度は必要と考えられる[5)6)]。単回投与では血中濃度のピークは速やかに低下してしまうため，術中から1.0～1.5 μg/kgを30～60分間隔で投与する方法[2)]や，手術終了2時間前までの6 μg/kgプライミングおよび0.5 μg/kg/hrの持続投与[6)]などが，術中ローディング法として提唱されている。

＜使用例＞

10～50 μg/hrとし，適宜増減を行う。Post Operative Pain Service (POPS) 研究会によるアンケート結果では，IV-PCAの基礎注入量の中央値は25 μg/hrであったとの報告[2)]がある。

基礎注入に加えシリンジポンプで医療者によるボーラス投与を行う場合は，原則1時間投与量を1回量とし，ロックアウト時間5～10分程度として行う。

筆者の施設では，IV-PCAでフェンタニルを使用する際，基礎注入量としては少なめのフェンタニル10 μg/hr（高齢者や代謝機能低下患者では減量），ボーラス20 μg/回，ロックアウト時間10分で運用している。

b. モルヒネ

代謝産物のmorphine-6-glucuronide (M6G) は，モルヒネの3～4倍の鎮痛効果を有する。腎機能低下患者では，モルヒネ自体の効果に加え，M6Gの蓄積による傾眠，呼吸抑制が問題となるため原則として選択しない。モルヒネは長時間作用性のため，術中のローディングおよび覚醒後のタイトレーションを行い，MEACに到達した後は患者の要求に応じてボーラス投与を行うことが望ましい。POPS研究会[2)]による施設アンケート結果では，PCA使用の施設の多くで基礎注入は行われておらず，ボーラス投与のみが使用されている。呼吸抑制などの副作用の観点から，基礎注入を行う場合は細やかなモニタリングが必要となる。

術中ローディングは手術終了30分前の0.1～0.15mg/kg投与を目安とする。覚醒後タイトレーションを行う場合は呼吸・循環モニターで監視のもと，2～3mg/回をロックアウト時間5分で投与し，VAS 30mm未満，もしくは眠気が出現するなど疼痛緩和が得られ始めたことを確認できるまで投与を行う[2)7)]。

＜使用例＞

0～1 mg/hr，ボーラス投与を行う場合は1 mg/回，ロックアウト時間5～10分程度とする。

筆者の施設では，IV-PCAでモルヒネを使用する際，基礎注入量として0.5 mg/hr（高齢者や代謝機能低下患者では減量），ボーラス1mg/回，ロックアウト時間10分で運用している。

c. オキシコドン

本邦では，現在のところ，がん性疼痛のみに使用可能で，術後痛に対する保険適用はないが，海外では術後痛に使用されている。使用する場合は，基本的にモルヒネと同様に，持続注入なしでボーラス投与のみでの使用が報告されている。静注オキシコドンは，静注

モルヒネの 1.25 倍量投与で同等の効果を示す。

● POINT ●

いずれのオピオイドも，主な副作用として眠気，嘔気，便秘が生じる可能性がある。眠気は過量となっているサインの一つとなるため，鎮痛効果を認め眠気が強い場合には減量を行う。嘔気に対しては，制吐薬の予防的使用や，ナロキソン（0.25～1 μg/kg/min）を併用する場合もある[8]。

筆者の施設では，メジャートランキライザーによるドパミン D_2 受容体拮抗作用による制吐作用を利用して，ドロペリドール 1.25 mg/day（20 歳以上で使用）を併用している。

2 鎮痛補助薬

a．ケタミン

ケタミンは，N-メチル-D-アスパラギン酸（NMDA）受容体拮抗薬で，痛覚過敏を抑制し，オピオイド耐性を予防する。オピオイドと併用することにより，オピオイド消費量とオピオイドによる副作用を減少させることが知られている。副作用として幻覚や悪夢があるが，少量使用では問題となることは少ない[9)～11)]。推奨量としては，開始量 50～150 mg/day で必要時 200 mg/day まで増量する。

b．リドカイン

術中からの持続投与により，術後の疼痛軽減を認めるとの報告があるが，維持量や，終了時期に関して結論は出ていない[12)13)]。神経障害性疼痛の可能性がある場合，0.5～1 mg/kg/hr 程度を静脈内オピオイド，もしくは硬膜外などのほかの鎮痛法と併用することにより，効果を得ることがある。代謝機能が低下している患者では，薬物蓄積による局所麻酔中毒に注意を要する。

■参考文献

1) 林田眞和, 藤本幸弘, 花岡一雄. 術後痛の成因. 花岡一雄編. 術後痛. 改訂第 2 版. 東京：克誠堂出版；2006. p.16-7.
2) POPS 研究会編. 術後痛サービス（POPS）マニュアル. 東京：真興交易医書出版部；2011.
3) Gourlay GK, Kowalski SR, Plummer JL, et al. Fentanyl blood concentration-analgesic response relationship in the treatment of postoperative pain. Anesth Analg 1988；67：329-37.
4) Woodhouse A, Mather LE. The minimum effective concentration of opioids：A revisitation with patient controlled analgesia fentanyl. Reg Anesth Pain Med 2000；25：259-67.
5) Iwakiri H, Nagata O, Matsukawa T, et al. Effect-site concentration of propofol for recovery of consciousness is virtually independent of fentanyl effect-site concentration. Anesth Analg 2003；96：1651-5.
6) 林 和子, 樋田圭一郎, 増井健一ほか. シミレーションに基づいた IV-PCA メニューの設定と応用. 日臨麻会誌 2012；32：814-20.

7) Aubrun F, Mazoit JX, Riou B. Postoperative intravenous morphine titration. Br J Anaesth 2012 ; 108 : 193-201.
8) Fishman SM, Ballantyne JC, Rathmell JP. Acute pain management in children in Bonica's management of pain. 4th ed. Baltimore, Philadelphia : Wolters Kluwer. Lippincott Williams & Wilkins ; 2010. p.691.
9) Webb AR, Skinner BS, Leong S, et al. The addition of a small-dose ketamine infusion to tramadol for postoperative analgesia : A double-blinded, placebo-controlled, randomized trial after abdominal surgery. Anesth Analg 2007 ; 104 : 912-7.
10) Schmid RL, Sandler AN, Katz J. Use and efficacy of low-dose ketamine in the management of acute postoperative pain : A review of current techniques and outcomes. Pain 1999 ; 82 : 111-25.
11) Elia N, Tramèr MR. Ketamine and postoperative pain—A quantitative systematic review of randomised trials. Pain 2005 ; 113 : 61-70.
12) Marret E, Rolin M, Beaussier M, et al. Meta-analysis of intravenous lidocaine and postoperative recovery after abdominal surgery. Br J Surg 2008 ; 95 : 1331-8.
13) McKay A, Gottschalk A, Ploppa A, et al. Systemic lidocaine decreased the perioperative opioid analgesic requirements but failed to reduce discharge time after ambulatory surgery. Anesth Analg 2009 ; 109 : 1805-8.

〔福田　陽子, 橋口　さおり〕

IX. 術後鎮痛法

2 患者自己調節鎮痛法（IV-PCA）

はじめに

　患者自己調節鎮痛法（patient-controlled analgesia：PCA）は，1970年代にSechzerにより考案され，患者が痛みを感じたとき，患者自らがボタンを押すことで，少量のオピオイドが投与されるシステムである。従来のペンタゾシン筋注による鎮痛方法と比較し，PCAは，鎮痛効果と副作用の観点で優れており，以後今日に至るまでacute pain managementに大きく貢献してきた。

　日本でも，術後急性痛に対する取り組みは，近年大きく変化してきた。その中で，PCAの普及は大きな意味を持つ。投与経路は，経静脈，硬膜外，皮下などがあるが，intravenous PCA（IV-PCA）が最初に使われ始め，現在でも，もっとも多く使用されている。

PCAの基本概念

1 概　念

　疼痛は主観的なものであり，感じ方は個々によって異なるうえに，痛みの強さは，経時的に変化していく。さらに術後痛は，手術の部位，術後経過，周囲の環境，あるいは心理的要因など，さまざまの因子により修飾される。ゆえに，すべての患者に対し，同量の鎮痛薬を投与しても，あるものは十分な鎮痛効果を得ることができず，あるものは過剰投与となり副作用に苦しむ。

　PCAの基本概念は，患者自身が主体となり，患者自らがボタンを押していくことにより，少量のオピオイドが最適なタイミングで投与され，有効血中濃度に到達することで，効果的な鎮痛を得る方法である。

　十分な鎮痛を得るオピオイドの最小血中濃度を，minimal effective analgesic concentration（MEAC）という。MEACは患者個々で異なり，MEACに到達するまでに必要なオピオイドの量には個体差がある[1]。一方，強い痛みを感じるオピオイドの最大血中濃度を，maximum concentration of opioid associated with severe pain（MCP）という。血中濃度が

2. 患者自己調節鎮痛法（IV-PCA）

MCP に達すると，ごく少量のオピオイドを追加することで，血中濃度は速やかに MEAC に達し，効果的な鎮痛が得られる（図1）。MEAC と MCP の差には，個体差が少ないとされている。血中濃度が MEAC を超えると鎮痛効果が得られ，MEAC を下回ると痛みが出現する。PCA 使用時には，疼痛を感じたときにボーラスを押すことにより，オピオイドの血中濃度が再び MEAC に引き上げられる。オピオイドを有効血中濃度内に維持することで，安定した鎮痛効果が得られる（図2）。

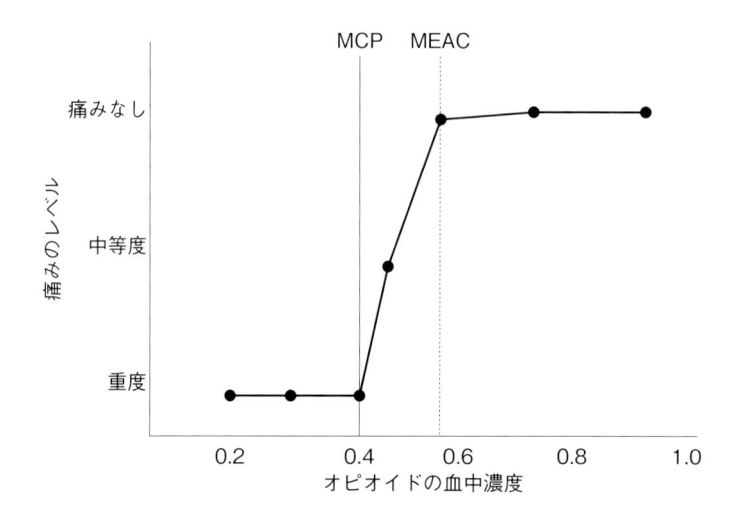

図1 オピオイドの血中濃度と痛みのレベル

血中濃度が MCP に達すると，ごく少量のオピオイドを追加することで，速やかに MEAC に達する。MEAC には個人差があるが，MEAC-MCP には個人差は少ない。

MCP：maximum concentration of opioid associated with severe pain，MEAC：minimal effective analgesic concentration

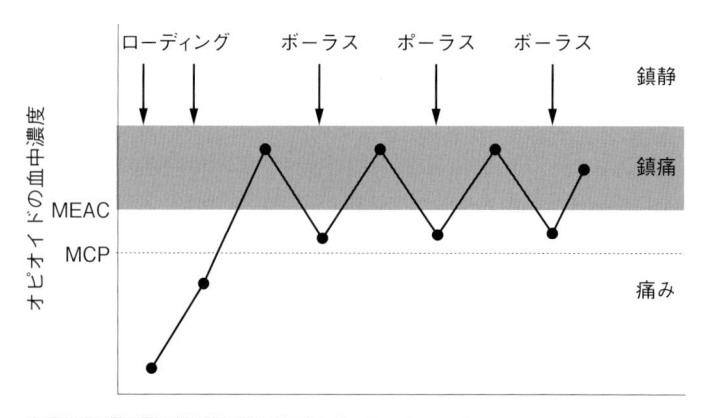

図2 PCA ボーラスとオピオイド血中濃度

ボーラス投与によって MEAC を超え有効血中濃度（グレー部分）内に引き上げられると，鎮痛効果を示す。

2 PCA 機器

精密 PCA ポンプとディスポーザブル PCA 装置が使用可能である。

a. 精密 PCA ポンプ

精密 PCA ポンプは，マイクロプロセッサーで制御された電動式注入ポンプ（図 3）であり，さまざまな種類があるが，基本原理はどれもほぼ同じである。ほとんどの装置は，初期ローディング設定，持続投与量（ベース量），ボーラス量，ロックアウト時間，1 時間および 4 時間の投与量制限の設定が可能である。初期ローディング設定は，患者ではなく，医療者が，リカバリールームや病棟で使用するもので，オピオイドの血中濃度を患者のMEAC までタイトレーションする機能である。

PCA 機器によって多少の違いがあるが，持続投与のみ，持続投与＋ボーラス投与，ボーラス投与のみの設定が可能である。また，オピオイドの過剰投与を防止する意味で，ロックアウト時間を設定する。さらに，1 時間内のボーラス回数の制限や，4 時間内の投与量を設定できる機種もある。術後使用の場合，ロックアウト時間の設定のみで十分なようである。当施設では，1 時間，4 時間の回数制限は行っていない。

投与量の単位は，ml または mg で入力でき，最近では，フェンタニル使用時用に μg を入力できる機種もある。単位によって大きく投与量が異なるため，施設内で投与単位を統一させたほうが，誤投与を防止できると考える。

機種によっては，専用の輸液セットを必要とする。

b. ディスポーザブル PCA 装置

基本構造は，ディスポーザブル持続注入器と患者への接続部の間に，PCA のリザーバーを挟む。リザーバーの充填容量と充填時間は，一定である。充填時間に 30 分以上要するものが多い。充填時間内にいつでも投与できるタイプのものと，充填時間内は投与できな

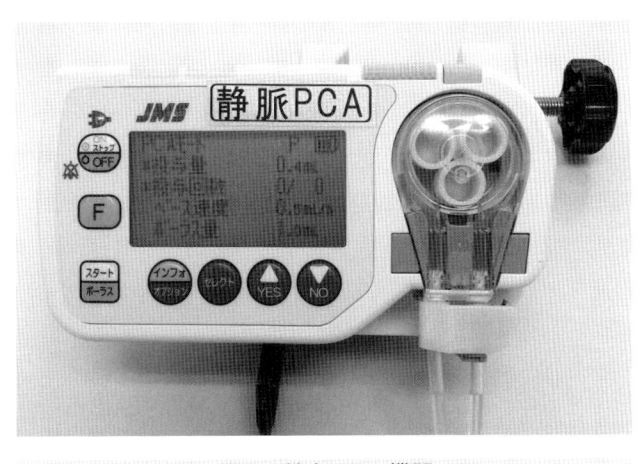

図 3　精密 PCA 機器

いタイプのものがある。前者は，PCAのボタンを押すと，その時点で充填された量が少量であっても，いつでも投与できる。この場合，ロックアウト時間という概念は存在しない。いずれのタイプも，ボーラスの使用量や使用回数の記憶機能はなく，薬液の総投与量も正確には測定できない。

IV-PCA

1 使用薬物

IV-PCAで使用するオピオイドは，効果発現が早く，作用時間が中等度で，天井効果がないこと，依存を形成しにくいことが理想である。フェンタニルやモルヒネなどのpure μ agonistは，鎮痛効果も高く，効果発現が早いため，PCAに適しており，使用頻度が高い。pure μ agonistの中でも，レミフェンタニルは作用時間が極端に短く，また呼吸抑制が生じやすいので，術後使用には適さない。天井効果があるブプレノルフィンやペンタゾシンなどのpartial agonistやagonist-antagonistは，静脈PCAの使用薬物としては推奨されない（表1）。

a. モルヒネ

鎮痛効果が高く，作用時間も中等度であることから，IV-PCAに適しており，使用頻度はもっとも高い。モルヒネの特徴は，代謝産物であるmorphine-6-glucuronide（M6G）にも鎮痛，鎮静，呼吸抑制効果があることである。M6Gは腎で排泄されるため，腎機能低下患者では，鎮静や呼吸抑制が遷延する。Searら[2]は，モルヒネの薬物動態を腎不全患者と腎機能正常患者で比較した。モルヒネの半減期は，両群間で有意差がなかった（腎不全患

表1 オピオイドの種類とPCA投与量のレジメ

	ベース量 (mg/hr)	ボーラス量 (mg/回)	ロックアウト時間 (分)
● μオピオイド			
モルヒネ	0〜2	0.5〜2.5	5〜15
フェンタニル	0〜0.06	0.020〜0.050	5〜8
メペリジン	0〜20	10〜20	6〜10
レミフェンタニル	0〜0.07	0.01〜0.05	5〜8
スフェンタニル	0〜0.008	0.004〜0.006	5〜8
トラマドール	0〜20	10〜20	5〜10
● agonist-antagonist			
ペンタゾシン	0〜20	5〜30	5〜15
● partial agonist			
ブプレノルフィン	0〜0.04	0.03〜0.1	8〜20

者290分 vs. 正常患者286分）のに対し，M6Gのピーク濃度および薬物血中濃度曲線下面積（AUC）は腎不全患者で大きく，M6Gが遷延する鎮静や遅発性の呼吸抑制の要因となることを示している。腎不全患者では，モルヒネの使用は控え，フェンタニルを使用することを推奨する。

モルヒネのボーラス量は0.5〜2.5 mg/回，ロックアウト時間は5〜15分として設定する。

b．フェンタニル

脂溶性が高いため，中枢神経系での濃度上昇が速く，効果発現時間は1〜5分である[3]。単回投与の場合，フェンタニルの力価はモルヒネの50〜100倍とされ，モルヒネ1 mg＝フェンタニル10〜20 μg と換算できる。しかし，実際はフェンタニルの作用時間が短いため，ボーラス使用による血中濃度の上昇が得られにくい。そのため，33〜40倍の力価として換算するほうがうまくいく。つまり，ボーラス量は25〜30 μg/回となる。

フェンタニルは作用時間が短いため，ロックアウト時間を5〜8分で設定することが多い。

フェンタニルは，肝臓で代謝され，代謝産物は薬理活性を持たない。そのため，腎機能低下患者でも効果や副作用の遷延が起こらず，第一選択となる。

c．メペリジン

古くからPCAの薬物として使用されているが，中枢神経系の副作用から，現在では使用頻度は減少している。代謝産物であるノルメペリジンには鎮痛効果はなく，ほとんどが腎で排泄される。ノルメペリジンが体内に蓄積すると，中枢神経系の異常興奮を引き起こし，不安，振戦，痙攣などの原因となる。腎不全患者，痙攣患者には，メペリジンの使用は禁忌である。また，モノアミンオキシダーゼ（monoamine oxidase：MAO）阻害薬との薬物相互作用で悪性高熱症の原因となりうるため，MAO阻害薬使用患者も禁忌である。

メペリジンは，モルヒネの1/10の力価であり，モルヒネ1 mg＝メペリジン10 mgと換算できる。中枢神経毒性の観点から，1日の使用量は10 mg/kg以下とし，3日以内の使用とすることが推奨されている。

d．レミフェンタニル

効果発現時間が早く，調節性に優れている点で，術中では日常的に使用されているオピオイドである。しかし，作用時間が極端に短いため，術後痛管理には適さない。また，ボーラス使用による呼吸抑制や血圧低下，徐脈，筋硬直などの副作用の報告[4]〜[6]も多く，術後の使用は慎重を要する。その使用は，集中治療室や機械的人工呼吸管理下に限ったほうがよいと考える。

海外では，分娩時の疼痛における使用の報告が多い。

e．トラマドール

トラマドールのμ受容体への親和性は，モルヒネの1/6,000と弱いが，代謝産物であるmono-O-demethyl-tramadol（M1）のオピオイド受容体への親和性は高く，鎮痛効果に寄与

する。さらにトラマドールは，中枢神経におけるノルアドレナリンとセロトニンの取り込み阻害作用を有し，非オピオイド性の鎮痛メカニズムを併せ持つ。

トラマドールは，モルヒネの1/6～1/10の力価を持ち，トラマドール10 mgはモルヒネ1 mgに相当する。ボーラス量が10～20 mg/回，ロックアウト時間が5～10分での使用報告が多い。

2 併用薬物

a. 非ステロイド性抗炎症薬（nonsteroidal anti-inflammatory drugs：NSAIDs）

古くから，もっとも使用されている鎮痛薬である。シクロオキシゲナーゼを抑制し，疼痛や炎症を引き起こすプロスタグランジンの生成を抑制する。侵襲の小さい小手術では，単独使用で十分な鎮痛効果を発揮する。オピオイドとは異なる作用機序で働くため，オピオイドとの併用で良好な鎮痛を得ることが可能であり，さらにオピオイド使用量が減少するため，オピオイドの副作用である嘔気や鎮静などの発生率を低下させる[7]。しかし，消化管潰瘍，腎機能低下，出血傾向の患者には使用できない。

b. ケタミン

疼痛は，生体内のあらゆるメディエータが関与し発現する。その中で，N-メチル-D-アスパラギン酸（N-methyl-D-aspartate：NMDA）受容体を介する反応は，興奮性神経伝達に関与し中枢感作などを引き起こす。ケタミンは，NMDA受容体拮抗薬であり，解離性麻酔薬として古くから使用されており，鎮痛効果も有する。しかし最近では，ケタミンの麻酔効果やそれ自体の鎮痛効果を及ぼさない少量の持続投与（1～4 μg/kg/min）で，術中および術後に使用するオピオイドの急性耐性や，オピオイドにより引き起こされる痛覚過敏を緩和することが多く報告[8)9)]されている。有効性には議論があるものの，術後のオピオイド使用量の減少や，オピオイドによる嘔気・嘔吐などの副作用の発生率を減少させる可能性がある。しかし一方で，悪夢，幻覚，めまい，嘔気・嘔吐などの副作用がある。

当院では，小児側彎症手術の術後鎮痛に，PCAと併用して，ケタミンの低用量持続静注（2 μg/kg/min）を使用している。

c. ドロペリドール

オピオイドによる嘔気・嘔吐予防対策として，PCA溶液にドロペリドール（0.015～0.1 mg/モルヒネ1 mg）を混注する方法がよく行われる。しかし，1日投与量が4 mg以上になると，鎮静や気分不快などの副作用の発生率が上昇する[10]。特に若年層では，ジストニア，筋硬直，パーキンソン症状，アカシジアなどの錐体外路症状が生じやすいため[11]，20歳以下の症例では，ドロペリドールの混注は控えたほうがよい。また，高齢者も同様，過剰鎮静の原因となりうるので，投与量の減量が推奨される。米国食品医薬品局（FDA）は，ドロペリドールによるQT延長およびトルサードドポアンツのリスクのため，その使用を厳しく制限している。

3 患者因子による影響

a. 年齢

20歳以上の成人では，年齢が高くなるほど，オピオイドの消費量は減少する。Macintyreら[12]は，術後24時間のモルヒネ必要量の予測因子を調べた。体重，性別，および手術部位は，モルヒネの必要量と相関性がなかったが，患者年齢は，モルヒネの必要量の予測因子となることを報告した。また，術後24時間のモルヒネの予測必要量（mg）＝100－年齢（20歳以上の患者を対象とする）という計算式を示した。この計算式には，初期ローディング量は含まれていない。

b. 小児

PCAの使用を決定するうえで，小児の年齢，精神的および身体的能力を考慮する必要がある。年齢制限は特にないが，6歳以上であれば，理解力は十分であり，ボタンを自ら押すことも可能である。それよりも若年齢であったり，精神的および身体的理由で自らボタンを押すことが不可能な場合は，看護師や両親などの近親者が，患者に代わってPCAのボタンを押すことができる。この場合は，過量投与を防ぐため，近親者に対し，しっかりとした教育が必要である。

使用薬物は，モルヒネやフェンタニルがもっとも多く使用される。ベース量を設定する場合は，モルヒネ10～20 μg/kg/hr，フェンタニル0.2～0.4 μg/kg/hrが一般的な使用量である。ボーラス投与量の目安は，モルヒネ10～30 μg/kg/回，フェンタニル0.2～1.0 μg/kg/回で，鎮痛効果を見ながら調節する。

呼吸抑制，血圧低下および徐脈などの重篤な副作用を早期に発見するために，パルスオキシメータ，心電図，レスピトレース，カプノメータなどのモニタリングを使用する。

c. オピオイド耐性患者

慢性疼痛に対し，オピオイドを使用している患者では，オピオイドの耐性が生じている。耐性形成は，鎮痛効果および副作用に対して起こるものであるが，個々の患者によって程度は異なる。副作用に対する耐性形成は，治療開始から2週間程度で生じるといわれているが，鎮痛効果に対する耐性形成は，予測不可能である。オピオイドの耐性形成がある場合は，当然ながら，同じ鎮痛効果を得るのに必要なオピオイドの必要量は増加する。術後のオピオイド使用量は，術前の日常使用量に加えて，オピオイド非使用患者の2倍，あるいはそれ以上のオピオイドが必要になることがしばしばある。

しかし，オピオイドを増量したとしても，それだけで十分な鎮痛効果を得ることは困難であり，可能なかぎり局所麻酔や鎮痛補助薬を併用していく。併用薬物として，NSAIDs，アセトアミノフェン，ケタミン持続静注0.1～0.2 mg/kg/hr，プレガバリン，$α_2$アゴニストなどの使用を考慮する。

オピオイド耐性患者に対する術後疼痛管理に関して，明確なガイドラインは存在しな

い．オピオイドの耐性形成の程度は予測不可能であることを理解したうえで，個々の患者の状況を注意深く観察し，対応していくことが重要である．

4 副作用と対策（表2）

a．嘔気

術後悪心・嘔吐（postoperative nausea and vomiting：PONV）は，術後にもっとも頻度の高い合併症の一つであり，女性，PONV既往，非喫煙者，術後のオピオイド使用が危険因子となりうる[13]．嘔気・嘔吐は，患者にとっては，痛みと同様に不快な感覚であり，IV-PCA使用患者では高率に発生するため，予防対策を講じる必要がある．PONVの予防で，有効性が認められたものでは，ドロペリドール，オンダンセトロン，デキサメタゾンなどがあるが，日本ではいずれも保険適用外である．ドロペリドール（0.017〜0.17 mg/モルヒネ1 mg）のPCA溶液への混注は，PONVの予防に有効である．オンダンセトロンは，化学療法の際の嘔気に対し使用されているが，PONV対策としては高価であり，ドロペリドールに取って代わるものではない．デキサメタゾン8〜12 mgの術中使用は，ドロペリドールと同等の制吐効果があるとする報告[14]がある．日本で保険適用のあるメトクロプラミドは，PONVの予防に有効性を示唆する強いエビデンスはないが，嘔気が生じた際には，慣例的に使用される．PCAのベース量，ボーラス量を減量することで，嘔気は軽減することが多い．

b．眠気・鎮静

軽度の眠気であれば問題はない．しかし，過度の鎮静で呼びかけに反応しない場合は，

表2　PCAの副作用と対策

副作用	対策
● 嘔気・嘔吐	予防：ドロペリドールのPCA薬液混注（5 mg/薬液50 ml） オンダンセトロン　4 mg 静注（術中） デキサメタゾン　5〜10 mg 静注（術中） 嘔気時：メトクロプラミド 10 mg 静注
● 鎮静 　やや傾眠 　眠っている（声かけで覚醒） 　眠っている（声かけで覚醒しない）	経過観察 ベース量を減量する PCA中止のうえ，そのほかの神経学的所見確認
● 呼吸抑制 　8回/min以下かつ呼びかけに反応 　8回/min以下かつ呼びかけに反応しない，またはSp$_{O_2}$低下	ベース量を0 ml/hrに減量 PCA中止のうえ，ナロキソン投与
● 痒み	ジフェンヒドラミン 12.5〜25 mg 筋注 ヒドロキシジン 25〜50 mg 静注

オピオイドによる鎮静なのか，別の要因による病態なのか鑑別が必要であり，まずオピオイドを中止し意識レベルの回復を待つ。腎機能低下患者では，モルヒネの代謝産物であるM6Gの蓄積による作用の遷延のため，過鎮静が起こる可能性がある。

c. 呼吸抑制

PCA使用下では，患者が眠ってしまうと，それ以上自らボタンを押すことがなくなる。ゆえに，オピオイドが過剰に投与されることはなく，呼吸抑制などの重篤な状況を回避できる。このことが，PCAの安全性を支持するコンセプトである。しかし，残念ながら，呼吸抑制は生じうる。特に，ベース量が設定されている場合，患者がボタンを押す・押さないにかかわらずオピオイドが注入されることになり，ベース量がゼロの場合と比べて呼吸抑制の頻度は増加する。

呼吸抑制を生じる危険因子としては，肥満，睡眠時無呼吸症候群，頭部外傷，ベンゾジアゼピンなどの鎮静薬の同時使用，循環血液量減少，腎不全などがある。そのほか，PCAポンプのプログラミングミス，薬液の調剤ミス，薬液交換時の偶発的ボーラス投与などのヒューマンエラーが，呼吸抑制の原因となることも多い。精密PCA機器によっては，薬液ボトルの内圧が高まったり，薬液ボトルが患者よりも高い位置に設置される場合，サイフォン効果により，意図せず薬液が過剰に体内に注入されることがある。薬液ボトル内の空気を抜き，できるだけ平圧に維持すること，薬液ボトルと患者の高低差を少なくすること，薬液ボトル内の残液を定期的に確認することなどの対策が必要である。

オピオイドによる呼吸抑制は，呼吸回数の低下を伴い，患者自身は呼吸困難を訴えない。呼吸抑制を認めた時点でPCAを中止し，必要であれば呼吸補助を行う。ナロキソンの投与は，呼吸回数が8回/min以上であれば必要ない。ナロキソンの投与が必要な場合は，0.1～0.2 mgずつタイトレーションを行う。ナロキソン投与後，呼吸回数が回復した後も，注意深いモニタリングが必要である。

d. せん妄

術後せん妄は，高齢者の術後合併症として頻度が高く，その要因はさまざまである。静脈PCAが，せん妄の要因となることもあるが，反対に，術後の不十分な鎮痛が，せん妄を招くことも多い。せん妄の原因を注意深く観察し，オピオイドの増減量を決定していくことが重要である。

e. 痒み

オピオイドの静脈投与で，よく見られる副作用である。オピオイドの種類による発生率の差に関する明確なエビデンスは存在しないが，異なるオピオイドに対する反応は，個々の患者によって違いがある。モルヒネからフェンタニルに薬液変更することで，痒みが軽減する場合もある。対処療法としては，ジフェンヒドラミン12.5～25 mgの筋注や，ヒドロキシジン25～50 mgの静注があるが，痒みを完全に取り除くものではないうえ，強い鎮静効果がある。

2. 患者自己調節鎮痛法（IV-PCA）

PCA 管理

1 患者教育

　当院では，術前説明外来で麻酔全般に関するビデオ視聴会を行っており，その中に，PCAに関する内容を組み込んでいる。痛みを我慢せず早めにボタンを押していくこと，痛みがあれば何回でも使用してよいこと，薬物の過剰投与を防ぐようプログラムされている

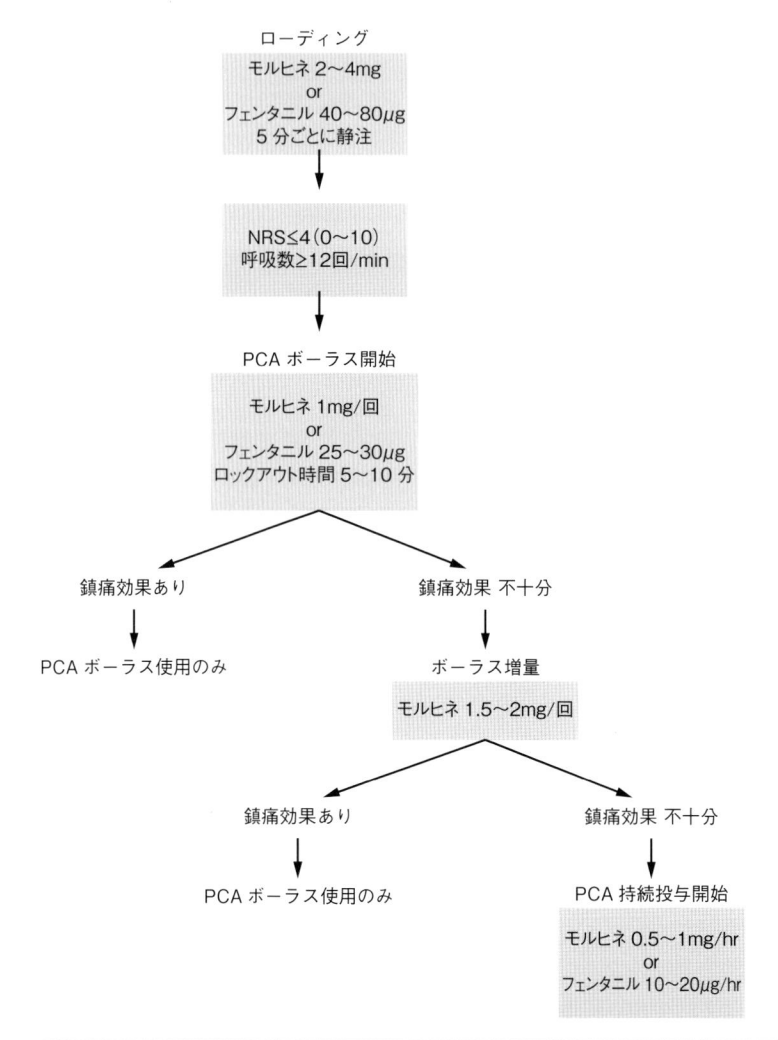

```
                    ローディング
                 モルヒネ 2～4mg
                       or
                 フェンタニル 40～80μg
                 5 分ごとに静注
                       ↓
                 NRS≤4（0～10）
                 呼吸数≥12回/min
                       ↓
                 PCA ボーラス開始
                 モルヒネ 1mg/回
                       or
                 フェンタニル 25～30μg
                 ロックアウト時間 5～10 分
                    ↙        ↘
            鎮痛効果あり      鎮痛効果 不十分
                 ↓                ↓
         PCA ボーラス使用のみ   ボーラス増量
                            モルヒネ 1.5～2mg/回
                            ↙        ↘
                    鎮痛効果あり      鎮痛効果 不十分
                        ↓                ↓
                PCA ボーラス使用のみ   PCA 持続投与開始
                                    モルヒネ 0.5～1mg/hr
                                          or
                                    フェンタニル 10～20μg/hr
```

図4　ローディングと PCA 開始
　PCAによる鎮痛を成功させるために，PCAの開始に先立って，手術室または回復室でオピオイドのローディングを行う。NRSが4以下になるまで，オピオイドをタイトレーションしていく。PCA開始後は，鎮痛効果を見ながら，適宜，ボーラス量，ベース量を調節する。

IX. 術後鎮痛法

ため，"ボタンを押すことを躊躇しないこと"を踏まえて説明しておく．

2 ローディングと PCA 開始

　PCA により効果的な鎮痛を得るためには，オピオイドの血中濃度をローディングにより上げておく必要がある．ローディングは，手術室や回復室で行うことが理想である．ローディングの方法は，2〜4 mg のモルヒネ，あるいは等力価のオピドイドを静注し，numerical rating scale (NRS, 0〜10) が 4 以下になるまで，5〜10 分ごとに繰り返し投与する．このとき，呼吸数が 12 回/min 以下になれば，それ以上の追加投与は中止する．

患者ID：
患者氏名：
患者病棟：ICU

月/日		時間	呼吸数	Sp_{O_2}	安静時痛	体動時痛	鎮静	嘔気	ボーラス回数 有効/リクエスト	投与量	サイン
	帰室時	13：00	17	100	0	0	0	0	0／0		
	1hr	14：00	17	100	0	0	0	0	2／2	3.5	
	2hr	15：00	20	100	0	0	0	0	2／2	1.6	
	4hr	17：00	20	100	0		0	0	7／7	10.6	
	6hr	19：00	20						／		
	9hr	22：00	18	100		5	0	0	10／10	15.1	
	12hr	1：00	19	100	0	5	0	1	10／10	16.9	
	18hr	7：00	19	100	0				1／1		
	24hr	13：00							／		
	30hr								／		
	36hr								／		
	42hr								／		
	48hr								／		
	56hr								／		
	64hr								／		
	72hr								／		

注意点：白抜き部分に数字で記入し，グレー部分は記入しなくてもよい
ボーラス回数記入：有効/リクエスト回数は各勤務終了時点でその日のボーラス累積回数を記入
夜間睡眠中にチェック時間となったときは，呼吸回数，Sp_{O_2} を観察して異常なければ睡眠中として記録，疼痛レベルなどは次回覚醒時でよい
帰室後チェック時間は大体の目安であり，多少のずれはかまわない

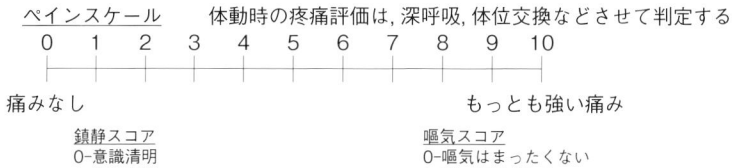

ペインスケール　　体動時の疼痛評価は，深呼吸，体位交換などさせて判定する
0　1　2　3　4　5　6　7　8　9　10
痛みなし　　　　　　　　　　もっとも強い痛み

鎮静スコア
　0-意識清明
　1-やや傾眠
　2-眠っている（声かけで覚醒）
　3-眠っている（声かけで覚醒しない）

嘔気スコア
　0-嘔気はまったくない
　1-軽い嘔気がある
　2-強い嘔気がある
　3-嘔吐している

図 5　術後 PCA スコア表
　病棟看護師が記入する．安静時および体動時のペインスケール，呼吸数，経皮的酸素飽和度 (Sp_{O_2})，鎮静スコア，嘔気スコア，ボーラス回数などを記録する．

PCA の開始後，患者によるボーラス使用が頻回であったり，ボーラスによる鎮痛効果が不十分の場合は，持続投与を開始したり，ボーラス量を増量する．持続投与は，あらかじめ設定してもよいが，過剰投与に十分注意する（図4）．

3 術後回診

鎮痛効果の判定や重篤な副作用の監視のため，術翌日に術後回診を行う．鎮痛効果が十分でなければベース量，ボーラス量を増量し，反対に，眠気，嘔気などの副作用が生じている場合はベース量を減量する．ベース量は，モルヒネであれば，0.1〜0.2 mg/hr ずつ増減する．

当院では，病棟看護師が術後 PCA スコア表（図5）を記入し，安静時および体動時の NRS，ボーラスリクエスト，実際のボーラス回数を経時的に分かるようにしている．また，呼吸数，経皮的酸素飽和度（Sp_{O_2}），鎮静スコア（0：意識清明，1：やや傾眠，2：眠っているが，呼びかけで覚醒する，3：呼びかけで覚醒しない），嘔気スコア（0：嘔気はまったくない，1：軽い嘔気がある，2：強い嘔気がある，3：嘔吐している）を記録する．過鎮静や呼吸抑制が生じている場合は，PCA を停止し適切な処置を行う．ナロキソンによる拮抗が必要な場合もある．

■参考文献

1) Austin KL, Stapleton JV, Mather LE. Relationship between blood meperidin concentrations and analgesic response：A preliminary report. Anesthesiology 1980；53：460-6.
2) Sear JW, Hand CW, Moore RA, et al. Studies on morphine disposition：Influence of general anaesthesia on plasma concentrations of morphine and its metabolites. Br J Anaesth 1989；62：22-7.
3) Upton RN, Semple TJ, Macintyre PE. Pharmacokinetic optimisation of opioid treatment in acute pain therapy. Clin Pharmacokinet 1997；33：225-44.
4) Schüttler J, Albrecht S, Breivik H, et al. A comparison of remifentanil and alfentanil in patients undergoing major abdominal surgery. Anaesthesia 1997；52：307-17.
5) Yarmush J, D'Angelo R, Kirkhart B, et al. A comparison of remifentanil and morphinesulfate for acute postoperative analgesia after total intravenous anesthesia with remifentanil and propofol. Anesthesiology 1997；87：235-43.
6) Bowdle TA, Camporesi EM, Maysick L, et al. A multicenter evaluation of remifentanil for early postoperative analgesia. Anesth Analg 1996；83：1292-7.
7) Elia N, Lysakowski C, Tramèr MR. Does multimodal analgesia with acetaminophen, nonsteroidal antiinflammatory drugs, or selective cyclooxygenase-2 inhibitors and patient-controlled analgesia morphine offer advantages over morphine alone?：Meta-analyses of randomized trials. Anesthesiology 2005；103：1296-304.
8) Mitra S, Sinatra RS. Perioperative management of acute pain in the opioid-dependent patient. Anesthesiology 2004；101：212-27.
9) Kissin I, Bright CA, Bradley EL Jr. The effect of ketamine on opioid-induced acute tolerance：Can it explain reduction of opioid consumption with ketamine-opioid analgesic combinations? Anesth Analg 2000；91：1483-8.
10) Culebras X, Corpataux JB, Gaggero G, et al. The antiemetic efficacy of droperidol added to

11) Dupre LJ, Stieglitz P. Extrapyramidal syndromes after premedication with droperidol in children. Br J Anaesth 1980 ; 52 : 831-3.
12) Macintyre PE, Jarvis DA. Age is the best predictor of postoperative morphine requirements. Pain 1996 ; 64 : 357-64.
13) Apfel CC, Läärä E, Koivuranta M, et al. A simplified risk score for predicting postoperative nausea and vomiting : Conclusions from cross-validations between two centers. Anesthesiology 1999 ; 91 : 693-700.
14) Gan TJ, Meyer T, Apfel CC, et al. Consensus guidelines for managing postoperative nausea and vomiting. Anesth Analg 2003 ; 97 : 62-71.

〈morphine patient-controlled analgesia : A randomized, controlled, multicenter dose-finding study. Anesth Analg 2003 ; 97 : 816-21.〉

（小杉　志都子，橋口　さおり）

索　引

和　文

あ
悪性高熱症 199, 269
悪性腫瘍 55
悪夢経験 55
亜酸化窒素 188
アセチルコリン受容体 82
圧外傷 212
圧受容体反射 311
アミノステロイド構造 84
アルキルフェノール 48
アルブミン 223
アレルギー反応 273

い
イオン分子反応質量分析計
　　.................................. 142
域値上刺激 191
異常脳波 55

う
ウェルドニッヒ・ホフマン病
　　.................................. 269
運動誘発電位 49, 141, 245
　　——モニタリング 191

え
英国のレミフェンタニル添付
　文書 151
エトミデート 56
エドロホニウム 90
エフェドリン 262
鉛管現象 226

お
エンドトキシンモデル 49

お
応答曲面モデル 32
横紋筋融解症 309
オーファニンFQ 62
オキシコドン 342
悪心・嘔吐 237
汚染防止 50
オゾン層破壊 7
オピオイド 61
　　——拮抗薬 76
　　——受容体 61
　　——耐性患者 351
温暖化効果 7
オンダンセトロン 178
温風加温装置 178

か
外傷 331, 332
化学受容体 49
過換気 138
覚醒 236
　　——下開頭術 190
　　——過程 174
　　——過程でのプロポフォー
　　　ル効果部位濃度 175
　　——時間 306
　　——時興奮 268
　　——時の至適フェンタニル
　　　濃度 177
　　——時不穏 200
　　——遅延 43, 55
拡張能障害 226

過小鎮静 332
過剰鎮静 331
片肺換気 228
眼圧 198
眼科手術 195
眼合併症 248
換気血流比の不均衡 135
換気呼吸応答 46
眼球心臓反射 199, 271, 274
肝クリアランス 256
患者自己調節鎮痛法 71, 345
眼障害 192
肝腎症候群 283, 292
肝性脳症 282
がん転移 7
冠動脈病変 294
がんの増殖 8
肝肺症候群 292
肝不全 70
肝保護 283
顔面神経 197
　　——モニタリング 197
還流圧 134

き
器官形成期 257
気管支痙攣 43
気管支喘息 43
気管支粘液移動速度 239
気管挿管刺激 150
危機管理 172
疑似効果部位濃度 TCI 169
拮抗 90
気道異物摘出術 269

359

索 引

気道確保 200
　　——困難 200
気道管理 195
気脳症 187
揮発性麻酔薬 77
急性間歇性ポルフィリン症 43
急性狭隅角緑内障 46
急性呼吸窮迫症候群 49
急性耐性 307
急性虫垂炎 262
急速導入法 156, 157
吸入麻酔 268
鏡像異性体 52
強直性発作 51
胸椎手術 246
胸部硬膜外麻酔 234
局所麻酔薬の ion-trapping ... 256
虚血性視神経障害 248
虚血性脳疾患 189
筋硬直の対策 155
筋弛緩拮抗薬 90
筋弛緩モニタリング 171
筋弛緩薬 77
筋電図 139

く

クラーレ 81
クリアランス 13, 245, 251
グルコース・インスリン療
　法 296
クレアチンキナーゼ 311
クロニジン 178

け

経静脈的自己調節鎮痛 262
頸椎手術 245
経頭蓋運動誘発電位 247
痙攣 47
ケタミン 54, 178, 258, 329,
　330, 333, 343, 350
血圧 165
血液型不適合移植 295

血管痛へのリドカイン投与
　... 157
血管痛予防 156
血漿 TCI 114
血栓形成 46
血中濃度曲線下面積 14

こ

抗炎症効果 8
効果部位 17, 27, 125
　　——コンパートメント ... 17, 30
　　——TCI 114
　　——濃度 17, 29, 99, 113
　　——濃度減少曲線 306
高 K 血症 296
後期分布相 16
口腔内分泌亢進 55
抗コリンエステラーゼ薬 90
高コレステロール血症 309
高低密度リポタンパク質コレ
　ステロール血症 309
喉頭痙攣 226, 269
喉頭展開・気管挿管刺激 149
高トリグリセリド血症 309
後負荷 133
抗不整脈作用 275
興奮 326, 327
硬膜外麻酔 168, 242
　　——の術後痛への応用 ... 178
　　——の併用 178
高用量レミフェンタニル 168
高齢者 150
呼気ガスモニター 135
個体間変動 24, 31
個体内変動 24, 32
誤薬設定 160
コリン作動性ブロック 93
コルチゾール 220
混合静脈血酸素飽和度
　..................................... 134, 227
コンパートメントモデル 15

さ

再灌流期 293
催奇形性 257
再手術を新患者として開始
　... 159
再分布 181
先読み能力 162
サクシン® 83
さじ加減のポイント 168
酸塩基平衡 70
3 コンパートメントモデル
　....................................... 15, 67

し

ジアゼパム 44, 321
肢位 148
ジイソプロピル基 51
視覚アナログスケール 338
子宮内容除去術 262, 263
死腔換気量 135
死腔の小さい輸液ルートの例
　... 148
シクロオキシゲナーゼ 77
　　——-2 207
止血異常 293
自己調節能 186
脂質異常症 309
視床下部-下垂体-副腎皮質
　... 207
自然睡眠 47
持続気道陽圧呼吸 213
持続投与 100
実際の導入プロトコル 151
実体重 311
自動調節機構 134
自発呼吸管理 179
シバリング 228, 239
　　——閾値温度 178
　　——対策 175, 178
耳鼻科手術 195
ジブカインナンバー 83
シメチジン 44

索 引

斜視 199	心筋保護効果 220	先行鎮痛 212
重症筋無力症 46	人工心肺 70, 221	潜時 245, 247
就眠時効果器濃度 189	人工透析 311	洗浄赤血球 296
就眠に及ぼす因子 149	新生児 273	全静脈麻酔 39, 73
手術室外 314	心拍出量 169	全身クリアランス 14
手術別の麻酔法 240	心拍数 165	全身性炎症反応症候群 7
出血性ショック 71	腎不全 70	全身麻酔の要素 39
──の代償期 302	腎保護 285	先天性心疾患 275
──の非代償期 301	心保護作用 190	先天性ミオパチー 269
術後嘔吐 269		前負荷 133
術後悪心・嘔吐 197, 249	**す**	せん妄 238
術後回診 356	スガマデクス 93, 171, 214,	
術後急性痛 345	235, 260, 289	**そ**
術後再出血 198	スキサメトニウム...82, 83, 156,	相加的 32
術後鎮痛 175, 264	260	挿管困難 192
術後痛 237, 338	ステップダウン法 154	臓器クリアランス 14
──管理 179	ストレス 162	早期産児 273
術後の回復力強化プロトコル	──別の必要とされる鎮痛	臓器保護効果 288
.... 234	薬濃度 165	相殺的 32
術後 PCA スコア表 355	──レスポンス 168	相乗作用 236
術前腸管処置 233	スペクトルエントロピー 139	相乗的 32
術中覚醒 40, 50	スペクトル解析 136	創部への長時間作用性局所麻
──試験 247	スペクトル端周波数 95% ... 139	酔薬投与 175
術中体動 171, 172	速やかな覚醒を得るポイント	側彎症 192, 193
循環虚脱 46	 181	──手術 270
循環の3要素 133	速やかな調整 169	
上気道閉塞 270	スムーズな抜管 179	**た**
消失相 15, 16	3コンパートメントモデル	ターニケット 245, 248
消失速度定数 14	.... 15, 67	体外式膜型人工肺の使用 311
静注の強み 169		代謝 48
小児集中治療室 274	**せ**	対症療法 155
小児直達鏡手術 269	生体内分布容量 245	体性感覚誘発電位 141, 245,
小児麻酔 267	制吐作用 49	247
静脈炎 43, 45	青斑核 52	タイトレーション 341
静脈 PCA 348	精密 PCA ポンプ 347	ダイナミックなプロポフォー
静脈麻酔の基本 147	声門上気道確保器具 248	ルの調整 167
静脈麻酔法の実際 145	脊髄灌流圧 186	胎盤通過性 256
静脈ライン内に残存 179	脊髄機能 245	タイミングプリンシプル 156
初期負荷投与 53	──評価 247	タイムドメイン解析 136
初期分布相 16	脊髄腫瘍 193, 247	退薬症状 275
除脂肪体重 311	脊椎手術 245	大量オピオイド麻酔 74
徐脈 226, 271	脊椎側彎症矯正術 247	大量出血時のプロポフォール
心筋収縮力 133	絶飲食 233	投与 304

361

大量出血時の薬物動態........ 300
大量出血時のレミフェンタニル投与 304
脱臼整復 320
脱分極性筋弛緩薬................. 83
単回投与 99
胆石胆嚢炎 262
タンパク結合率................. 223

ち

チアミラール 44, 321, 330
チオペンタール........39, 42, 258
置換現象 224
中鎖 acyl-CoA 脱水素酵素
 311
中止タイミング 174
中枢神経系の保護効果 52
中枢性の筋弛緩作用............ 45
中潜時聴性誘発電位 140
聴覚誘発電位 49
腸間膜牽引症候群............... 239
長時間投与後 181
調整の目安 165
超低出生体重児................... 274
鎮静度モニター................... 166
鎮静の定義............314, 315
鎮静薬と鎮痛薬の相互作用
 150
鎮痛度の評価 165
鎮痛薬と鎮静薬の相互関係
 164

つ

追加投与 88
——量 88
痛覚過敏 210, 238

て

低アルブミン血症........287, 294
帝王切開の麻酔................... 263
低 K 血症 296
低換気 138

低高密度リポタンパク質コレステロール血症................ 309
低酸素性肺血管収縮....206, 228
低酸素誘導因子........................7
低侵襲手術 233
ディスポーザブル PCA 装置
 347
低体温療法 329, 331, 333
低ナトリウム血症................ 297
デクスメデトミジン......52, 104, 109, 124, 178, 190, 201, 247, 274, 322, 329, 330, 332, 333
テタヌス刺激 167
デュシェンヌ型筋ジストロフィ 269
電位 245, 247
電解質異常 285
天井効果 27

と

頭蓋内圧 55, 185
——亢進 188
盗血現象 189, 196
瞳孔径 165
——変化 167
導入 147
——時のアクシデントへの対応 159
——法 149
糖尿病 197
トラマドール 75, 178, 198, 349
努力肺活量 239
トレイン刺激 187
ドロペリドール... 288, 343, 350

な

内頸静脈球部酸素飽和度 188
内分泌反応 237
ナチュラルキラー細胞........ 207
ナロキソン 76, 180, 343

に

ニコチン様 ACh 受容体 82
2 段階投与プロトコル........... 151
乳酸リンゲル液.................... 302
乳児早期 273
入眠 149
ニューロレプト鎮痛............. 73
ニューロレプト麻酔............. 73
尿量 238
妊娠中の全身麻酔................ 262
妊娠中の薬物動態................ 255
認知機能 238

ね

ネオスチグミン 90, 171, 235, 261
熱傷............251, 330, 331, 333

の

脳灌流圧 185
脳血管自動調節能................ 196
脳血管二酸化炭酸素反応性
 185
脳血流 186
——・脳代謝カップリング
 186
——量 47, 196
脳代謝 186
——率 196
脳内濃度 30
脳の酸素消費量.................... 47
脳波エントロピーモニター
 139
脳波の高次処理.................... 166
脳保護 196
ノシセプチン 62
——/オーファニン FQ 受容体 62

は

肺炎 331, 333
肺機能 239

肺高血圧症 275
バイスペクトル解析 136
ハイパーダイナミック 169
肺胞内皮細胞 207
肺容積縮小手術 209
ハイリスク患者 154
剝離期 293
バソプレシン 220
発汗 165
バランス麻酔 72
パルスオキシメータ 135
バルビツール酸 40
バルビツレート 76, 189

ひ

比較的軽度の痛み 175
非結合型プロポフォール濃度
 303
非ステロイド性抗炎症薬
 .... 77, 257, 331, 350
非脱分極性筋弛緩薬 84
ヒドロキシエチルデンプン
 302
ヒドロキシメチルグルタリー
 ル CoA 還元酵素阻害薬 ... 309
皮膚温と中枢温較差の差 178
非麻薬性鎮痛薬 75
非薬物療法 326
ヒルの式 27

ふ

フィブラート 309
フェニレフリン 262
フェノール核 51
フェンシクリジン 54
フェンタニル 69, 72, 103,
 107, 120, 155, 235, 259, 288,
 321, 329, 330, 332, 333, 341,
 348, 349
 ──濃度 176
不穏 326, 327
不完全脳虚血 42
複視・呼吸困難 155

副腎皮質機能抑制（可逆的）... 56
副腎皮質刺激ホルモン 209
不整脈 294
ブチリルコリンエステラーゼ
 83
ブトルファノール 75
ブプレノルフィン 75, 330,
 348
プライミング 222
フルマゼニル 44, 321
フルルビプロフェンアキセチ
 ル 78
プレコンディショニング 197
プロトン移動反応質量分析計
 142
プロポフォール 48, 76, 102,
 104, 118, 235, 258, 261, 272,
 287, 321, 329, 332, 333
 ──効果部位濃度 241
 ──症候群 51
 ──静注症候群 228, 309
 ──TCI の特性 156
 ──投与速度 154
 ──濃度 174
分岐異常 212
分布相 15
分布容積 13, 272, 287
分布容量 251
分離肺換気 206

へ

閉塞アラーム 159
平坦脳波 138
ペチジン 178
ヘッドピン固定時 170
辺縁系 55
ベンジルイソキノリウム系 ... 84
ベンゾジアゼピン 44, 76
ペンタゾシン 74, 321, 330

ほ

傍脊柱ブロック 210, 213
包接 93

ボーラスと呼吸抑制 155
ポストコンディショニング
 219
母乳への移行 261
ポンプの定位置化 160
ポンプの動作特性 158

ま

マグネシウム 77
 ──投与 178
麻酔・鎮静維持 162
麻酔・鎮静からの覚醒 174
麻薬及び向精神薬取締法 54
麻薬拮抗性鎮痛薬 74
麻薬の拮抗 180
麻薬のボーラス投与 176
慢性痛 210

み

ミカエリス–メンテンの式 27
ミダゾラム 44, 47, 259, 287,
 321, 329, 333
ミトコンドリア 311

む

無肝期 293
ムスカリン受容体 49
ムスカリン様 ACh 受容体 ... 82
ムスカリン様作用 93

め

メペリジン 349
免疫抑制効果 209
目標制御注入 112

も

モルヒネ 68, 329, 330, 342,
 348
 ──の耐性形成 55

や

薬物相互作用 32
薬物動態 99, 112

索　引

──学 13, 245
──シミュレーション
　　　　.......... 19, 99, 112, 147
──パラメータ 115
──パラメータの選択 23
──モデルの長時間予測
　　　　.......................... 305
──薬力学モデル 30
薬理学的特徴 40
薬理学的プレコンディショニ
　ング 218
薬力学 245
　　──的要素 225

ゆ
有効肺胞換気量 135
遊離型薬物 223

よ
溶解忘れの防止ルール 158
腰椎手術 246
予測血漿濃度 99, 113

より良い麻酔管理 168
4倍の投与速度 171
四連反応 171
　　──比 88
　　──モニター 141

ら
ラジカルスカベンジャー 219
ラリンジアルマスク 190
卵巣嚢腫 262

り
理想体重 311
リドカイン 343
硫酸アトロピン 271
流涙 165

る
累積正規確率密度関数 28

れ
レスポンスエントロピー 139

レミフェンタニル 50, 69, 72,
　103, 107, 120, 155, 235, 259,
　273, 288, 321, 348, 349
　　──先行 151
　　──TCI 163
　　──の少量ボーラス 153
　　──溶解忘れを防ぐための
　　　ルール 159
連続測定モード 154

ろ
ローディング 355
ロクロニウム 235, 260, 288,
　329, 331, 333
　　──の血管痛 158
ロジスティック関数 28
ロックつきの点滴セット 148

わ
ワンショット投与 170

英　文

A
α_1酸性糖タンパク 223
α_2アドレナリン受容体 52
ACTH 209
acute kidney injury 284
aepEX 141
agitation 326
AKI 284
AKIN 283
Almitrine 213
amplitude 247
AUC 14
auto PEEP 212
autoregulation 186
awake craniotomy 190

B
BeConSim 117
behavioral pain scale ... 327, 328
BIS 43, 50, 166, 246
　　──モニタ™ 102
　　──モニター 48, 136, 191
bispectral index ... 166, 246, 271
　　──score 43
　　──モニター 136
BPS 327, 328
burst and suppression 138

C
carbonhydrate substitution
　...................................... 311
CAS 195
CEA 195
CK 311

closed-loop control 投与法
　...................................... 236
Congrase 117
context-sensitive half-time
　.......... 17, 108, 241, 272, 273
COX-1 78
COX-2 .... 78, 207
creatine kinase 311
CSHT 17, 241
CT 320
CTP スコア 281
cyclooxygenase-2 207
CYP3A4 47

D
δ波 140
δ受容体 63
DEX 104

DFK 39
Diprifusor™ 116, 126
Dixon のアップダウン法 150
drug interaction 32
D-wave 193
d-ツボクラリン 81

E

EA 200
EC$_{50}$ 33
EC$_{95}$ 33
ECMO の使用 311
effect-site concentration 99
electromyogram 139
EMG 139
enhanced recovery after
　surgery 233
　――protocol 234
ERAS 233
　――protocol 234
ESC 99, 102, 103
extracorporeal membrane
　oxygenation の使用 311

F

face pain rating scale 339
fast-track 228
first pass 300, 301
forced vital capacity 239
FVC 239

G

γアミノ酪酸 42
GABA$_A$ 受容体 42
　――のサブユニット 49
GI 療法 296
glucose-insulin 療法 296
Graseby™ 3500 シリンジポン
　プ 118

H

Harvard Pump 22 118
HDL コレステロール血症 ... 309

high-density lipoprotein コレ
　ステロール血症 309
Hill 関数 28
Hill の式 27
HMG-CoA 阻害薬 309
HPA 220
HPLC 142
hydroxymethylglutaryl CoA
　reductase 阻害薬 309

I

ICU 325
IMR-MS 142
intravenous patient-controlled
　analgesia 251
ION 248
ion-trapping 256
ischemic optic neuropathy ... 248
iso-bologram 32
IV-PCA 251

J

Janmahasatian equation 312

K

κ 受容体 63
k$_{e0}$ 17, 30
K イオン吸着フィルタ 296

L

latency 247
LBW 311
LDL コレステロール血症 ... 309
lean body weight 311
LOC 102, 118
loss of consciousness ... 102, 118
low-density lipoprotein コレス
　テロール血症 309

M

μ 受容体 63
M6G 348
MAC 249, 315

Marsh の薬物動態モデル 305
maximum concentration of
　pain 341
MCP 341
MEAC 341, 345
MELD スコア 281, 292
MEP 141, 247
MH 199
Michaelis-Menten の式 27
mid-latency auditory evoked
　potential 140
minimal effective analgesic
　concentration 345
minimum effective anesthetic
　concentration 341
MLAEP 140
model for end-stage liver
　disease スコア 281, 292
monitored anesthesia care
　............................. 71, 248, 249
morphine-6-glucuronide 348
motor evoked potential 141
MRI 320, 322, 323

N

natural killer 細胞 207
NewOpioid 研究会 171
NK 細胞 207
NMDA 受容体 55
nonsteroidal anti-inflammatory
　drugs 257
norketamine 54
NRS 338
NSAIDs 257, 331
numerical rating scale 338

O

OAA/S スケール 137, 249
observer's assessment of
　alertness/sedation scale
　.. 249
OCR 199
OIH 210

open TCI 24	PTPS.................................... 209	STANPUMP............... 117, 127
opioid induced hyperalgesia 210	PTR-MS 142	steal phenomenon 189
Orchestra™ Base Premia 116, 126	**Q**	STELPUMP....................... 117
OSAS.................................. 198	QT 延長 226	$S\bar{v}_{O_2}$ 134
	QUAZI 137	SynchFastSlow 137
P		S 状曲線 28
patient-controlled analgesia 345	**R**	**T**
PCA 345	Ramsay sedation scale 249	target-controlled infusion 22, 104, 112, 147, 162, 287, 293
pCp 99	Ramsey scale 327	——的投与法 106
PD 245	RASS 249, 327, 328	——ポンプ 140
pharmacodynamics 245	RBR 137	TCI 22, 104, 112, 120, 124, 125, 147, 162, 287, 293, 295
pharmacokinetics 245	RE 139	——的投与法 106, 108
phase Ⅰブロック 82	recirculation 301	——ポンプ 140
phase Ⅱブロック 82	recruitment maneuver 213	TIVA trainer™ 99, 112
PK 245	response entropy 139	TOF 171
PKP 122	response surface model 32	——-ウォッチ® 174
PkSpice 117	Richmond agitation-sedation scale 249, 327, 328	——比 88
pneumatic tourniquet 248	RIFLE 283	——モニター 141
PONV 198, 249, 352	RS 249	train-of-four モニター 141
postoperative nausea and vomiting 249, 352	Rugloop 117	transcranial electric motor-evoked potential 247
post-thoracotomy pain syndrome 209	**S**	**V**
predicted plasma concentration 99	Schnider の薬物動態モデル 305	VAS 338
Prince Henry pain scale 339	SE 139	verbal rating scale 339
PRIS 309	SEF95 139	visual analogue scale 338
propofol infusion syndrome 273, 309	sensory evoked potential 141	VRS 339
pseudo steady state 302	SEP 141, 247	**W**
pseudocholinesterase 83	somatosensory-evoked potential 247	wake up test 192
	spectral entropy 139	
	SR 137	

人名

A
Albertin 150

B
Baeyer, Adolf von 3
Burkhardt, Ludwig 3

C
Chenish SM 5

D
Corssen, Guenter 6

Doenicke, Alfred 6
Domino, Edward F 6
Dundee, John W 5

E

Elsholtz, Johann Sigismund
.... 3, 39

F

Fergguson, Daniel 3
Fischer, Emil 5

G

Gordh, Torsten 3

H

Harvey, William 3
Husen, Hermann von 5

K

Kropp, Walther 5

L

Luer, Hermann Wülfing 3
Lundy, John Silas 5

M

Magill, Ivan W 5
Merig, Joseph Friederich von
.... 5
Moore, James 5

O

Olovsson 3
Oré, Pierre-Cyprien 3

P

Pirogoff, Nikolai Ivanovitch 3

S

Scharpff, Walter 5
Shonle, Horace A 5
Sternbach, Leo Henryk 5
Stevens, Carvin L 6
Stoelting, Kenneth V 5

T

Tabern, Donalee 5
Taub, Ludwig 5

W

Waters, Ralph M 5
Weese, Helmut 5
Wood, Alexander 3

For Professional Anesthesiologists
静脈麻酔
　　　　　　　　　　　　　　　　　　　　　　　　　　＜検印省略＞

2014年5月1日　第1版第1刷発行

定価（本体9,400円＋税）

　　　　　　　　　編集者　稲　垣　喜　三
　　　　　　　　　発行者　今　井　　　良
　　　　　　　　　発行所　克誠堂出版株式会社
　　　　　　　　　〒113-0033　東京都文京区本郷3-23-5-202
　　　　　　　　　電話　(03)3811-0995　振替　00180-0-196804
　　　　　　　　　URL　http://www.kokuseido.co.jp

ISBN978-4-7719-0426-2 C3047 ￥9400E　　　印刷　三報社印刷株式会社
Printed in Japan ©Yoshimi INAGAKI, 2014

- 本書の複製権・翻訳権・上映権・譲渡権・公衆送信権（送信可能化権を含む）は克誠堂出版株式会社が保有します。
- 本書を無断で複製する行為（複写，スキャン，デジタルデータ化など）は，「私的使用のための複製」など著作権法上の限られた例外を除き禁じられています。大学，病院，診療所，企業などにおいて，業務上使用する目的（診療，研究活動を含む）で上記の行為を行うことは，その使用範囲が内部的であっても，私的使用には該当せず，違法です。また私的使用に該当する場合であっても，代行業者等の第三者に依頼して上記の行為を行うことは違法となります。
- JCOPY ＜(社)出版者著作権管理機構　委託出版物＞
本書の無断複写は著作権法上での例外を除き禁じられています。複写される場合は，そのつど事前に(社)出版者著作権管理機構（電話 03-3513-6969, Fax 03-3513-6979, e-mail：info@jcopy.or.jp）の許諾を得てください。